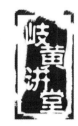

听名师讲伤寒论

傅元谋 著

王 韵 协编

U0235696

人民卫生出版社

图书在版编目（CIP）数据

听名师讲伤寒论／傅元谋著.—北京：人民卫生
出版社,2019

（岐黄讲堂系列）

ISBN 978-7-117-28436-3

Ⅰ.①听… Ⅱ.①傅… Ⅲ.①《伤寒论》-研究
Ⅳ.①R222.29

中国版本图书馆 CIP 数据核字（2019）第 079382 号

| 人卫智网 | www.ipmph.com | 医学教育、学术、考试、健康，购书智慧智能综合服务平台 |
| 人卫官网 | www.pmph.com | 人卫官方资讯发布平台 |

听名师讲伤寒论

著　　者：傅元谋
出版发行：人民卫生出版社（中继线 010-59780011）
地　　址：北京市朝阳区潘家园南里 19 号
邮　　编：100021
E - mail：pmph @ pmph.com
购书热线：010-59787592　010-59787584　010-65264830
印　　刷：三河市博文印刷有限公司
经　　销：新华书店
开　　本：710×1000　1/16　　**印张：**38
字　　数：529 千字
版　　次：2019 年 10 月第 1 版　2024 年 1 月第 1 版第 2 次印刷
标准书号：ISBN 978-7-117-28436-3
定　　价：78.00 元

打击盗版举报电话：010-59787491　E-mail：WQ @ pmph.com
（凡属印装质量问题请与本社市场营销中心联系退换）

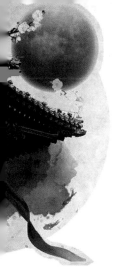

出版者的话 ——————————

　　为了让中医学子们有机会原汁原味地听取到老一辈名老教师的教授，同时，也为了让新一代青年教师得以学习和传承老中医严谨的治学、教学态度，风趣生动的教学方式，所以，我们计划推出"岐黄讲堂"系列丛书。

　　该系列丛书由各中医院校备受学生喜爱和推崇的名老教师教学录像、教案、讲稿等整理而成，如《听名师讲中医诊断》由山东中医药大学名师刘家义教授主讲，《听名师讲中医基础理论》由北京中医药大学名师郭霞珍教授主讲，《听名师讲伤寒论》由成都中医药大学名师傅元谋教授主讲，《听名师讲金匮要略》由北京中医药大学尉中民教授主讲，等。通过"岐黄讲堂"系列丛书，我们希望为中医爱好者们创造一所没有围墙的中医学堂，使其得以"身临课堂"，聆听各位名师绘声绘色、形象而又深入浅出的讲解，能让想学中医的人从这里获得中医界名师的讲授，学到实实在在的中医知识。

　　美丽中国有中医！

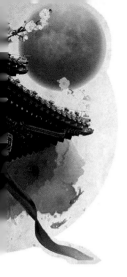

张仲景原序

论曰：余每览越人入虢之诊，望齐侯之色，未尝不慨然叹其才秀也。怪当今居世之士，曾不留神医药，精究方术，上以疗君亲之疾，下以救贫贱之厄，中以保身长全，以养其生。但竞逐荣势，企踵权豪，孜孜汲汲，惟名利是务；崇饰其末，忽弃其本，华其外而悴其内。皮之不存，毛将安附焉？卒然遭邪风之气，婴非常之疾，患及祸至，而方震栗；降志屈节，钦望巫祝，告穷归天，束手受败。赍百年之寿命，持至贵之重器，委付凡医，恣其所措。咄嗟呜呼！厥身已毙，神明消灭，变为异物，幽潜重泉，徒为啼泣。痛夫！举世昏迷，莫能觉悟，不惜其命，若是轻生，彼何荣势之云哉？而进不能爱人知人，退不能爱身知己，遇灾值祸，身居厄地；蒙蒙昧昧，惷若游魂。哀乎！趋世之士，驰竞浮华，不固根本，忘躯徇物，危若冰谷，至于是也！

余宗族素多，向余二百，建安纪年以来，犹未十稔，其死亡者，三分有二，伤寒十居其七。感往昔之沦丧，伤横夭之莫救，乃勤求古训，博采众方，撰用《素问》《九卷》《八十一难》《阴阳大论》《胎胪药录》，并平脉辨证，为《伤寒杂病论》合十六卷。虽未能尽愈诸病，庶可以见病知

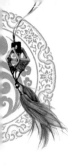

源。若能寻余所集，思过半矣。

夫天布五行，以运万类，人禀五常，以有五藏；经络府俞，阴阳会通；玄冥幽微，变化难极。自非才高识妙，岂能探其理致哉！上古有神农、黄帝、岐伯、伯高、雷公、少俞、少师、仲文，中世有长桑、扁鹊，汉有公乘阳庆及仓公。下此以往，未之闻也。观今之医，不念思求经旨，以演其所知；各承家技，始终顺旧。省疾问病，务在口给，相对斯须，便处汤药。按寸不及尺，握手不及足；人迎、趺阳，三部不参；动数发息，不满五十。短期未知决诊，九候曾无仿佛；明堂阙庭，尽不见察，所谓窥管而已。夫欲视死别生，实为难矣。

孔子云：生而知之者上，学则亚之。多闻博识，知之次也。余宿尚方术，请事斯语。

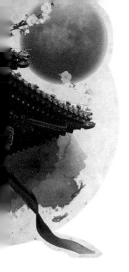

编者的话

本书稿完成后，感到有些事情要向读者、协助我编写的朋友、学生交代一下。

本书原文以任应秋先生1955年编辑的《新辑宋本伤寒论》为蓝本，并参考了全国高等中医药院校本科生使用的五版教材。删除了一些夹注。为了便于现今读者阅读，条文一律改繁为简，统一异体字，但古今字、通假字照旧。由于本书系横排，故将原文中之"右某味"改为"上某味"。方后注，分制剂、服法、护理及必要说明、加减。林亿理校分段排印。

对于本书中未引及未全引条文，请参见附录四。书后附有索引，其条文索引中页码字体加粗者示全引该条文处。方剂索引，因《新辑宋词本伤寒论》部分方剂，在正文中未出方名，如五苓散，在正文中为"五苓散主之"下出方，但未出方名，本《伤寒论》首方桂枝汤方例，均出方名且后加"方"字。做此说明以便读者阅读理解。

本书倡议时，我已没有给本科生上课了，但还承担研究生课程、讲师团课程、外籍学生课程和各类进修生课程。相应收集的录音，五花八门，成书时尽可能做了统一，但有时讲课时涉及时令、疾病流行等内容无法完全统一，请读者注意。

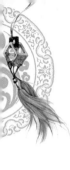

本书得以顺利出版，首先要感谢为此做出巨大努力的人民卫生出版社各位工作人员，是你们的不断协调与沟通，才使得本书稿成形落地；也是你们的认真仔细，才使得本书圆满出版。

再者，还要感谢我的学生，我的助手王韵女士。王韵不是我的入门弟子，一个偶然的机遇，经我的学生介绍，她出现在我面前，并跟从我临床。这次作为我的助手，在本书的编写过程中给了我不少的帮助。

最后，还要感谢我的学生们，无论是在收集录音，还是在转录文稿的过程中都给我以帮助，没有这些基础性的工作，本书难以形成。提供录音的学生有曾俊辉（并有部分文字资料）、殷海宽、吴捷；参加转录文稿工作的学生有陈学酉、雷星星、唐洪屈、王韵、吴捷、武紫辉、袁林杰、赵远。可能还有一些同学参加了这项工作，但由于我的疏漏没有及时留下他们的名字，谨表歉意。还有更多的同学，有声或无声地在督促我加紧努力，写出本书。现在这个任务终于完成了，对我自己，对这些学生也算有个交代了。

傅元谋

2017 年 6 月于成都

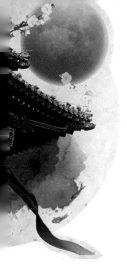

目　录

第一章　"伤寒学"绪论

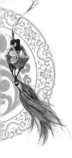

第二章　太阳病辨证论治

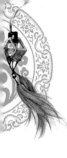

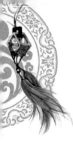

第三章 阳明病辨证论治

第四章　少阳病辨证论治

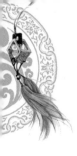

第五章　太阴病辨证论治

第六章　少阴病辨证论治

第七章　厥阴病的辨证论治

第八章　六经证治补

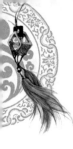

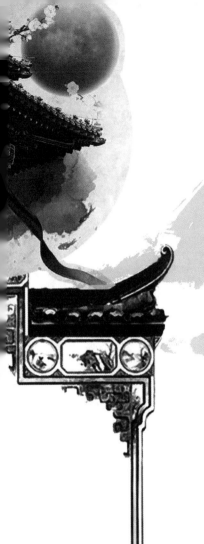

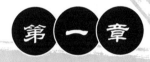

第一章

"伤寒学"绪论

现在上课，在上课过程中，希望大家主要集中精力听，做好必要的笔记。因为我的观点是这样子，我的课件是开放性课件，大家如果需要，下课之后来拷贝就可以了，所以上课时候不要忙着记，这样效果也不好。我倒不是怕大家"偷"我的东西，真的"偷"去了我也高兴，培养的目的就是让你们把我的东西"偷"去。好，现在开始。

"伤寒学"绪论这部分给大家讲四个问题：什么是伤寒、什么是辨证论治、疾病是怎样变化的、怎么学好伤寒学。一共讲两次。

那么第一讲，就给大家讲一下"伤寒"。我们既然学"伤寒学"，"伤寒学"成立的标志就是《伤寒杂病论》的问世。今天《伤寒杂病论》的主要精神都包括在《伤寒论》这部书中，《伤寒论》就是论伤寒。究竟什么是伤寒，我们要把这个问题弄清楚。不要看是个小问题，如果不把这个问题弄清楚，到临床上就会缩手缩脚，无所适从。恰好这些问题很多人都没弄清楚，包括一些大名家也没有弄清楚。

一、伤寒

伤寒作为一个术语在中医学里头主要有三个方面的含义：第一个是疾病的概念，这是我们要讨论的重点；第二个是作为一本书的概念；第三个是作为一个学科的概念。我们着重讨论第一个，就是伤寒病的概念。那么为什么要讲这么一个问题？今天学习"伤寒学"，而张仲景的《伤寒杂病论》的成书，是"伤寒学"形成的标志。关于"伤寒学"的主要精神，都保存在《伤寒论》中。因此要学习"伤寒学"，就要学习《伤寒论》。《伤寒论》就是论伤寒，因此我们就要弄清楚什么是伤寒。不弄清楚，这个"伤寒学"究竟学来管什么用，你就不清楚。大家不要觉得这个问题不存在，实际上这个问题还严重得很。

（一）疾病之伤寒

伤寒作为一个疾病的概念来讲，我们现在通行的教科书说了两个层次，叫作广义伤寒和狭义伤寒。广义伤寒通常叫作一切外感疾病的统称。有的书上也把广义伤寒叫作热病，我不太喜欢"热病"这个名词，因为它不正宗，所以还是说外感疾病。"热病"这个称呼容易使人

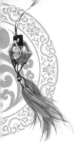

产生误解，认为外感疾病都是热性的，都该清热。狭义伤寒就是感受寒邪即时发病所形成的外感疾病。通常的教科书是这样讲的。

如果用《难经》"伤寒有五"来说明这个问题呢，那么这个"五"的总称就是广义伤寒，"五"中间的伤寒就是狭义伤寒。那么事实上，我们在实际工作中间，我们在临床上，我们在阅读中医文献的时候，所涉及的伤寒概念不止这两个层次，事实上有四个层次：

第一个层次是广义伤寒，也就是一般教科书里所说的广义伤寒，或者用《难经》里面的说法，《难经》说"伤寒有五"，那么这个广义伤寒就是五种伤寒的统称。这个地方用了习惯上的说法，五种，实际上不是五种，是五类。待会儿我要跟大家深入讨论这个问题。这五类就是中风、伤寒、温病、湿温，还有一个暑病也可以叫作热病，就这五个大类，总起来叫伤寒，这是第一个层次。

第二个层次，我们把它叫作二级伤寒，也可以把它叫作中义伤寒。为什么把它叫作中义伤寒？因为它是介于广义伤寒和狭义伤寒之间的一个概念。那么所谓二级伤寒指的是什么呢？是寒性的一切外感疾病的总称。整个外感疾病可以分为两个大类，一个是寒性，另一个是热性。比如说"伤寒有五"中间的中风和伤寒就是属于寒性的外感疾病，那么反过来，温病、湿温、热病就属于热性的外感疾病。这种和寒性的外感疾病相对的、热性的外感疾病，我们可以把它统称为温病。我们通常在疾病问题上讨论伤寒和温病的时候用的就是这个级别的概念。温病没有一级概念，为了使讨论层次的条理清楚一点，温病的最高层级就是二级。所以我们也可以把这个温病，也就是三类热性外感疾病的总称叫作二级温病，这是第二个层次。

第三个层次就是狭义伤寒。狭义伤寒就是我们现在教科书下的定义：感受寒邪即时发病所形成的外感疾病，那么这个就叫作狭义伤寒，这个没有什么分歧，可以认为就是刚才五种伤寒里面的那种伤寒。

第四个层次叫作四时伤寒。狭义伤寒是对于一切感受寒邪即时发病所形成的外感疾病的总称，没有分季节，那么四时伤寒就分了季节。四时伤寒也可叫作四季伤寒，或狭狭义伤寒。四时伤寒特别突出的是冬令伤寒。因为按照中医学的观点，也就是我们现在立冬了，到了冬令了，而冬天的主气是寒气。一年四季都有寒气，但是冬季的寒气最典型、最严重。正是因为冬令的寒邪最典型、最严重，它所形成的当令的伤寒也最典型、最严重。那么这个季节的伤寒病，为了特别称呼它，给它取了一些名字，最简单的称呼叫作冬伤寒。还有把它叫作正伤寒。为什么叫作正伤寒呢？因为冬令是以寒气为主气，是标准的伤寒。还有一些人把它叫作大伤寒，所谓大就是严重的意思。因为刚才我们说了，冬令的寒气比起其他季节的寒气来说最盛，这时感寒所得的伤寒最重。那么相应的其他季节感受寒邪即时发病所形成的外感疾病可以分别叫作春伤寒、夏伤寒。不过大家注意，在典型的古典文献中间，当然这个古典文献概念比较宽，包括清以前，没有秋伤寒这个称呼。当然如果你要创造一个秋伤寒的术语也是可以的，但是我要告诉你，这是现代创造的，不是传统就有这个称呼。为什么会出现这个情况呢？因为从中医学的发展历史上来看，在古代，包括在张仲景那个时候，是把秋天也附在冬令里面，没有细分，秋为次寒嘛，因此在历史上没有秋伤寒这个称呼，实际上就是归入了一个放大的冬伤寒这个范围上。

下面给大家看一下，这是一个截图。

> 陽[1]明病，反無汗，而小便利，二三日嘔而欬，手足厥者，必苦頭痛[2]。若不欬不嘔，手足不厥者，頭不痛。一云冬陽明。

> 陽[1]明病，但頭眩，不惡寒，故能食而欬，其人咽必痛。若不欬者，咽不痛。一云冬陽明。

大家可能看不清楚，不要紧，想要这个资料的，课后来下载，或者找原书看看。这是《伤寒论》阳明病篇的条文，这个截图是从刘渡舟先生点校的《伤寒论》里来的，也就是在现在来讲是一个《伤寒论》的标准本，这是人民卫生出版社在20世纪80年代组织整理，实际上严格说起来是国家正式组织整理的，20世纪90年代印行的。不是说刘渡舟的版本是最标准的，因为是把它作为标准本。我们通常说赵开美本是标准本，但是对不起，现在真正能看到赵开美本的没有几个，而且赵开美本是不是他的原本也存疑，也是有问题的。截图是《伤寒

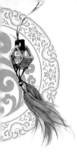

论》第197条和第198条，这两个条文先不重点看正文，我们看看条文后面有个校注。那么这个校注怎么说的呢？"一云冬阳明"。什么叫冬阳明？说得通俗一点就是冬伤寒的阳明病。也就是说伤寒病的四个层次是客观存在的，我们要学习中医就要把这四个层次弄清楚。

下面我们讨论几个问题。

问题一：为什么要把一切外感疾病总称为伤寒？

刚才说了，广义伤寒就是一切外感疾病的总称。这里附带说一下什么是外感疾病，简单来说是六淫病邪所致的疾病。严格说来，在中医学里头不仅仅是这样的。感受六淫病邪是外感疾病不可少的基本条件，还有一个条件，就是这种疾病的发展过程是比较快的。因为感受六淫病邪同时可以形成内伤杂病。内伤杂病和外感疾病是中医学对疾病分类的两个大类。所以外感疾病是由感受六淫病邪所引起的，发病比较急，病程比较短的一类疾病的总称。那么这一类疾病为什么叫作伤寒，有这么几个原因：

一个是历史原因。从中医学的发展史来看，五类伤寒中最早出现的是伤寒这个术语，比如我们现在看到《武威汉代医简》就已经记载了"伤寒"这个名称。那么既然这个名称使用得最早，我们就可以认为实际上最早把一切外感疾病都统称为伤寒。以后随着认识的加深，逐渐才形成了各种类型的称呼，也就是这五类伤寒名字是逐渐分化形成的，不是逐渐组合形成的，伤寒出现得最早。那么为什么它出现得最早？这是因为外感疾病在发生的过程中常常出现一个临床表现：恶寒。中医学对于病因的认识是因发知受——你有什么临床表现，我们就说是感受了什么病邪。外感疾病在初期的时候常常出现一个共同的临床表现，就是恶寒，所以太阳病的提纲，《伤寒论》第1条说："太阳之为病，脉浮，头项强痛而恶寒。"这说明外感疾病在发病初期常常出现一个共同的临床表现：恶寒。在最早大家认识病因的时候就认为这是感受寒邪，当然以后随着认识的加深，知道了除了寒邪以外，还有其他六淫病邪存在的可能性，才出现了外感疾病类型的分化。

还有一个原因，秦汉时期一年四季是以冬季为岁首，所以寒成了六淫的代表。我们今天把风作为六淫的代表这是在汉武帝以后出现的事情。

这里附带讲一下,你们有一个师兄,在学习的时候就曾经跟我讨论过一个问题,他觉得中医学非常玄妙,好像现存的人类不可能建立这么严密的一个中医学理论体系,是不是外星人传下来的。我说我不认为是这样的,现有的中医文献里本身就告诉了我们,我们中医学的知识是逐渐深化,逐渐分化的,这个历史的脉络虽然不完整,但是我们可以看出来这个脉络。那么既然有这么一个脉络,我们的认识是从最初比较粗的到后来比较细的,从最初比较零星到后来比较系统,这是有一定的脉络的。我们说六淫之气不是一开始就有这个认识,至于六淫之气的存在那是另外一回事。存在和认识是两回事,不能把认识当作存在。六淫之气是一种客观存在,但是我们人对它的认识是逐渐深化的。最初只认识到了寒热二气,寒来暑往,在《黄帝内经》里有这方面的记载,以后逐渐分化为四气,再进一步发展成为六气,这是一个逐渐深化的过程,逐渐发展的过程。

那么同样对于季节的认识,汉武帝以前是以冬为岁首,以后才发展为以春为岁首。以冬为岁首或者以春为岁首,实际上反映了人类社会的发展或文化的发展。现在世界上很多民族还是以冬为岁首,或者说事实上以冬为岁首。圣诞节在什么时候?冬季。彝族过年什么时候?冬季。东亚地区都过春节,春为岁首,包括藏族。藏族的新年,藏历年虽然跟我们的春节有一定的出入,但它们有个共同点,是以春为岁首。在《黄帝内经》里反映了这么一些问题,《素问·阴阳应象大论》说:"冬伤于寒,春必温病;春伤于风,夏生飧泄;夏伤于暑,秋必痎疟;秋伤于湿,冬生咳嗽。"说明这篇文章是早期的文献。《素问·生气通天论》说:"春伤于风,邪气留连,乃为洞泄。夏伤于暑,秋为痎疟。秋伤于湿,上逆而咳,发为痿厥。冬伤于寒,春必温病。"先说春,这是后期的文献。

所以,我们在研究古代文化、中医学理论的时候,可以看得出这些发展的脉络。那么既然早期是以冬为岁首,所以寒就是六气的代表,

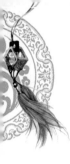

再加上当时对六气的认识还不充分，所以把感受外邪统称为伤寒。所以我们说《素问·阴阳应象大论》是比较早期的文献，它很重要，但它是早期的文献。顺便说一下《素问·阴阳应象大论》还有被窜改的地方，但改得不完整，出现了矛盾，在这篇文章中出现"天有四时五行，以生长收藏，以生寒暑燥湿风"等类似的说法，但段末谈到秋时，仍说的是"秋伤于湿"，根本没有提到燥。

既然说到这个季节问题了，我们就再进一步讨论讨论。刚才我们说了为什么没有秋燥、没有秋伤寒？在《伤寒论》里面也没有正式提到秋燥，其原因是六气的认识是逐渐形成的，燥是最后一个认识的六淫邪气。所以在《黄帝内经》里，有的时候提到了燥这个气，但是对燥气的为病并没有做深入地论述，病机十九条里面就没有燥。对燥真正比较完善的认识是在金元时期。那么张仲景这个时代虽然我们说对六气已经认识了，但是对燥气的认识还不够深入和完善，所以张仲景在《伤寒论》里头仍然把秋依附于冬，我们把这个冬叫大冬，横跨了六个月，或者说将近六个月。在《伤寒论·伤寒例》讲了这么一段话："从霜降以后至春分以前"，霜降一般是九月中旬，春分一般是三月中旬（我这里讲的是阴历不是阳历），"凡有触冒霜露，体中寒即病者，谓之伤寒也"，这个伤寒不是狭义伤寒，这个伤寒是正伤寒，不是一年四季，是冬令，是一个扩大了的冬季。张仲景在这里提出了另外一个划分方法，这点比较符合实际，所以我们有的时候也不要完全僵化。一个大冬他又分成了三个阶段，这个时候就没有说九月中了，整个时间就讲了半年，从九月到三月："九月十月寒气尚微，为病则轻；十一月十二月寒洌已严，为病则重"。如果讲标准的正伤寒（农历10—12月），正正伤寒（农历11—12月）就是这个时间，就是三九时令；"正月二月寒渐将解，为病亦轻"，我们现在就属于寒渐将解，为病亦轻。大家不要看到正月二月寒渐将解，为病亦轻，"乍暖还寒，最难将息"，这个时候是最难将息，感受寒邪的人不少。"此以冬时不调，适有伤寒之人，即为病也。"所以张仲景这段话，告诉我们，古人，至少在张仲景那个时候还存在这么一个观点：秋是依附于冬，讲的正伤寒，其实际季节是横跨了秋冬两季，共半年，时间如我们刚才讲的。人对六气最早的认识就是寒暑二气，寒管秋冬，暑管春夏。这里的"暑"不是暑气，是热气。

问题二：关于外感病的别称。

外感病最标准最常用的名称是伤寒，还有些其他名字。

第一个名称是时行。

所谓时行就是带有一定流行性的外感疾病，带有季节的特征。大家在学习中医基础理论的时候讲到了这么一个问题，说六淫为病有这么一个特点，常常带有季节特征。这点我也承认，但是我要提醒大家，六淫为病，季节的特征有的时候不是很明显，有错季节而发病。正是因为有错季节而发病的，所以提出了伏气的理论。理论是为了解释我们在实际生活、实际工作中所遇到的问题而提出的，为了解释我们所遇到的一些问题，所以在中医学里面有一个伏气理论。

伏气理论主要为了解释两个问题。第一个问题就是疾病的发生不符合当令主气而发病，比如说春是风，但春天发的病是寒，这个寒怎么解释，所以就提出了一个伏气理论，说这个寒不是现在受的，是冬天受的，当时没有发病。伏气理论还要解释一个问题，外感疾病如果按照通常大家的理解应该是首先发生表证，但事实上外感疾病在临床上有的时候会一开始出现就是里证，怎么解释？同样伏气学说可以解释这么一个问题，说这个邪不是现在感受，是原来感受。原来感受后隐伏于体内，所以发生疾病时是从里开始。

请大家注意，理论是为了解释客观世界而提出来的，不是客观世界本身，所以关于这些问题的解释，我们可以用伏气学说去解释，也可以不用伏气学说去解释。

不用伏气学说去解释。第一个，为什么发病有的时候和当令之气不相符？六气是自然界的客观存在，随着季节的不同，六气的主次状态不同，我们说冬令以寒为主气，不等于它没有风气、没有湿气、没有热气，一样有，只不过那些不为主，为次。明白了这么一点，既然冬季同样有其他五气，那么在冬季感受其他五气而发病就不难理解了。

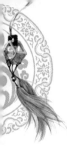

这个理论如果我们扩展一下，就是中医哲学思想的一个重要原理。我们经常说阴阳无限可分，阴中有阳，阳中有阴，阴阳无限可分；那么五行呢？五行中又有五行，五行无限可分；再把它扩展一下，六气中又有六气，六气无限可分。因此，不管哪一个季节，发生什么样的疾病，我们以患者所表现出来的实际状况为依据，而不是凭空去套主气。

对于这个时行，我们这样认为：它带有一定的流行性，也带有一定的季节性，但是不要过分去强调这个季节因素。所以刚才我们说了，关于这个疾病伤人，一是因时之气而伤，比如春天感受风邪，这就是因时之气而伤，不一定是非时之气。二是刚才说的伏气。还有一种叫作非时之气所伤。所谓非时之气就如春天感受的不是风邪，感受的是热邪，感受的是暑邪。所以，我们一再强调中医是因发知受，表现出暑邪的症状，我们就说是伤了暑邪。

第二个名称是疫疠。

疫疠可以这样来认识，所谓疫疠就是有强烈传染性的外感疾病。在外感疾病中有一些传染性强，有一些传染性弱，对于传染性比较强的我们叫时行，特别强的我们叫疫疠。所以判断疫疠不是最终目的，而是判断其八纲属性比如寒热。这个疫疠是什么样的疫疠，是伤寒性质的疫疠，还是温病性质的疫疠？不要一说疫疠就是温病。非典，一说非典就是温病，这是不对的；甲型流感，一说甲型流感就是温病，这都是不对的。我个人认为甲型流感是寒性的，道理待会儿再跟大家说，先把这几个术语顺一下。

上面我们把概念的部分简单地说了一下。下面我们讲外感疾病种类繁多。

刚才我们讲了，伤寒有五，不是五种，是五类，如果说伤寒只有五种，那么中医学确实太落后了。现在法定传染病都是三十多种，而且有一些传染病还没有正式归入法定传染病，因为它们的威胁性不大，平常也没有把它们作为法定传染病来对待，比如非典原来就没有，临时补的。

中医学关于疾病的分类，与西医学不完全一样，比如有些传染病，中医学一般不归入外感疾病，如乙肝、艾滋病，但多数传染病是作为外感疾病来认识的。那么怎么样来认识这个问题，中医学是不是不晓得外感疾病有很多种？我们说是知道的。查查中医古代典籍，刚才我们说的都是些大名词，还有些小名词，名目繁多，最典型的是《温病条辨》，具体讨论了这个问题。《温病条辨》专门讲了一个问题，叫作外感总数，注意这不是温病总数，是外感总数，包括伤寒。外感病究竟有多少种？这里讲了这么一个问题，实际上刚才已经跟大家提到了："夫六气伤人，岂界限清楚毫无兼气也哉！以六乘六，盖三十六病也。"然后再乘，最后乘出一个得数，1296条。这个"条"字是错了，应该是"种"，它的理论就是刚才说的六气中又有六气。

同样是一个湿气，成都的湿气跟江苏的湿气不一样，很多人都有这么一个感觉，在成都生活的时候咽喉不利，怎么治都治不好，跑到江苏去，跑到海南去，一个星期不到，好了，回来不到一个星期又还原了。来找我们看，湿气重了，这些患者说，海南湿气也重啊，我说海南湿气和成都湿气不一样，湿气和湿气不一样，所兼之气不同，发生的疾病也不同。我没有算过，如果你们有这个想法，可以去算一下，现在正式命名的传染病有多少种，我觉得可能没有1296种，就算凑够了1296个，我们再乘以六，看谁应付得了。也就是说，外感疾病的总数是很多的，那么辨别这么多的外感疾病，我们怎么去把握它，这得用是中医的思维方式。"知其要者，一言而终；不知其要，流散无穷。"用不着去研究每一种传染病的细节，我们把它们作为一个整体来加以处理。这就是中医学的思维，既细又粗，有的时候就是要粗一点，1296种你整得清楚么？我们更多的是从整体上来把握。

因此第二个问题，中医对疾病的治疗不是按种来治疗，是按类来治疗。按什么类？首先就是按伤寒、温病，按寒性外感疾病、热性外感疾病这个类来治疗。

关于这个问题，我讲几点。非典2003年流行，快十年了，你们应该是有点记忆的，在非典流行的过程中间，最初有位领导同志，在一个公开场合表示中医无效，当时有些人很气愤。我倒还有些豁达，为

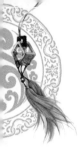

什么呢？最初，并不清楚这是什么病。当时西医界，占上风的意见认为这是一个衣原体的疾病。钟南山教授是少数几位认为是由病毒感染引起的。这时候如果说，中医有办法。有部分人就觉得不可相信。我们不是经常说实践出真知么，西医都没整清楚这是什么病，你们都有治的办法了？你们什么时候治过？这是他们的思维方式。如果我们去问邓铁涛老先生以前是不是治过非典，可能他以前根本不晓得非典为何物。这种病我们没治过，但这类病我们治过，我们老祖宗就治过，而且有着丰富的经验。因此，以邓铁涛先生为代表，以事实证明：中医就是有效，而且中医的治疗效果优于西医。在那一年 6 月份，中华医学会和中华中医药学会，共同编写非典防治手册的时候，关于中医这部分，主要讲了两个观点：第一个观点，中医可以作为辅助治疗手段；第二个观点，按温病卫气营血辨证。从这个认识反映出来，什么是伤寒没整清楚，一发热就是温病。"今夫热病者，皆伤寒之类也"怎么讲？最后世界卫生组织的结论是：在治疗非典上，中医优于西医。到了这一年的 9 月 30 日，重新颁发修改过后的防治手册的时候，这两个观点都做了变动：第一个观点变成了中医有效（当然你要喊他来说中医优于西医他实在说不出口，但是总算把"辅助"去掉了）；第二个观点，按热病辨证论治。这个地方的"热病"实际上就是伤寒，就是外感疾病。正是由于非典这一仗，在全国掀起了认真学习经典著作的高潮，我们四川省中医药管理局就在那个时候规定，凡在中医药管理局拿执业医师执照的，55 周岁以下、副主任医师以下，每年都要参加经典著作的考试。去年考的就是伤寒，原来是一年考四门，后来大家实在有点招架不住了，就改成每年考一门，四年转一转，今年该考《金匮》了。如果要在四川拿执业医师证，在四川行医，你们在座的都是考试对象。为什么？因为非典给大家开了一个不大不小的玩笑，非典治好了，哪一味药治好的？不晓得，是中医治好的。幸好不晓得，要是晓得是哪一样药治好，早就给人偷起跑①了，中国医药学这个宝库

---

① 偷起跑：四川方言，指偷走的意思。

太大了，偷不走，你要偷，老老实实坐下来学。所以这个事情说明一个问题，中医不是按种来治疗疾病，是按类来治疗疾病。

我们把这个问题再扩大一点，新中国成立以来，到非典为止，甲流我暂时不说，中医和西医在大规模的传染病面前，有三次大的较量。这较量不是西医挑起的，也不是我们中医挑起的，是客观形势挑起的，是疾病挑起的。既然是一个大规模的传染病，那么只要是医师，都有责任投入对它的防治。这三次大的较量总的看都是中医赢了。

第一次较量，中医领域的人都熟悉，是发生在石家庄和北京，流脑流行，西医去了，中医也去了，但是最后的实际结果证明，中医优于西医。领兵挂帅打这一仗的是我们四川籍的前辈，蒲辅周先生。这中间还有个插曲，第一年，1955 年，在石家庄流行总结出一个处方——白虎汤，效果非常好。1956 年，北京地区流行乙型脑炎，死亡率很高，严重威胁着人们的生命。儿童医院、第一传染病医院都住满了患者。许多医师仿效石家庄地区治疗乙脑的经验，仍用白虎汤，结果屡试无效。人们大惑不解，甚至有人怀疑白虎汤对乙脑的疗效。后请蒲老往视。蒲老亲自参加这两个医院的会诊协作，翻阅文献，通过客观仔细全面地对比分析，认为去年石家庄地区发病，其时久晴无雨，天暑地热，属暑温偏热，采用白虎汤，可辛凉透邪，清气泄热，切中病机。然今年北京地区发病，论季节虽同为夏暑，论病仍为暑温，但这时久雨少晴，天暑地湿，势必湿热交蒸，人处天地气之中，怎有不受湿邪干犯之理？得病虽是暑温，但每多偏湿。蒲老投药改用湿温祛邪治之，遣用杏仁滑石汤、三仁汤、三石汤等方剂化裁。用药后，大获神效，使许多垂危患者起死回生，挽救了不少患者的生命。

当时卫生部领导反应快，认为中医是有点不简单，不是那几味药的问题，它有很深奥的理论，就组织了一批高级西医学习中医，确实还是出了一批人。那时候学习是认认真真学的，在这个班的一个总结报告上，毛主席就有一个著名的批示：中国医药学是一个伟大宝库，应该努力发掘，加以提高。于是才有了我们成都等四所中医院校的建立，大家以为这四大中医学院是恩赐的么？是由实际的业绩争来的！

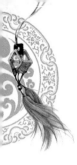

这是第一次大的较量，虽然没有明确宣布什么，但是从办这个班，从毛主席的这个批示本身就已经说明了。

第二次大的较量是发生在我们成都，所以这也反映出我们四川中医的实力。第一次虽然在北京、河北一带，但挂帅的是我们四川中医。第二次大的较量就是发生在我们成都，就是在我们中医药大学这个广泛区域内。我们说中医药大学这个广泛区域，指温江、郫县、十二桥，我们还不去说另外两个校区。1958年的夏秋之交，七八月间，在成都的西郊，主要是在温江、郫县一带，出现了一种不知名的传染病，患者主要是青壮年农民，突然高热，迅速咯血、吐血，而且导致了比较大的死亡。那么作为疫病流行区的两大医学院校，我们学校跟华西，当时叫四川医学院，都派了医疗队到疫区去。由于这种病来势凶猛，所以当时弄得人心惶惶。那个时候成都的城墙还在，城门还在。通惠门，是个城门，就是琴台路过去一点那个路口。早上出了城门，晚上要回去，对不起，你们是从疫区来的，不准进城，最后几经疏通，算是允许这些被挡在城外的成都市民进城，条件是从头到脚洗一个消毒液的澡。那个时候是热天，问题不大。我当时在重庆，听说成都开到重庆的火车到了重庆之后，对不起，你们是从疫区来的，把门锁了，原车退回。大家可能看过一个电影——《卡桑德拉大桥》，就有点像那个味道，只差没把窗子拿板钉起。这两支医疗队到了疫区之后，有点类似于非典，川医的医疗队还没整清楚是什么病原微生物，我们这边带队的是我们温病的开山祖师宋鹭冰老师，带了他的两个弟子，赵立勋老师（现在已经过世了）和张之文老师，可能大家认识，治疗方案已经出来了，按湿温病处理，取得了很好的效果。这一件事情，加上其他一些因素，导致了当时中医界，特别是"五老上书"，说中医院校学生要加强经典著作的学习，同时带动了全国很多地方在1958年和1959年大办中医学院。

第三次较量就是我们刚才讲的非典，非典以后还有一次较量，就是甲流，当然甲流就不像非典那么突出。关于甲型流感，在世界上弄得很紧张，但是中国不紧张，因为我们有中医，而且中医确实有一定的效果，当然这个一定的效果不是小效果，是大效果，究竟这个情况怎么样，我们休息一下再跟大家讲。

好，我们接着说。

关于甲流我想多说一点，这个甲流可能大家感受比较深，那是2009年的事情。甲型流感在全世界流行始于2009年的3月份，阳历的3月份相当于农历的2月份，从大冬、长冬的角度来讲它属于冬。最早在墨西哥报道了一个病例，当然后来根据一些资料看，在这个病例之前已经出现过几例，只不过没有集中观察，没有系统记载。系统记载、观察第一个报道的病例是3月初，墨西哥一个男孩得了甲流，以后就迅速扩张到美国，然后很快扩展到了其他地方。我们中国第一个病例发生在成都，是从美国回来的，这个人姓包，他很不喜欢人家叫他包某某，但是我确实记不到他的名字，我也只能叫他包博士。这个病例对我们学习《伤寒论》有很多意思，包括墨西哥的那个男娃儿。中国发生的第一例是从美国回来的，他走之前他们学校曾经发生过甲流，但是因为他要急着回来结婚，所以踏上了路途，经东京、北京，回成都。在东京的时候他就已经觉得有点不舒服，当时还没有在意，到了北京料理了一些事情后马上坐飞机到成都，他的未婚妻和他的父亲到机场去接他，原本是打算马上回内江（他是内江人），出了机场以后他自己觉得非常不舒服，所以主动打的到省医院。那么根据流行病学的状况，这个患者有非常大的患甲流的可能性，当时四川省防治办公室的负责人也感到很有这个可能。做了三次检测，都是阴性，他就要求走，说你们都做了三次检测都没有问题，是不是可以走了。现场指挥的人很有经验，没有放他走，又调集人再做，最后确诊是甲流。当然这一确诊了过后，所有参加救治的医务人员全部隔离，包括现场指挥的官员、医师、护士全部隔离，他的未婚妻和父亲也隔离，他就被送到传染病医院。到了传染病医院住院后才发热，体温才升高。当天是5月11日，所以这个事情出了以后，有人就说去年"5·12"我们是灾区，今年"5·12"我们是疫区。当时成都有些人对机场的安检很有意见，说这样一个患者你把他放进来，所以机场有关部门专门把视频录

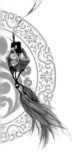

像调出来看，他过安检的时候红外线测到他的体温是 37.3℃，那个时候不算发热。后来甲流情势严峻了，36.6℃ 都算发热，所以我孙女上学进不了学校跑回来，问我什么叫发热？我说哪个规定的 36.6℃ 算发热？如果 36.6℃ 算发热，那一多半的人都在发热。这个病用我们《伤寒论》的说法是"或已发热，或未发热，必恶寒"，所以我说用测体温的方法来检测这种急性外感疾病不是一种最佳方法，因为很多患者测出体温高来，他都已经病了一两天了，这一两天他就是一个传染源，到处惹起走①。不过那个患者还好，没有第二代的病例发生，所有和他接触过的，包括出租车司机，后来追查到了隔离都没有再发病。

很快北半球就平静了，那么这个甲型流感跑到哪去了？跑到澳大利亚去了。5 月份再过就是 6 月份了，北半球就是夏天了，南半球是冬天。国庆节一过，它又卷土重来，又回到北半球来，国庆节一过基本上是农历 9 月了，已经是大冬了。当年 12 月份我给同学们做了一个讲座，就是怎么样来看待甲型流感。我认为甲型流感属于伤寒，这个伤寒不是广义伤寒，是狭义伤寒，是狭狭义伤寒，因为它主要在冬令流行。后来世界卫生组织也认可了这个观点，说甲流的流行主要在冬季。我为什么要说这个事情？很多人一说到甲流就认为是温疫，它是冬令的时候流行。中国中医研究院的院长曹洪欣，在中国中医药报上发表了一篇文章，谈什么呢？他提出了他的观点，他认为甲型流感属于寒疫、寒性的疫疠。下面我们要讲什么是疫疠，疫疠就是传染性非常强的外感疾病，它既然是外感疾病，就该按照外感疾病的寒热分类，它主要在冬令流行，因此属于寒疫。

如果不把这些问题弄清楚，治疗上就有问题，比如用什么清瘟饮，本身就是错的，那完全就是按温病在处理。我不是说莲花清瘟绝对不行，但是把它作为一个寒性外感疾病的常备药、主要药可能就有问题，就没有整清楚究竟这个病是什么，从中医学的归类来说应该归到哪个

---

① 惹起走：四川方言，表示传染的意思。

类。当然这个观察很难，那段时间我们也治了很多感冒，很多也没有去检查到底是不是甲流，反正我们都按伤寒治，好了。

这里有个小插曲，我有一个学生，无意之中治了一个甲流，他有一个朋友在重庆，那段时间感受了风寒，给他发了一个信息，说有些什么症状，这个学生就按照我的用药习惯，给他的朋友开了一个小青龙汤的变方，没多久他朋友发了两个信息过来，第一个信息是说吃了药好了，第二个信息叫人哭笑不得，什么信息？他说吃了药好了之后，重庆市的疾控中心突然通知他去报到，原因是他在这之前到医院去看病的时候取了一个咽部拭子，现在化验结果出来了，确诊他得了甲型流感，请他去报到。当然收到这种传唤他有点气愤，但还是去了，再确认一下，确实好了。所以我们无意之中治好了一个甲流。

我说这个话的意思是不要被那些新病名吓倒了，可能这种具体的病毒或者其他微生物引起的病我们没治过，是一种新的疾病，但是这一类疾病，中医是治过的，在这方面，我们有丰富的经验。历史经验证明了这一点，对于不知名的传染病，中医比西医有优势。西医整不清楚是什么微生物就无从下手，我们中医管你是什么病毒也好，钩端螺旋体也好，衣原体也好，反正按照中医的大归类，该做什么处理就做什么处理就行了，而且事实证明是有效的。为什么我要给大家讲这些问题，意思就是希望大家今后在临床上，因为完全有可能还有类似的情况，现在甲流也在变，随便它怎么变，反正跑不脱我们这个类。这一类疾病该怎么治疗就怎么治疗，要有信心，要有勇气。我认为中医的生命力在这上面，如果中医老是退缩在治疗慢性病，你只有衰亡，那就是你自己真正甘居辅助治疗的地位。而只有在这种第一线，大规模传染病面前，你敢于冲锋陷阵，那才是无可替代的。所以非典给了中医发展的机遇，我希望在座的各位不要失去这种机遇。

好，下面再讲三个问题。

第一，伤寒和伤风

张景岳是个大医家，大医家的观点，也可以商榷。在《景岳全书·杂症谟·伤风》，他怎么讲的？"伤风之病，本由外感，但邪甚而深者，遍传经络，即为伤寒；邪轻而浅者，止犯皮毛，即为伤风。"这句话哪些地方需要商榷？

我认为有两个地方：第一，不明什么是伤寒——一切外感疾病的总称，伤风也是伤寒，不管轻重，只要你划到外感疾病这个范围内，是感受六淫邪气的病程比较短的这类疾病它就叫伤寒；第二，伤寒容易传变，但伤寒不一定要传变，哪个说的要传遍经络，那叫机械唯物论，那只是可能性不是必然性。张仲景在《伤寒论》第9条明明讲了"太阳病，欲解时，从巳至未上"，就是太阳病可以传，也可以好。张景岳就来发明太阳病好不了，非得传起走？这不是张仲景的学术思想。我们承认传变，但是同时也承认不传变，我们要争取不传变。

所以，名家一样，也有观点不完全正确的的时候。我们做学问就要有这样的精神，要说理。在学术面前没有什么名家，大家都是平等的，你可以说你的道理，我可以说我的道理。但我不赞成你的道理，就说你是歪理，这是不可以的。我在这儿讲，我也可能说错，大家也可能说我不对，但要讲道理，不要来不来就说傅老师老糊涂了，我也确实有点老糊涂了，有的时候也可能打胡乱说①。《医学心悟》实际上混淆了这个概念，这都是有名的医家提出的："其症发热恶寒，头项痛，腰脊强身体痛。但脉浮紧、无汗为伤寒；脉浮缓、有汗为伤风。寒用麻黄汤，风用桂枝汤。"这个伤风实际上是什么？太阳中风。既然是太阳中风，用原有的名词好了，何必新造一个词。

第二，伤寒病和太阳病

我们不是讲《伤寒论》有太阳病、阳明病，刚才我们讲伤寒有多少类，没有提到太阳病、阳明病。太阳病是什么？太阳病不是病，是一个可以叫作病的证，也就是说太阳病的本质是证。为什么我们叫辨证论治，《伤寒论》讲的是证，太阳病是一个大的证候。

这里附带讲一下什么是证。证是疾病当前状态的本质描述。当前状态是一个过程的一个片段，所以可以用这样粗略的语言来描述：证

---

① 打胡乱说：四川方言，指说话不经过思考，或没有依据的胡言乱语。

是疾病中间的一个片段，疾病是一个全过程，证是其中的一部分。这个片段可以厚也可以薄，中医学没有做明确的规定。判断这个证，我们依据的主要是它的本质，这个本质是病机。只要这个证的病机没有变化，这个证就没有变化，现象可以变化，但是病机没有变化，证就没有变化。辨证论治跟方证相对不一样，方证相对强调的是现象，辨证论治强调的是病机。现象你可以一个都没有，你只要是这个病机，我们就可以认为是同一个证。所以我们说这个片段有厚有薄。你变得快，可能这个病机持续的时间半天就变了，你发展得慢可能整个过程就是一个证。

刚才我们说了太阳病可以自愈，如果太阳病可以自愈，疾病的全过程就是一个证，就是太阳病这个证。太阳病是一个比较大的证，如果我们把这个病机分得细一点，可以把太阳病划分成几个小的片段。换一句话说，一个大的证和一个小的证的关系就是大的证包含了若干个小的证。这里引用一个数学的概念，若干个小的证组合成一个大的证，一个大的证可以看成是若干个小的证的集合。同样的，疾病也可以看成若干个证的集合。所以从这个角度来讲，一个大的证，太阳证，可以看作是病。因此我们说，太阳病是一个可以叫作病的证，它是一个大的证，这就是问题的实质。正是因为这样，太阳病这个证既可以出现在伤寒，也可以出现在中风，也可以出现在温病。只要它是太阳病这个证，我们就可以按太阳病这个证的基本原则来处理它，辨证论治的基本法则就是这个样子。

当然具体讨论的时候一定请大家注意，同一个证不是只有一个治法，同一个证有很多种治法，比如说刚才说的《医学心悟》把太阳中风说成伤风，他用的就不是桂枝汤，而是加味香苏散，那么太阳中风可以不可以用加味香苏散？一样的可以用。那种认为一个证只能用一个方，不符合中医的实际临床实践。有人说中医不科学，请十个医师来看病，十个人开的处方是十个样子，我说那就叫科学，因为他们都共同体现了一个大的原则——"其在皮者，汗而发之"，只不过个人的习惯不同，南北的口味不同。丰富多彩的治疗法则是中医学的一个特

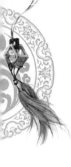

色。正是由于有着丰富多彩的治疗法则，所以很多疾病我们都可以处理。好，这里所讲的太阳病实际上就是一个证，比如说我们讲的"冬阳明"①，就是冬伤寒的阳明证。阳明病可以出现在中风、伤寒，也可以出现在温病。

第三，中医伤寒和西医伤寒

在很多教材谈到这个问题的时候用了一个说法，说西医伤寒和中医伤寒是两回事。这是一个错误的说法。由于西医伤寒和中医学的伤寒同样属于中医外感疾病的范畴。外感疾病是中医的一个总的看法，至于邪气是怎么进入的，那是另外一回事。反正就是从外面感受，至于这个邪气是从口鼻而入，还是从皮毛而入，还是蚊子叮了进来就不管，反正是从外头来的。疟疾从中医学的角度来讲，也属于外感疾病。所以总的来讲，西医的伤寒仍然属于中医的广义伤寒的范畴。

如果具体要讨论可以这样说，西医伤寒主要属于中医外感疾病中湿温病这个类型。在中医和西医这种疾病之间最好不要划绝对的等号或绝对的不等号，不然要把你自己捆住。这个事情如果不整清楚的话，今后要出问题。

为什么我要讲这个问题？如果认为西医的伤寒和中医的伤寒是两回事，那是没弄清楚。为什么要这样说？假如要按上述说法，西医的伤寒不属于中医伤寒这个范围，说《伤寒论》里没讨论，那么哪个在讨论？内科？中医内科学？中医内科学说我们讨论杂病，我们不讨论急性传染性疾病。再推论下去就是中医没有办法，中医没有办法当然只能交给西医去治了。有些行业内人士认为，西医有优势的疾病要交给西医去治疗，当然这句话从表面上看起来没有错，但试都没试过，怎么知道中医没办法？实际上中医对于肠伤寒有非常好的治疗效果，这个我们稍微放到后面讲一下。

这个话题我想多说两句。为什么我们要强调这样一个问题，一个是把概念理清楚、理顺。西医这个伤寒为什么叫伤寒？西医伤寒其实

---

① 冬阳明：《伤寒论》第197条，第198条，正文后校注。

是借用了《伤寒论》的名词。日本的西方医学是从荷兰传过去的，所以日本把西医叫作荷医。我们讲中西医结合，在日本讲什么？讲荷汉医结合。这个荷兰医学是西医，中医在他们那流行这个分支叫汉医，叫汉方。日本人在翻译西方医学，也就是荷兰医学的时候，就因为肠伤寒这个病有些临床表现跟《伤寒论》中的论述有一致性，所以就把伤寒这个名字拿过去了。20世纪70年代，日本还专门研究用《伤寒论》的方法去治疗肠伤寒。日本对中国中医的接受主要停留在明代以前，而明清时期是温病学的一个迅猛发展阶段，实际上日本的汉方医学在温疫学这个环节是他们的弱项。刚才我们说肠伤寒从现代的角度来看更多的属于湿温病的范畴，当然湿温属于广义伤寒这个范围。这个来龙去脉是这样的。

霍乱也是这样。伤寒还好，张仲景给我们留了一本《伤寒论》，所以借去之后我们还可以用。霍乱就是借了就不还了。如果一般急性胃肠炎剧烈呕吐腹泻，你下个霍乱的诊断就要惹事，现在下伤寒诊断还好，我时不时也要下个伤寒的诊断，太阳伤寒。当然现在确实也有很多人接受不了，那天我给一个小娃儿下了一个诊断，太阳中风，拿回去他奶奶一看，喔，那么大一个娃儿都中风了！

刚才我们说了中医对于西医伤寒的治疗有比较好的效果。为了讨论方便，下面我们把西医伤寒叫作肠伤寒。在这个事情上无法说明显的优劣，但至少我可以讲这么一句话，用中医方法治疗西医伤寒，至少不弱于西医。我下面讲两个例子。

第一个例子是发生在我们家里头。很小的时候，我的一个表兄（从我记事起就一直住在我们家里）在学校里得了肠伤寒，那个时候中医还没有进入医院，学校把他直接送到医院里去了。我们这个家庭我是第一代中医，当然这个大家族里面还是有受中医文化的影响的亲戚。西医对肠伤寒的治疗其中一个就是加强营养，去医院里就要让他喝鸡汤。中医的湿温病喝鸡汤岂不是自找麻烦？喝鸡汤会加重病情，所以他就不喝，不喝医院里就说他不配合治疗，就让家里人把他接回来。当时我们家就住在重庆解放碑附近，就在解放碑附近那个药房里有个

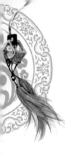

中医在那儿坐堂。董建华先生组织编的《中国现代名中医医案精华》里面就有这位医师，叫王建孚。当时我们把表哥接回来完全是神昏谵语了，完全用中医的方法治疗好的，这是我亲身体验的。

第二个例子，在学校读书的时候，我们实习是在乐山红会医院，当时给我们安排了一段时间到传染病房实习。我们到传染病房实习看到两例肠伤寒，这两例肠伤寒病例最后都死亡了。所以当时给我的印象是，我表哥病得那么厉害都没事，这两例还没我表哥病得那么厉害都死了，同时就是觉得这个病是有点厉害。后来我工作以后到凉山，当地流行肠伤寒。肠伤寒还有个名字叫鸡窝寒，一家人一家人的得，一个寨子有36个患者，当然大家就分任务，我就到这个寨子去，36个患者，当时去的时候心里还有点忧虑，原来看了两例，两例都死了，心想这36例最后活得下几个。去了过后，任务在身当医师的就得想办法，也用了点西药，当然主要用的是中草药，用中医的观点，中医的思维方式，36例患者痊愈，没有1例死亡。所以我就敢说这个话，中医不比西医差。我在当地治疗传染病还是小有点名气。我最后读研究生为什么读伤寒？就是因为有这些感受。

在这里我想说的是，思维方式很重要。有一年研究生论文答辩，有一个七年制的同学写了一篇论文是关于《霍乱论》，对王孟英的《霍乱论》的评价。论文答辩就是要有问有答有辩，我就问了她两个问题，这两个问题确实是有点刁钻，当然也该问。第一个问题是你说王孟英的《霍乱论》怎么怎么样，这个《霍乱论》究竟有效无效，你这个论文里没说到，我就得问你究竟有效无效；第二个问题你晓不晓得王孟英的夫人也是得霍乱死了，你咋个看[①]？当然如果以后我来参加你们的论文答辩，也可能要问这类问题。这里主要是观点，咋个看待这个问题，当然那个学生还是比较实在，她说对这个问题感兴趣，但也没有具体防治过霍乱，究竟这个效果如何也不太清楚。我说你说得很老实，但反过来讲你的文献查阅量不够，我们这个学校的元勋，李斯炽先生，

---

① 咋个看：四川方言，指怎么看。咋个，怎么。

他的铜像就站在那儿，你问下他。李斯炽先生当时在成都组织了一批人，用中医的方法防治霍乱，既用了《伤寒论》的方法，也用了《霍乱论》的方法，最后做了一个总结，总结里面提到这样一个问题，《霍乱论》的方法比较优越。当然不是说所有的情况，至少在成都防治霍乱的那个阶段，《霍乱论》是有效的，而且不但有效，在同等情况下还比较优越。所以我们说中医对这种问题至少心里得有个谱。肠伤寒来了，喊你用伤寒的方法，又可以包括温病，有效无效，心里没有底是不行的。你至少得有这样的认识，有效，而且《霍乱论》的方法还比《伤寒论》的方法稍微优越些，当然那个时候不可能去搞统计学，这是第一点。第二点，王孟英虽然研究霍乱，他也不敢保证所有霍乱都治疗得好，恰好他夫人死了，不等于说他的方法无效，甚至有些防治传染病的专家自己却是得传染病死了。你不可能说他都死了，他的方法无效，这是两码事。我们要树立这样一个观念，不然我们就说不清楚。人家一说他娃儿就是得伤寒死了的，他都没医好。那个病有个百分之几的死亡率，刚好落到头上，或者发病来得太急，药都没熬好就走了，这个事情是常常有的，不能因此就否定他的全部。好，我们休息一下再给大家讲一下《伤寒论》的事情。

（二）《伤寒论》这本书

下面给大家讲一下，《伤寒论》这本书。关于这本书有些事情要给大家做个交代。当然绝大多数人来讲，不需要你们成为这方面专家，但是一些基本的东西大家还是要有了解，至少不要开黄腔①。我们毕竟是中医，不要讲外行话。在《伤寒论》这本书上开黄腔的还不少。

《伤寒论》是一本什么样的书？

首先我们要说一下《伤寒论》是一本什么样的书。这里只选择了我认为最重要的两个角度。第一个是论述外感疾病辨证论治的专书，第二个是论述辨证论治的专书。更重要的是后面一个，论述辨证论治的专书。如果光讲外感疾病辨证论治的专书，后世有很大的发展，当

---

① 开黄腔：四川方言，指乱说、说外行话。

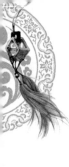

然这些发展也取代不了《伤寒论》对外感疾病辨证论治贡献的这个地位。非典防治的第二稿就已经承认了不能光用温病卫气营血辨证，要用热病辨证论治，实际上就包括了伤寒六经辨证论治在内，而且举了《伤寒论》中的一个代表性处方——小柴胡汤。但更重要的，《伤寒论》是论述辨证论治的专书。

我有这么一个观点，《伤寒论》是辨证论治的第一本著作，也是至今为止不可取代的一本著作。在中医学的发展历史中间，我始终认为张仲景是第一，第二是叶天士，当然其他一些人我不是说没有贡献，但是大的贡献没有。因为现在讲的辨证论治，几个主要的辨证论治体系是这两个人创建的：脏腑辨证、六经辨证、卫气营血辨证、三焦辨证。三焦辨证虽然是吴鞠通直接提出，但是吴鞠通是通过整理叶天士的医案提出来的。所以，我认为在整个中医学里头有最大贡献的是这两人。

那么叶天士和张仲景呢？我还是认为张仲景高于叶天士，叶天士不外乎是张仲景的一个非常优秀的学生。为什么要这样子讲呢？第一，张仲景是开拓者，那么开拓者和后继者当然他的地位就要高一些；第二，温病的卫气营血辨证、三焦辨证，不外乎是对《伤寒论》的辨证论治做了补充和完善，它没有跨越《伤寒论》大的框架。比如说卫气营血辨证，卫气营血是不是把外感疾病所有问题概括完了？如果说概括完了，那么温病后期同样可能会出现阳虚的问题，算什么？算卫气营血的哪一个阶段？本来从叶天士的角度来讲，三阴病，特别是三阴虚寒证，《伤寒论》已经讲得很详细了，可以直接用。所以我说叶天士是对张仲景的补充和完善。

卫气营血辨证的几个大的原则，"在卫汗之可也"，这个原则张仲景就提出了，太阳病以汗法为主，太阳病的主要问题就是卫；"到气才可清气"，张仲景也是这样，桂枝汤和麻黄汤可以一直用到阳明病初起，不是说只要是阳明病马上就去清，注意"才可"两个字；"入营犹可透热转气"，张仲景热入血室用小柴胡汤实际上就体现了一个入营透热转气的治疗思想，只不过由叶天士把这些东西明确地提出来了。我们还是得承认他的贡献、他的发展。但他这些贡献和发展都是从张仲景那个地方继承下来的，所以有很多人好像认为叶天士就把张仲景推翻了，实际上没有推翻，是继承、发展、完善。"入血犹恐耗血动血，直须凉血散血"，张仲景在这方面也不是绝对没有贡献，但是确实这方面是张仲景的弱项，我们真的要说，桃核承气汤也体现了凉血散血的治疗原则。叶天士有一句话，前头半截我觉得是对的，后头半截有些地方值得讨论："辨营卫气血，虽与伤寒同；若论治法，则与伤寒大异也"。有异，是不是大异，我觉得值得讨论。

刚才我已经给大家举了例子，在卫都是汗，当然区别是：伤寒主要用辛温发汗的方法，温病主要用辛凉发汗的方法，但是温病未必就不可以用辛温发汗的方法，叶天士本人就曾经用桂枝汤去治疗风温。所以综合起来看，辨证论治总体上来看，大的原则、大的框架上来看，目前还没有超过《伤寒论》。

《伤寒论》是谁所著？

第二个问题是《伤寒论》是谁所著，当然大家都说是张仲景著，我也赞同，但是现在我要从另外一个方面来讲，《伤寒论》是张仲景著，但不是张仲景的亲笔，至少其中相当多内容不是他亲笔，因为张仲景亲笔写的《伤寒杂病论》已经散失了，我们现在看到的《伤寒论》是经过王叔和等若干医家整理的。既然是整理，就不可避免地杂入王叔和等这些人的语言文字，所以我对《伤寒论》的看法是：《伤寒论》是经过历代医家辛勤劳动，反映了张仲景学术思想的一部集体著作。我为什么要这样说？因为有些人老是去研究哪一句话不是张仲景的，而不去研究这些话符不符合张仲景辨证论治的指导思想，整偏了。当然你如果确实说这句话不符合张仲景辨证论治的指导思想，我们也赞同，那句话可以不学。你不去研究这个问题，来不来就说这句话不是张仲景说的，你凭什么说它没有反映张仲景的学术观点？今天不是全国有很多名医带了高徒，这些高徒总结这些老师的经验，从文字上来讲，这些文字不一定是老师的亲笔，最多有些是老师的口述，你能说这些经验不是老师的经验吗？"这是徒弟娃儿的，不是老师的。"那

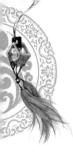

就是说糊涂话。

张仲景直接所著的是《伤寒杂病论》，我们今天所看到的《伤寒论》经过了很多人的整理，这其中有几个是代表性人物，一个是王叔和，一个是孙思邈，一个是高继冲，一个是林亿。对这几个人我们应该有个基本的了解。

王叔和 王叔和是三国时期魏国的太医，很多书上说是晋代的太医，我不赞成这个说法。当然这不是我最早提出来的，是我们学校另外一个老师，原来医史教研室的孔祥序老师。在 20 世纪 80 年代他就提出了这个观点，王叔和是三国时期魏国的太医，我赞同他的观点。他写了一篇论文，提了很多理由，这里就不多说了。我说一个比较重要的旁证，关于王叔和整理张仲景的著作，晋代的一个著名医家皇甫谧在他的《针灸甲乙经·序》里面讲了这么一句话："近代太医令王叔和撰次仲景遗论甚精。"皇甫谧是晋代的一个著名中医学家，治学比较严谨，所以他的一些话大家认为可信性比较高，他这一段话告诉我们四点意见：第一点，王叔和不是晋朝的人，因为按照中国的文字叙述，这个"近代"不是本朝，是前朝，那么晋朝的前朝是什么？是三国魏，他是魏国的太医；第二点，太医令，这个地方是明确讲了；第三点，王叔和整理的不是《伤寒论》，是张仲景的全部著作，所以有人说王叔和整理《伤寒论》，说得不对，王叔和整理的是《伤寒杂病论》；第四点，整理得很好。这里有一个问题，两个要点，我们说作为太医令，整理医书是他的职责所在，但是王叔和为什么要整理张仲景的书？如果从今天的角度上看起来可能不会产生什么疑问，但是在魏晋时期是非常重视门第的，一个卫生系统领导跑去整理一个乡村医师的东西有点说不过去。所以有一个说法，没有证据，只有旁证。什么说法？王叔和是张仲景的学生。你再高，但整理老师的东西，天经地义。那么另外一个就是学生整理的老师的东西，整理得怎么样？整理得比较好，他对老师的学术思想领会得比较深。

这里有个插曲，这个插曲也是皇甫谧在《针灸甲乙经》里头记载的，但是皇甫谧没有把这两个事情之间的关系点穿，也许是皇甫谧觉得大家都晓得这个事情我用不着再去多说了。同样在《针灸甲乙经》里记载了一件事儿，这件事情呢是张仲景给王粲看病，说君有疾，二十年后呢眉毛就会落，眉毛落后半年就要死。我这里有个方子，你吃了之后就可以避免。当然王粲是建安七子，风流才子，张仲景一个乡下的中医老头，说的这个话又不好听，王粲就没有吃。二十年以后，果然眉毛脱了，眉毛脱了以后活了一百八十七天。皇甫谧能够记载到这么精确可能还是有点意思。王粲死的时候是 41 岁。那么，王粲是哪个地方的人呢？高平。王叔和是哪个地方的人呢？高平。都是高平的王家。当然我们不能拿今天的观点来看，成都姓王的多得很，没有什么关系。过去高平王家是大族，姓王的都有关系。那么既然有这么一件事，王叔和要学医找哪个？找张仲景。这个整理时间大概在什么时候呢？如果按照三国魏的这个角度来讲，大约在公元 238 年，当时魏国集中进行了一次书籍的整理，比照到东汉整理书籍的旧例，王叔和作为太医令就该整理医书。当然王叔和整理张仲景的东西，一个是把老师的东西整理了发扬光大，另外一个是为他写《脉经》做好基础性工作。如果把《脉经》翻开来看，《脉经》里面相当大的篇幅是引用的张仲景的东西。这里也从侧面说，至少王叔和个人对张仲景是非常崇拜。我们刚才说了，王叔和既然是整理不是抄，肯定是有一些语言是他的，所以我们关键是说它符不符合张仲景的学术观点，我认为符合。比如刚才我给大家讲的《伤寒论·伤寒例》的论述就符合张仲景的学术观点。

孙思邈 接下来第二个比较著名的整理人是孙思邈。孙思邈可以这样讲，给我们留下了一本至今我们能够看得到的，最早、最全的《伤寒论》。当然这一个《伤寒论》原来没有单行本，你要看可以，在哪去看？《备急千金要方》《千金翼方》中间去看，《备急千金要方》的九卷和十卷、《千金翼方》的九卷和十卷综合起来看。我们四川有一个大学者，过去叫作儒家，叫廖平，字季平的，写了一篇短文，把《备急千金要方》的九卷和十卷、《千金翼方》的九卷和十卷综合起来取了个名字，叫作《唐本伤寒》，编了个目，没有内容，内容你到《备

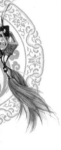

急千金要方》《千金翼方》里去读。近年钱超尘根据廖平的意见,把《备急千金要方》《千金翼方》的相关内容摘出来,真正编了一本《唐本伤寒》,所以现在可以看得到《唐本伤寒》的单行本了。我刚才说了,今天我们能够看到的,最早,要早还有,但是看不到了,王叔和整理的《伤寒杂病论》什么样子,我们只能猜,但是看不到了。最全是从最早这个角度上来讲,当然和我们今天看到的《伤寒论》相比,它不算最全。我们今天学习《伤寒论》的主体部分是《伤寒论》的398个条文,以这个主体部分来看,《备急千金要方》和《千金翼方》一共收录了382条,缺16条,而这缺的16条相对来说都不是很重要。所以孙思邈的第一个贡献是给我们保留一个我们今天能看到的最早最全的《伤寒论》版本。那么第二个事情是,孙思邈是有据可查第一个明确提出要认真读张仲景的书的人。王叔和作为太医令整理了张仲景的书,但是没有证据说王叔和当时用行政命令的方式来推广《伤寒论》。当然既然整理了张仲景的书,对于推动张仲景学术的传播肯定是起了作用。但是孙思邈在《备急千金要方》的大医习业当中就明确地提出"凡欲为大医,必须谙……"就是必须熟悉,前半截是基础理论,后半截是临床著作,这个临床著作的第一个就是张仲景的著作。当然,这里说张仲景的著作包括他的杂病部分和伤寒部分,明确提出了该学张仲景的书。为什么特别推崇张仲景?他就是体会到张仲景的辨证论治是一个非常重要的指导原则。辨证论治的核心是认识并治疗病机,这就涉及《黄帝内经》。

关于《黄帝内经》我曾经跟内经教研室的老师交流过。有一次我们碰到一起,他说他的观点,他说《黄帝内经》传下来了,《黄帝外经》没传下来,《黄帝外经》如果传下来可能就没有《伤寒论》。我说《黄帝外经》究竟说什么你也不晓得。当然也有可能,《黄帝内经》讲理论,《黄帝外经》讲实践,实践里头可能也讲了这些东西。所以我说《黄帝内经》里头本身也是残缺不全的,七篇大论本来就不是《黄帝内经》里头的,是补进去的。你说病机,病机这个概念有个非常奇特的事情,除了《素问·至真要大论》提了一下病机以外,历史上,唐以前再也没有一个人说病机。张仲景实际上在研究病机，他也没提出病机这个概念，因为没有概念，事情可以做，但是怎么把它提高就存在问题。如果抛开《素问·至真要大论》那个病机，在中医学历史上第一个提病机的人是孙思邈。他在《备急千金要方·序例·论诊候》"欲理病，先察其源，候其病机"，所以我们为什么说孙思邈在张仲景学术传播中占非常重要的地位，虽然没直接讲，但是间接讲了这个问题，诊断之要在识病机。中医的诊断就是辨证，这就将辨证论治提到了中医学关键的地位。

当然这里有争论，有人说孙思邈在写《备急千金要方》的时候没有读过《伤寒论》，他是在写《千金翼方》的时候才读过《伤寒论》。我不同意这个看法。确实在《备急千金要方》里面有这么一句话，但是这一句话"江南诸师秘仲景要方而不传"，我认为有很多值得怀疑的地方。说什么呢？所以这里有必要讨论一下，我们怎么读书，古书的话不一定每一句话都可信。首先，这句话出在什么地方？出在《备急千金要方》卷九"发汗吐下后"。这句话跟发汗吐下后有没有关系？没有关系。第二，卷九"发汗吐下后"标题下面有一行小字，这行小字的大概意思是证七条，方十七首，灸一，你们算一下多少，二十五，对不对？如果你们有兴趣你们把这一篇拿来数，数出来多少？数出来二十六。多了一条，多了哪一条？就多了"江南诸师秘仲景要方而不传"这一条。因为它既不是证，又不是方，又不是灸。这叫作林亿做了个好事，使它露了馅儿。在中国古代文献中经常出现这种事情，有些人爱书抄书，而自己又不抄，给钱请个人抄。请个人抄，有些人又不懂，见个字就给你抄上去，这种现象叫作批注误入正文，所以这篇条文数就不合，这是一个理由。第三个理由，《备急千金要方》的写作宗旨不是写《伤寒论》，是什么呢？《备急千金要方》的宗旨就是说医书卷帙浩繁，为了便于大家检索，删繁就简择其要给大家点一下，你真正要了解全面还得去读原书，我这只是个手册，不是教科书。《备急千金要方》出来后，孙思邈又提倡读张仲景的书，可能有些人就有反馈意见，说大师唉，你喊我们读这个书，找不到这个书得嘛！所以

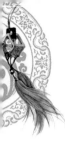

《千金翼方》才做了补充，不是说那个时候他才读到。如果是原来就没有读过就喊人家去读，那种人是骗子老师，好老师要学生读的必须是自己读过的。最后一个，当然我的阅历有限，查阅的范围也有限，我好像觉得孙思邈一生没有到江南去过，四川倒是来过，如果这句话是"西蜀诸师秘仲景要方而不传"，我倒觉得可以说是孙思邈写的，他江南都没去过，他说"江南诸师秘仲景要方而不传"这句话怎么说得出口。很显然这句话是江南的人在读《备急千金要方》的时候写的一个批注，后来这个批注本传到日本去了，日本再一翻刻就成了现在这个样子。我们现在的《备急千金要方》是从日本倒传过来的。

孙思邈整理《伤寒论》的主要方法是"以方类证，方证同条"。什么是"以方类证"？就是讨论桂枝法时，将所有桂枝汤的条文集中到一起，就像我们今天一般的教材一样。正是因为这种方法好，才一直用到今天。什么叫"方证同条"？就是紧跟着证，出处方，比如第12条讲太阳中风，紧接着下面就出桂枝汤方。这一点可以帮助我们辨伪，凡是方证同条的，说明不是孙思邈以前的著作。

高继冲 另外一个是高继冲，高继冲不是说一定是他整理，但这件事与他有关。我们找不到是哪个整理，因为他是代表人，所以我们说是他。高继冲是南平国末代君主，南平国的辖区就在荆南。后来归顺了宋，宋就封他为荆南节度使，乃据守荆南，就是张仲景的家乡。张仲景家乡既可以说是南阳，也可以说是荆州。第一，南阳属于荆州。第二，张仲景真正的家乡是在今天的张家寨，坐火车可以从张家寨的脚下经过，如果火车开得慢一点，你注意看还可以看得到张家寨的寨门，过了张家寨再有个十来分钟就到了襄樊。所以实际上张仲景真正的家乡是在河南和湖北的交界地带，那个地方古时候行政区划变动，一会儿在河南，一会儿在湖北，所以也可以说是荆州。那么高继冲当时是据守这里，最后归顺了宋，按照当时的一个习惯或者规则，他就应该把他所藏的所有的文书档案全部送给中央政府。所以这本书也送给中央政府。林亿受命校正《伤寒论》的时候看到这个本子，觉得这个本子好，把它作为底本，为什么这个本子好，至少有这么两个理由：

第一，这个本子是张仲景家乡来的，原汁原味。第二，这个本子是一个善本。为什么说是善本？我们说两点。第一它和千金本比起来，它把那十六条补齐了，就比千金本要完善些。另外，后来发现还有另外一个本子，就是我们所说的成无己的《注解伤寒论》，成无己的《注解伤寒论》是另外一个系统的本子，但是成无己的《注解伤寒论》和高继冲的《伤寒论》比较，基本一样，而且这个本子比成无己的《注解伤寒论》本还要好，至少体例是一致的，而《注解伤寒论》就有些乱例，没有完全按方证同条来编写。所以看来林亿是很有眼光的，选了一个善本。因此，林亿在校正过程中间基本上没有做什么改变。我们看林亿校本，其实就是看高继冲本。最后还有一点也可能影响到林亿选择这个本子。与林亿同校医书的有个人，官位比林亿还高一点，叫高保衡。这个人是高继冲的叔叔，对于高继冲进贡的图书比较熟悉，至少给林亿提供了线索。

林亿 现在我们说一下林亿。林亿用高继冲这个本子来校正《伤寒论》做了四方面的工作。

第一个叫作本校。所谓本校就是拿高继冲这个本子把它校正到一致，留下来的痕迹就是他有些批注写了一个叫作"一法……"，如果写这种批注的地方，你在《伤寒论》的这个本子去找，在其他篇章往往找得到。

第二个叫作对校。所谓对校就是用其他《伤寒论》的本子来校，如果有差异，林亿就做了注，那么这种注叫作"一作……"，这就是对校。

第三个叫作他校。所谓他校就是用不是《伤寒论》，至少名字不是《伤寒论》的其他书来校正。他校用了很多书，其中比较著名的有四个，一个是《千金》，一个是《外台秘要》，这两个我就不说了。第三个呢是《玉函》。这个《玉函》很多人没有见过，它的全名叫《金匮玉函经》，以意推之，以有"金匮"两个字，有人就认为是《金匮要略》。这个《玉函》不是《金匮要略》，它的全名中有"金匮"两个字，但它不是《金匮要略》，它是另一本书。这本书可以叫作《伤寒

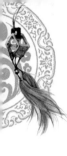

论》的一个别本，基本内容跟《伤寒论》差不多，但是也有些区别，区别主要在两个地方，第一个是前面部分有区别，它没有平脉法、辨脉法、伤寒例，它有一篇序例，这篇序例表明，这个整理者受了佛教医学和印度医学的影响，因为其中提到了这么一段话：地水风火，各一百零一病，合为四百零四病。这不是传统中医的观点。第二个呢，它条文的顺序和条文的具体内容和《伤寒论》略有出入。最后一个重要的他校用书叫作《仲景杂方》，这个《仲景杂方》的书名就只在这个地方出现，以后就不再用了。那么《仲景杂方》是什么呢？就是《金匮要略》的前身。因为《伤寒论》是第一个校注的书，校完之后校《金匮玉函经》，可能启发了林亿的灵感，所以最后校《仲景杂方》的时候给它定名就定了一个《金匮要略方论》。这是他校。

最后就是理校，所谓理校就是用各种本子来校，都是这个样子的，但是道理上又不合，所以林亿就用讲道理的方法说他的观点。比如说，桂枝加葛根汤这个处方在《伤寒论》里头有麻黄，另外一个处方葛根汤也有麻黄，《伤寒论》中这两个处方实际上是一样的，显然这里就有问题。所以林亿根据他的理解，认为桂枝加葛根汤这个处方中间没有麻黄，这是得到大家公认的。我们经常说林亿的校注，特别是他的理校这部分已经成了《伤寒论》不可分割的一部分，所以说《伤寒论》是个集体著作，就是这个事情。如果说《伤寒论》桂枝加葛根汤是有麻黄的，林亿用理校说明这不对，我不承认，就不是一个正常的学术研究应该有的态度。所以我们看问题要看它是不是符合它的学术思想，这才是核心，至于是哪个说的，你不要过多关注。可以这样说，林亿的理校基本上是正确的，其中有一条因为时间关系讨论不到那儿了，我有我的看法，林亿也有出错的时候。好，这几个人就说完了。

下面简单说一下林亿校注的《伤寒论》。林亿校注的《伤寒论》一共有 10 卷，22 篇，397 法，112 方。

10 卷 10 卷这个我就不说了，你们找本《伤寒论》去看一看就清楚了。

22 篇 22 篇，篇名我也不说了。这 22 篇一般分成这么四个部分。

第一到三篇我们可以叫总论部分，就是平脉法、辨脉法、伤寒例，这一部分由于很多语言大家不是很熟悉，学起来很困难，所以我们觉得初学者可以不学。但是我个人认为，这三篇，就算有些话是王叔和的，它符合张仲景的学术思想，深入研究伤寒学说的时候还是要看一看，读一读。

第四篇叫作痉湿暍，至于其他老师怎么说我不知道，"痉"常写作"痓"，"痓"实际上就是"痉"，不是两个字，这一个如果用今天关于文字学的标准的话来说，"痓"是"痉"的不规范简体字，就这么回事，就这么简单。因为当时刻字的工艺有限，繁体痉中间的部分很难刻，所以刻书商有些时候就偷懒，就把它简化，简化也不规范，就形成了这个样子。这不光是中医文献，在中国文化的文献中间，好多都出现这个事情。这一篇同时又出现在《金匮要略》里头，所以有个说法我个人不赞同，说《伤寒杂病论》分为《伤寒论》和《金匮要略》，我说我不同意，不是分，如果分，难道张仲景写了两篇痉湿暍？不是这个样子。我认为应该说，张仲景的《伤寒杂病论》今天主要以《伤寒论》和《金匮要略》这两本书的面貌流传于世。《金匮要略》部分讲痉湿暍讲得更详细，还讲了治法，所以一般来说这一部分内容放到《金匮要略》里头去学习讨论，《伤寒论》部分就不再专门讨论了。

从第五篇到十四篇，主要是讨论六经辨证论治，通常叫作六经净本，一共有条文398条。刚才我们说了，今天我们学习《伤寒论》的主体内容398条就是这十篇。因此请大家注意，如果今后你们看到有引用《伤寒论》又没有注明篇名的文字，你如果没有看过，最好多查一下。你不要说《伤寒论》里面肯定没有，我们学的没有，你只学了一半还不到。

从第十五篇开始到二十二篇，它的篇名叫作可汗不可汗，可下不可下，可吐不可吐，所以概括起来就叫作可不可诸篇。这一部分内容有人是这样来看的，说这一部分内容实际上是398条的另外一个编排方式。六经净本这个名字是陈修园取的，主要是按照六经辨证论治的框架来排列的条文，那么"可不可"是按照治法来排列的，只是排列方式不同，内容都差不多，可以不学，这个意见基本上是得到认同的。

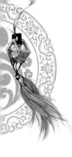

但是有两点请大家注意，第一点是有一些条文前后有差异，后边说得更详细些，做了补充，比如说第255条"腹满不减，减不足言，当须下之，宜大承气汤"这个条文在"可不可"中是这么叙述的：前面部分是一样的，后面部分变成了"大柴胡汤、大承气汤主之"，加了一个大柴胡汤。当然这有两个理解，我的理解是，就是这个病，这个证，既可以用大柴胡汤，也可以用大承气汤，任何一个方法，只要你能够做到使胃肠的气机通畅、正常通降的都可以，不是这个病证就只能用一个方。一根筋的思想不符合中医辨证思想，所以后边部分有参考价值。另外还有少部分条文是398条里头没有的，比如它谈到了一个"四悸"问题，脐上悸、脐下悸、脐左悸、脐右悸。以脐为中心点，在398条里头只正式讨论一个"脐下悸，欲作奔豚"，这是下焦有水气。另外一个虽然没有直接讲，间接讲了，脐上悸以脐作参照，那么如果换一个参照，以心为参照就是心下悸，心下悸水气在中焦，茯苓甘草汤。但是脐左悸和脐右悸就没讲到，那么它提示了水气停聚在气分或血分，这些还是有一定的参考价值，有时间的时候可以翻一翻。这个就是22篇。

397法 那么397法，要搞清楚397法，我先说一个问题，什么是法？在标准本的《伤寒论》中间，什么是法，标注得非常清楚，两个地方做了标注，每一篇篇首，标注了这一篇有多少法，多少方，然后又拉了一个"法目"出来，郝万山把它叫作"小目"，实际上这个目是"法目"，哪一条是第一法，哪一条是第二法，罗列得非常清楚。那么全书的第一法是什么？就是我们所学的《伤寒论》的第12条"太阳中风，阳浮而阴弱，阳浮者，热自发，阴弱者，汗自出"这一条，这个条文不但讲了临床表现，而且讲了治疗原则，出了处方，所以它叫法。就是有论述又有具体的治疗方法，这就叫法。那么这是第12条，前头不是还有11条么？那前头的11条算什么？也注得很清楚，"前有十一证"，就是从第1条到第11条没有讲具体的治疗方法，只能叫证，不能叫法。所以什么是法，一般性说来是具体的论述，特别是有具体的治疗方法，这才叫法。那么这个法的覆盖范围，不光是从第五篇到

第十四篇，而是覆盖了从第五篇到第二十二篇这个范围，一共有397法，具体问题我们就不讲了，这个讲起来也啰嗦，大家听起来也没有意思。

112方 最后说一个问题是112方，这是林亿做的判断。《伤寒论》中多少方怎么说都可以，但是要说林亿的112方指的什么，你至少要弄清楚。《伤寒论》中间有多少方大家有不同的说法，有人说113，有人说114，还有人说115，甚至还有说更多的。林亿只承认112方，那么我们今天一般的教材列的附录上通常是115个方，我们现在倒起来说哪几个方不算。第115方是土瓜根导，土瓜根导为什么不算，土瓜根导这个方是蜜煎导的附方，它不是正方，而且这个方还丢失了。第114方是猪胆汁导，猪胆汁导这个方子还在，但它是蜜煎导的附方，不是正方，所以不算，不在112方之内。第113方是禹余粮丸，禹余粮丸是正方，但正方丢失了，不算。其他的《伤寒论》中间具体标明的那些处方，特别是正文里头标明了，下面又出了处方的这些方就是112方。

（三）伤寒学

最后提一点，伤寒还有个概念，是学科的概念。这个学科的概念我要说明一点，就是有些时候我们把实用的和实际的混为一谈。《伤寒论》是作为中医学里头一个重要的分支学科，林亿校正医书首先校《伤寒论》就说明伤寒的重要性。现在作为国务院招收研究生的学科目录来讲带有人为的性质，不是学科的自然分化，所以把三个学科合成一个学科，伤寒、金匮、温病合成临床学基础，实际上这三个学科都带有很强的临床性。真正要拼中医看病，这三个教研室出来的老师是可以和学校其他教研室的老师打擂的。伤寒、金匮、温病该称临床学，只不过这个临床学科有很强的理论性，是这样的一个学科。

课程就是为了教学的目的，选择学科中间的部分内容加以编排，所以为什么我要跟大家说一句话，不要认为你把伤寒这个课程学完了你伤寒的东西就弄通了，我只是选择了一部分给大家说。作为"伤寒学"这门学科，研究什么？它首先研究伤寒病，不研究伤寒病，伤寒学是生存不下去的，只研究文献研究不透，当然文献也要研究，疾病

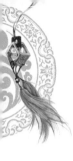

也要研究。文献研究不仅是《伤寒论》这本书，还包括历代研究《伤寒论》的著作，以及历代与今天研究伤寒病的文献。也就是说实践经验的积累有的时候可以通过间接实践来取得，不一定什么事情都要亲自实践。实践出真知，有的时候可以借用人家的实践。我认为我对非典、对甲流还是有很多看法的，除了撞到一个甲流患者医好了以外，我没有真正治过，但是我对甲流、对非典都有我自己的看法，这就是我们研究的意义。同样你直接接触了患者，还报道了，但只有陈述性的内容，说明你没有达到研究的深度，我可以利用你的资料达到了比你更深的深度。这是我们要研究的内容。好，今天就讲到这里。

二、辨证论治

我们讨论的题目是辨证论治。辨证论治是大家都熟悉、都在说、都在讲的一个问题。但是我认为，真正把辨证论治弄懂了的人可能不多。所以我们觉得还是需要给大家讲一下。从另外一个角度来讲，《伤寒论》这本书，它的核心就是辨证论治，换一句话说，我们学《伤寒论》学什么？着重就是学习辨证论治。所以如果你不弄清楚什么是辨证论治，《伤寒论》学什么你就弄不清楚。辨证论治通常把它分为两个部分，辨证部分和论治部分。这个说法基本上是通行的，但是我个人认为不要完全把它分割开来。我们先还是按这两个部分来讲。

（一）辨证就是认识疾病

首先讲辨证这个部分。辨证说得简单些就是认识疾病。认识疾病，认识什么？既然是辨证，那显然是认识证。那么认识证，又是认识什么？所以我们说，这个辨证是一个过程，是一种方法，这个过程和方法是通过现象深刻地、动态地认识疾病的当前本质的这么一个过程。这个地方的疾病的本质就是病机。如果说得简单一点，辨证就是认识病机的过程和方法。它的着眼点在这个地方，而针对什么病因不是我们的主要目标。现在《中医诊断学》里头有一个原则我不太赞成，叫作辨病和辨证相结合，当然在能够做到辨病和辨证结合的时候我也是能够接受，我要说的是有的时候辨不了病，怎么办？所以我的观点是辨证优先的病证结合，核心还是证。中医对疾病认识的核心是证，认识证的核心是病机。那么这里又有一个问题，什么是病机？我们《中医基础理论》是这样讲病机的，说病机是疾病发生发展变化的机理，这个不是中医的观点，哪个的观点？不晓得。中医没有这个观点。在中国古代这个"机"没有机理这个含义，因此古人称病机绝对没有机理这个意思。我们今天这个"机"实际上是个简体字，当然这个字也是个繁体字。这个"机"有两种意思，一个是它的本字，是一种树，今天我们不讨论；另外是繁体"機"的简化字，这个繁体"機"的意思是什么呢？最原始的就是弓弩的扳机，只要一动这个扳机，这个弓弩就要发射，所以它是弓弩中间一个非常关键的部件，关键的环节。所以病机就是病理中间的关键环节。张景岳讲了一句话，简明扼要，"机者，要也"，关键环节。那么作为一个疾病或者作为一个证，它的病机有几个呢？中医学没有明确规定，可以是一个，也可以是几个。多少数量呢？我个人提出一个参考值，最多四个。我为什么要提出四个作为参考值？从《伤寒论》这个角度上来讲，它里面有三阳同病，所谓三阳同病就是太阳、阳明、少阳同时存在。既然是三阳病同时存在，那么一定有太阳病病机，有阳明病病机，有少阳病病机，为什么还多一个病机？如果这里面再有水饮、瘀血等这么一些因素就四个了。所以我认为病机，从复杂病机来讲，可以有四个，不宜再多，再多就不是重点了，就突出不了这个重点。"机者，要也"，这个要就突出不了了。好，关于病机这个问题我们就说到这儿。

下面说另外一个问题。我刚才说，辨证过程就是通过现象来认识病机的这么一个过程。那么什么是现象？我们这里所说的现象包括什么内容？我认为这部分大概应该包括三方面，都是属于疾病的现象，但它的层次有区别。

第一个层次就是我们经常讲的，疾病最直接表现出来的一些现象，我们通常把它叫作脉症。从中医学的角度上来讲，脉症通常包括四大块，如果不加以特别说明，一说到脉症，就应该有这四大块。

这四大块第一个是症状，所谓症状就是患者在疾病过程中间自我

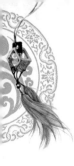

感觉的一些异常现象。关于症状，从西医学角度上来讲，不太重视，认为这是患者的自我感觉，没有客观依据。这是两个医学的区别，中医学是比较重视患者的自我感觉。这跟两个医学思想有关。我们中医学认为患者是医师跟疾病做斗争的朋友，或者倒过来说，医师是帮助患者跟疾病做斗争的朋友，主体是患者，不是医师。《素问·汤液醪醴论》里面有一句非常有名的话叫"病为本，工为标"。也就是说患者是主体，我们医师是帮忙的，不要把这个关系弄颠倒了。那么既然患者是主体，患者自己对疾病的感受我们就非常尊重它，我们认为，来就诊的患者是来寻求帮助，一般说来他都不是来骗医师的，他有什么感觉他都会如实地告诉医师。当然现在社会上有古人所料不及，有些假装患者拿茶来代替尿，骗医师，那个不是患者，那个叫捣乱分子。所以我们对患者的叙述，原则上，从中医学角度上来讲，是比较相信，而且有的时候把它看得比体征还重要。正是由于中医学重视症状，因此在临床上我们比西医要先知疾病。事实上在临床上常常是症状是第一表现，体征是以后才出现的临床表现，所以中医有病早治这个观念还体现了中医这个原则，重视症状。

第二部分是体征。体征是现代的概念，在古代都叫症状。所谓体征是医师或其他人通过一定的检测方法，能够检查得到的一些临床表现。中医学不拒绝体征，但是并没有特别看重体征，体征和症状基本上放在同一个尺度上来看待的。那么这症状加体征这一部分我们把它叫作基础性认知，因为这是疾病最原始的表现。所以我们在临床上，希望患者给我们叙述的是这种最原始的表现。

好，我们关于脉症说了两点，实际上还有两点大家都比较熟悉，中医学诊断特有的，一个是脉象，还有一个是舌象。第一个层次就说到这里。

第二个层次呢，就是疾病的病程，就是疾病发生的过程。这个我们在临床上直接接触患者也是看得到的，这就是关联性认知。如询问患者你这个情况多久了？哪个在前？哪个在后？原来是什么？现在是什么？这属于疾病的演变。特别是服药过后的变化，我们可以进一步加深对病机的认识。张仲景在《伤寒论》里头举了不少这方面的例子，我这里简单举一个，有《伤寒论》第24条"初服桂枝汤，反烦不解者……"，讲了这么一个情况，通过服药，出现了这么一个现象。那么既然是初服桂枝汤，按照张仲景《伤寒论》辨证论治的一般规则来讲，初步判断这个患者是一个太阳表证，或者具体一点很可能是太阳中风，那么太阳中风应该用桂枝汤，但是这个患者吃了桂枝汤以后没有好转，当然也没有变得特别严重，但是出现了一个现象，吃了桂枝汤以后出现了烦躁，这个烦躁不是持续烦躁，是短暂烦躁。如果是持续烦躁就不是下边这句话了。那么出现这么一个现象给我们的提示是什么？这个患者不是一个标准的太阳中风，是一个闭郁偏重的太阳中风。因此对他的治疗，我们就应该加强桂枝汤的发散能力，所以后面的话是"先刺风池、风府，却与桂枝汤则愈"。这里头张仲景告诉我们，通过观察服药出现的一些现象，可以帮助我们加深对这个疾病病机的认识，所以我们所说的现象里头也包括这一部分，就是疾病的演变，包括服药过后的一些变化。

那么第三个层次呢，可以根据疾病的性质或特点来认知。这个疾病的性质和特点带有一定的理论性，是一种归纳性的认知。在《伤寒论》里头，有的讲得明白一些，有的讲得隐晦一些。关于疾病的性质和特点，我们先说一个大家比较容易明白的例子。《伤寒论》中间有个条文，第56条，张仲景是这样描述的，他说这个患者出现了头痛，大便不通，当然也不是说得很准确，但是既然它跟大便不通联系起来，那么这种头痛常常是比较常见的所谓标志性的阳明头痛的现象，前额头痛。这里患者既然前额头痛，又有大便不通，很像是个阳明病，但张仲景注意到一个现象，什么现象？这个患者小便清白。说明不具有阳明病病机的典型特征，里没有热，所以它仍然是个表证，所以张仲景仍然用桂枝汤去治疗。这一个认识过程实际上体现了一个判断疾病、认识疾病过程中间，依据疾病的性质和特点这么一点。外感疾病初期常常是从太阳病开始，头痛又是太阳病一开始常常出现的最早临床表现之一。因此在《伤寒论》辨证论治中间有个没有写成条文的规则：

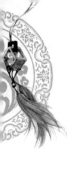

外感疾病初期出现头痛，不管是在哪一个部位，原则上判定它是太阳病。这个道理我们讲太阳病概论时再讲。你要说它是阳明病，比如说这个前额痛，那么你拿阳明病的充分证据出来，拿不出来，小便色白，说明它不具有阳明病的充分特征，它就是太阳病。所以我刚才说，我不反对辨病和辨证结合，但是我不是把它作为一个原则，我是把它作为一个重要方法来看待。因此，我们所说的现象就包括这么一些。

再举两个例子。

少阳病究竟应该如何去诊断？

当然一个方法是所谓的方证相对，但是少阳病的临床表现本身就错综复杂，我在给本科生讲少阳病的时候说少阳病的临床表现有三组，第一组口苦、咽干、目眩再加上一个耳聋；第二组往来寒热、胸胁苦满、嘿嘿不欲饮食、心烦喜呕；第三脉弦细。由于少阳病有个特点，就是少阳病的临床表现变异性大。实际上六经辨证都有变异性，都不是刻板地按照书上所写的来表现，但是少阳病的临床表现变异性特别大。因此有的时候去抠症状，抠不出来有少阳病。所以我对少阳病的临床判断是根据这么几点：第一，外感疾病经过一段时间，这个一段时间大概五到七天或更长；第二，这是个实证不是虚证；第三，它不具备太阳病和阳明病的典型特征，原则上我就判断它是少阳病。为什么这样讲？同样是依据了少阳病这个疾病的性质和特点。少阳病的性质和特点我们刚才讲了它的变异性大，你去抠哪一个症状很难判断，但是它又恰好是外感疾病的中期阶段，所以经过了一段时间，它是实证，又基本排除了太阳病和阳明病，当然它就是少阳病了。少阳病的判断我们常常是这样来处理的。

我们再说一个厥阴病。

虽然厥阴病有比较鲜明的临床表现，在临床上我们确实看得到，但是厥阴病的临床表现同样有比较大的变异性。厥阴病的提纲也只是反映了厥阴病中间的一部分内容，说的是寒热错杂。因此我们在临床上判断厥阴病的时候，也根据厥阴病的性质和特点。厥阴病的性质和特点有两个，最主要的特点第一个是证候的错综复杂性。所谓的证候错综复杂性就是患者来了之后给你讲了一大堆，有实的现象，有虚的现象；有寒的现象，有热的现象；有表的现象，有里的现象。遇到这种情况的时候你就用不着一个一个症状去分析，因为它已经告诉你了这个病证的特征是什么——阴阳错杂、寒热错杂、虚实错杂。如果再加上一个它是出现在外感疾病的后期，经过了比较长的疾病过程，原则上就可以判断它是厥阴病。那么厥阴病还有一个临床特征就是厥阴病证候的不稳定性，在临床上我们经常遇到这么一个现象，一个患者他来看病的时候你觉得他完全就是一派热象，但是你稍微给他用点清热的药他马上转变成为寒象；也有相反的情况，他出现了一派虚寒的现象，你稍微给他用点温热药，就把火燥起来了，那么像这种现象，我们把它叫作证候的不稳定性。这是厥阴病的另一个特征。如果连续几次患者出现这种情况，寒也寒不得，热也热不得，补也补不得，泻也泻不得，原则上可以认为是厥阴病。

上面我们说了现象，下面我们说说中医认识疾病认识什么呢？认识证，也就是认识病机。证一般就是指病机。什么是证，我们可以这样给它下个定义，证是辨证的结论，我们对疾病的认识过程就是辨证，辨证最后得出的结论就是证。刚才我们说了，疾病能够叫得出名字最好，叫不出来也没关系，有证我就可以治疗。我讲的是实实在在的，非典刚刚流行的时候你能知道那叫非典么？不可能的事情。所以辨病和辨证结合有的时候得看。今天早上就遇到一个患者看病，几个西医给他的诊断不一样，他来问我，傅老师你说我这个是什么病，我说按中医的话给你说是寒湿阻滞。他又问我是不是某某病，我说这个你去问西医，那是西医的术语，我说不清楚，他们都说不清楚我更说不清楚，在这方面我是外行。但是不等于我非要弄清楚这个我才能给他看病。我们现在有些人老强调这个问题，老扯到这个事情上。中医看病，西医病名弄不清楚，不丢脸，中医的证我认定就行了，我看病就是看证。什么是证？证是对疾病当前状态的本质描述，换一句话说是一个阶段，这个当前状态是一个阶段。上一次我们讲太阳病的时候讲到了，当前状态可这样理解，疾病发展得慢，这个当前状态就宽，疾病发展

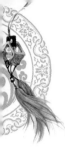

得快，这个当前状态就窄。

证的核心就是病机，病机有以下的要素：因、位、势、性、机。

首先说因。这个因不是感受之因，而是因发知受的因，是从疾病现象中分析得出来的。今天大家都在教室里上课。原则上教室里的气都是一样的，课后有几位同学感受了外邪，多数同学表现了风寒外感的病象，我们就说他们感受了风寒病邪；一部分同学表现出风热外感病象，我们就说他们感受了风热病邪。他们所受则同，都在同一个教室感受外邪，但所发则异，根据中医因发知受的原则，我们就说他们感受了不同病邪。

其次说位。位有病象之位，有病理之位，西医对疾病病位的诊断也包含于此；更重要的是病机之位。这三"位"可以一致，也可以不一致。一个患者来了，恶寒、发热，从病象病位来看是在表，在皮毛；其病理病位在呼吸道；其病机病位在表，在卫分。病象病位与病机病位一致，而病理病位与病机病位不一致。又一个患者，咳嗽，病象病位在肺；其病理病位也在肺，西医认为是肺炎；而病机呢？在心下，中医认为心下有水饮。这里我们特别重视病机病位。

第三说势。势有两个含义：第一是邪正斗争的形势及其发展趋势，总的来说是预测疾病的走向。正胜邪退则疾病预后良好，或者目前还没有达到正胜邪退，但有正胜的趋向也说明疾病有可能预后良好。第二个是邪正斗争表现出来的现象趋向性，虽然也是邪正斗争趋向性的一种反应，但由于容易忽略，所以单独提出来讲讲。我们在前面讲现象时说，脉症是邪正斗争的表现，这些表现有的反映一种向上向外的趋向性。《伤寒论》第15条"太阳病，下之后，其气上冲者，可与桂枝汤，方用前法。若不上冲者，不得与之。"就是讲的这件事，在外感疾病过程中，特别是在疾病初起的过程中，患者出现"上冲"，比如咳喘呕吐，是正气向上向外抗邪的表现，一般主吉。反之，如果出现向内向下的表现，比如腹痛、下利，一般提示疾病有加重的可能。

第四说性，就是证的属性。主要有两点：一是八纲属性，二是疾病的阶段性。八纲属性，阴阳为总纲，其余的叫六要。六要最重要的就是虚实。虚实概念在中医学中，据任应秋先生统计有八种，一般用得最多的还是"正气夺为虚，邪气胜为实"。疾病的阶段性是相对的，通常我们说在外感疾病中太阳病是疾病的初期阶段，阳明病、少阳病是疾病的中期阶段，三阴病是疾病的后期阶段。但是有的疾病一开始就是阳明病阶段，或者有的疾病始终都在太阳病阶段，因此我们不能认为太阳病肯定是初期阶段，只能说多数情况下是初期阶段。

最后说机，或者说是机中之机，这是针对复杂病机讲的。也就是说对于复杂病机要将其尽可能集中到1～2个环节上来。在《伤寒论》研究中，大家都知道，"三阳合病治主病"这条规则，这实际上就是讲在三阳合病的三个病机中找出哪一个是主要病机并针对其进行治疗。

怎么样来描述一个证？

那么证的描述方式，我们怎么样来描述一个证？通常有这么三种方法。

第一种方法叫病机描述，这是通过中医理论做出的概括，叫作理论性描述。这里我附带说一下，理论性描述有的时候也不一定太细，我是主张粗线条的。有些人要求辨证辨得很细，我觉得没必要。比如说太阳中风，我们用病机描述可以说它是阳浮阴弱证。有一年本科生考试，考伤寒，我就出了一道选择题，考"太阳中风的病机是什么，桂枝汤的适应证叫什么证"，其中就用了"阳浮阴弱"这个提法，当时有将近一半的同学丢分，因为大家不熟悉这种叙述方法。我们应该要晓得这种叙述方法。在临床上跟着我学习的同学有的时候会说，老师，你有的时候太笼统。我说没错，太阴病是阳虚寒湿，少阴寒化证也是阳虚寒湿。成都这个地方太阴病和少阴病多。

那么另外一个描述方法是专有名词，这是一个约定俗成的描述，当然约定俗成应该有道理，我们有的时候约定俗成不太有道理，人为的痕迹太重。所以有的时候我们反而主张返璞归真，我们直接描述。常用的太阳中风证或者风寒表证，这就是一种专有名词描述方式。

最后还有一个就是以汤名证，这是一种实用的描述。这个描述大家比较容易引起联系，容易普及，但是容易产生错误。我们在相关

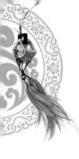

《伤寒论》的很多讨论中，实际上常常发生这种错误。比如说桂枝汤证，"桂枝汤证"在伤寒的研究中如果不加以特别说明，指的就是太阳中风证，而不是桂枝汤的适应证。一定要把这个事情弄清楚，道理是这样讲，但是有的时候说着说着就搞忘记了。我们大家读写论文一定要注意，如果这个论文是走题了，这种论文最好不看，他自己思想都是乱的。比如说我们讲一个问题，是前两年看了一篇文章，这篇文章的标题是这样：谁说太阳蓄水证一定有小便不利、少腹满，这个标题就反映了这个作者没弄清楚什么是太阳蓄水证，什么是五苓散的适应证。要判断太阳蓄水证必须有小便不利、少腹满，至于怎么去理解小便不利、少腹满那是第二层次的问题。推广利用五苓散去治疗其他一些病证，它可以没有小便不利少腹满，这是两个问题。好，这是关于证的问题，辨证我们就暂时说到这个地方。休息一下。

（二）论治就是针对病机进行治疗

下面我们讨论论治。

因为从辨证的角度上来讲，在中医界，分歧不是很大，如果要说分歧，最核心的就是什么是病机。这里我还想再多说两句，如果我们按照中基的那个定义，两个患者，只有所有的症状完全一致，它的病机才相同，因为它是疾病发生发展变化的机理，就包括每一个症状为什么产生，这个都得一样，那么他的症状就得完全一样。我们说的病机是病理的核心环节，枝节环节可以不一样，核心环节要一样。问题主要出现在论治上。什么是论治？简单地说，论治是针对病机进行治疗，但是针对病机进行治疗这一句话不简单。怎么针对？用什么指导思想去针对？我这里提了四个要点，叫作以人为本，整体考虑，突出重点，灵活采用相应的治疗方法，也就是说针对病机的治疗不是刻板的，是灵活的。

首先，说以人为本。中医治疗是帮助患者跟疾病做斗争，病为本，工为标，不但要治病，更要治人，病好了要还患者一个健康。中医治病的要求是什么？可以用两个要点来说：第一，阴阳平衡，阴阳协调，当然这个阴阳协调不一定是回到疾病发生前的状态，但是不管咋说，它是达到了阴阳平衡，可能是一个新的平衡。第二个，尽可能恢复正常的生理功能。这是中医治病的观点，要达到这么两个目的都得以患者为本，从患者的角度上来考虑这个问题，咋个帮助他达到阴阳平衡，咋个帮助他的生理功能恢复到正常状态。不然，就是大家经常说的一句话，驼背整伸了，人医死了。

第二，是整体考虑。大家说中医学有两个特点，一个是整体观，一个是辨证论治。我的看法是只有一个特点——辨证论治。真正的辨证必须融合整体观，而不是就事论事，要从全局来考虑。

第三，是突出重点。我们为什么要讲究病机，就是抓住核心环节、主要环节去进行解决。这个核心环节、主要环节解决了，所有问题都解决了。我经常跟同学们讲这个问题，这些同学跟着我门诊，如果有条件，我就让同学先看，提个意见，开个处方，那么有些同学一开处方，20味。我看他的处方更多的不是给他添药，更多是给他减药，把不必要的药划去，打个叉叉。为什么呢？没有抓住主要矛盾。想到患者鼻子又痒了，加一味药，嘴唇又干了，加一味药，七加八加就加多了。看病主要是抓住病机，你把病机抓住了，把牛鼻子抓住了，把这个问题解决了，其他问题都解决了，就算没有解决完，剩下的我们打扫战场也轻而易举。你们一个师兄，现在在绵阳，有一次，一个患者来了，他开了18味药，我给他划得剩了多少？剩了5味药，这个患者吃了好了。他说，傅老师，用药少效果还好些。我说有的时候就是这个样子，张仲景治少阴病，处方里头都没用几味药，你把药用多了力量反而分散，不集中。所以，越复杂的疾病，你越要想：我第一步要解决什么问题，不要想一口吃成胖子。

所以要突出重点，灵活采用处方。为什么？因为患者的各种因素很多，我们要灵活采用不同的方法。说得简单一些，我们在临床上，当然有一些药确实是非常必要的，但是我始终这样认为，我们治病靠的是医，靠的中医理论，不是靠的哪样药，原则上都有替代，关键就是你怎么去使用它。如果只有一条路，只有一个呆板的方法，那么你就可能要出问题。我经常跟大家讲，那个时候成都市就没有杏仁，只

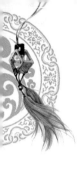

有桃仁，我最初用的麻黄汤全是桃仁麻黄汤；没有白芍药，只有赤芍药，我最初用的桂枝汤全是赤芍药的桂枝汤。这反而造就了灵活处理的行为，我用你的法则，我用你的指导思想，不一定用你的药，所以我们在治疗上应该有相应的灵活的方法。

怎么理解同病异治、异病同治？

这里着重讨论一个问题，因为我们一说辨证论治，很多人就要讲这个问题，同病异治、异病同治，而且把同病异治、异病同治看作是辨证论治的一个典型特征。我今天就要给大家讲，同病异治、异病同治，这不是辨证论治的典型特征。说同病异治、异病同治是辨证论治的典型特征，是阻碍我们走向真正辨证论治的枷锁。同病异治和异病同治是怎么解释的，我们可以看一下。所谓同病异治就是说同一个病，在它的不同发展阶段，可以表现为不同的证，当然证不同，治就不同。那么为什么要异病同治，不同的疾病在它的整个发展过程中间，常常会出现一个相同的证。因此同病异治和异病同治都讲了一个原则：证同，治就同。证同治同我不反对，但是证同治同不能代表整个辨证论治，特别不能代表辨证论治的最高水平。所以，我们现在很多人一讲辨证论治说一个病证必须用这个方才叫作方证相对，才叫作丝丝入扣，我说这叫刻板不化，这不是辨证论治。所以我的观点是同一个病机的治疗方法常常有不同。曾经有人用这个事情来说中医不科学，说十个中医看一个患者开十个处方，我说这恰好是中医的科学。为什么？有十条道路可以把这个疾病治好，你只有一条路，这条路走不通了你就喊没办法。如果说是打仗，你只想得出来一个方向进攻，你肯定是被敌人消灭。我现在有十个方向进攻你，一百个方向进攻你，你能够防备得了我吗？

好，我们继续深讨论下一个问题。

为什么针对同一病机可以有不同的方法？

首先是针对性的预期不同。

我们当医师的一定要知道不是所有疾病都治得好。今天早晨有个患者，七十多岁，说傅老师我这个病什么时候治得好，我说先不说治好不治好，先给你稳住不发展就是好。患者的预期也不要太高。你二尖瓣都狭窄了，你要问我吃几付药好得到①，显然是不可能的。所以医师要有清醒的头脑，患者有的时候也要有清醒的头脑。那么从针对性预期来讲，有四个方面的问题。

第一个是消除病机。当然这个是皆大欢喜，医师也巴不得把患者治断根了，治好了；患者也巴不得，来找医师就是想断根。有没有断根的？也有断根的。外感疾病，只要处理得当，很多都能够断根。

但不是什么事情都是想就办得到？所以，**还有第二个，就是改善病机。**当然这个改善病机也可以从全局改善病机；也可能是全局改善不了，但是局部的问题可以解决。比如前面我们讲的，阳虚寒湿，生在成都地区本来这个阳气就偏虚，再加上老天爷作怪，今天把湿除了，明天又生起来了，除不干净。所以我有时候跟患者说，在成都要把湿除干净，可能办不到。所以这种地方有的时候只能做到改善病机，大部分湿给你祛除掉，阳气给你稍微恢复一些。这里我们讲有这么一个观念，我觉得这个也是改善，而不认为是根治。在治疗的过程中间，我常常用小青龙汤去处理阳虚寒湿，既有治标的作用又有治本的作用，而不像有的人讲的它是治标的，我认为这个处方是治标也是治本的。特别是这个处方的干姜、细辛、桂枝能温肺、脾、肾三脏的阳气，水饮为病常常是因为肺、脾、肾三脏阳气不足，水饮代谢异常所形成，既然它能温肺、脾、肾三脏阳气，它就带有一点治本的作用。所以，遇到一些水饮为病的时候，在急性期把它控制住后，我常常用小青龙汤为基础，做成丸药吃一段时间。那么吃一段时间能够控制有一些阻塞性肺病的患者一段时间不发作。那么这一段多长呢？处理得好可以维持四年左右。

有一个患者，这个患者70多岁了，当时来找我看病的时候60多岁，他是一个水利方面的工程师，退休之后找了一个工作。你想他这个水利方面的工程师基本上就是住山沟沟，所以经常冬天就发作，那一年发作之后跑到我这儿来，给他控制住了之后我就劝他，我说像你

---

①　好得到：四川方言，是能治愈的意思。

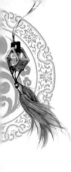

这种情况还是吃点丸药巩固一下，他还是听了，吃了大概半年多的丸药。以后四年没发，所以我为什么说是四年。第五年春节前夕，发了，发了也是吃两付药之后马上就控制住了，当时我又劝他，他自己都说四年没发，我说今年发了还是吃点丸药。他没在意。第二年又发，也就是第六年又发，第六年发了之后我说你可能又要吃点丸药了，我说我推销丸药。他答应了，吃了三个多月，到现在没有发。时不时他来看病就跟我说这回看病不是老毛病发。到现在可能是十多年了。

后来还有一个女患者，因为我看患者多，现在记性也不好，我也记不到，患者来了我就问一句话，你是第一次到我这来看的还是原来看过，原来看过我就喊拿处方出来。这个患者说是我老病号了，原来哮喘吃了药四年没发，今年发了。怎么来看待这个问题？我认为，我们说得客观一些，改善病机。我没有解决你终身不发，能够控制到四年不发，这个就算可以了。所以我们说这是改善病机，我让你减少发，发作了轻一点，比如我刚才说的发作了吃两付药就可以控制住了。

第三种，就是控制病机。控制病机我们咋个看？改善我都说不上。我让你这个疾病不发展，或者相对说来发展得缓慢一些，就这么一个意思。比如说癌症，我本来不是专门治癌症的，我是搞伤寒的，搞外感疾病，但是因为种种原因，到我这儿的癌症患者还不少，包包块块的还不少。中医有一个问题，病来了就得看，特别是大内科，都得看。我对这个问题的看法是癌症这个病肯定是包块，但治癌症首先是保护人的正气，延长他的寿命，减少他的痛苦，至于这个癌症能不能治好不是我特别关心的事情。我也跟患者讲，跟患者家属讲这个事情，我说我不是以治好癌症作为首要目标，当然在扶助正气，改善生活质量的前提下，尽可能消散这些包块。从这个角度上出发，如果用现代的一些说法就是主张让人和癌症和平共处。为什么我们要有这样的观念，就是如果一心想到要把这个癌症去除掉，往往就会损伤正气，甚至加快这个患者的衰亡进程。我们采取这种控制病机的办法，目前看起来有一定的效果。

有个患者手术之后已经存活了 7 年，本来 5 年就可以认为是好了，这个患者我说她吃药吃起瘾了，我说可以不吃，她说没关系，反正一天三次，不吃心里好像过不得。当然我们附带观察了一下，有些药物你如果适当控制也是可以长期服用的，我用了附片、半夏这些药，吃了七八年到目前为止还没看到有蓄积性中毒的这些问题。保护正气不完全是补法，而是尽量维持其生理之常。癌症主要是津液停聚，聚而为痰，由于阳气不通运化失司，你不敢适度地通行阳气，就无法消除津液的停聚，须知补中的辛散，不会损伤他的正气，反而能收到比较好的效果。曾经有一个肺癌的患者，这个肺癌患者诊断为肺癌之后没有接受任何西医治疗。现在已经治疗三年多了，原有的胸水、腹水都消了，自己可以上街买菜、带孙孙。但是今年春节过后这个患者没来，据说是要归口，归肿瘤科治疗。这里我附带说一下，我不太赞成一有包块就活血化瘀，因为血是人身体非常宝贵的东西，能够通过行气和祛痰的方法消散包块，原则上就不要来不来就用活血化瘀，我们现在用活血化瘀有扩大的倾向。

第四个是进一步认识病机，重点不在治疗，主要就是因为病机上有些问题不明确。我通过这个治疗进一步明确对病机的认识。比如说我刚才给大家举的例子，一个患者从现象上来看非常像一般的太阳中风，但是给他吃了桂枝汤之后他反而出现短暂的烦躁，提示这个患者不是一般的太阳中风，是一个闭郁偏重的太阳中风。这就是这个类型的问题。这种方法叫试探法。我们进一步讨论一下试探法。

试探法大概要考虑这么几个问题。既然是一个法则，它在应用上有三个原则。

第一个原则是最大可能性原则。什么叫最大可能性原则，说得直白一点就是要辨证，你可以辨得不准。所以我刚才讲，我的观点是辨证有的时候用不着辨得太细，你可以辨得不准，但是你要辨。因为种种原因比如说资料不确切，有些患者出现的反常现象你弄不清楚，但是你要辨，你能辨到什么程度这就叫作最大可能性。比如说一个患者来了，那么首先他是表证还是里证，这个事情弄得清楚，他是表证。那么他是寒性的表证还是热性的表证，这个也弄得清楚，他是寒性的

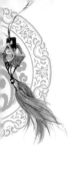

表证。那么寒性表证，他是太阳中风呢还是太阳伤寒，有的时候可能就不是那么很清楚。所以我就说患者不一定都是照着书上来的，如果真的患者都是照着书上来的，医师好当了，张仲景的《伤寒论》用不着写那么多了，有几条就行了。临床上有的时候会遇到这种情况，一个患者来了，你问他出不出汗，通常的答案两个，出汗，不出汗，或者最多再加点说明。那天遇到个患者他咋个回答，晓得我出汗么不出汗①！他自己都这样子说，你医师咋个说，我判定你出汗？判定你不出汗？这个地方就搁起了，辨不下去了。在判断太阳伤寒和太阳中风这个问题上，出汗和不出汗是非常重要的临床指征，那么换句话说你这个诊断到寒性外感疾病就搁起了。所以最大可能性就这么个意思。换一句话说是试探要在辨证基础上，你可以辨得不准，但是你要辨。

那么，**第二个是试探宜轻原则**。试探就是你没弄清楚，实际上我们很多时候都没弄清楚，当然没弄清楚不等于说我心中没有一个大的谱，但是很准确的问题你可能没弄清楚。那么既然是这个样子，我们在治疗的时候你用药就不要用得太重，同一类药，同一系列的处方，原则上宜选择轻一点的。为什么呢？你比如刚才说了，我们推测它是太阳中风，但它也可能不是太阳中风，就像那个患者讲的"晓得我出汗么不出汗"，搞不清楚出汗与否，那么既然是这样，我就适合用一个发散能力比较轻的，对正气损害相对来说比较轻的，宜用桂枝汤去试探而不是麻黄汤去试探。张仲景在阳明病篇初步判断这是一个阳明燥屎内聚的腑实证，但又不是很有把握，有些现象可能就不是很像，因此他用的小承气汤去试探而不是用大承气汤去试探，都体现了试探宜轻这么一个原则。

原来我们学校冉品珍冉老，在临床上比较喜欢用这个方法。我刚才说了成都地区湿邪重，很多患者来了，初步判断是阳虚水湿内停，但具体是脾阳虚水湿内停还是肾阳虚水湿内停，冉老也没有仔细分辨，实际上有的时候也可以不仔细分辨。冉老常常是这样处理，第一次给

---

① 晓得我出汗么不出汗：四川方言，是"不知道我出没出汗"的意思。

患者开个苓桂术甘汤，那么第二次复诊的时候，这个患者吃了苓桂术甘汤有所好转，这个时候冉老马上改方，改成什么？改成真武汤。是不是这个患者吃了苓桂术甘汤之后就由脾阳虚引起肾阳虚？肯定不是。那么这里体现了什么原理？第一次，试探宜轻，用苓桂术甘汤去试探；第二，既然肯定了他是阳虚，就算他是脾阳虚，也可以用真武汤。哪个说真武汤只能用在肾阳虚水停，脾阳虚水停就不能用？这个问题这里不展开，后面还要讲到。后来跟到他一段时间摸熟了之后，只要听到患者在说吃苓桂术甘汤好了，真武汤的药已经写到处方上了。最初跟他的时候只是把这个事情作为一个程序，所以患者来了就这样处理。他这是一个非常巧妙的试探法，所以试探宜轻，减少患者承担的风险。这个问题我在刚才提了，试探是可以的，关键问题是要弄清楚该怎么试探，还有就是我们应该承认，至少在一定的范围内试探，比如我在同学面前我也常说我们在试探，试探什么。换一句话说要清清楚楚试探，不要昏昏噩噩试探。

原来第五版《伤寒论》教材，在苓桂术甘汤后面附了一个病案，这个病案很有意思，有兴趣可以找来看一下。可惜的是写这个病案的人没有把一些问题说透。这个患者是这个样子，也是水气为病，最初诊断是心脾两虚水气内停，虽然说法不同，但核心问题是一回事，脾虚引起。用了苓桂术甘汤，用了之后有所好转，有所好转过后这个医师就把这个处方改了一下，在原方加了一味肉桂，大家想一下，加肉桂实际上是把这个处方的结构从脾阳虚水停向肾阳虚水停的治法的转化，不一定是因为这个病证转化了，那么这个治法转化更好了。再进一步呢就把附子加进去了，这个医师可以说比较审慎，一试再试，最后才把附子抬出来，如果遇到我们冉老，可能第二次就把附子抬出来了。所以有时候我们看这些病案要看他的思路，他的来龙去脉。好，刚才是讲试探宜轻原则。

那么，**最后一个呢是试探宜纯原则**。试探治疗的目的重点在弄清楚疾病或者进一步弄清楚病机，不在治疗。因此，试探所使用的方药除了轻以外，尽可能单纯一些。作为一个临床医师来讲，患者服药过

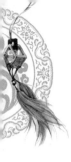

后的反应心头要有个全盘的了解，全盘的认识。我们有的时候遇到一些事情，有的事情是经历过，有的事情是没有经历过，但是你一说就晓得这个事情出在哪个地方。比如说真武汤这个处方，它本身是能够治疗腹泻，能够温阳利水，但是有一些人吃了真武汤之后反而拉肚子，怎么来看？那么至少说明一点，大方向是对的。阳虚水停就是存在，这个水饮可以内消，可以通过小便去除，也可以通过大便去除。比如一个患者有泻水的情况，他的精神、饮食没有受影响，又是一个比较壮实的人，可以不做处理，好不容易才给水找到一个出路，你不要把它堵到，最多我们在下一次开处方的时候芍药的量减少一点就行了。不仅是真武汤，有一些人吃了小青龙汤也要拉肚子，为什么？小青龙汤也是属于治疗心下有水气的处方，这个心下有水气可以内化，也可以从大便排出。那么这种泻水还是一句话，如果精神不受影响，饮食不受影响，可以不处理，通因通用，借这个机会把水湿去掉。另外就是临床上经常遇到这样的状况，比如说一个太阴病患者给我诉苦，说傅老师你这个药好是好，吃了我现在觉得暖和了，精神也好了，就是有个问题，嘴巴苦。怎么看？嘴巴苦么好事情嚛，太阴病医成了少阳病，哪有不好的？适当地给他宣通一下气机就行了。所以为什么要说整体观念，患者吃药究竟哪些好了，哪些算好哪些不算好，不好的是真的不好么还是另外一种表现。刚刚说了，吃了桂枝汤烦躁是不是里热，有可能是里热，也可能是闭郁偏重。好，这是试探三个原则。

另外，试探还有三种形式。

在实际工作中，**第一种叫作以治为试**。可能这种情况相当多，很多人觉得我是看准了的，开个处方，也确实是治好了的，但是有的时候就会出现刚才我们说的这样那样不协调的问题，这样那样不协调的问题起到了使我们能够对它的病机深刻理解的作用。比如前两天天气冷，当然成都地区阳虚寒湿的患者多，咳嗽的多，遇到好几个，患者吃了小青龙汤之类的处方，咳嗽，痰涎清稀，用了小青龙汤，吃了过后咳嗽明显好转了，出现了什么现象？出现了眼睛红，干涩干涩的。这种情况很多人容易认为是不是整成少阳病了，把火燥起来了。这里我们要注意这么一点，如果这个眼睛红主要是在内眦，是说明他里证有所好转，表证卫气的闭郁状态没有解除，应该加强发散。前段时间像这种情况就把麻黄加上去了，我用小青龙汤多数不用麻黄，今年我用麻黄比较多，因为寒气闭郁重。这个问题下一次讲太阳病的时候再给大家讲，为什么眼睛红特别是内眦红是表气闭郁。所以以治为试我们要用中医的观点来看待各种临床现象。

那么，**另外还有一个就是以试为治**。我们从试探的角度出发，因为毕竟是在辨证的基础上，虽然用轻一点的这方面的处方，但仍可以达到治疗目的。这里我要说一下，中医有时候用一个处方把一个病治好了，它不一定就是原来你认定的病证，但是肯定是好了。我为什么这样说，我们现在临床上，医师总的来讲分为两派，我在讲外感疾病，一派是偏伤寒派，这个应该是少数，像我这样，感受了寒邪有理无理先用桂枝汤。桂枝系列嘛，不一定是桂枝汤本身，有理无理桂枝汤，我经常把药房里头的桂枝用完。另外一派呢就是温病派，表证来了，开个银翘散。这里我也承认，我用桂枝汤治疗的不一定都是太阳中风或太阳伤寒，也可能有太阳温病。反过来，吃银翘散吃好了的，不一定都是温病，也可能有伤寒。大家可能觉得不可理解，有什么不可理解的？他们都有一个共性，都是表，都有发散的作用，只是发散作用的强弱不同而已。我说这个话的意思是，在中医临床上我们还是要从逻辑学的角度来论证这一点，你肯定有效，但是究竟是有效到哪一个层次？千万不要去盲目地认为，这些患者吃银翘散好那肯定是温病。这个逻辑学上有个规则，正定理成立，逆定理不一定成立。太阳温病，吃银翘散好了，不等于吃银翘散好了的一定就是太阳温病。不管咋说，反正是好了，这就是以试为治。关于以试为治呢，我想多讲两句，这个以试为治我有成功的经验，也有失败的经验，当然这个失败的经验不是说病治坏了，而是得到教训。以试为治成功的经验是苓桂术甘汤，是 20 世纪 70 年代末的事情，当时我在读研究生，因为我是这个学校毕业的，老师都很清楚我的情况，所以我回来读研究生呢，张发荣老师就喊我来带毕业实习，这边在读书，那边在带毕业实习，老师上课

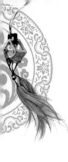

我就去听课，所以我跟其他研究生有点不一样。有一天来个患者，这个患者说出汗，汗证是中医常见，我就问他能不能说详细点，你这汗怎么出。他说每天睡上床胸口就出汗，一下就把我弄蒙起了，睡下去胸口出汗，老师也没讲，我看书也没看到。我就问他，完全是随意地问，如果趴着睡呢？趴着睡就背心出汗。我说那侧着睡呢？患者说向右边侧就左边腋下出汗，向左边侧就右边腋下出汗。当时从我内心来讲，我真的觉得今天这个人不像是来看病的，是来踩场子的，但是医师肯定不能对患者这个样子说。还有就是从中医角度上来讲，患者坐到面前就得拿张纸走，拿张处方走。脑壳里头转了几转，这个患者是上部出汗，上部出汗是讲过的，即但头汗出。《伤寒论》里头讲"但头汗出"讲得最多的是湿邪，成都地区湿邪又比较重，你真的要从这个角度去整，多少有点征兆。我就给他开了苓桂术甘汤，当时说实在话，完全没有把握。心想下来翻书，结果下来翻了一些书也没有翻到。过了两天这个患者高高兴兴跑来了，说傅老师你这两付药管用，整了那么久的问题解决了，再吃点药巩固下。那个时候看病只能开两付，所以患者这么说。试探法在中医临床上常常是对一些不知名的病证来试探一下。

另外一个是失败的教训，是今后在临床上要注意的。我本科实习的时候是在乐山红会医院，当时是哪个带队的？邹学熹老师带队的。大家可能知道邹学熹老师专长偏于《易经》，实际上邹学熹老师是个全才，他对中医经典也很熟，而且他早年是搞外科的。邹学熹老师带着我们炼丹、熬膏药，当时医院用五百块钱现开了一个中医外科。那个时候五百块钱不要小看，相当于现在五万块钱。在炼丹的过程中间，邹老师说了一句话，说丹底子治白癜风效果很好，邹老师既然这样说了，我们就把所有的丹底子都拿来研了粉，研了很多，每一种丹药的丹底子装一个瓶瓶。那天就来了个白癜风患者，邹学熹老师恰好不在，我们就给他讲老师不在，我们都是学生，患者说我那么远跑来，你们既然是老师的学生，老师的东西多少都晓得，今天无论如何都得给我弄点药，怎么说都说不好。我们三个人，我操刀，旁边两个同学七嘴八舌的加点什么加点什么，就弄了些药给他调了盒药。还一再跟他说我们是学生，不要擦宽了，认到一个地方擦。大概半个月左右这个患者来了，高兴得不得了，说，你们说你们不懂，你们给我调的药好得很，你看我擦这块已经恢复正常了，但是我们再也调不出第二盒和原来一样的药。因为当初没有记录。后来我们三个人还检验了很多次，当时咋说的，手举得多高，但是再也调不出第二盒。如果说我们当初用点心记录一下，现在可能就是一个专利。我跟大家说这个意思就是这样，有的时候中医还是需要灵感。

好，说远了。**那么第三个我们把它叫作纯试探**。就是从试探的角度出发，最后得出一个结论，我怎么进一步处理，当然真正绝对的纯试探确实太少，因为往往你都在辨证的基础上，包括张仲景用小承气汤去试探，他实际上也带有治疗的含义在里头，他把小承气汤用得比较重，实际上也能够达到通便治疗燥实内结证的这种情况。好，这个我就不多讲了，我们再休息一次。

第二，我们讲既然针对病机进行治疗，针对性范围就有不同。

根据针对性范围我们大概可以把它分作这么五个层次。

第一个层次叫作泛基础性治疗或者叫作大范围微针对性治疗。

因为我们对病机的认识有的时候不是非常精确的，就会采用这类治疗。刚才说了，因为治疗疾病的条件种种因素，我们有的时候也需要大范围地处理一下。那么泛基础性治疗这种方法，在《伤寒论》里最典型的代表是对炙甘草的应用。炙甘草这个药物是具有扶正的作用，扶哪个地方的正？哪个地方的正它都可以扶，阴阳气血它都可以扶，所以它是一种泛基础性治疗。邪正斗争，我们要驱邪，同时也要扶助正气，所以实证、虚证张仲景都在用炙甘草，这就是一种大范围的弱针对性的治疗。那么另外还有一个，我们也可以把它归到这里。在临床上，不少老师喜欢用小柴胡汤，而且认为小柴胡汤的效果比较好，这里头有的时候小柴胡汤就是一种泛基础性治疗。小柴胡汤的主要功能是调畅三焦气机，你说我们人体内的五脏六腑哪个不在三焦之内？都在三焦之内。因此通过调畅三焦气机，能够调整五脏六腑的生理功

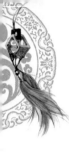

能，这是一种泛基础性治疗。正是因为它有这么一个泛基础性治疗的作用，所以很多地方都在用小柴胡汤。中医界有一句口头语，伤寒最宜小柴胡。

第二个层次呢？叫作基础性治疗，这个我们把它叫作中范围弱针对性治疗。

泛基础性治疗可以说从全身考虑，气血阴阳不足我给你扶正，气机不调畅我来给你调畅三焦气机。那么这个地方说的基础性治疗就是局限在一个脏或者一个腑或者一定的范围内，在这个范围来讨论这个问题。刚才我们说了，中医治疗的目的是恢复正常的生理，我用这个药治疗，可能跟病机本身没有直接关系，但是我通过调整这个脏腑的生理功能，它能够达到相应的治疗效果。

如果用整体观的角度来看待这个问题，第一个层次可以说是整体观第二原理的体现。整体观一共有三个原理，第一个原理就是我们研究人的生理功能的时候要把它放在自然界的整体中间来解决，那么可以这样说，我们因时制宜、因地制宜就是这种整体观的体现，我们后边要讲到。那么整体观的第二原理是，我们研究一个脏腑的生理功能的时候要把它放在人这个整体中间来解决，他肺气虚了，我补全身之气，我调整扶助全身的正气，那么这个肺气也能受益。那么第二个层次基础性治疗是整体观第三原理，整体观第三原理是这样一个意思，我们研究一个脏腑某一方面的生理功能的时候，要把它放在这个脏腑的整体中间去研究，所以我说基础性治疗的含义在这个地方。好，这个说法比较抽象，我们举两个例子看看。

麻黄汤里用了杏仁，我刚才说了，没有杏仁用桃仁也可以，那是另外一回事。今天还是讨论杏仁的麻黄汤。那么麻黄汤里为什么要用杏仁，很多人都在讲宣肺平喘，我们现在要问是不是太阳伤寒的个个都在喘？很显然不是，搞过临床的都晓得。那么请问，一个不喘的太阳伤寒患者用麻黄汤，杏仁去不去掉？没哪个说杏仁要去掉。那么杏仁在这个地方起什么作用？有的说宣肺平喘，没有喘你平什么喘？这就是透过调整肺的宣降功能，有利于卫气闭郁状态的解除，这是我们刚才讲的整体观第三个原理。太阳病的主要问题是卫气闭郁，我们要解决卫气闭郁其中有一个方法是调整肺的宣降功能，使卫气能够正常宣散，那么这种治疗我们就把它叫作基础性治疗。它调整了肺的生理，因此有利于卫气闭郁状态的解除。

再举一个例，肝的生理功能是藏血而主疏泄，我们今天的教科书讲反了，讲肝的生理功能首先讲疏泄，肝的第一生理功能是藏血，第二生理功能才是主疏泄。为什么？五脏共同的生理功能就是化生并贮藏精微物质，主疏泄不是贮藏精微物质，藏血才是贮藏精微物质，所以肝的第一生理功能是藏血，第二生理功能是主疏泄。因此，在治疗肝的相关疾病的时候，如果条件允许，适当地去养血，有利于调整整个肝的生理。所以为什么厥阴篇的代表性处方乌梅丸要用当归，乌梅丸的适应证没有直接说到有血虚的问题，《伤寒论》第326条厥阴病提纲是这样说的："消渴，气上撞心，心中疼热，饥而不欲食，食则吐蛔，下之利不止"，至少没有直接说血虚的。那为什么要用当归，就是因为这是肝的病，既然是肝的虚证，那么更要注意这个问题。肝的生理功能是藏血而主疏泄，我们要让它恢复正常的生理功能我们就要从它的生理特点出发。

再说一个大家都很熟悉的处方，龙胆泻肝汤。龙胆泻肝汤是治疗肝经 shi 热，这是 shi 有两个写法，一个是水湿的湿，另一个是实实在在的实。龙胆泻肝汤里用当归怎么解释？如果我们用通常中药学的知识，怎么都不好讲，这里实际上就反映了一个问题，从肝的生理功能出发，适当地养血有利于肝的疏泄，有利于去除湿热或实热病机。所以中医它是一个非常严密的理论体系，不是说凑几味药就行了。

再举个例子，有一次我听一位方剂学老师的课，讲什么？讲逍遥散。这个课讲得不错，大纲的要求都讲到了。下来过后他就问，说傅老师你觉得我今天这个课讲得怎么样？我说你这个课如果按照大纲的要求，按照通常的教学来讲，我觉得我没得说的，你这样讲就可以了。如果说从发展的角度来讲，从有利于学生进入应用这些处方的角度上来讲，我觉得有的地方还可以改进。逍遥散里头不是有当归吗？今天

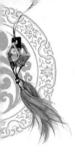

讲逍遥散的病机是脾虚、血虚、肝郁，我觉得，有一点你至少最后应该说明一下，这里头这个血虚可以不要。我说你讲的症状里头，哪一个是真正的血虚？如果真的要推下去，就是因为它用当归有利于肝的疏泄，因此我们经常在临床上用逍遥散的时候用不着去找血虚的症状，只要有脾虚肝郁就可以了。所以为什么有的时候有的学生拿到很多处方用不了，就是有的时候我们讲的画蛇添足，又没给学生说要把那个脚斩了。所以不要一说用当归就是血虚，用杏仁就是喘，要从中医整个理论角度上来认识和理解我们使用这些药物治疗的意义在什么地方。

第三个层次就是针对性治疗。

这个说起来大家比较好理解，你说卫气闭郁我就通行卫气，你说脾胃升降失调我恢复脾胃的升降功能，这就是针对性治疗，我们把这叫作小范围强针对性。当然这个地方的强针对性也是相对的，相对前两者来讲，因为它是直接针对。那么这个针对同样又可以把它分成两种，一种叫作点针对性，点对点；另一种叫作区针对性，范围比较大。比如说一个太阳中风我们可以用解表的方法，辛温发汗的方法这就叫点针对性，直来直去，你说卫气闭郁我就给你发散卫气；但是我也可以用区针对性，比较大的，太阳病我既可以直接用辛温发汗，也可以考虑用调和营卫的方法。你说卫的病，卫的病我们可以直接发散卫气，也可以通过协调营卫之间的关系，达到使卫的失常状态恢复正常，起到治疗作用。那么同样的，比如说一个患者腹泻，我们可以给他止泻、升清，清阳不升则生飧泄嘛，但是我也可以通过调和脾胃的方法去达到止泻的目的。半夏泻心汤、生姜泻心汤、甘草泻心汤的适应证有三大临床表现，一是胃脘痞满，二是呕逆，三是下利，这种下利你就可以通过调和脾胃的生理功能，它自然会达到腹泻好转，用不着专门去用升清止泻的药物处理。

第四个层次是针对局部病机的一种治疗。

当然这种情况通常指复杂病机，有些患者病机很复杂，当然这个病机复杂不一定是我们前面所说的三阳合病。我可以把它的病机分成几个环节，也可以把它看作是一个复杂病机。比如说刚才说的我爱下阳虚寒湿这个诊断，阳虚寒湿如果分，可以分为阳虚这个环节，可以分为湿盛这个环节。我们在治疗的时候，有的时候的重点放在阳虚这个环节，有的时候放在湿盛这个环节。所以复杂病机我们就是偏治，第一步先把阳虚的问题给他解决了，然后给他解决湿的问题。也可以先解决湿的问题，再解决阳虚的问题。

第五个层次可以说不是针对病机，所以我们叫作离范围治疗，或者叫治标。

针对病机相关的主要病理进行治疗，这就是我们通常说的急者治其标，缓者治其本。比如说一个癌症患者，疼痛非常剧烈，虽然说我给你治本，但是患者依然要求，老师哎，今天你给我开点药把我的痛止到嘛。可能这一次治疗重点就放在止痛这上面。不是说其他不管，我既然把重点放在止痛方面，其他方面的一些问题可能就放缓一点。比如说刚才讲这个患者是个阳虚寒湿，现在要止痛，中医有句话痛者不通，要止痛肯定要通，通就要伤阳气，既然通就要伤阳气，在一定程度上就影响了温阳的治疗。权衡利弊，有的时候我们也只能采取这样的方法，这一次，把温阳先放一边，先通，通了再说。好，这是针对性的范围。

下面我们讨论针对性的第三个问题，为什么同一病机的病证会有不同的治法？

第三个问题是针对性路径不同。走的路不同，同样是一个目标，但是我们怎么达到这个目标的路径不同。

第一条路径是直接针对。这个我就不多说了，太阳病，太阳伤寒用麻黄汤这就是直接针对，把卫气闭郁这个问题给它解决掉。

第二条路径是间接针对。间接针对这里给大家举几个例子。

首先一个是三因制宜。这里我要先说明一下，三因制宜是在证已经判断清楚的情况下，我们在讨论治法的时候的一个原则，我们今天有的时候是把它弄到辨证里头去研究，这是不对。三因制宜是一个治疗原则、治则，但是考虑到因时、因地、因人的情况才用不同的方法去治疗，所以它是论治的内容。三因制宜是因时、因地、因人制宜，

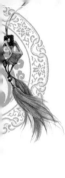

核心是因人制宜。为什么这样讲呢？我们先看看因时和因地。为什么时间不同我们治疗不同？落实在什么地方？落实在一年四季人的气血运行状态不一样，所以它还是落实到人身上。冬天，人的皮肤致密，阳气潜藏，因此冬令如果要发散，一般说用的力量要大一些，发散力量就要猛一些；那么夏天，夏天我们的人体皮肤呈一个开泄状态，在这种情况下，运用发散的药物就不宜过度峻猛，所以历来就有暑月用香薷代替麻黄的说法，就是发散力不要太强，还是落实到人身上。那么因地制宜呢？也是落实到人身上。讲这么一个问题，我们就讲我们四川。叶天士有一句非常有名的论述，当然叶天士这个论述不是讲四川，可能叶天士没到四川来过，他讲的是他的家乡江苏，他说"且吾吴湿邪害人最广……湿胜则阳微"，四川的湿邪可能比江苏的湿邪还要厉害，不信我们弄两个江苏人到四川来住两天看一看，看他觉得四川湿还是江苏湿。那么既然是这个样子，叶天士的话拿到我们四川来可以把它换一下，修改一下，"且吾蜀湿邪害人最广……湿胜则阳微"，所以我们四川这个地方，阳气不足的人多，阳气偏虚的人多。当然现在人的体质标准是全国一致，四川应该有四川人的体质标准。昨天我还看了一个患者，他说傅老师，你看我白细胞少，4000，我说在成都地区4000算不错了。前两年，有个报道，可能大家见到过，血站要收集血小板，专门找了几个大学，组织了一批学生去献血的成分，结果合格的没有几个。所以我说在成都地区白细胞偏低，血小板偏低这是个普遍现象。为什么？湿胜则阳微。正是因为湿胜则阳微，在四川地区治疗疾病，比如感冒风寒，麻黄汤的实际应用就不是很广泛，相应就要考虑桂枝汤，这就是因地制宜。有一次是我和沈老师一起到郫县校区去，同坐一车，在车上闲聊，沈老师是搞药的，她的研究课题就是麻黄汤。我说沈老师，你研究麻黄汤，你注意到这个问题没有，四川地区用麻黄汤的没多少。孙老师没直接回答我这个问题，她说西北地区的麻黄汤还是使用得多。这是因为西北地区高寒，腠理闭郁，再加上湿邪伤人阳气的情况不多，天天大太阳。所以确实有个地域的差异，那么地域的差异还是落实到人身上。所以三因制宜的核心是因人制宜。因人制宜在于个体，因时、因地制宜在于群体。所以有一些患者，虽然不是很多，只要感冒了到我这儿来，我主要用方是炙甘草汤。有很多刚刚到我这临床实习的同学，会说傅老师这明明是表证你怎么给开个炙甘草汤？我说他这个人只吃得这个方。这就是因人制宜。所以因人制宜我们医师对患者的体质要有一个基本的了解，用通俗话说他就只吃得补药，吃不得泻药。所以我们说三因制宜是间接针对，扶正也是驱邪。

　　其次一个是五行生克。五行学说在治疗上的应用非常重要，一脏有病，我们可以治这一脏本脏，治本脏是直接针对；也可以通过脏腑五行生克制化关系，治他脏来达到这一脏的治疗目的。其中专门说了一个问题叫作补火生土，也就是一个人如果脾阳不足，我们可以直接去补脾阳，也可以通过温肾阳来达到温脾阳，这个就叫补火生土，而且专门讲了这个火不是心火，是命火。那么体现在《伤寒论》里头的是太阴病的治疗原则，第277条"太阴……当温之，宜服四逆辈。"但是我们很多人，包括一些老师，在理解这个问题的时候就短路了。你们去翻，很多教材，很多专著在谈这个问题的时候是怎么讲的，说这个问题：所谓四逆辈包括两类处方：一类是理中类，以干姜作为主药的；另一类是四逆汤，以附子作为主药的。这个没有大错，接下来的问题表面上没错，实际上错了。说：如果这个人是个单纯的太阴病，或者是单纯的脾阳不足用理中汤；如果太阴病比较重已经涉及少阴了，或者说脾阳不足已经损伤到肾阳了那么用四逆汤。这个话表面上看起来是对的，但如果用五行生克制化的原理来讲，他这句话说错了，按照五行生克制化，单纯的太阴病就不可以用四逆汤了吗？通过温肾阳可以补脾阳，单纯的太阴病，单纯的脾阳不足一样可以用四逆汤。按照张仲景行文的语法，他在这个地方强调的不是理中，强调的是四逆。那么除了五行生克制化关系外，还有一层意思，这就是我们经常讲的先安未受邪之地。在《金匮要略·脏腑经络先后病脉证》里头张仲景讲了一句非常有名的话，"见肝之病，知肝传脾，当先实脾"，套他这句话，我把它变一下，"见脾之病，知脾传肾，当先实肾"。用什么方？

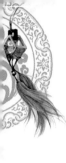

四逆汤。所以太阴病张仲景强调的是四逆汤，既可以通过补火生土，又可以防止太阴病转化成为少阴病，这才是它的核心。所以我们有些人你真的要考他五行生克制化他绝对答得对，到了实际运用这个地方就忘了。所以我们有很多人中医学的这种整体观的思维方式、中医学的基本原理没有装到脑壳里头，考试的时候晓得打钩钩，真正研究具体问题的时候他忘了。

好，下面再给大家举两个后世的例子，应该算是第三例子吧，叫作"入营犹可透热转气"，营分的热直接针对应该是清营凉血，入营犹可透热转气就是不用清营凉血的方法。用什么？用清气透热的方法去治疗，这叫作间接治疗。《伤寒论》里就有这方面的含义，只不过说得不是很透。蓄血证，特别是蓄血的轻证，有表证的时候该怎么样？当先解表。用什么方？桂枝汤。实际上就体现了入营犹可透热转气。最具代表性的是张仲景用小柴胡汤去治疗热入血室。当然不是说小柴胡汤把所有热入血室的问题都解决完了，而是讲刚刚开始热入血室的时候，入营犹可透热转气，用小柴胡汤去宣展三焦气机，宣透少阳郁热，可以达到使营热外透而起到治疗的作用。这也是一种间接针对性。

另外就是最近我看一批师承博、硕士论文，我看到这里很有意思，说新也不算很新，但是说不新他能够用简明的语言表述出来也是新。黄淑芬老师是我的同学，现在在泸州，她提出了一个观点，当然是从学生写的论文反映出来，提出了在活血化瘀这个问题上用风药会增效。风药是李东垣的弟子提出的一个概念，一般来说通常说的解表药就包括了这么一个范畴。过去在中医界有这样一句话，叫作有伤就有寒。这里我们说这个寒不一定就是表证，而是说它既然受了伤过后由于气血受损宣发功能受障碍，患者可能出现一些畏寒的现象，那么结合这种畏寒的现象，适当地用一些宣散的药不光是有解除寒象的作用，还有一个有利于使这种损伤后气滞血瘀的现象加快愈合的作用。比如说从临床角度上来讲，这种患者常常可以考虑用荆防败毒散再加上一些活血药，比单纯的活血药效果要好得多。所以实际上体现了人是一个统一的整体。营卫气血是一个统一的整体，促进卫气的流通有利于营气的流通，那么营气流通呢，血也流通，特别是一些新伤，适当地使用一些风药有利于活血化瘀和损伤的恢复。所以实际上是一些间接的作用。

针对病机的治法，我们已经讲了针对性的预期、针对性的范围、针对性的路径，还有两个问题我们要提到。**一个就是针对性的力度，算是针对性的第四个大点。**

首先，**同样的治疗方法有强、中、弱的不同程度。**当然，大家都想疾病好得快一点，但是反过来讲，如果用的处方太峻猛了，有人可能承受不起。我们在治疗疾病的时候除了对疾病本身相关问题的考虑，还有需要思考，如何用最小的代价取得最好的成绩。把这个问题如果拆散来讲就是这么两个问题，第一，值不值得付这个代价？第二，付不付得起这个代价？表证用泻下的方法也可以把表证治好，值不值得？我用汗法代价更小。当然，一些患者如果伴有大便不通，那么适当地考虑用泻下的方法去治疗表证也不是不可以。但是还得考虑一个问题，他付不付得起这个代价，特别是一些年老体弱的。我原来有个学生，这个学生还是很刻苦，但是他这个用药就有点猛，体内有水气，他就要用芫花。我说芫花也不是说不能用，但是芫花毕竟是一个峻下的逐水药，如果不是达到非常重的情况，只是一般的水饮用不着芫花。患者咳嗽痰不容易出来，他就要用枯矾。我就说，作为一个医师来讲，至少要有三个层次的治疗方案，最峻猛的、中等程度的、最轻的，所以不是来不来就是最强。体质壮实的人受得，体质不壮实的人就受不得。这是强弱。

针对性的力度第二点，是治疗的缓急不同。《伤寒论》有这方面的实例，抵当汤和抵当丸，实际上就是一个急一个缓。在成都地区容易阳气不足，多数患者还是宜缓消，不宜峻攻。我治疗的很多患者也常常说傅老师你的药轻了，但是有效。还有一个，病好了，人有精神。有的时候就是要有个过程，你急也急不来，大家不要忘了湿邪为病怎么样？缠绵难愈。但是我们在实际应用中间应该晓得有这么一个情况。通脉四逆汤、四逆汤、茯苓四逆汤都是温回少阴阳气的处方。但其治

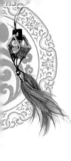

疗作用缓急不同，通脉四逆汤回阳力量峻急，风险也较大；茯苓四逆汤回阳力量缓和，加上一剂服两天，属于缓调之剂；四逆汤则介于两者之间。

针对性的力度第三点，是治疗的侧重不同。回阳常常脾肾并举，先后天同治。若病重则偏重在肾，如通脉四逆汤；病轻则偏重在脾，如茯苓四逆汤。若患者对附片不耐受，则要直接通过扶脾来回阳，这个我们是归入间接针对来讨论。

论治的最后一点，就是针对性序列不同。所谓的先后治疗原则，通常是针对复杂病机的，这个我们着重讲三点。

序列，首先一个是表里序列。表里序列原则上应该是先治表证，这是外感疾病的一个通则。说太阳病肯定解表为主，我刚才也讲了，蓄血证如果有表证，表证不解还要先解表，这是蓄血证的轻证，当然蓄血证的重证，那个不管有没有表证先治里了。就通则来讲是先治表。所以这个原则也可以用它看待叶天士所讲的卫气营血的治疗："在卫汗之可也"是治表，"到气才可清气"，那么"才可"的另外一面是发散，气分有很多病变也可以通过发散去治疗；"入营犹可透热转气"，实际上还是发散，轻清宣透的一种治疗。所以表证系列重点是首先解表，重在解表。如果说是例外，就是有水湿，特别是水湿比较重的时候可以考虑表里同治。这种情况如果不把水湿去掉，你要解表也解不了。所以有的时候把水湿去了过后反而出现表气壅滞，它就是因为里外通畅，气能出来。刚才讲了，前几天有些患者咳嗽，咳嗽缓解了，又出现目赤，实际上是里面的水饮相对说来降低了，里面的气能够出来，壅聚于表，表气又不通，所以壅滞出现目赤等情况。

序列，第二是虚实序列。虚实序列没有一个绝对的。这就是看哪个重些，实证重些先治实，虚证重些先治虚。那么这里有个附带的问题，不管是实证还是虚证，一旦出现升降出入严重障碍的一律先治实。所以不要学了《伤寒论》认为少阴病只有补法，少阴病一样有泻法，所以少阴病有三急下。那种泻法的重点不在把什么泻下来，而在于把升降出入严重障碍这个环节打破。

序列，第三是阴阳序列。阴阳序列在《伤寒论》里面重点是扶阳。阴阳两虚重点是先扶阳后扶阴，或者是以扶阳为主，扶阴兼之。

至于标本先后我已经放到另外地方去讨论了，这里就不多说了。

总之，从这么几个方面来说，同一个患者，同一个病机，我们在治疗的时候可以采用不同的方法。再休息一下。

（三）辨证和论治是有机的统一体

辨证和论治，刚才分成两个环节来讨论，但实际上辨证和论治是有机的统一体。为什么说它是有机的统一体？从试探法我们可以看出来，试探既是治疗，也是进一步认识病机的一个过程。我刚才说了辨证、论治分开讨论实际上是个相对的，它是一个有机的统一体，我们现在有点过分强调了辨证这个环节，忽略了论治这个环节。我们经常听到这么一句话，只要证辨准了，治疗就跟着你来。不对，刚才我们讲了，治疗是一个非常复杂的、要全面考虑的一个过程。因此，论治不是机械的，很多人辨证是对了，治疗没跟上一样的治不好。不少患者，他们到其他老师那儿看病，其他老师说他寒湿，到我那儿还是说他寒湿，都是寒湿，怎么处理？直接针对还是间接针对？以寒为主还是以湿为主？以利为主还是以散为主？这完全就是两回事。所以不要认为辨证出来治疗就跟着出来了，这是西医的观点，只要病看准了全世界都是同样的方法，一个人治得好都治得好，一个人治不好都治不好，这怎么会是中医的精华？八个人治不好还有两个人治得好，因为他有不同的思维方式。"医者意也"讲的就是这个，讲医疗的战略、战役。所以刚才讲了，我治病，重点不是靠药，当然我肯定要用药，药是工具，但不是说非要用哪个药。前人所讲"胆大、心细、行方、智圆"说的就是这个道理。

（四）六经辨证

好，下面附带讲一个问题，这个问题大家比较熟悉了，六经辨证，或者六经辨证论治。

什么是六经，简单地说六经就是太阳、阳明、少阳、太阴、少阴、厥阴的总称。六经是一个不规范的称呼，但是已经用了那么多年了，

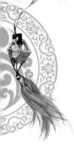

所以我们还是用。这里有一个大原则，在科学技术的发展史上，一个学说常以术语为标志，即使有缺陷，但是一旦它开始使用了，原则上不要去改它。为什么？你去更改它就会导致很多问题。大家不要认为这种现象是中医的落后，这恰好证明中医是在发展，中医在进步。你说化学先进吗？有机化学就名不副实，但是有机化学这个术语还在使用。原子是物质不可分的最小颗粒，现在大家知道能不能分？不但能分，还能把它分得七零八落，但是这个术语还在用，它反映了人类的一种认识水平，你可以给它新的界定。六经不是经，当然跟经络有关系，但它肯定不是经络。六经这个术语的产生本身就是一种误解。朱肱写了《南阳活人书》，除了介绍张仲景《伤寒论》对外感疾病辨证论治的一般经验以外，他自己还做了很多补充，特别重要的是他探索了《伤寒论》辨证论治的一般规律。为了探索这个一般规律，他讨论了阴阳的问题、表里的问题、虚实的问题、寒热的问题、经络的问题。实际上朱肱是做了全方位的探索，但是由于当时的出版界实际情况，就是古代没有插图这个说法，要附图都附在书的最前面，今天我们说的图该附在哪个地方就附在哪个地方，当时的印刷技术或者印刷的思维方式还没转换过来，图都在前。所以翻开《南阳活人书》给大家的印象第一个看到的是什么？一副经络图。再加上从来就有人不认真读书，看见这样一幅图，就给朱肱脑壳上贴一个经络论标志——六经，六经这个称呼就这样叫开了。当然朱肱已经作古了，也无力去辩驳说我不是这个意思。也有人提议改，我刚才就讲了，凡是一个术语既然用了，不要轻易去改它，不然要造成混乱。

另外讲一下六经证候模型体系。要写书，要把他的经验推广，张仲景就建立了一个证候模型体系，所以我们学《伤寒论》就是学张仲景以及后世建立的这个证候模型体系。那么这个证候模型体系的格调是这样，先讲大证——"病"，"太阳之为病，脉浮，头项强痛而恶寒"，再讲第二级的证，太阳中风、太阳伤寒、太阳温病，再讲下一级的证，这就建立了一个模型体系。我们学伤寒主要是学这个模型体系，通过学这个模型体系，掌握他的辨证论治规律。光掌握这个模型体系不行，还要到实践中间去，到患者中去。但是，说老实话，一个患者不可能把这些模型体系都给你展现出来。自然辩证法有一条规则说：空间的无限性和时间的无限性互补，两者结合才能全面地认识自然。你集中在一个人身上，他整个过程不可能走完。20世纪80年代，我在四川很多地方跑了一转，因为我是搞中医这一行的，搞《伤寒论》这一门学科的，所以经常跟当地的一些老先生见见面，聊一聊。有一次，有个医师跟我说了一句话，我大吃一惊。他说，傅老师，不瞒你说，我搞了一辈子中医我还没见到过伤寒。我说，你说这个伤寒是不是肠伤寒。他说，不是，就是中医说的伤寒。我们上一次不是讨论，什么是伤寒，一切外感疾病的总称。当然一切外感疾病你要看完，看不完，我也没看完。你要说一个都没看到，不可理解。我说，你说的我有点理解不了。你讲的是什么意思？他说，我就没看到过一个从太阳传阳明，再从阳明传少阳，再从少阳传太阴，再从太阴传少阴，再从少阴传厥阴。这就是混淆了可能性和必然性，这只是一种可能性，不是必然性，但是讲这个体系的时候大家一直这样讲，这是个虚拟的问题。

那么什么是六经辨证？我认为，六经辨证就是把我们辨证结果的病机与六经模型体系中间的病机对照、参看，给出一个专有名词来作结论的方法。当然，六经辨证我们现在实际在用，但是在具体用的过程中间由于大家生疏不熟悉，还是有很多问题。我在用的过程中间，有的时候把它改了，比如太阴病改称阳虚寒湿。我曾经下了一个诊断，太阳中风，一个小娃儿，这个处方拿回去他奶奶一看，这么小一个娃儿都中风了！所以有时候反映出中医文化缺失，这才是要命的事情。我觉得其他的事情都好办，中国传统文化缺失就是个大问题。本来中医是产生在中国，在中国文化中普遍存在，现在中国人对这个文化不了解，你给他下个太阳中风，他会说那么小的娃儿都中风了。我们不但要培养中医事业的接班人，还要培养接受中医治疗的接班人。

下面，再简单说一下六经辨证和八纲辨证。六经辨证和八纲辨证的关系是这样子的，从历史的发展来看，是先有六经辨证后有八纲辨

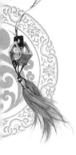

证。刚才我们说了朱肱可以说是一个开拓者,他在探索《伤寒论》辨证论治规律的时候,阴阳、表里、寒热、虚实都谈,只不过他没有讲八纲这个概念而已。当然从今天的角度上来讲,朱肱谈得比较泛,但是他毕竟提到了这个问题,思索了这个问题。因为张仲景在很多地方实际上也提到了这些问题。可以这样说,八纲辨证主要是在对《伤寒论》深入研究的过程中间产生的。明代楼英才正式提出八纲这个概念,但是实际上《伤寒论》中间已经有体现,朱肱已经开始涉及这个问题。所以科学技术的发展确实需要一定的时间,从张仲景到朱肱大概是800年,从朱肱到楼英大概又是400年。当然我不是说我们中医发展都要以百年来计算,但是绝对不是像现在这样喊两句口号就发展了,它要老老实实地做很多具体的工作。我们现在就是不太愿意做这方面的工作。那么从现状来看,八纲辨证是总纲,因为它是抽提出来的,那么六经辨证可以说是在八纲辨证的指导下的一种具体辨证方法,这是现状,但是历史不能这样讲。也是前几年我看了一篇文章,这篇文章的标题是这样,张仲景的《伤寒论》补充了八纲辨证的不足。哪个在前?从张仲景到八纲辨证正式提出是一千多年,你还说它来补充。换句话说,写这篇文章的人缺乏一定的中医学史常识。

再说一下六经辨证和脏腑辨证。六经辨证和脏腑辨证我不去讨论其他的,我主要讨论一个问题。六经辨证和脏腑辨证病理的同一性是怎么一回事。这个意思是什么?就是说它病在哪个地方。不管是病象也好病机也好,在哪个地方,都是一样,只是说法不一。比如我们说太阳病,从六经辨证的角度上来讲,它在卫,在皮毛;从脏腑辨证的角度上来讲,它还是在卫,还是在皮毛,只不过脏腑辨证我们给它加了一个,它在肺,肺合皮毛,但实际上它还是一个问题。刚才我们用了两个术语,病象和病机,有的时候病象和病机是不一致的。刚才我们说小青龙汤,小青龙汤的主要临床表现喘咳、吐痰,如果用今天的角度来说,这种象主要是肺,今天说咳嗽、喘息就是肺代表性的临床表现。但它的病机是心下有水气,换句话说它的病机在脾,看起来治肺,实际上印证了中医非常有名的一句话:肺为贮痰之器,脾为生痰之源。所以有的时候病机和病象有这样的关系。小青龙汤的治疗重点在脾，桂枝温运脾阳，干姜温脾阳，细辛温肾阳，通过温肾阳来温脾阳，当然你说有没有温肺的作用？也有。但是整个核心的治疗是在脾。那么心下有水气你怎么理解？心下有水气非要说到肺里有水气？就病机而言，我说脾虚寒湿，还是说的脾，最多说水气上逆犯肺，其根还在脾。你问我要病理，我也只能说这个现象肯定是肺病变的现象，这个是病理的同一性。

第二个问题是病机实质的同一性。病机，说法或者不一样，但是核心问题是一致的。我们还是以太阳病为例，太阳经气不通，太阳经气不通的核心问题是什么？核心问题是卫气不能正常地布散，所以从脏腑的角度来讲，我们说肺气失宣，卫气不能正常布散。实质内容实际上是一回事。正是在这种情况下，六经辨证的内容也可以用脏腑辨证的内容来代替，我现在有的时候都是这样在代替，因为你要用六经辨证大家都很生疏，你跟他说脾胃相关术语有的时候都已经很麻烦了，再来个太阳中风、太阴寒湿就更麻烦。但是我们要晓得，六经辨证和脏腑辨证还是有区别，区别在什么地方？就是外感疾病最好不采用脏腑辨证。外感疾病为什么不采用脏腑辨证？最明显的一个现象是温病学兴起以后没有继续采用六经辨证，但它也没有回到脏腑辨证，它另立了一个卫气营血辨证、三焦辨证。为什么外感疾病总要这样另搞一套？这里作为外感疾病主要是受《素问·热论》的影响，《素问·热论》讲的就是六经，张仲景既然继承《素问》，能用的他就讲，不能用的张仲景也不说人家不对，张仲景不辩论，我说我的意见。张仲景和叶天士两个都是聪明人，不去讨论那些无谓的问题，用得上就用，用不上我说我的。但毕竟历史上有这么一个因素，外感疾病主要采取的不是脏腑辨证的系统，而是六经辨证的系统。

另外还有一个原因是外感疾病常常有两个问题，一个是涉及范围非常宽，有的时候单纯用一个脏腑很难把所有的问题都说清楚，特别是在我们没把所有关系全部弄清楚之前很难把这些问题说清楚。比如说一个太阳病的表证，当然，从皮毛这个角度来讲发热汗出这些都好

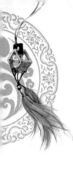

解释，但是在没把这些关系弄清楚之前很难说清楚。比如我们刚才说的眼睛红，眼睛红如果从脏腑的角度上第一个想到肝。另外，我们注意到这个问题之后，发现太阳病表证的临床表现常常会出现一种非常奇特的现象，什么呢？内踝这个地方肿。如果你没有把整个脏腑经络的问题弄清楚，这个现象你怎么说？归到哪一类？正是因为这个样子，外感疾病涉及范围往往比较宽，有的时候很难用一个脏腑把这些都概括完，因此还需要另外一个系统来包含这些东西，六经辨证用表、用卫气来概括这些。这个卫气就已经不仅仅是局限在肺上。所以，虽然说六经辨证有不足的地方，但叶天士用的也是卫气营血辨证，没有回到脏腑辨证，同样是因为外感疾病涉及范围宽。如果仅仅从一个脏腑的角度上来认识，往往容易忽略掉一些重要的环节、重要的问题。

三、疾病变化

附带讲一下疾病变化的问题。

疾病是一个运动的过程，疾病始终都在运动变化。概括起来疾病的运动变化分为四个层次：

第一个层次是证内变化。《伤寒论》第 3 条说"**太阳病，或已发热，或未发热，必恶寒**"，从未发热到已发热，肯定是一种变化。这种变化，疾病的现象变了，疾病的病理也变了，多了一个"卫气闭郁而化热"；但疾病的病机没有变，仍然是"卫气闭郁"，也就是说作为证的本质没有变，仍然是太阳病。从这里也可以理解到为什么我们不同意"病机是疾病发生发展变化的机理"的观点，因为多了一个发热，机理变了，但病机没有变。从辨证论治的角度看，这种变化可以忽略不计。

第二个层次是经内变化。这里所说的"经"是从"六经辨证"的概念中派生出来的，是指太阳病、阳明病、少阳病、太阴病、少阴病、厥阴病等某一个大的证候范围内变生的变化。比如从太阳病的中风证变化为太阳病的蓄水证，不仅表现变了，病理变了，而且病机变了，证就发生了变化，但仍然属于太阳病这个大的证。

第三个层次是经间变化，通常叫作传经。也就是太阳病、阳明病这些大的证之间发生的变化。比如太阳中风证变化为阳明燥热炽盛证，不仅表现变了，病理变了，病机变了，证变了，而且是从太阳病这个大证变化成了阳明病这个大证。

第四个层次是病间变化。说得具体点就是在外感疾病和内伤杂病之间发生的变化。

以上四个层次中，第一个层次一般不算作证候变化；第四个层次，又叫作坏病，通常认为不属于六经辨证的适应范围，当用脏腑辨证进行处理；传统称为传，或传变，主要指第三个层次。我认为讨论证的变化及其规律，就包括后面三个层次，即使是传统认为属"坏病"的，原则上也可用六经辨证的方法去认识。即使现在不能，今后也可能有相当多的证是可以纳入六经辨证的体系的。

为了方便，下面讨论证的变化，采用"证变"这个术语。证变不是单一的，太阳病可以发展成为阳明病，也可以发展成为少阳病，还可以发展成为三阴病。《伤寒论》第5条张仲景说"伤寒二三日，阳明少阳证不见者，为不传也"，可见他不认为只有太阳病传阳明才叫传，传少阳病就不叫传，所以有人认为"按一定的方向发展"才叫传的观点，是不符合张仲景的学术思想的，也不符合外感疾病的实际情况的。所以证变是多途经的。

证变也不是单向的，而是双向的。阳明病可以证变为太阴病，太阴病也可以发展为阳明病。有一次上课有同学问我，说有老师说阳明病可以发展为太阴病，而太阴病不能发展为阳明病。《伤寒论》第187条说"太阴者，身当发黄，若小便自利者，不能发黄；至七八日，大便硬者，为阳明病也。"明确指出太阴病变为阳明病。若疾病的规律只能是由阳传阴，由表入里，由实传虚，那疾病只能变坏，变死。那么医师不要当了，医师只能利用自然规律，不能创造自然规律。正是因为疾病有好转乃至痊愈的一面，作为医师才大有可为。

上面我们提到了："传是指病情循着一定的趋向发展；变是指病情

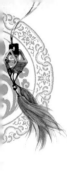

在某些特殊条件下，不循一般规律而起着性质的转变。"这种单一思维既不符合张仲景的学术思想，也不符合外感疾病证变的实际情况。我认为可以这样表述传与变：在六经基本证候之间发生的证变叫传，不在六经基本证候之间发生的证变叫变。比如太阳中风证变为阳明燥热内盛证是传，变为阳明肠热下利证是变。太阳中风证和阳明燥热内盛证都是大家公认的六经基本证候，所以它们之间的变化叫传。太阳中风证虽然是六经基本证候，但阳明肠热下利证只能算是阳明病的非基本证候，在目前它们之间的变化就叫变；今后大家认识统一了认为肠热下利证也是阳明病的基本证候，那它们之间的变化就可以叫传了。按照这个观点，一些经内的变化也可以分为传与变，比如太阳伤寒证变为太阳中风证为传，变为邪热壅肺证为变。当然邪热壅肺证变化为阳明燥热内盛证也只能叫变了。

为什么会发生证变？证变的发生与正邪双方都有关系，其中正气居于重要的地位。一般说来正气强不容易证变，即使证变也多向好的方向变化；正气弱疾病容易证变，并且也多向坏的方向变化。什么是好的方向，总的来说是向阳的方向转化比较好。首先在证变的几种可能性中，没有向相对阴的方向转化，而是向相对阳的方向转好，就认为是好。比如太阳病既可向阳明病、少阳病转化，也可向三阴病转化，那么向少阳病转化就是向好的方向转化；转化为阳明病就更是向好的方向转化。转化也是疾病的一种自然规律，特别是外感疾病容易出现转化是其特征之一，不能一出现转化就说成是误治。因此太阳病通过治疗转化为阳明病，而没有转化为三阴病也是一种成功。前面我们谈到了变化是可逆的，由表入里、由实转虚、由阳转阴是疾病的加重，而由里出表、由虚转实、由阴转阳则是疾病的减轻，也是我们所说的好的方向。

当然在证变中，邪气也是有影响的。首先，邪气的性质，有些邪气更容易变化，更容易入里。其次，邪气的强弱也对证变有影响，邪气强的容易发生证变，更容易发生坏的证变。第三，医护得当与否对于证变的发生也是有影响。中医对疾病的治疗，从根本上说就是扶正

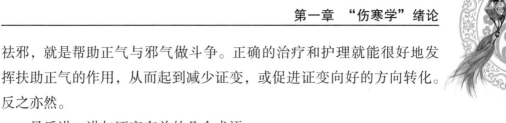

祛邪，就是帮助正气与邪气做斗争。正确的治疗和护理就能很好地发挥扶助正气的作用，从而起到减少证变，或促进证变向好的方向转化。反之亦然。

最后讲一讲与证变有关的几个术语：

并病 并病，是一经病未罢，另一经病又出现。即从一经传入另一经，但原发病仍然存在。这里的经，仍是六经辨证中经的概念；这里所说的病，本质就是证，一个大的证。

合病 合病，是与并病相应的一个概念，严格说是发病的概念。两经或三经同时发病，就叫合病。合病的病，也是一个证；经，也是六经辨证中经的概念。合病也可以认为是发病时外邪迅速入里，但表证仍在的一种特殊的证变。

并病与合病都是两经或三经的病变同时存在，但并病是先后出现，合病是同时出现。为什么说并病会有三经同时存在呢？这里有两种情况，第一种由一经同时传入另两经，如原发病是太阳病，既传入阳明，又传入少阳，而原有的太阳病仍在，就形成了三阳同病的状态。第二种原发就是同病，分别同时传入另一经，比如《伤寒论》第 172 条"太阳与少阳合病，自下利者"，本来是太阳与少阳合病，在证的发展过程中出现下利，下利是大肠病变，属于阳明病，属于阳明病的非基本类型，从而形成三阳同病。由于并病与合病都存在两经或三经同时为病的现象，所以并病与合病也可以混称同病。

两感 两感，是互为表里的两经同病。两感可以看作合病的特殊情况，发病时互为表里的两经同时发病。典型的两感有太阳少阴两感、阳明太阴两感、少阳厥阴两感。两感状态也可扩展到先后发病，而混称同病，太阳少阴同病、阳明太阴同病、少阳厥阴同病。

直中 直中，指外邪不经三阳直接侵犯三阴的病证。属于发病的概念。

直入 直入，指外邪不经太阳直接侵犯阳明或少阳的病证。也属于发病的概念。

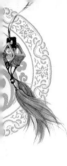
四、伤寒学的学习方法

（一）多读书

学习"伤寒学"一定要精研《伤寒论》。既然《伤寒杂病论》是伤寒学建立的标志性著作，因此由《伤寒杂病论》衍化而成的主体著作《伤寒论》就成为我们必须精研的首要著作。

《伤寒论》的核心内容，是 398 条条文，我们今天学习"伤寒学"也首先围绕这 398 条条文展开。

首先要熟悉原文，当背的 100 条条文一定要背，这 100 条条文收入本书附录三；其他条文能背最好背，不能背也要熟读。以后每隔一段时间应当重新温习一遍《伤寒论》398 条全文。

其次，一定要理解《伤寒论》重点条文的基本内容。背诵不是学习《伤寒论》的目的，掌握六经辨证论治基本原理、基本方法才是目的，因此至少要理解重点条文的基本内容。在背诵与理解之间，我认为理解更重要。特别是对于一些年纪较大的人来说，更要利用自己理解能力比较强的优势，在学习时要因人制宜。

第三，学习《伤寒论》一定要注意全书的整体性。《伤寒论》中各条文不是独立存在，而是密切联系的。如：太阳中风与太阳伤寒明显不同。太阳中风，有汗，若在病机上偏重于卫气闭郁，则可以麻黄汤为主方，即可以把麻黄汤用于太阳中风证。太阳伤寒，无汗，若其人表气虚，在病机上有较重的开泄倾向，则要以桂枝汤为主方，即可以把桂枝汤用于太阳伤寒。总之，既要看到太阳中风与太阳伤寒的区别，也要看到两者的联系。

第四，学习《伤寒论》要注意参考前人已有的研究成果。有关《伤寒论》的研究成果很多，据笔者查阅，到 1980 年的著作多达 1062 种。此外还有众多研究论文，这些都可供我们参考。这里介绍几种具有较大参考价值的专著：

1. 金代成无己 《注解伤寒论》10 卷 1144 年。

本书是第一本全文注释《伤寒论》的著作，主要采用以经注经的方法，可以帮助深入理解《伤寒论》与《黄帝内经》的关系。

2. 金代成无己 《伤寒明理论》3 卷　附方论 1 卷 1156 年。

本书是对《伤寒论》的临床表现进行集中深入分析，可帮助深入理解六经辨证方法。

3. 清代柯韵伯 《伤寒来苏集》包括：①《伤寒来苏集》，又叫《伤寒论注》4 卷 1669 年；②《伤寒论翼》2 卷 1674 年；③《伤寒附翼》1 卷 1674 年。

本书有许多独到见解，其中虽有少数偏激之处，但多数为众多后学所认同。《伤寒论注》是对《伤寒论》原文的注释，个别条文作者已改动，阅读时应注意；《伤寒论翼》是作者研究《伤寒论》的论文汇集，是全书精华；《伤寒附翼》论述《伤寒论》的主要方剂。

4. 冉雪峰 《冉注伤寒论》1963 年。

本书写于 1963 年，为一未完稿。作者集毕生体验作为之书，既合于临床，又能发人思维。

四大经典是一个统一的整体，说其统一就是其理一也，都充分体现了中医学的基本理论。因此学习研究《伤寒论》必须同时研读《黄帝内经》《难经》《金匮要略》和温病学。

要学好"伤寒学"还要广泛涉猎各科，尤其是中医学的基础学科，如《中医诊断学》《中药学》《方剂学》《中医内科学》。

（二）潜领悟

《伤寒论》的内容博大精深，《伤寒论》最主要的成就是创立了辨证论治体系，学习《伤寒论》在学习其对外感疾病防治方法的同时，要着重领会其辨证论治的基本原则、基本方法。辨证论治表现为理法方药的统一，涉及了中医学由基础理论到临床的多个学科，由于研究的方向不同、角度不同，具体的研究方法也不同，不管采用什么角度、什么方法进行研究，其要均在明理。

中医学习有要诀，就是"悟"。要"悟"必须潜心玩咏、潜心会通，心浮气躁不可能"悟"出其中真谛。领悟《伤寒论》必须与领悟其他经典著作结合起来。

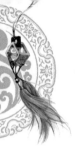

《伤寒论》与《黄帝内经》在基本理论上一脉相承。学习研究《伤寒论》特别重要的是要以《黄帝内经》为基础。我们举一个例子来说明这个问题：

桂枝汤中为什么用芍药，一般认为是：芍药，特别是白芍药，有酸味的作用，可以敛汗。不可否定芍药有酸收的一面，即敛阴的作用。但桂枝汤中芍药更重要的在于协调营卫，助桂枝以发汗。要理解这一问题，就要上溯《黄帝内经》。《素问·阴阳应象大论》说"气味辛甘发散为阳，酸苦涌泄为阴"，酸味药可以具有涌泄宣散的作用。只是这种作用相对于辛甘的药物弱，故称为阴。

《伤寒论》与《金匮要略》互相呼应。张仲景当时是写的《伤寒杂病论》，后代以二书行世，其一为《伤寒论》，其二为《金匮要略》，因此研究《伤寒论》当然要联系《金匮要略》。

例如比较大、小青龙汤。至今普遍认为两者的区别是大青龙汤用于治疗表寒里热，小青龙汤用于治疗表寒里饮。联系到《金匮要略》来看，可以认为大、小青龙汤在适应于表寒证的兼证上没有什么区别，区别的根本在发汗力的强弱，发汗力强的是大青龙汤，弱的是小青龙汤。大青龙汤可兼治里热，同时也兼疗水饮。例如《金匮要略·痰饮咳嗽病脉证并治》说"病溢饮者，当发其汗，大青龙汤主之，小青龙汤亦主之。"就说明大青龙汤亦可治疗兼水饮的表寒证。不过大青龙汤发散力强，为峻汗之剂，驱除在表水饮的力量较强；而小青龙汤发汗力不强，但驱除在里水饮的力量比较强。同样，根据《金匮要略·肺痿肺痈咳嗽上气病脉证治》说"肺胀，咳而上气，烦躁而喘，脉浮者，心下有水，小青龙加石膏汤主之。"可见小青龙汤通过加味也能处理作为热象的烦躁。

《伤寒论》与温病学一脉相承。温病学是从《伤寒论》发展而形成的学说，现在已形成独立学科，但其根本仍离不开《伤寒论》。要深入研究《伤寒论》也必须精通温病学。

例如《伤寒论》中的结胸证，在六经辨证中应归于何经呢？在《伤寒论》中没有确切的解答，而在温病学说中就找到解答。叶天士在

《温热论》中说:"再人之体,脘在腹上,其地位处于中,按之痛,或自痛,或痞胀,当用苦泄,以其入腹近也。必验之于舌,或黄或浊,可与小陷胸汤或泻心汤,随证治之。"由此看来结胸是外感疾病发展过程中出现的一种证候。结胸证从病变部位看,主要在胃;从性质看,是以湿邪为主,属热、属实的病变。在六经辨证中可归入阳明病,但与一般的阳明病不同,是特殊的阳明病。所谓特殊,就是夹有湿邪。

(三) 善临证

伤寒学是一门实践性非常强的学科,《伤寒论》的特点就是与临床紧密结合,学习必须多实践,而且要善于实践。

首先,通过临床验证所学知识。学习《伤寒论》,对一个证候要注意它的临床表现、诊断要点、病理变化及其病机、采用治则和治法、选用方药、服用方法等方面,其中特别注意最能体现病机的临床表现和针对病机给予恰当治疗的方法。在临床上最初可以"描红",按照《伤寒论》原书所描述的临床表现去对证施治。通过这种"描红"方式的锻炼,逐渐加深对该病证病机的认识,做到临床表现并不完全如原书所述,甚至临床表现有很大差异时,也能通过分析认识到此时虽然表现不一,但其病机一致,可以诊断为同一病证,施用同样的治法。当得到临床验证时,可以说对这个病证证治的常规方法已经掌握。

其次,通过临床深入认识疾病。疾病是一个广泛联系的过程,又是一个多变的过程,对于这些,书本不可能都谈到,我们也不可能要求患者都按书本来生病,这就需要我们临床时多观察、多思考,并敢于对临床上出现的现象做出符合中医基础理论的解释。比如《伤寒论》第35条,论述太阳伤寒证治,其中谈到了喘,结合临床典型太阳伤寒,喘并不多见,从中医理论来看,卫气闭郁,可以影响肺的宣降,但毕竟不是肺失宣降本身,再结合第3条的论述,从而判断喘不是太阳伤寒的典型表现。

第三,通过临床深入认识理解《伤寒论》。《伤寒论》第157条说"伤寒汗出,解之后,胃中不和,心下痞硬,干噫食臭,胁下有水气,腹中雷鸣,下利者,生姜泻心汤主之。"对于其中的"干噫食臭"一般

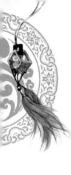

认为是水谷不化，停滞作腐。1986 年曾治疗 1 患者，因饮食不慎致腹泻数年，脘痞，若于晨 7 时进食粥一小碗，约 200ml，则于上午 9～10 时就出现干噫食臭。一个成年人进食一碗粥，不能说饮食过量；食后仅两小时就出现干噫食臭，不能说宿食不化。从中医学的观点看，产生腐败臭气属热；食后两小时就出现食物的腐败气，说明该病例胃中有郁热，加快了食物的腐败。用治寒热错杂的生姜泻心汤 2 剂而见效，再服 2 剂以巩固。由此看来，"干噫食臭"不是食滞，至少不一定是食滞，它主要说明胃中闭郁有热，故重用有发散力的生姜来处理，体现了"火郁发之"的原则用意。

如能做到以上几点，就一定能学好《伤寒论》，掌握伤寒学。

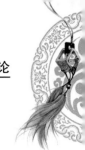

授 课 提 纲

第一章 "伤寒学" 绪论

一、伤寒

（一）疾病之伤寒

1. 定义

（1）广义伤寒 一切外感病的总称。

（2）二级伤寒 一切寒性外感病的总称（与广义温病相对）。

（3）狭义伤寒（总） 感受寒邪即时发病所成的外感病。

（4）四时伤寒（分）

①冬伤寒（正伤寒/大伤寒） 冬令感受寒邪即时发病所成的外感病。

②春伤寒

③夏伤寒

2. 说明

（1）伤寒（任一层次）都是一类疾病而非一种疾病。中医是按类对疾病进行治疗。

（2）中医伤寒与西医伤寒 中医伤寒是一类病，西医伤寒是一种病。中医伤寒含西医伤寒。

（3）伤寒病与太阳病 太阳病本质上是证。

①病与症

②甲流

（二）《伤寒论》这本书

1.《伤寒论》是什么书

《伤寒论》是论述外感疾病辨证论治的专书；是论述辨

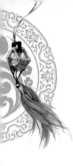

证论治的专书。

2. 《伤寒论》是谁所著

《伤寒论》是张仲景所著，但非全为张仲景亲笔。今天所见之《伤寒论》是若干代医家的集体著作。但体现了张仲景的辨证论治思想。

主要整理者王叔和、孙思邈、高保衡、林亿。

林亿校正《伤寒论》的主要工作

①选择高本为蓝本

②采用本校、对校、他校、理校等法

③校正后共计 10 卷、22 篇、397 法、112 方

（三）伤寒学

1. 伤寒学建立的标志　《伤寒杂病论》的问世

2. 伤寒学的研究对象

①伤寒病

②伤寒论

③以上研究的成果

二、辨证论治

通常分为辨证与论治两部分。

（一）辨证就是认识疾病

1. 辨证是一个过程，一种方法

通过现象深刻地、动态地认识疾病的本质——病机。

病机就是病理的关键环节。

2. 现象

（1）主要是脉症

（2）疾病的病程

①病史

②服药后的变化

（3）疾病的性质和特点

3. 证就是辨证的结论

证是对疾病当前状态的本质描述。

4. 病机的要素　因、位、势、性、机。

5. 证的描述方式

（1）病机描述　例：阳浮阴弱证。

（2）专有名称　例：太阳中风证。

（3）以汤名证　例：桂枝汤证。

（二）论治就是针对病机进行治疗

针对病机，以人为本，整体考虑，突出重点，灵活采用相应的治疗方法——针对病机进行治疗不是呆板的僵化的治疗。

同病异治、异病同治不是对辨证论治的典型描述。

同一病机治疗方法常有不同。

1. 针对性预期不同

（1）消除病机

（2）改善病机（全局/局部）

（3）控制病机

（4）进一步认识病机——试探法

　　1）试探三原则

　　　　①最大可能性原则（在辨证基础上试探）

　　　　②试探宜轻原则（尽可能减轻患者痛苦）

　　　　③试探宜纯原则（尽可能查明病机）

　　2）试探三形式

　　　　①以治为试

　　　　②以试为治

　　　　③纯试探

2. 针对性范围不同

（1）泛基础性治疗

（2）基础性治疗

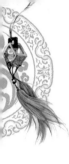

（3）针对性治疗

　　①点针对性　解表　止泄/升清

　　②区针对性　调和营卫　调和脾胃

（4）针对局部病机治疗

（5）辅助性针对性治疗　治标。

3. 针对性路径不同

（1）直接针对

（2）间接针对

　　①三因制宜

　　②五行生克

　　③入营犹可透热转气

　　④风药增效

4. 针对性的力度不同

　　①治疗方法有强、中、弱的不同程度

　　②治疗的缓急不同

　　③治疗的侧重不同

5. 针对性的序列不同

　　①表里序列

　　②虚实序列

　　③阴阳序列

（三）辨证与论治是有机的统一体

（四）六经辨证

六经辨证论治

1. 什么是六经

　　①六经　六经是太阳、阳明、少阳、太阴、少阴、厥阴
　　的总称。

　　②六经证候模型体系　病-证-小证……

　　③六经辨证　将证的病机以六经模型体系参照，以专用
　　名称做出结论的辨证方法。

2. 六经辨证与八纲辨证

①从历史发展看　先有六经辨证，后有八纲辨证。八纲辨证是在对《伤寒论》深入研究的过程中产生的。

②从现状看　八纲辨证是总纲，是原则；六经辨证是在八纲辨证指导下的一种具体辨证方法。

3. 六经辨证与脏腑辨证

（1）病理的同一性

（2）病机实质的同一性

（3）外感疾病一般不采用脏腑辨证

①历史原因

②疾病原因

三、疾病变化

（一）疾病变化的层次

①证内变化

②经内变化

③经间变化　传经。

④病间变化　随着认识的不同，具体变化的归属是有变化的。

（二）证变

①证变是多途径的

②证变是双向的

（三）证变的原因

①正气的强弱

②邪气的状态　转化是疾病的一种自然规律。

③医护的当否

（四）证变相关术语

并病　合病　两感　直中　直入

四、伤寒学的学习方法

（一）多读书

1. 精研《伤寒论》

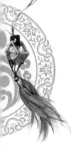

2. 阅读有关研究著作

　　《注解伤寒论》《伤寒明理论》《伤寒来苏集》《再注伤寒论》

3. 联系经典，勤求古训

4. 涉猎各科，重在基础

（二）潜领悟

1.《伤寒论》与《黄帝内经》在基本理论上一脉相承

2.《伤寒论》与《金匮要略》互相呼应

3.《伤寒论》与温病学一脉相承

（三）善临证

1. 通过临床验证所学知识

2. 通过临床深入认识疾病

3. 通过临床深入认识理解《伤寒论》

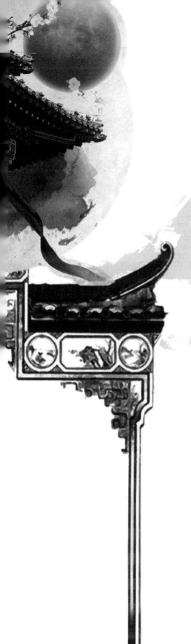

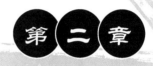

第二章

太阳病辨证论治

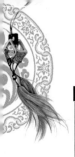

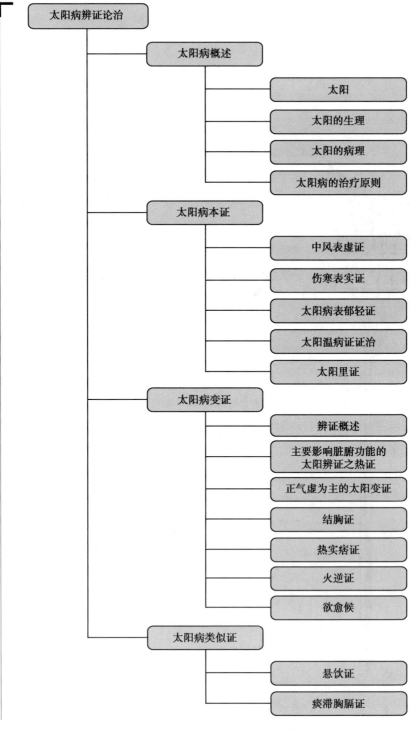

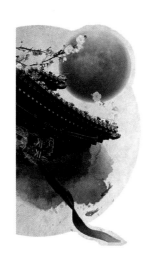

第一节

太阳病概述

今天我们讨论太阳病概述。本部分讲四个问题：什么是太阳？太阳的生理。太阳的病理。太阳病的治疗原则。其中重点是太阳病的病理。

一、太阳

太阳，不是医学专用的术语，是哲学的术语，是阴阳学说的术语。阴阳学说根据阴阳量的多少不同，把阴阳又做了划分。一种是一分为二，即把阴和阳分别划分为太阴、少阴，太阳、少阳。还有一种方法是一分为三，这是中国哲学的特殊之处，西方哲学只有一分为二，没有一分为三，但是中国哲学既有一分为二，又有一分为三。一分为三，就是在太阳和少阳之间，加了阳明，所以它们的排列顺序是太阳、阳明、少阳。而划分的依据，就是根据阴阳量的多少，阳最多的，就叫太阳，阳最少的就叫少阳，之间的就叫阳明。所以阳明为二阳，太阳为三阳，少阳为一阳。这个地方的三就是多，一就是少，那么二就介于两者之间。三阴就有些不同，在两阴的后面加了厥阴。从一分为二来说，阴最多的就是太阴，最少的就是少阴。但是加了厥阴之后，阴最多的仍然是太阴，而阴最少的是厥阴了，所以少阴就变成第二位了。所以三阴就是太阴，一阴就是厥阴，二阴就是少阴。厥阴它为什么要加在最后，因为它的阴最少，厥阴的"厥"有"尽"的意思。但是根

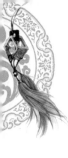

据哲学的观点来看，"尽"并非"没有"的意思，而是一个旧的事物结束了，一个新的事物产生了，所以说阴尽阳生。所以厥就是转，即旧事物的结束，新事物的产生。《素问·阴阳应象大论》说："阴阳者……变化之父母"。什么是变：物之极，谓之变；什么是化：物之生，谓之化。旧事物的终结，意味新事物的产生。厥阴是阴尽阳生，所以厥阴之中含有一定的阳的因素。所以从中国的哲学来说，它就包含了一个意思，即阳大于阴，而并非阴阳相等。这是中国哲学和西方哲学第二个大的区别。我认为这种说法是正确的，因为我们面对的世界，是运动的世界，并非是静止的，而动，它是阳的特征。如果不要求那么精确，我们可以这么来讲，阳占3.5，阴占2.5，因为厥阴里面，一定含有阳的因素。因此，讲三阴三阳，太阳就是阳最多。有人说阳明阳最多，我认为不对，阳明只能是二阳。这是阴阳学说规定了的。同样，少阳的阳比阳明的阳少，少阳依然不能放在阳明的前面。

二、太阳的生理

太阳病的相关生理简称太阳的生理。

什么是疾病，可以这么说，即一时不能恢复正常的异常的生理。所以，要认识疾病，就要认识人体正常的生理。刚才我们加了个限制词，一时不能恢复。假如说某个人剧烈运动后，他的脉搏一定加快，这就是异常，但是在稍作休息后，可马上恢复正常，所以这种异常不要紧，不是疾病。那么疾病呢，就是短时间内不能恢复的异常的生理。假如某人发热到39℃，他的脉搏肯定加快，而这种加快在短时间内或休息后不能恢复正常，这就是疾病。所以太阳的病理就是与太阳的正常生理对应的异常的生理。

要认识太阳的病理，首先要认识它的生理。太阳的生理是以膀胱、小肠、肺及其经络生理活动为基础的，而其中最重要的就是膀胱。

下面简要地说下膀胱和膀胱经络的生理。

首先说膀胱的经络。

《灵枢·经脉》篇说"膀胱足太阳之脉，起于目内眦，上额，交巅；其支者，从巅至耳上角；其直者，从巅入络脑，还出别下项，循肩髆内，挟脊，抵腰中，入循膂，络肾，属膀胱；其支者，从腰中下挟脊，贯臀，入腘中；其支者，从髆内左右别下，贯胛，挟脊内，过髀枢，循髀外，从后廉下合腘中，以下贯腨内，出外踝之后，循京骨，至小指外侧。"这里请大家特别注意这几个点：足太阳膀胱经起于目内眦，即睛明穴；从睛明穴出来后，上额，交巅，其中一支入络脑；另外一支从巅到耳上角；另一支从巅到项，经过项背，到达足小趾外侧的至阴穴，与足少阴经相交。在这个循行过程中，当注意这么几个地方：目内侧的睛明穴、巅顶、耳上角、项；还有就是与足少阴肾经相交。经脉就暂时说到这里。

下面谈膀胱的生理。膀胱的生理有两个重要的作用，其中一重要的作用在现行教材中讲了，但有待商榷。《素问·灵兰秘典论》："膀胱者，州都之官，津液藏焉，气化则能出"。肾脏阳气蒸化作用，对水液清中之浊的部分再升清降浊，浊为尿液，下输膀胱。所以，尿不是精微物质。只是，脏的生理功能是化生和储藏精微物质，与化生出尿液（糟粕），不符。那么，尿液应该由哪个来化生？我认为是膀胱。由膀胱化生，"气化则能出"，这个出，包括出尿液，包括生成尿液。我们通常说肾主水，但肾本身并不直接主水，而是通过膀胱来完成，所以说"膀胱者，州都之官，津液藏焉"，是代肾行使主水的功能。这个主水的主要方面是控制体内津液的排出，说得具体点就是化生尿液。通过化生尿液的多少，来调节体内津液的总量。所以尿液是在膀胱里面生成的，储藏在膀胱，同时经过膀胱排出体外。就像脾主运化水谷，水谷的消化实际是在胃肠进行的一样，胃代脾行使对水谷的消化。

另一个没讲，《灵枢·本藏》说："肾合三焦膀胱，三焦膀胱者，腠理毫毛其应"。即三焦膀胱合起来说和腠理毫毛是相应的。分开来说，三焦对应腠理，膀胱对应毫毛。对应是什么意思，就是三焦膀胱与腠理毫毛之间的气有密切的关系。毫毛在这里与皮毛是一个意思，主要指皮毛之间的气，也就是卫气，就是说膀胱和膀胱的经络对于卫气的布散有着非常重要的调节作用。刚才我们说三焦膀胱合起来说和

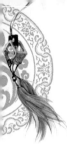

腠理毫毛是相应的。既然二对一就有一个主次之分，这在中医学中是十分重要的原则。《灵枢·本输》说："三焦者，中渎之腑也，水道出焉，属膀胱，是孤之腑也"。所以三焦与膀胱，膀胱为主，三焦为次。

让我们看看膀胱和膀胱的经络对卫气布散的调节作用主要表现在哪些方面。

第一，卫气通过膀胱经的睛明穴出于体表。卫气怎么行于体表？行于体表的途径不止这一个，而最重要的最主要的途径就是这个。每天，当人早晨醒来的时候，卫气就从睛明穴出于体表，这时眼睛就会睁开；到了晚上，卫气不能出来，留于体内，即卫入于阴则目合。

第二，卫气主要通过膀胱经而分行于诸阳经。其中有两个主要的交接区，第一个就是睛明穴及周边。卫气从睛明穴出来后，同时也进入手太阳小肠经，因为睛明穴是手、足太阳经的交接点。按照《灵枢·经脉》篇的说法，足阳明胃经，"起于鼻"，实为鼻之两旁，就是迎香穴。迎香穴是手阳明经的穴位，也是手、足阳明的衔接点。按照经脉运行的通则，应下行至足，但它不下反上，上行到哪儿？上行"之交頞中"。这个頞在哪儿？就是鼻梁根最低处，即两睛明穴之间的区域。上行的原因就是接受卫气，卫气它是行于脉外的，所以并不需要经脉的相交，它依然能够吸收卫气。《灵枢·经脉》篇专门指出上行的目的是"旁纳太阳之脉"，一说"旁约太阳之脉"，这个"约"字好，生动描绘了足阳明胃经上行的原因，邀约吸纳太阳经的卫气。所以在睛明穴这个地方，就把卫气布散到了手足太阳、足阳明这几条经脉。第二个就是耳的周围，包括耳上角、耳前、耳后这些区域。先说卫气的来路，即卫气是怎么到达这个区域的。首先是足太阳膀胱经的分支到达耳上角。其次，我们知道卫气它行于脉外，所以在一些空腔的地方，它会沿着空腔扩散。卫气从目内眦出来，通过眼腔，扩散到目外眦，有个经外奇穴叫太阳穴，为什么要叫这个名字，我个人认为这个太阳穴处是太阳经气扩散的主要输注点。在这里，经过阳蹻脉的一个主要分支到达耳前，阳蹻脉还有一个分支，就是到达目内眦，通过目内眦，上额，再行于足少阳经的风池穴，实现了把卫气输送到耳的周围的任务。第三个通路即足阳明胃经，"之交颊中"后照理应下行，但其不但不下行，反而绕一圈又上行，"出大迎，循颊车，上耳前"，把卫气送到了耳区。再说去路，卫气到达耳区后，通过经脉交汇，把卫气传给手、足少阳和手阳明经。因此，卫气传到了六阳经经脉，进一步从头走手，从头走足，分布于全身。

第三，卫气通过风府穴的调整以适应各经的生理需要。具体来说，六阳经在向全身布散以前，还要交汇一次，而交汇的地点，就是风府穴。当然，实际交汇不是一个点，而是一个区域，可以认为是从风府到大椎，都是交汇区域。为什么要交汇呢？交汇的目的就是互通有无，调节余缺，使各个经中的卫气，更能适应它们生理的需要。风府穴它不属于足太阳经，但是为什么把它放在这里来讲。风府穴它属于督脉，督脉依附于足太阳膀胱经。这里一定要注意，前面我们讲了，在中医学中凡是涉及两个或两个以上的事物时一定要分清主次，在这里就要分清足太阳膀胱经与督脉的主次。现在有些人无限夸大了督脉总督诸阳的作用，当注意这一点。督脉能够调节各阳经气血的量，但并非所有阳经都归它管，并非足太阳膀胱经依附于督脉，而是它归足太阳膀胱经管。经络学说的体系是十二正经和奇经八脉，十二正经和奇经八脉比较，主体是十二正经，奇经八脉是辅助，当注意这个主从关系。《素问·热论》就是怕大家颠倒了这个主从关系，特别指出"巨阳者，诸阳之属也，其脉连于风府，故为诸阳主气"，这里的"巨阳"，就是太阳，就是足太阳膀胱经。杨上善还怕大家不清楚，专门在《太素》中出注说明"督脉者阳脉之海，阳维者维护诸阳，总会风府，属于太阳。""督脉者阳脉之海，阳维者维护诸阳，总会风府"，都不错，关键在于这些都"属于太阳"，一定注意督脉、阴阳跷脉都从属于足太阳膀胱经。

第四，卫气通过膀胱气化得到补充。卫气分布到全身以后，它就要向外发散，卫气属性属阳，阳的特性就是升散，所以卫气到体表后就要向外发散。卫气的生理功能就是在发散的过程中实现的，所谓的"温分肉，肥腠理，司开合"就是在发散的过程中实现的。卫气在发散

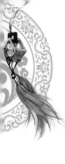

了之后，总有剩余部分，就是说分布在人体的六阳经中的卫气，在正常的生理条件下是能够满足它的需要，而且还稍有剩余的，剩余的这部分，就会进入脉中。《素问·经脉别论》说"毛脉合精"，毛即皮肤，就是说皮肤里的卫气要进入脉中，和脉里面的营气相结合。如果这个过程出现障碍，那么卫气就会在人体之末端聚集起来。在临床上，有些中老年人会在晨起的时候觉得自己手掌变大，难以握成拳头，这不是患者的自我感觉，而是客观存在。这种情况不叫肿，而叫胀，按患者的手，不会有凹陷。为什么？这是因为卫气不能正常地发散，而且剩余的部分又不能正常地进入脉中，而聚集在末端。早上起床以后，稍事活动之后，卫气则能正常地发散和进入脉中，这种症状就会消失。这个在西医叫作晨僵，但是下面的判断不一样，在西医认为是类风湿关节炎的表现，而中医认为是卫气的运行发生了障碍。

　　手三阳经与足三阳经卫气的发散和回流情况略有不同。一是发散，手三阳经发散得多，足三阳经发散得少。我们知道卫气的主要生理功能是发散，手三阳经的发散要充分一些，足三阳经的卫气发散相对来说不是那么很充分。所以就有这么两个生理现象：第一，人体上半身体表的温度高于下半身体表的温度，当然这是从总体上来说，不可拿个别的特殊点来比较；第二，人体的上半身更容易出汗，下半身相对来说比较少一些，这里讲的是生理。有些人除了下半身，其他地方就是不出汗，这是病理。这个问题可以这样来理解，卫气属阳，属阳的部分发散得越多，那么剩余的气，阴的属性就越强。

　　卫气回流，在手三阳经，一般是进入相对应的阴经经脉。如手太阳小肠经发散剩余的卫气就会进入手少阴心经，手少阳三焦经发散剩余的会进入手厥阴心包经，手阳明大肠经发散剩余的会进入手太阴肺经。晨僵现象除了出现在整个手，还可以表现在某一个指头上，或两个指头上。比如说中指，或中指与无名指，说明出问题的就是手少阳三焦经和手厥阴心包经；如果出现在小指，说明出问题的就是手太阳小肠经和手少阴心经；如果出现在大指，或大指与食指，说明出问题的就是手阳明大肠经和手太阴肺经。足三阳经不像手三阳经那样有规律，它们在循行的过程中有交叉，所以足三阳经发散剩余的卫气不是进入相对应的阴经经脉，而是最后一起进入足少阴肾经，然后沿着足少阴肾经进入腹中，最后进入膀胱。

本来卫气进入膀胱还有一条道路，就是沿足太阳膀胱经"抵腰中，入循脊，络肾属膀胱"，但在卫气循环中经足少阴肾经的这条通路更重要，所以着重讨论这一条。

进入膀胱的余气，我们可以将其称为浊阴之气。这个浊阴之气，就在膀胱的气化作用下，重新分清泌浊，阴中之阴就会生成尿液，阴中之阳就会上升，生成卫气和津液，膀胱就是通过这样的作用来生成尿液，保持人体津液的总量。生成的津液和卫气相伴而行，气是不能单独运行的，常常需要某样东西来运载它，在血脉中，由血来运载，而在血脉外则由津液来运载。这样通过膀胱气化的蒸腾上达，又到了目内眦。所以，卫气通过膀胱气化得到补充。

第五，卫气通过膀胱气化得到推动，严格说这种推动也是一种补充。而膀胱通过其气化作用，把化生的，或者说回收的卫气和津液蒸腾上达，这本身也是一种推动。卫气运行的动力主要来源于肺，膀胱的这种推动力也是一种补充而已。

因此，从上面五点，可知膀胱和膀胱的经脉与卫气生理功能有密切的联系，这个联系最重要表现在调节控制卫气布散，并对卫气的生成和运行有一定的推动作用。

足三阳经经过发散剩余的部分经过足少阴肾经进入膀胱，这中间还有一个岔路，卫气沿足少阴肾经向上的过程中，到达内踝照海穴处，就会分流。因为足三阳经的卫气发散的相对不足，所以剩余的气里属阳的部分相对多一些，也就是说阳性强的部分气可以直接回收利用，所以就会在照海穴这里，把一些属阳性强的气经过阴跷脉直接传送到目内眦。阴跷脉的主要通路是起于照海穴，止于目内眦。最后剩下的属阴的部分就输送到膀胱去。这一生理在临床上有什么意义？如临床上，某些患者说足肿，足肿很常见，但是如果患者整个足不胀肿，而是内踝处肿，这种现象一般不采用温阳利水之法，因为它是卫气在分

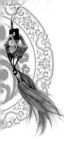

流的过程中在照海穴这里不甚通畅，照海为什么不通畅，是因为阴跷脉终端的睛明穴不通畅。换句话说，其病机在表郁太重，导致了阴跷不通畅，应采用解表之法。这种治法也可以叫作使用药物的下病上治。如果这个通路经常性的不通畅，就有可能加重膀胱与肾的负担，造成严重后果。

再简单地说一下肺和小肠。

小肠在太阳的生理中不是很重要。在六经辨证中，小肠的功能是被分解了的，六经辨证是以脏腑为基础，但它不是简单的直接以脏腑功能为基础，而是按照自身的理论体系消化吸收其生理功能。小肠的生理功能是受盛化物，接受胃初步消化的食物做进一步的消化；吸收经过消化的精微物质，并把它传送出去；剩下的糟粕，固态的传送于大肠，液态的通过三焦传送到膀胱。所以它的这些生理功能在六经体系中被归属于三经。接受胃消化过的食物做进一步消化，这个生理功能归于阳明；糟粕部分传大肠，也归于阳明；吸收精微物质，把它传送出去，这个功能归脾，归太阴；液态部分经过三焦传到膀胱，归于太阳。进入膀胱的液态部分，也是浊阴的一部分；膀胱中的浊阴之气主要来自于从足少阴肾经送来的未发散完的卫气和三焦送来的成为废水的水液。

肺和膀胱都和卫气有密切的关系，肺对卫气最主要的生理功能是化生和推动。气化生的主要部位就是在肺。具体来说是通过膻中来进行的，膻中所生成的是宗气，宗气它能行呼吸，通血脉。气的所有运行都是通过宗气来推动的，所以卫气运行的主要动力来源于宗气。宗气从属于膻中，膻中是从属于肺，所以说肺对卫气最主要的生理功能之一是推动。卫气的生成和推动主要在肺，膀胱只是补充，这一点相当重要。膀胱对卫气的主要功能是调节，足太阳经的卫气失常它是以布散失常为主，而不是卫气量的不足，也不是推动无力。所以从太阳的生理来看，膀胱与卫气布散的关系超过肺与卫气布散的关系。

三、太阳病的病理

刚才有人问到了关于自然界气化的问题，我在这里简单地讲一下。

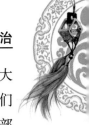

　　自然界气化，我们可以留意，但是不能花太多的时间。气化有大有小，大的就是天气的变化，天气的变化与中医有密切的关系，我们所讲的因时制宜，其实就包括了天气的因素，但是严格说起来，这部分不属于医学本身的内容，而属于天文学、气象学。三因制宜中，最核心的问题是因人制宜，为什么有因时制宜，因地制宜，这是因为在不同的时和地，人的气血发生了变化，不可过分强调天气对人的影响。为什么中医包含有比较多的天文学知识，这是因为在古代，学科分化不完全。

　　自然界的气化当注意三个规律。如《素问·六微旨大论》说："太阳之上，寒气主之，中见少阴"。这个"太阳"，就是讲的方位，以年来说就是冬季。"寒气主之"，对应于天气来说，就是寒气，这个"上"，指的就是天气。气是看不到的。那我们是根据什么来判断寒气的到来，就是根据太阳的这个方位。就像现在是3点4分，那凭什么说是3点4分喃，就是根据我这个手表显示的来说的。这段话的意思就是说，当地球转到这个方位的时候，天气就以寒气为时令主气。这是说的常，不是变。天上的这个寒气要降落到地上来化生万物，它就必须阴阳之气相交，那么中间这个气就是少阴，因为少阴是火气，天上的寒气与中间的火气阴阳相应，就会化生地上万物，也可以从地上万物来观察这个气是不是来了。这就是"太阳之上，寒气治之，中见少阴"的意思。所以这个叫作气应律。这个"寒"是本，我们看的根本就是天上的寒气，那么凭什么来说寒气来了，就是太阳的这个方位，所以太阳为表。所谓中间之气，就是天气要降落在地上，需要和中间之气相合，化生地上万物，这个规律又叫作分配律。这是第一个规律。

　　第二个叫作从化律。《素问·至真要大论》说："少阳太阴从本，少阴太阳从本从标，阳明厥阴不从标本，从乎中也。"从太阳来讲，太阳之本是寒，太阳之标是阳，所以太阳的变化有两个，一个从本化寒，一个从标化热。

　　第三个叫施化律，这个很多人没有讲到。从化律讲的是它本身的气怎么变，以太阳为例，太阳既可以化热入阳明，也可以化寒入少阴。

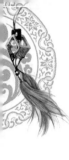

施化律是讲它对其他方面的影响，是较多见的影响。例如《素问·六元正纪大论》说："太阳寒化，施于少阴"，就是说太阳病从寒化来讲它非常容易影响少阴，从疾病来说容易变成少阴病。当然从主要方面来说，太阳主要传变为阳明少阳。除此之外，它很容易转化成少阴，特别是当其阳气不足的时候很容易转化成少阴病。"阳明燥化，施于厥阴；厥阴风化，施于太阴"，阳明热极可以出现厥证，厥阴病之"呕""哕""利"等与胃肠有密切的关系。"少阴热化，施于阳明"。少阴病可以影响到阳明病。为什么少阴有三急下证，就是少阴热化影响到阳明。这是研究《伤寒论》常用到的。当然，我们研究气化更重要的是研究人体内的气化。

（一）太阳病的病因

中医的病因是相对的，不是绝对的。中医学一般不承认绝对的病因，特别是在外因和内因的范畴内。什么是六淫，六气太过就是六淫。什么是太过？很难有绝对的标准。今天大家在这里上课，课后有同学感冒了，对于这位病了的同学来说就是感受了六淫病邪。而对没有病的同学来说，就是六气，就是养育人的正常之气。非典时期，当时在广州、北京，非典传染性非常高，甚至出现凡是与之接触者无一不病的现象。在我们四川出现了一件在全国来说非常特殊的事件。4月8日，从深圳南山开往资中的长途客车上。一位小伙子一路咳嗽不止，不时咯痰呕吐，并伴寒战高热。4月10日7时30分，车到成渝高速公路隆昌生活服务区，大家发现那位乘客已悄然死去。专程赶到的省专家组初步认定为"非典疑似病例"。全车乘客被隔离，直到隔离期满，没有出现新发病例。死者被确诊为非典，有人提出质疑，又送标本到北京复查，仍是非典导致的死亡。怎么解释？有专家提出这样一种说法：死者坐在后排，病菌随着汽车的前进，向车外飘逸。当时就有人提出，坐在他旁边的人呢？从中医角度看，可以理解为这一车人正气比较强，正气存内，邪不可干。这则案例呢是我在网络上看到的，在这里跟各位分享一下。

讨论中医外感疾病的发生，就要注意邪正两方面。其中正气是关键的因素，而邪气是必不可少的条件。

内因是正气损伤而轻。《素问·刺法论》说"正气存内，邪不可干"。六气要进入我们身体，如果不能使我们的身体生病，则六气是我们身体的养料。邪气致病，必是正气有所损伤，但是它形成了太阳病，没有形成阳明病、少阴病，则说明正气的损伤比较轻，中医学没有量化这个损伤的轻重，但是可借用评估评分来表述，假如一个没有生病的正常人的正气为 10 分，那太阳病患者的正气则为 9 分，这就是损伤轻的意思。

外因，即感受六淫邪气是形成太阳病必不可少的条件。六淫病邪都可直接侵犯太阳，引起太阳所属脏腑经络生理失常而成为太阳病。比较而言，寒性病邪更易直伤太阳；热性病邪，如暑邪易于入里，相对说来引起太阳病的可能性要小一些。

至于疠气，我不同意六淫之外还有疠气这种说法，因为疠气也是六淫，只不过是一种特殊的六淫。为什么这么说，天本来只有一气，随着季节的不同和认识的深入，它分为风、寒、暑、湿、燥、火六气。如果除六淫之外还有一气，那就是气二元论，而不是气一元论。中国哲学只讲气一元论，所以它还是这个气，只不过它的变异有些特殊。更重要的是疠气怎么治，从古到今，没有一个治疠气的方，没有一个治疠气的药。非典来了我们怎么治，该散寒还是散寒，该祛风还是祛风，该清热还是清热。如果一个理论对解决问题毫无帮助，那这个理论就没有什么用处，也就失去了它存在的意义。所以，我不讲疠气。我认为疠气就是一种特殊的六淫。所谓特殊，就是它对人的危害比一般六淫重。

（二）太阳病的发病

太阳病的发病可以直接感受，也可以传变而来。因太阳主表，太阳的生理在很大程度上来说就是卫气的生理。六淫之邪侵犯人体首先侵犯人体之表，所以它是直接感受。风、寒、暑、湿、燥、火均能侵犯太阳，当然它们间有差异。比如说暑邪，它比较容易入里，所以相对来说，暑邪侵犯且留表的可能性就小一些，但并不是不侵犯体表。

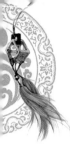

第二个就是传变，关于这个问题，现在只能从理论上来讲，当人体的正气恢复的时候，在里的其他经的病变，比如说阳明病、少阳病是可以转变为太阳病的，包括少阴病也可能转变为太阳病。我在临床中也见到有的患者，昨天是少阳病、太阴病，今天是太阳病。但是在实际临床中，有个问题很难回答，就是某个患者的太阳病是传变而来的，还是直接感受的。

（三）太阳病的典型表现

这里所说的典型表现，就是课本上所说的主症，但是我通常不用主症这个术语。为什么不用呢？我们一说主症，往往就使人感到两点：第一，这些主症就是一定要出现的，所以在临床上，当我们看到一个患者没有出现这些主症时，就往往感觉难以理解。临床表现，始终是现象，不是本质。现象就有可能是变的，没有哪个现象是必不可少的，除非是定义症。比如热扰胸膈证，也可叫虚烦证，当它叫虚烦证时，烦躁这个症状是不可缺少的，这种症状就叫定义症。因此，在这里我们用典型表现，而不用主症，是为了免得误解。第二，这些临床表现不一定出现的概率高，少阳病往来寒热的概率有多高，恐怕不到1%。那为什么我们叫它典型表现，这是因为它最能反映这个证的病机。它不一定出现，但一旦出现，就提示这个病的病机。在有些地方，我也用主症这个术语，说明这些症是确实不可缺少的，是属于定义症的临床表现。例如，太阳中风，汗出这个症状是不可缺少的，可以叫作主症。还要强调，就是除典型的临床症状外，还有其他的临床症状。还要注意这些典型表现不一定都出现，甚至完全可以不出现。临床表现只是现象，现象仅仅是我们认识本质的向导而已。

太阳病的典型表现是脉浮、头项强痛、恶寒加上发热。

这组典型表现的基本内容就是《伤寒论》第1条："**太阳之为病，脉浮，头项强痛而恶寒。**"再加上发热。为什么要加发热呢？虽然在第1条太阳病提纲条文里边没有讲。但是《伤寒论》太阳病篇许多地方都提到了发热，就连一般认为难以发热的太阳伤寒的代表性条文，即第35条一开始就说："太阳病，头痛发热"。后世的研究者一致公认太阳病的代表性临床表现应当补入发热。所以把发热也列入典型表现。

下面我们来逐个讨论为什么它们是典型表现，它们给我们提示了什么样的病机。

在讨论具体问题之前，我们先要提清楚怎么样看待疾病的临床表现。对疾病的脉症要一分为二：第一，疾病的临床表现是邪气侵犯人体后，影响人体的生理功能出现的异常。我们承认疾病的这些临床表现就是失常的生理现象。第二，我们同时也要认识到这些临床表现是正气抗御病邪所表现出来的临床现象。因为，我们非常强调，特别是在外感疾病中，一个重要的疾病病理问题就是邪正斗争。那么这些现象是斗争的结果，是斗争的表现。它既是邪气影响我们生理的表现，也是正气抗邪的表现。在学《伤寒论》的过程中，这一点是非常重要的。

首先说脉。

太阳病提纲条文就首先说脉，说明张仲景非常重视脉。学习《伤寒论》，我们不能完全用今天的脉学知识来套。因为张仲景比王叔和早，王叔和首先规范了 24 脉，后世的人加以补充完善，成了我们通常说的 28 脉。因此就不能要求张仲景在写《伤寒论》的时候按照王叔和的定义来写。再则 28 脉本身就不够用，比如还有十怪脉，怪就怪在它们在 28 脉之外，它们虽怪，平常很难见，影响不大。关键是常见脉象中有些也在 28 脉之外，如《温病条辨》卷二湿温"湿郁三焦，脘闷，便溏，身痛，舌白，脉象模糊，二加减正气散主之。"这里的"脉象模糊"属于 28 脉的哪一脉？哪一脉也不是。还有，28 脉中的每一脉象实际上又可分为数种。所以在临床上我们有时就很难以理解脉象。有人说诊脉是"心中了了，指下难明"，我说是"心中不了了，指下才难明"。这是当前脉学最大的不足。

浮脉，我认为有三种，第一，就是课本上所说的浮中沉均能摸到，但是浮部最大、最有力、最明显。所以今天按至沉部仍然有脉，不可认为它不是浮脉。三部均有，在浮部最大最有力最明显，这是最标准的浮脉。若轻按即得，也是浮脉，至少亡阳虚脱的患者出现浮而无根

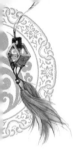

是很少见的，大多数是没有那么严重，轻按即得可以算是一般的浮脉。还有一种，这种浮脉轻按摸不到，稍用力后可以在中部得到，若用力按至沉部，在抬手的同时，脉紧贴着手指浮起。浮起到什么程度，有两种情况：第一种，浮到中部原来的位置，不再浮起，一定注意这个过程脉是紧贴着手指浮起的。第二种情况，则是一直浮到浮部。这个也叫作浮脉。浮脉中有一种情况叫作如木浮水，指的就是刚才我们说的这两情况。其中的第二种情况，脉原来在中部，现在到了浮部，也可以叫作涩脉。脉的现象发生了改变，无论是脉的快慢、位置、力度、形状发生变化，都可以叫作涩脉。正如第48条所说"何以知汗出不彻？以脉涩故知也。"张仲景也认为，表气闭郁可以影响气血运行而出现涩脉。

浮脉从邪这方面说，告诉我们邪气侵袭体表，影响卫气的生理功能，使卫气不能正常地发散。从正气这方面说，说明人体的正气强，能够奋起外出抗御病邪。假若人体的正气不是很强，则脉浮不起，所以太阳病完全可以出现沉脉。太阳病若出现沉脉，说明患者的身体状况比较差。

其次说头项强痛。

头项强痛通常分成两个症状来讲，一个是头痛，一个是项强。

首先讨论头痛。

第一，什么地方痛。现在课本上强调后头痛，如果从典型表现来说，没有错。如果说只能是后头痛，则是错误的。刚才讲过，太阳经循行经过了额、巅、耳、项。所以太阳病头痛可以出现在头的任何一个区域，可以是前头痛，可以是巅顶痛，可以是侧头痛，可以是后头痛，也可以是全头痛。

第二，疼痛的特点。太阳头痛的特点是线状或片状的，很难有明确的痛点。因为导致太阳头痛的病理是卫气不畅，卫气是行于脉外的，因此疼痛一般不出现一个明确的痛点。

第三，怎么来判断。在内科学上，前额痛属阳明，巅顶痛属厥阴，侧头痛属少阳，后头痛属太阳。这与刚才所说的第一点似乎矛盾，其实不然，概括地来讲，外感疾病初期的头痛，不论在什么部位，首先考虑太阳病。辨证论治中，有时主要是根据疾病的症状，有时候主要不是根据症状，而是根据疾病的性质和特点来判断。太阳病可以看作是外感疾病的初期阶段，头痛又是太阳病的典型表现。当外感疾病初起出现头痛，我们难以判断时，就可以考虑是太阳病。假如说前额痛是阳明病，那就要拿出是阳明病的充分证据来，如若没有，则它就是太阳病。实际在临床上，太阳病初期，后头痛的患者不是很多，而前额和侧头痛的患者反而占大多数。

《伤寒论》第56条"伤寒不大便六七日，头痛有热者，与承气汤。其小便清者，知不在里，仍在表也，当须发汗。……宜桂枝汤。"讲的就是这么一件事。头痛有热，不大便，这个头痛通常应为前额痛，一般可看作阳明头痛，阳明头痛伴有不大便，原则上属腑实证，当下，用承气汤。但仔细考察，阳明病的证据不充分，小便清是里无热邪的典型表现，所以其证仍属太阳，由于有内传之象，属偏虚之证，故用桂枝汤解肌祛风。

成无己在《伤寒明理论·头痛》中说"伤寒头痛者，太阳专主也。……阳明少阳亦有头痛，不若太阳之专主也。"这段话通俗地说就是：外感疾病初起，头痛原则上属太阳。把这段话扩展一下：只要初起证没有发生病机的变化，既使六七日，也仍为太阳头痛。

第四，太阳病这个证的病机是什么。在现在的课本上说，这个头痛是因为太阳经的经气不调，这一点既对又不对。太阳经的经气不调是头痛的直接病理，而非病机。什么是病机，病机就是病理的核心环节，那头痛的核心环节是什么，就是卫气闭郁，前面讲膀胱和膀胱的经络对卫气的布散有非常重要的调节作用，反过来因为邪气的原因，使得卫气闭郁，也就反过来影响膀胱和膀胱经络的生理功能。所以它的病机就是卫气闭郁，不能正常地布散。

下面说项强。

项强，就是人的颈部不能正常地转动，凡是颈部不能正常地转动，僵硬不舒，都和筋有关系。能不能转动，与肌肉关节的关系更密切，

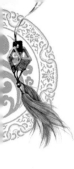

但灵不灵活，这就跟筋有关系。项强，是太阳经筋不利。太阳经筋是太阳经的附属，既然太阳经气不利，那么就有可能影响到它的这些附属。卫气的功能是在发散中完成的，现在卫气闭郁，不能正常地发散，就会不能正常地温煦皮肤、肌肉和经筋。《素问·生气通天论》说："阳气者，精则养神，柔则养筋"。卫气不能正常地布散，则经筋得不到正常的温养，它就会拘急。卫气不能正常地布散，伴随着卫气的津液也就不能正常地布散，则经筋失去濡养而拘急。

卫气是全身性的，那么这个拘急是不是就只表现在项。回答是否定的，实际这个拘急可以出现在全身的任何一个地方，只不过项最具有代表性。《伤寒论》第 12 条说"啬啬恶寒"，什么是"啬啬"，就是形容恶寒而伴有拘束不舒的现象。恶寒是全身性的，那么这种拘束不舒的感觉也是全身性的。在临床上也时有患者自述"一身捆紧了"，这就是全身性的拘急，就是强。

同样的，疼痛并不仅仅表现在头部，也可以是全身任何一个地方的疼痛。在《伤寒论》第 35 条讲太阳伤寒是"头痛……身疼，腰痛，骨节疼痛"，只不过是头痛最具有典型性。为什么说它们最具有典型性。第一，六淫之邪侵犯人体，首先从上部开始，上先受之。所以上部的症状较早出现，上部的疼痛就是头痛；上部的拘急就是项强，没有头强之说，拘急最高的地方就是项强。当然，对大多数患者来说，也是最早出现的疼痛症状和拘急症状。所以在临床上常常出现这么一个现象，我称它为上带下原则。太阳伤寒有头痛，身疼，腰痛，骨节疼痛。那么我们怎么样来判断这个腰痛是不是太阳病的腰痛。就要用到上带下原则。如果一个患者先出现头痛，继而出现腰痛，那么这个腰痛属于太阳病之腰痛可能性就比较大。如果一个人只有腰痛，原则上我们不按照太阳病来处理，因为它不符合上带下原则。拘急亦同理。如果一个患者只有膝关节的屈伸不利，而没有项强，那么这可能不是太阳病，而是肝虚不能濡养经筋所致。《素问·脉要精微论》说"膝者筋之府，屈伸不能……筋将惫矣"。但是如果先有项强，接着出现膝关节不利，这很大可能是太阳病所导致的。而且头痛和项强可以互补，或者说头痛和项强在上带下原则下可以交叉。就是说在上先有头痛，接着出现膝关节的不利，这也可以是太阳病。

第三个症状是恶寒。

恶寒说得直白一点就是怕冷，太阳病的恶寒是比较突出比较典型的临床表现，而且出现得早。为什么外感疾病统称为伤寒，其中一个原因就是恶寒常常是最早出现的临床现象。太阳病的恶寒有两个特征。当然这两个特征也要灵活地理解，第一个就是普遍性，第二个就是持续性。所谓普遍性就是这种恶寒是全身性的，不一定局限于背部，当然背部可能比较突出，但是其他地方也有恶寒的情况。所谓持续性就是这种恶寒持续时间长。中医界常说有一分恶寒未罢，就有一分表证未解，就是持续性的反映。

第四个症状是发热。

第一，发热从表现上来讲，用体温计测量来看分为三种。第一种是无热，第二种是低热，第三种是高热。第一种无热，用体温计来测量，不高。有的人自觉身体有点发热，但这个发热最容易表现的地方是眼睛，眼睛不是发红，有些患者会说在闭起眼睛的时候，觉得上下眼睑有点发热，这就是自己觉得发热而体温计的读数不高。这就是《伤寒论》第12条所说的"翕翕发热"的这种情况。第二种情况体温计显示低热，比正常的体温高那么一点点，一般在38℃。第三种情况体温计显示高热，可以是39℃，或40℃，甚至41℃。当然这个第三种情况常常伴有无汗。所以中医的这个发热与西医体温计读数之间是有一定距离的，这是两个医学，所以描述也就不尽相同。中医的发热包括患者自己感觉到的发热，这是中医不同于西医的明显特点。西医一般不注重患者自我感觉，认为这些不具有可靠性。这是因为西医把患者看作是做治疗的对象，而中医则认为患者是医师与邪气做斗争的战友。在太阳病，如果患者自觉发热，那么说明卫气闭郁开始化热。这就是第一个问题，说明什么是中医的发热。

第二，发热不是最早的临床表现，我们把这种现象叫作发热的滞后性。太阳病临床所见的症状第一个往往是恶寒。当然也有些是不恶

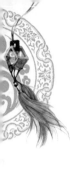

寒的，但仍然是太阳病。就是因为这样，太阳篇提纲证里面没有加入发热这个症状。我们在概论中提到的包博士，在日本时就有些不舒服，在北京稍事停留后飞往成都，自行前往省医院，做了四次甲流测定，最后送到传染病医院才出现发热，滞后了一天多。发热的病理从大的方面来说就是卫气闭郁，壅郁而热。因为卫气是属阳的气体。标准说法叫作营卫不调，营卫不调包括的方面很宽，而作为太阳病来说主要是卫气不调，卫气不调的主要问题不是卫气不足，而是卫气闭郁。

附带说说太阳病常伴见的临床表现，这些表现虽然不是典型表现，但在临床上常常出现，特别是在外感疾病初期出现时，对于识别太阳病有重要意义：

其一是目疾，包括目赤、目涩、目泪等。肝开窍于目，出现目疾，常使人想到肝，而忽略了睛明在目旁，当太阳受邪，导致卫气在睛明区的阻滞，每每波及于目。

其二是鼻疾，包括鼻鸣、鼻涕、鼻塞、鼻衄等。这也是太阳受邪，导致卫气在睛明区的阻滞而导致的。一般分为两种情况，一者，其人偏寒，卫气不行，伴随卫气的津液聚而为水，成为涕而下注于鼻而成鼻鸣、鼻涕、鼻塞；二者，其人偏热，卫气不行，聚而为热，损伤鼻周络脉，即伤阳络而为衄。

其三是耳疾，包括耳鸣、耳聋等。这种耳鸣常常伴有耳区的胀闷不适。这些症状主要是在耳区的卫气运行阻滞所致。

从上面关于典型表现的分析，可以看出太阳病的病机就是卫气闭郁。

（四）太阳病的定义

张仲景是用症状做定义的，而这些症状可以完全不出现。我给太阳病下了个定义，这个定义为属加种差式的定义：太阳病是人体感受外邪，正虚邪入，侵犯太阳，引起太阳所属的脏腑经络功能紊乱所致的急性外感病。

太阳病是急性外感病，这个外感病是因邪气内入，导致营卫失调，以脉浮、头项强痛、恶寒、发热为典型的临床表现。

当然这个邪气只是内入到太阳的范围内。这个定义还隐含着把蓄水证划入太阳病的范畴，甚至把邪热蕴肺的麻杏甘石汤证也划分到太阳病。

（五）太阳病的性质

太阳病的性质从八纲来讲，它属表病，当然也有里证，就是蓄水证。但是太阳病的主体仍然是表证。从寒热来讲，从今天的角度看，太阳病有寒证，也有热证。太阳伤寒、太阳中风是太阳病的寒证，太阳温病是太阳病的热证。从张仲景当时的角度看，张仲景所见太阳病以寒性为主，但多有发热的临床表现，故仲景把太阳伤寒、太阳中风也看作是热证。从虚实来讲，它是实证，正气的损伤程度不重。总的来讲是阳证。但太阳病是个特殊的例子，表里表属阳，寒热热属阳，虚实实属阳。在其他经就不是这样的，比如阳明，从表里来说它属里证，里属阴。因此如何从整体上来判断阴阳属性，它是依据邪正斗争这个重要的方面来判定的：凡是以邪气盛实为主要疾病方面的属阳，所以三阳病总体来说就是以邪气实为主要方面的，而正气损伤的程度不是很重；凡是以正气虚损为主要方面的属阴，三阴病是以正气虚损为主要方面。这是从八纲来说。

从阶段来说。太阳病可以看作是外感疾病的初起阶段。我加了一个修饰“可以看作是”，为什么要加这个修饰，这是因为太阳病可以是外感疾病的一个阶段，也可以是外感疾病的全过程。另外一种情况就是外感疾病可以直接进入阳明或者少阳，这种情况也不能说初起阶段就是太阳病。还有一种情况就是里证出表形成的太阳病，也不能说是初起。但就一般疾病来讲，太阳病是外感疾病的初期阶段是一个可以接受的事实。

（六）太阳病的临床特点

太阳病临床特点的第一点是临床表现不充分。外感疾病是一个过程，太阳病又是外感疾病的初期阶段，这个疾病的表现就不充分。例如发热，太阳病的发热就有滞后性，假如患者没有发热，那么这个无热恶寒就有可能就与三阴病的鉴别出现困难。关于太阳病临床表现不

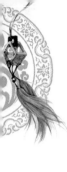

充分还有一个解释，甲流出现后，许多国家的卫生行政部门与医务人员，纷纷向墨西哥了解其病情，最后墨西哥的人员回答了一句"甲流才开始，许多情况我们也不了解。"我说的是个体的情况，墨西哥说的是群体的情况，但都是一个不清楚。

太阳病临床特点的第二点是太阳病的证候类型多。外感疾病的种数很多，多数都可能经过太阳病这个阶段。对于太阳病来说，它的证候类型也多。六淫之邪都可以引起太阳病，这就已经是六种了。实际上六淫之邪不是六种，六淫之邪中每一种又可以分为六种。同样是寒邪，今天的寒邪可能与昨天的寒邪不同，今年的寒邪跟去年的寒邪可能亦不同。第二就是太阳病的正气损伤程度轻，不同体质的特征在邪正斗争中表现比较充分。例如现在是以寒邪为主，但就是有那么一些人感邪后表现为热的现象。发热虽然是邪正斗争的结果，而感受寒邪，若此人阳气旺盛，邪与正相争则易表现为热象。古人说，所受则同，所发则异。也就是说体质不同，在发病中间常常表现出差异。按《灵枢·阴阳二十五人》的说法就是二十五种体质。去年中医药管理局审查通过了一个标准，设立了九种体质，我们就取九种体质。六种气，九种体质，合起来就是五十四种证。证候类型多，能分就分，分不清，那我们首先把握八纲共性、六经共性就可以进行试探性治疗。

正是由于临床表现不充分和证候类型多，所以就会产生第三个特点，就是容易诊断错误。太阳病虽然容易诊断错误，但是按诊断的规律来操作，细的问题分不清楚，大的方面要把握清。例如是不是太阳病，是偏寒的还是偏热的，是偏寒中间夹有热还是没有夹热，这些要尽可能地分清楚。

（七）太阳病的预后

太阳病的预后有愈、传、留，没有死证。太阳病没有死证，不是说得太阳病的人不会死，假如太阳病患者失治误治传为少阴病，则可能出现死证。太阳病在没有传经的情况下，没有死证，因为太阳病的正气比较强。所以太阳病自愈的多，甚至有些太阳病不吃药，也可以自愈。我们不贪天之功，我们承认太阳病可以自愈，但通过治疗减轻患者的痛苦，使自愈更有保障，不致传变为更严重的病证，又有什么不好呢？

从理论上来说，太阳病可以传到其他五经，传得最多见的，就是阳明和少阳。因为实证在实证之间传，是比较容易的。实证要变成虚证，除非正气大虚。在传虚证中间，太阳病易传变为少阴病，这是因为太阳与少阴为表里。

另外一个就是病留在太阳。外感疾病都是急性病，病程一般比较短，可以是七天，十四天，也可以是一个月，但不可能是三个月，更不可能是一年。但是不能拖得更久，拖得更久就会从外感表证转变为内伤杂病，它的病机没有改变，这就是太阳变证。《伤寒论》第 54 条"病人藏无他病，时发热自汗出而不愈者"，就属于这个类型。这是个杂病，病机仍是营卫不调，但已经不是外感疾病，而是内伤杂病。病机没有改变，所以治疗方法仍然按太阳病的治法治疗。

（八）太阳病的分类

太阳病的分类严格地说可以分为太阳经证和太阳腑证。有人用五苓散治疗鼻塞不通，从大的方面来说就是五苓散可以治疗人体任何地方的水湿停聚，从小的方面来说就是膀胱对卫气的布散有非常重要的作用。为什么鼻塞，因为卫气从睛明穴出于体表，卫气闭郁不能正常地布散而聚集在鼻颊这个地方，则伴随卫气而行的津液亦会停聚而成为水，从鼻腔流出。五苓散它不仅可以治疗太阳腑证之蓄水证，而且对调节卫气的布散有着重要的作用。太阳的里证主要为蓄水证，太阳的表证分为太阳伤寒、太阳中风、太阳温病。

由于历史的局限性，张仲景只比较详细地讨论了伤寒和中风，而温病只做了简要的介绍。从恶寒来说，伤寒最重，温病最轻，而中风则介于两者之间。从发热来讲，伤寒发热最迟，其次是中风，其次是温病。

四、太阳病的治疗原则

太阳病既然是实证，从辨证论治的一般情况来说，实则泻之，那

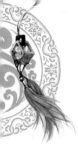

么就应该祛邪，用什么方法祛太阳病的邪气最好？就是汗法。为什么汗法祛邪最好，这是因为它符合以下两个原则：

第一个是就近祛邪原则。因为其对正气的损伤最小，表证是邪由皮毛而入，解表使邪由皮毛而去，则对里的干扰最小。并不是只有汗法才可以治疗太阳病，只是其对正气的损伤最小。

第二个是因势利导原则。从表面看起来与就近祛邪相似，但是着眼点不同。就近祛邪的着眼点是邪气，因势利导的着眼点是正气。前面说了，脉浮的原因就是正气外出抗御病邪。既然是正气向外抗御病邪，则在治疗时就更应该鼓舞正气外出。这就叫因势利导。再如，一个患者泻下，这种泻下也是人体正气驱除病邪的一种方式，当然，如果泻得非常厉害，就应该止泻，但是如果泻得不是怎么厉害，甚至还有泻而不畅的感觉，就应该通因通用，导邪下泄。这个因势利导就是根据所表现出来的抗邪的趋势，采用的相应的治疗方法，例如发热，其属于阳，阳具有发散性，所以发热是从里向外的趋势，也可以说是向上向外的趋向性。而汗法正是具有促使正气向上向外祛邪的功能。

太阳病的主要病机是卫气闭郁，无论什么方法，只要能解除卫气闭郁，它就可以治疗太阳病，但是这要看到这种方法的得失。只有汗法是失最小、得最大。但是在有的时候，由于种种原因，还得应用其他方法。概括地说，只要用之得当，八法均可解表。八法均可解表是我的独创，来源于张景岳的六法均可解表。

从驱邪的角度讲，除了汗法，还有吐法、下法、和法、清法、消法。对于这些法则我们要知其为什么可以解表？它们有什么弊端？怎么使用？

首先说吐法。吐法为什么能够治愈太阳病，吐法最原本的用法是祛除上焦和中焦的有形实邪，如痰涎、宿食等。既然吐法能祛除上焦的有形实邪，那么它就能使上焦的气机通畅，而上焦之气与卫气是密切相关的。《灵枢·决气》说"上焦开发，宣五谷味，熏肤充身泽毛，若雾露之溉"，这些基本上就是卫气的功能，所以用吐法亦能使卫气的闭郁解除。这个方法的弊端就是会伤人，在八法之中，对人体正气损伤最重的就是吐法，这里说的是法，不是药。现在吐法用得最少，其中一个主要的原因就是此法最容易伤人正气。那它为什么会伤人正气，人体的胃肠的正常生理功能是降，而吐法向上，所以它与人体的正常生理相反。正是因为这样，张景岳在提出六法解表时，就排除了吐法，认为吐法伤人不用。我们也认为这个方法一般情况下不考虑使用，特殊情况下可以考虑使用，即患者本身有欲呕吐时，不必强行止吐。或者当患者十分难受，又无药械时可以考虑一试。因为施行吐法很简单，一个指头就可以了。

　　再说下法。下法可以认为是促进大肠之气通降的一种方法。大肠与肺为表里，大肠之气的降，能够促进肺气的降，而肺的降和宣有相辅相成的关系，所以降大肠之气就可以促进卫气闭郁状态的解除。但是下法解表不符合因势利导和就近祛邪的原则。所以原则上不考虑使用。但是在既有表证，同时兼有腑气不通，大便不畅的情况下可以在解表的同时适当地使用通下之药。如桂枝加厚朴杏子汤，也可将方中杏仁改为郁李仁。这里有一个观点，当年凌一揆先生，给我们研究生做过一个讲座，叫如何发现新的中药和中药的新作用，其中讲到同一科属同一药用部位常常的类似的作用。杏仁、郁李仁、桃仁，都是蔷薇科的种子，我刚开始从医时，成都杏仁极缺，先生们都以桃仁代之，我也依样画葫芦，是不自觉的替代；而用郁李仁代杏仁是有意识的替代。既增强了泻下作用，又尽可能保留宣降肺气的作用。

　　第三说和法。和法可以看作是使三焦气机通畅的一种方法，三焦和膀胱共同主腠理和毫毛，分开来讲，各是各，合起来讲，有共性。三焦气机通畅，则上焦气机通畅，上焦气机通畅就有助于解表。可以这么说，和法是除了汗法外，用得最多的治疗太阳病的方法。但它的解表作用不强，只有在表证比较轻的时候才用。张景岳在提出六法解表时，除了吐法，还没有包括和法。明代有的医家认为和法就是小发汗法。提出这种看法的人认为，既然《伤寒论》第230条说服用小柴胡汤后会"身濈然汗出而解"，就属小汗法，其实这里的汗，是表明三焦通畅。若将其全等于小发汗法，则将使小柴胡汤类与麻桂合方类混

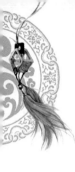

淆不清。和法虽借用于解表，但毕竟不是正法。

第四说清法。清法是消除过多阳气的一种治疗方法。卫气本来就是一种阳热之气，而卫气闭郁就是一种属阳气体的聚集。所以用清法消除过多的阳热之气的方法，也可消除过多卫气聚集，可以达到流通卫气以解表的目的。张景岳讲六法解表时，是包括了清法在内。张景岳属温补派，但他承认清法可以解表。在《景岳全书》中设专篇论"寒中亦能散表"，体现了其治学中实事求是的态度。清法虽能解表，但毕竟不是常法，在使用的时候要把握好度，以免消除过多的阳气而伤及人体。它的弊端就是在清除过多的阳热之气时，会损伤人体正常的阳气，特别是脾肾的阳气。所以在使用的时候要注意清热的程度，还要中病即止，不可过度。

第五说消法。消法后世分为很多方法，有行气、消痰、理血、除湿等。除了凉血、止血法一般不用于治疗太阳病外，其他的方法原则上都可以考虑用来治疗太阳病。在这里重点讨论利尿法。所谓利尿法，就是恢复膀胱气化功能的治疗方法。因为小便的生成储藏排出是膀胱的功能，只要小便不利了，多数就是这个环节出了问题。而利尿就是帮助膀胱恢复气化功能的方法。利尿可以解表，不是常法，是变法，因为它同样不符合因势利导和就近祛邪这两个原则。但是如果表证有比较多的水湿停留，那么就可以考虑用这种变法来治疗。再如祛痰法，二陈汤可以治疗表证，张景岳的金水六君煎。今天主要用来治疗阴虚兼痰湿证，但是张景岳在他的《景岳全书》里本来是用来治疗表证的。当然，这个表证属阴虚痰湿型的。正是因为阴虚所以不可过分发汗，所以就用辛散的二陈汤来解表。有一次课后，一名学生问我：据报道，有人用丹参注射液治疗感冒，效果很好，达到100%。你怎么看？我说：什么100%，不可信。我们现在的报道，凡是患者中断治疗的病例都去掉不计。这里面有好了的，也有没有好的。至于说有效我认为是可能的。因为营气和卫气相伴而行，应用活血化瘀的方法可以通行营气，解除营气的瘀滞，则卫气的闭郁也可以得到解除。但是我不主张这样用，活血化瘀就要伤血动血，这是它的弊端。

祛邪就讲到这里。

太阳病要酌情扶正，疾病既然是邪正斗争，那么就要讲两面。这个酌情扶正不是要不要扶正，而是原则上要扶正。问题是怎么扶正。太阳病的代表性处方，如麻黄汤、桂枝汤、葛根汤、大青龙汤、小青龙汤，都用了炙甘草，以其扶正。虽然炙甘草的用量不是很大，但是它代表了一个原则，就是太阳病要扶正。太阳病在必要的时候可以增强扶正的力量，比如桂枝新加汤就是加强了扶正的力量。特殊情况下，可以单纯使用扶正的方法，就是在正气损伤程度相当严重的时候，可以用扶正的方法来解表。在《景岳全书》里边就写到"补中亦能散表"，代表性的处方就是补中益气汤。在《伤寒论》里，炙甘草汤可以看作是通过扶正来解表的代表性处方。第177条说："伤寒，脉结代，心动悸，炙甘草汤主之"。怎么来认识这里所说的伤寒？第一种情况，伤寒诱发了心动悸、脉结代，现在表象已经没有了，所以用炙甘草汤补心阴、心阳以复脉；第二种情况，伤寒诱发了心动悸、脉结代，但是表象还在，表里同病，里证重急，先治其里。但是在临床上，里证治好了，常常表证也消失了，这是因为炙甘草汤把营卫扶助起来了。"损其心者，调其营卫"，这是《难经·十四难》提出的治疗原则，也是炙甘草汤立法的主要原则。它是补法，通过补，使营卫得到充实，增强抗邪的力量。表里同病，如果里证是少阴病，我们可以用四逆汤。在临床上，常常可以看到阳气恢复了，表证也就消失了。中医治病的一个主要方面是帮助正气和邪气做斗争，当患者的正气损伤比较重的时候，就要以扶正为主，所以说并不是所有的人都是必须发汗。

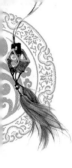

┌ 授　课　提　纲

第一节　太阳病概述

一、太阳
二、太阳的生理

（一）太阳

（二）太阳的生理

1. 膀胱和膀胱经络的生理

（1）膀胱经络的生理

（2）膀胱的生理

①膀胱者，州都之官，津液藏焉，气化则能出。

②膀胱与卫气密切相应。

（3）膀胱和膀胱的经络对卫气的布散的调节作用

①卫气通过膀胱经的睛明穴出于体表。

②卫气主要通过膀胱经而分行于诸阳经。

③卫气通过风府穴的调整以适应各经的生理需要。

④卫气通过膀胱气化得到补充。

⑤卫气通过膀胱气化得到补充推动。

2. 肺和小肠的生理

三、太阳病的病理

（一）太阳病的病因

（二）太阳病的发病

（三）太阳病的典型表现

1. 典型表现

2. 太阳病的典型表现

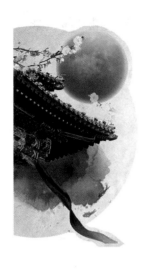

第二节

太阳病本证

六经辨证的具体讨论，就是要讲一些具有代表性证候的证治，这是《伤寒论》最核心的内容。太阳病又是《伤寒论》中最重要的内容，今天就是要讨论《伤寒论》中最核心最重要的内容：太阳本证的证治。学了《伤寒论》如果连太阳病本证的证治都不知道就该不及格，临床医师可以不喜欢用桂枝汤，但不能不会用。这是作为中医从业人员最基本的素质要求。

作为太阳病本证最重要的两个病证，一个就是太阳中风，另一个就是太阳伤寒，今天讨论太阳中风。

一、中风表虚证

太阳中风表虚证，简称太阳中风证，通常又称为桂枝汤证。桂枝汤证不是一个标准的证名，是一个习惯的称呼。在《伤寒论》研究中如果不做说明，提到桂枝汤证原则上就是指的太阳中风证。这是《伤寒论》研究中的一个约定俗成，提醒大家注意。

（一）太阳中风表虚证正局证治（桂枝汤证）

太阳中风表虚证正局证治，正局就是标准类型，证治就是辨证论治的简称。

1. 典型表现、病机与治法

太阳中风证的典型表现是太阳病的典型表现加上汗出、脉缓。

这两个症状就是根据太阳中风的代表性条文，《伤寒论》第 2 条："**太阳病，发热，汗出，恶风，脉缓者，名为中风。**"提出的。对比一下，可知汗出和脉缓是没有在太阳病的典型表现中出现过的。至于恶风，可以认为属于恶寒一类。

汗出。

汗出是太阳中风的标志性症状。要诊断太阳中风证，必须有汗出。从必不可少这点来看，也可以将汗出作为太阳中风证的主症。

首先讲这个汗的几个特点：第一，这个汗是小汗，是"絷絷汗出"。第二，这个汗是温汗，既不是热汗，也不是冷汗。这个汗不是由里热蒸腾而出，故不是热汗；也不是由于阳气不足，卫外不固的汗，故不是冷汗。这个汗是由卫外不调出的汗，故是温汗。第三，这个汗是间断的，不是持续的。因为它是不调，并不是把门大开，是似开不开，似关不关，因此它是间断出汗。第四，这种出汗与发热之间有较密切的关系，这实际上是对间断出汗的一个补充说明。当发热到一定程度时就出汗，汗出到一定程度，发热就降低，发热间断以后汗出就终止。故这种汗可以简化称为"发热汗出"，它的特点是上述四点：小汗、温汗、间断汗与发热有密切的关系。

疾病的现象是邪正斗争的外在反映。

先从"邪"这个角度来看汗出，太阳病是由于邪从皮毛而入影响了卫气的生理功能所出现的证候，也就是说太阳病的核心问题就是卫气闭郁，只不过我们平时不这样表述，平常称为营卫不调。而实际营卫不调的重点在卫不调，卫不调的重点在卫气闭郁。既然是邪气影响到卫，那么就有可能影响到卫气控制汗孔开阖的生理功能。汗孔开闭失调，不需要它开的时候它开了，就有可能出汗。出汗需要三个条件：第一个条件是津液，津液是生成汗的基本来源。第二个条件是阳气，阳气是生成汗的必要动力，要有阳化气，津液才能转化为汗。第三个条件是汗孔要开。太阳病作为外感疾病的初始，人体的阳气和阴津都是比较充足的。因此只要汗孔一开，汗就会出。故从邪气这个角度来讲，汗出就是邪气干扰了卫气的生理功能，特别是卫气主司汗孔开闭

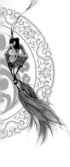

这个生理功能所出现的现象。

从"正"这个角度来讲，"发热汗出"的本质就是正气外出抗御病邪的现象。照理说发热汗出以后病就该解，但是这个太阳中风的患者发热汗出以后病并没有解。为什么呢？患太阳中风的患者正气相对不足，即正气偏虚。注意：不是虚证，它是实证，是实证中正气偏虚的一个类型。正气偏虚，那么卫气抗御病邪的能力就不够，不能够达到持续祛邪外出的目的，所以发热汗出而病不解。按照《伤寒论》中桂枝汤方后注中所示，标准的祛病的汗出应该是："（汗出）令一时许"，即持续汗出需要一定的时间，约两个小时。汗出病不去，是卫气不足，不能持续祛邪外出。另一个方面来说，营也有责任。卫气之所以不能持续抗邪外出，可能是卫本身的问题，也可能是营不能够支持卫持续地抗御病邪。总的来说，这个汗出是由于邪气的干扰使卫气的功能失调，在闭郁的基础上出现了开泄的一面。注意：闭郁是基础，开泄是特征。第二，这个患者有偏虚的倾向，由于偏虚导致了营卫之间不谐调，不能持续地鼓舞正气抗御病邪，所以出现了"汗出而病不解"的现象。

脉缓。

脉缓，结合已知的脉浮，那么就应是脉浮缓。从邪气的角度来讲是邪气侵犯了人体肤表，浮脉主在表。从正的角度讲它是体内正气奋起抗御病邪的现象。脉提示的是体内气血运行的状态。浮脉提示体内气血外出迎战病邪。如果患者体质偏虚，正气奋起无力，那么这个脉就可能浮不起来。临床上切记，出现沉脉不一定不是太阳病。这个缓不是二十八脉中"小快于迟"那个缓脉，讲的不是至数，而是力度，是说这个脉的有力程度比紧脉要低一等。若紧脉是第一等有力，那么缓脉就是第二等有力，注意它不是无力，而是有力的程度低于紧脉。这个现象说明了两点：第一，单纯从闭郁的角度上来看它比紧脉的闭郁程度要差一点，因为它在闭郁之中有开泄的一面；第二，正是因为它会出汗，汗出就消耗人体的津液和阳气，正气损伤的程度就要比太阳伤寒重一些。概括起来说，就是太阳中风是太阳病中闭郁状态中有开泄特点的一种类型，是正气损伤程度稍重的类型。

综上可知太阳中风的病机是风寒袭表，卫开营泄。也可以概括为营卫不调，卫开营泄。但应注意，风寒袭表，营卫不调是第一要义，即首先是闭郁然后才是开泄。和所有的太阳病一样，它的基本病机是卫气闭郁，卫开营泄只是强调它以开泄为特征并不是说它以开泄为主。

说到这里有必要看看太阳中风的代表性条文，《伤寒论》第 12 条：**"太阳中风，阳浮而阴弱，阳浮者，热自发，阴弱者，汗自出，啬啬恶寒，淅淅恶风，翕翕发热，鼻鸣干呕者，桂枝汤主之。"**这个条文中的"阳浮阴弱"的含义就是"卫气闭郁，卫开营泄"，卫为阳，感受外邪，外浮以抗邪，故热自发；营为阴，津液从属之，营阴外泄，即津外泄而为汗。

方有执等认为"阳浮而阴弱"是讲脉。至于如何看待阴阳，中医界是有分歧的，就不细说了。张仲景在《伤寒论·辨脉法》第 11 条说：**"阳脉浮大而濡，阴脉浮大而濡，阴脉与阳脉同等者，名曰缓也。"**很显然，张仲景认为，在典型的太阳中风，其脉也是阴阳俱浮缓，没有区别。第 12 条既然是太阳中风的代表性条文，当然也应与《伤寒论·辨脉法》第 11 条一致。方有执的观点固然与其认为《伤寒论·辨脉法》参有王叔和之语，不深究有关。还有为"浮"字之误解，认为"浮"就是说脉。其实在中医学中"浮"还可以解释为卫气的外浮。《素问·生气通天论》："因于寒……神气乃浮。"王冰就注为："卫气外出以应之也。"

再看第 95 条："**太阳病，发热汗出者，此为荣弱卫强，故使汗出。欲救邪风者，宜桂枝汤。**""荣弱卫强"，又作"卫强营弱"。"荣""营"相通。卫强就是卫实，太阳中风主要是卫受邪，卫失调，故称卫实。汗出是营阴的外泄，加之营本身未受邪，故相对卫而言为虚。

据此，太阳中风的治法是解肌祛风，调和营卫。既然是卫气闭郁就应该用解表法。解表法，我的看法就是直接使卫气闭郁状态得到解除的方法。既然基本病机是卫气闭郁，就应该用解表法，既然是感受风寒病邪引起的，就应该用辛温解表法。但是注意两点：第一，既然

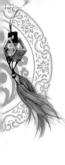

它是在闭郁之中有开泄的一面，就不应该用强烈发散的辛温解表法，而要用发散力不强的辛温解表法。第二，《伤寒论》治疗的最高原则就是扶正祛邪，就像打仗一样，打击敌人保存自己。对太阳中风的治疗要求使用具有较强的扶正作用的辛温解表法。根据这种要求及《伤寒论》中的相关论述，故概括为"解肌祛风，调和营卫"。祛风就是比散寒次一等，即发散力不强，在第 95 条中将这一治法称为"救邪风"，救就是治的意思。解肌就是考虑扶正，就不是简单地直接发汗，是通过调整生理功能，鼓舞正气去和邪气做斗争，调整生理功能具体来说就是调整营卫的生理功能。解肌就是通过调整营卫的生理功能，达到扶正祛邪、解除表证的治疗方法。

2. 代表方桂枝汤与方义

太阳中风证的代表处方是桂枝汤。

桂枝汤方

桂枝三两，去皮　芍药三两　甘草二两，炙　生姜三两，切　大枣十二枚，擘

上五味，㕮咀三味，以水七升，微火煮取三升，去滓。适寒温，服一升。服已须臾，啜热稀粥一升余，以助药力。温覆令一时许，遍身漐漐微似有汗者益佳，不可令如水流离，病必不除。若一服汗出病差，停后服，不必尽剂。若不汗，更服依前法。又不汗，后服小促其间，半日许令三服尽。若病重者，一日一夜服，周时观之。服一剂尽，病证犹在者，更作服，若不汗出，乃服至二三剂。禁生冷、粘滑、肉面、五辛、酒酪、臭恶等物。

现今《方剂学》侧重于讲药起什么作用，对于这个处方起什么作用，为什么会起这个作用。

在这里，为了深入理解桂枝汤，首先回顾与之相关的营卫之间的关系。第一，营卫同源：它们都以水谷之气为主要来源。第二，营卫同行：我这里讲营卫同行，并不否认异行，只是强调在异行的同时有同行的一面。卫气虽然行于脉外，但卫气在脉外的循行非常特殊，它是沿着六阳经经脉布散的。既然卫气行于脉外，那么为何又与阳脉紧

密相关？那就是因为卫气虽然行于脉外，但它是与营气相伴而行。营卫既然是一个来源，甚至在演化过程中它们的主体部分都是相同的。即可以把营卫二气在一定程度上看作是一个气，只是卫气是这个气中偏阳的部分，营气是这个气中偏阴的部分。因此在中医学界早就提出来"营中未必无卫，卫中未必无营"，所以营卫既是异行的，也有同行的一面。第三，营卫互助：卫属阳，营属阴。"阳在外，阴之使也；阴在内，阳之守也"是阴阳的普遍规律，也是营卫之间的规律。第四，营卫互化：通过风府汇聚以后，卫气通过六阳经脉布散全身，进行发散。我们始终都要清楚卫气的生理功能是发散，卫气不发散就是病，卫气的生理功能实际都是在发散过程中实现的。卫气发散剩余的部分原则上进入脉中。卫气按阴阳的无限可分性又有偏阴的部分和偏阳的部分，偏阳的部分发散掉了就剩下偏阴的部分，这部分卫气就接近于营气的性质，主要进入脉中。《素问·太阴阳明论》讲"毛脉合精"就是卫气进入脉中与营气相合。正常情况下发散剩余的卫气进入脉中对营气进行补充。特殊情况下，比如说感受外邪，营中偏阳的部分就要出于脉外，形成卫气参加到抗御外邪的斗争中。这就是阴支持阳的具体方式的一种：转化为阳，转化为卫参与抗邪斗争。

桂枝汤方义重点讲这个处方如何通过调和营卫来达到解表的目的，如何体现了它是一个有比较强扶正力量而发散力不是很强的辛温解表剂。

桂枝。

《伤寒论》药名后注中称其"去皮"，有人误解是要将桂枝的皮剥去后用，所以医籍中可以见到有些人用桂心。这是完全从字面上来理解。在仲景的时代，肉桂和桂枝都叫作"桂"。"去皮"就是针对这种状况而言，说桂枝汤用的"桂"只能用桂枝不能用肉桂，要把那个肉桂皮挑拣出来。张仲景是认识到桂要分为肉桂与桂枝的先行者。

桂枝在本方中起三个作用：

作用一，桂枝能促进脾的健运。脾胃为营卫生化之源，桂枝促进脾的运化，就能从根本来源上促进营卫的化生。只有把营卫增强了才

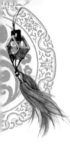

能真正说得上调整。

作用二，桂枝能够通行营卫。太阳病的主要问题是卫气闭郁，原则上，任何一个能使卫气闭郁解除的方法都能治好病，但一定要符合就近祛邪与因势利导两个原则才是好的方案。使用解表剂，直接使卫气通行，就是很好的方法。桂枝既能通行卫气又通行营气。营卫之间有一个同行关系，治疗卫气闭郁既可以直接通行卫气，又可以通过通行营气来达到通行卫气的目的。桂枝直接通行卫气的能力并不强，但是它有，这是今天《中药学》把它放在辛温解表剂的原因，我认为解表药就是能够直接解除卫气闭郁的药。但单用桂枝一般是发不出汗的，说明它通行卫气的力量不是很强，倒是它通行营气的力量较强，单用桂枝能够促进脉搏、血流的加快，脉搏的有力。营行脉中，脉搏的情况直接反映营气的情况。

桂枝通行卫气的力量不是很强，而太阳病的主要问题是卫气闭郁，即使太阳中风也是以卫气闭郁为基本病机，因此应该如何来看待桂枝在桂枝汤中的作用。

看待一个药物在一个处方中的作用要注意以下三点：一，要注意这个药物的相关作用，比如对于桂枝，不但要看到它通行营卫的功用，还要看它促进脾运化的作用、化气的作用；二，要注意这个药物与配伍药物的关系，在桂枝汤中特别是桂枝与芍药、生姜的关系；三，要注意这个处方组成的目的是什么，使用桂枝汤治疗太阳中风的目的就是需要一首发散力不强的辛温解表剂，就是需要一首有较强扶正作用的辛温解表剂，因此选桂枝作为主药是再恰当不过了。

有报道称，对感冒采用丹参注射液能活血化瘀，活血化瘀就要通行营气，通行营气就能使卫气的闭郁得到解除，但我不主张用这种方法，这是"戕害无辜"。病在表，在卫分，去动血是没有道理的。张仲景在《伤寒论》第106条讲述蓄血证的治疗原则时指出"其外不解者，当先解其外"；叶天士在《外感温热篇》提出"在卫汗之可也，到气才可清气，入营犹可透热转气，……入血……直须凉血散血。"都是强调在外感疾病初期慎用活血药。

作用三，桂枝具有化气的作用。桂枝化气的作用是非常全面的，它能化五脏之气。这里讲与太阳病相关的两个方面：一是把营气转化为卫气；二是化膀胱之气。膀胱之气和解表又有什么关系？膀胱及其经络在卫气的布散中起着重要的调节作用。膀胱的气化功能正常，有利于卫气的正常布散。

桂枝在本处方中的以上三个作用可以归结为两点，一则通行卫气，二则补充卫气，而侧重于补充卫气，它通行卫气的力量是不强的。桂枝作为主药，恰好体现了有较强扶正作用且解表力不强的辛温解表剂这个要求。

芍药。

芍药在汉代同样没有分白芍和赤芍，它们的划分大概是唐以后的事。仲景本人也没分。从今天的主流意见来看桂枝汤中用白芍更好。

白芍在本方中有两个作用，为了和桂枝汤对应，把它拆成三个作用来讲。

第一，疏肝。疏肝的作用是保证脾的健运。肝的疏泄是脾运化的重要保障。木克土是生理的不是病理的。

第二，疏肝有利于气血的运行，那么它就有利于营卫的通行。白芍的强项在通行气、卫，弥补了桂枝的不足。

第三，白芍化营气。白芍与甘草相合通常称为酸甘化阴，具体在这里表现出来就是化生营气。化生营气体现了"善补阳者必于阴中求阳"，有人认为这句话仅适用于肾之阴阳是错的，所有阴阳都适用。要充分地化生卫气必须要营气充足。芍药在本方中是全面地支持桂枝的作用，不是跟桂枝捣乱。现在讲桂枝汤时多说桂枝要发汗，芍药会敛汗，故有此一说。桂枝汤的第一要义是解表，只不过它不是直接去解表，而是通过调和营卫去解表，但解表是它的目的。解表就是为了恢复卫气正常发散的生理功能。由此可见芍药在本方中的作用，至少主要作用不是收敛。如果非要说它有收敛的一面，可以理解为使卫气不至于过分发散，始终使营卫保持密切的联系。

现在中药学一讲酸味的药物就是收敛。虽然酸味的药物有收敛的

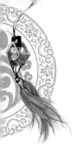

一面，但显然不是只有收敛的一面。《素问·阴阳应象大论篇》说"辛甘发散为阳，酸苦涌泄为阴"，第一句好讲，可以以桂枝汤为代表，大家都讲；第二句一般都遮遮掩掩不讲，因为不好讲。它其实是说酸苦的药物也有祛邪、发散的一面。酸是木之味，而木的基本特性是条达、舒展而不是收敛。过去在川西坝子，老年人若有一点小的伤风感冒，一般不吃药，会自己下一碗酸辣面，吃了盖上被子，睡一觉就好了。吃酸辣面而不是光辣面，就是体现了酸苦涌泄这一面。凉山地区彝族，酸菜汤既是他们的主要饮食也是他们的基本药物。在山上淋了雨，从外面回到家第一件事情就是烧火熬酸汤，有感冒治感冒，没有感冒预防感冒。俄罗斯民间治疗感冒用覆盆子，覆盆子是典型的酸味收涩药。西医解释这是因为覆盆子富含维生素 C，中医的解释就是酸苦涌泄。学中医不要学得太死，既要看到它的次要方面也要看到它的主要方面，白芍在解表时，特别是与桂枝等阳性药配伍时，它的次要方面，它发散的一面就成了它的主要方面。

赤芍与白芍确实有区别。

用辩证法的观点来看，两个事物有区别就有联系，有联系就有区别。因此，当我们讨论两个事物区别的时候我们要注意到它们的联系，当我们讨论它们联系的时候不要忘了它们的区别。白芍和赤芍既然都是芍药，那么它们就有共性。至少在以下几点上是有共性的：第一，仲景当年既然没有区分赤、白芍，那么仲景不可避免地用过赤芍的桂枝汤，至少两者在治疗效果上没有显著差异。第二，从唐开始区分赤、白芍，从这个划分开始起就有争论，特别是围绕桂枝汤。主流的看法是用白芍，当然也有人是持赤芍的观点。最具代表的人物是许叔微，在他的《普济本事方》中讲到有一个人感受寒邪请诊于许叔微。许叔微言当行桂枝汤，其家人言已用桂枝汤但少效。叔微问汤中用何种芍药，病家曰是白芍，叔微言错，当用赤芍。遂再用赤芍做汤与之，果瘳。许叔微虽然错在两碗饭吃饱了，不认第一碗的账，不承认白芍，但至少证明了桂枝汤是可以用赤芍的。我从 20 世纪 60 年代初开始开中药处方，到 20 世纪 70 年代中期基本都是用的赤芍，因为当年白芍非常紧张，医院进点白芍原则上是给妇科用的。我基本上用了十几年赤芍的桂枝汤，一样有效。再造散方中实际有一个桂枝汤，主张用赤芍，也是受许叔微的影响。

生姜。

它在本方中的作用有三，跟桂枝差不多，只不过有些侧重点不同。

它的第一个作用是健胃，对应的桂枝的作用是健脾，都能够帮助消化。当然健脾的涉及范围宽，健胃的范围相对来说窄一些。

第二个作用能通行营卫，它的强项在通行卫气。单用生姜就可以把汗发出来。民间用红糖姜开水治感冒，它就是一个简化了的桂枝汤。生姜的发汗力很强，有人说芍药在本方抑制了桂枝的发散，其实本方发散力最强的是生姜，而不是桂枝。

第三个作用是化气。生姜也能化卫气，也能化膀胱之气。红糖姜开水的红糖补营气，生姜就是促进营气转化为卫气去发散。单用生姜开水的效果不如用红糖姜开水的效果好，道理就在这里。有些人利尿用生姜皮，实际上生姜本身也能利尿。利尿就是促进膀胱气化的一种治疗方法。

桂枝的作用一是扶助卫气，一是帮助卫气发散，桂枝的强项在扶助卫气。生姜也有这两个方面的作用，但生姜的强项在通行卫气。所以真正桂枝汤发散力量的强弱在生姜不在桂枝，可是仲景并没有把这个方叫作生姜汤，可见他的着眼点并不在于单纯的发散，因为要讲化气的能力桂枝显然要比生姜强得多。

大枣、炙甘草。

大枣、炙甘草概括起来有三个方面的作用。

第一，扶正。太阳病的所有处方都要扶正，而且桂枝汤中用了两个扶正的药物，加强了扶正的力量。

第二，炙甘草与桂枝相合是辛甘化阳，与白芍药配合是酸甘化阴，能够促进营卫的化生。它们不仅在源头上加强化生而且在营卫的具体生成上也能发挥作用。

第三，大枣可以看作是一个食品，是营卫化生的一个来源。当然

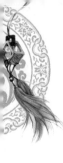

单靠那几个大枣要化生充足的营卫显然不够，于是仲景就添了一碗热粥作为帮手。热粥是这个处方中化生营卫的主要来源。

桂枝汤这五个药相配确实符合了我们对于太阳中风解表剂的基本要求：它是一个发散力不强的有较强扶正作用的辛温解表剂。

注意：第一，它是有发散力的；第二，它的发散力不是很强，这一点体现在它的主药发散力不是很强，而且它用了比较多的扶正的药物，而且确实芍药有一点酸收的作用。第三，它的扶正力较强，除了大枣、炙甘草直接扶正以外，桂枝、芍药、生姜通过健脾胃也能够起到扶正的作用。

在中医界一说到桂枝汤，就说它是调和营卫之方。那还有哪些方是调和营卫的呢？当然首先它得是发散力不强的辛温解表剂，其次就是有较强的扶正作用的辛温解表剂。那么是不是只要是扶正祛邪这一类的方剂都是调和营气的处方？显然不是，还有一点就是要有养营作用的扶正祛邪剂，说得具体点就是要有桂枝、芍药或生姜、大枣、炙甘草两组中的任一组，或类似作用的处方都可以看作是调和营卫的处方。常见的比如，参苏饮、再造散就是，再有生姜红糖水、金水六君煎也可算。

3. 桂枝汤的煎服法

下面我们说说桂枝汤的煎服法。

总的来说煎服法包括三个方面：第一，这个药剂如何制备。中医临床用得最多的是汤剂，故称煎法。第二，具体怎么服用。第三，相关注意事项，可称护理。我们着重讲讲桂枝汤如何制备，怎样煎煮。

桂枝汤的煎煮是用小火久煎，只煎一次。"小火"是在桂枝汤方后注中明确讲了"微火"。"以水七升煮取三升"，从用水量与取药量的差说明了煎煮时间。下面有两个参考数据来具体说明这个煎煮时间是多久。汉代的一升大致是 200ml。也就是说古人与今人服用液体类的东西，适当的剂量都是 200ml 左右。有人用 1400ml 的水，药物的量也按汉代的度量衡来称量，煎煮最后取得 600ml 的药液用了 56min。另外有一个算法，过程这里就不讲了，本方的煎煮时间是 38min。就算是 38

分钟也要比今天通常所说的解表剂煎煮的时间长得多。故基本要求就是小火久煎。至于只煎一次，只能认为仲景时代中药资源很丰富。

今天在《中药学》和《方剂学》都认为解表剂要大火急煎，理由是如果小火久煎里面的挥发性成分就跑了。但是，中医学不认为解表剂解表的能力就来源于那个挥发性成分，至少四川人不这样看。传统四川煎药的药罐是没有盖子的，并不怕挥发性成分跑掉。那是什么在解表？我们探讨中医学问题必须从中国文化，从中医学本身来探讨，现代化我不反对，但是不能乱现代化。西医的解释不一定对中医适用，如果都适用那么中医就不必要存在，就是因为它解释不了，所以中医才有存在的必要。

中医学认为气为阳，味为阴。药物有气也有味，在使用药物时，有时是重在使用气，有时是重在使用味，确实可以通过配伍来进行选择，但这不是唯一的方法，至少还有三个方法。

第一，煎煮时间。如果一个药物我们重点在使用它的气，那么煎煮时间就要短，气为阳。注意这个气不是香气，是"四气五味"之"温热寒凉"之气，与香气没有直接关系。如果重点是使用它的味，那么煎煮时间就要长。这一个规则在《伤寒论》中得到了充分的体现。《伤寒论》中的汤剂从煎煮时间这个角度来讲，煎煮时间最短的是大黄黄连泻心汤。实际上它并没有煎煮而是用鲜开水（沸水）泡服，泡的时间很短，2~3min。这就是重点用它的气，清热消痞，这样方中虽然用了大黄，但大黄的苦泄作用表现不出来，服用以后不会出现泻下。四逆汤是一首回阳救逆的处方，偏重在用其气，在《伤寒论》中煎煮时间就短，以水三升，煮取一升二合，大约18min。这里请同学们注意，这里是讲用气用味问题，对于四逆汤怎么用大家一定要慎重。反过来《伤寒论》中凡是太阳病代表性的解表剂，桂枝汤、麻黄汤、大青龙汤、小青龙汤、葛根汤都是久煎。相比之下，桂枝汤煎煮时间还算短，麻黄汤煎煮的时间还要更长，小青龙汤的煎煮时间比麻黄汤还要长一点。所以重在用气就急煎，重在用味就久煎。

第二个方法就是炮制加工。如果一个药物重在用它的气，原则上

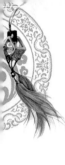

不加工炮制。《伤寒论》中有两个药物充分反映了这个问题。第一是甘草，整个《伤寒论》中仅两方用生甘草，甘草汤和桔梗汤治疗咽喉疾患，其余都用炙甘草。生用就是取其气，甘草本来是偏凉性的，生用也就是用它清热解毒的一面。炙甘草就重在用它的味，甘以缓之，甘以补之。白虎汤用炙甘草很多人不理解，但不要忘了扶正祛邪是最高原则，祛邪不要忘了扶正。另一个是附子，《伤寒论》中四逆汤类真正回阳救逆所用都是生附子，重在用它的气，温以回阳。反过来制附子多是用来治疗风湿疼痛、水湿停聚，取其"辛以散之"之味。

　　第三个是药物用鲜品还是用久贮品。这个原则在《伤寒论》中没有直接体现，有间接体现。如果一个药物重在用它的气就用鲜品，若重用味则宜久贮的。比如鱼腥草清热解毒用的是气，用鲜品就比用晒干了的还要好。很多草药医用草药起来的效果比药房里的药好就有这个道理。像这种药品，如果没有新鲜的那么也要用贮存时间较短的才好。又如鹿茸，是一剂较重要的补阳药。原则上要用当年采收的，但不主张乱用。清代皇帝常饮鲜鹿血是其短命的原因之一，入关以后气候不是那么寒冷了，仍照常饮鹿血，导致阴阳不平衡。反过来，二陈汤的半夏跟陈皮要用久贮，就是重在用它辛开苦降之味。由此可以推知二陈汤本身，寒证与热证都可以用，因为使用重点不在它的气，而在它的味；若再予加减，则更是寒痰热痰都可用。另外，按照传统中医书籍的记载，麻黄宜久贮，这就跟现代化的实验结果发生了冲突。现代麻黄的质量指标是以麻黄中的麻黄素含量高低为标准，通过这个标准来看，越新鲜的麻黄，麻黄素含量越高，质量越好。但中医使用麻黄不仅仅是使用麻黄素，因此以麻黄素含量的高低来评定麻黄质量的好坏是不正确的。使用麻黄重点在用它的味，辛以散之。前年我们几个高中同学在茶馆里品茶。一个人说今天下午回家煮点绿豆稀饭，做个凉拌黄瓜，众言清爽。另一位言他家那位不吃绿豆稀饭，吃了要拉肚子，但绿豆炖排骨吃了又不拉肚子。众言奇怪，问我为何。我言不奇怪，煮绿豆稀饭煮不了多长时间，绿豆的凉性还足，故吃了会拉肚子。如果绿豆炖排骨，没有两个小时下不来，绿豆的凉性去得差不多了，所以不拉肚子。另外一个例子，四川人平常少吃牛羊肉，但冬至节又都很愿意吃牛羊肉，而且要附片来炖，平常阴虚有热的人一样吃附片炖羊肉，吃了也不会出事。因为附片炖羊肉要熟，没有一个晚上煮不烂，经过这样长时间的蒸煮，附片的温性已经没有多少了。所以中医有它自身的理论体系，不能完全用今天的东西来套。

桂枝汤的服用关键在掌握药量，包括每一次的量和总量。

常规的服法是一日三次，每次汉制1升，即200ml。病轻的一次汗出病解就不再服了，不一定要尽剂，是药三分毒，通过服药达到阴阳平衡，达到治疗目的就行了。桂枝汤确实是具有较强扶正作用的，但它是解表剂。不要忘了桂枝汤的基本作用是发散，不要把桂枝汤当作一个补益剂。如果病重可以考虑加量服用。仲景提出来一个方法是值得参考的，即每一次服用的量并没有增加，但是缩短服药间隔，每2小时服一次，一昼夜可以把3付桂枝汤服用完。这种方法的好处在于便于控制，如果一次就把3付药喝进去，发现多了是拿不出来的。而缩短服药间歇可以连续观察，看到哪一次见效了，后面就可以停服了。这个方法不仅适于桂枝汤，麻黄汤、大青龙汤必要的时候都可以借鉴这种方法。以上是成人的服法。今天基本的做法是熬两次，因为熬一次确实又糟蹋了，熬三次确实没有这个必要。2岁以下的小儿我们主张只熬一次，服用不拘次数，一日五六七八次都可以，每次10ml就可以了。最简单的方法是把热好的桂枝汤放到奶瓶里，等娃娃一张口就喂，等他意识到是药的时候基本上10ml就已经服下去了。就这样训练几次，以后吃中药就不麻烦了。我治过的小儿最小11天吃桂枝汤，现在基本上吃中药就不麻烦了。

开完桂枝汤后一般要求患者熬30min左右。只有当认为辨证是准的，但是服了桂枝汤效果不好，就要求患者久煎，原则上就是40min，甚至可以达到50min。我自己吃药，我家人吃药都久煎。

下面说说服用桂枝汤的护理，也就是宜忌。

第一，是啜热稀粥一升余，也就是喝一汤碗稀饭，辅助解表。先服桂枝汤后吃稀饭，与今天解表剂的药食顺序恰好相反。今天解表剂的服用多是饭后再服，因病在上焦，先吃饭后喝药。桂枝汤反过来用，是因为这碗稀饭不是"饭"，它是化生营卫的原料，我称之为"桂枝汤伴侣"，它只能跟桂枝汤走。桂枝汤本身只有促进脾胃化生营卫的能力，而它化生不了多少营卫，方中几粒枣起不了多大作用，真正化生营卫的原料是这碗稀饭，热稀饭既容易消化又不伤脾胃。就像开机动车先要空车转一会儿，再把负重加上去，先服药让脾胃运转起来，再把稀饭这个原料加进去，营卫就产生出来了。如果先把稀饭加进去再来运转脾胃，就谨防把齿轮全部打烂。

第二，是温覆，就是盖被子。它可以看作是减少卫气的发散，实际上就相当于增加了卫气，所以温覆也可以解表。川西坝子老年人感冒了吃一碗酸辣面，盖上被子睡一觉就好的原因也是这个。温覆实际上也起着一个扶助卫气，帮助卫气与邪气做抗争的作用，所以它作为一种辅助治疗方法就是正确的，是有效的。但《伤寒论·伤寒例》中说"未有温覆而当不消散者"，就稍微说过头了。首先要肯定《伤寒论·伤寒例》所讲的基本内容与《伤寒论》六经净本之398条所讲的基本内容是一致的，都讲到了温覆，都讲到了温覆对于治疗太阳表证有效。有人主张《伤寒论·伤寒例》不读，因为《伤寒论·伤寒例》是王叔和写的。我的观点是《伤寒论·伤寒例》有可能是王叔和写的，但只要符合张仲景的学术观点它就是对的。就像现在许多中医名家的经验是徒弟整理的，我们关键是看它是不是符合他师父的学术观点，如果符合，我们也是要认账的。另外，从反面来看这句话确实说过了一些，事实上并不是所有太阳病睡一觉都好了。汉代的代表文体是赋，赋的特点就是夸张，因此张仲景也好，王叔和也好，有时说点夸张的话，也可理解。

第三，是食忌。总的来说是两个方面。首先，禁生冷、黏滑、肉面、奶酪、臭恶等不易消化或不清洁的食物。因为营卫的生化之源是脾胃，要治太阳病就要把脾胃保护好，如果没有保护好，不仅营卫化生不出来，甚至表邪还要内陷，所以第一个不要伤脾胃。以前都说中医禁忌多，现在有些中医也的确禁忌较多，我们附院就有，专门印一些小纸条，患者看完病就贴在病历上，仔细一看就基本上忌完了，只有喝稀饭。对于这个问题我们的基本观点是急性病禁忌从严，慢性病禁忌从宽。水谷首先是养人，然后才是害人。只要注意到了不吃不清洁的、不易消化的食物，其他该吃的还是可以吃。饿着肚子病自然好不了。慢性病为什么要从宽？你去吃三个月咸菜稀饭试一试。现在西医禁忌也多，今天早上一个患者看病问鸡蛋可以吃否，我答可以吃，患者说西医说胆固醇含量高，我说胆固醇是生命不可缺少的材料，拒绝胆固醇就是拒绝生命。任何一个事情，有利就有弊，不要过分夸大它的利也不要过分夸大它的弊。什么东西都是适可而止，过犹不及。另外就是禁发散的食物。有人就不理解，表证就是要发散，为什么要禁发散？这就叫作什么事情都要适可而止。卫气的基本生理功能是发散，但并不是发散得越多就越好。发散过多就伤卫气。所以什么事都要有一个度。既然桂枝汤这个处方已经考虑了这些因素，如果又吃发散之品来增加它的发散力，就有可能导致发散太过损伤正气。

4. 桂枝汤的临床应用

首先谈谈桂枝汤发散能力的调整，着重讲如何增强其发散能力，知其增强则其反面就是减弱。临床使用中如何增强桂枝汤的发散力，有四个方法。

第一个方法是调整桂枝汤中药物的比例关系。桂枝汤中的桂枝和生姜都是解表发散的药物，可以称为阳性药物。剩下的三个药物，芍药、甘草、大枣，今天多放在补益药中，既然是补益药物它的发散力就不强，可以归为阴性药物。从调整比例这个角度看，增强桂枝汤的发散力有两个方法，一个就是增加阳性药物的比例，另一个就是减少阴性药物的比例。增加阳性药物是桂、姜都加还是只加一个，根据需要来定，如果觉得增加一个就够了，就只增加一个，如果两个都增加就要防止发散太过。桂枝去芍药汤可以看作调整比例的极端例子。桂枝加桂汤也属于此，只是《伤寒论》中的桂枝加桂汤用于奔豚，属于桂枝汤的非典型应用，这个问题等会儿还要讨论。

第二个方法是加入发散药，比如解表药。发散药包括解表药，当

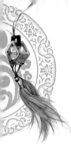

然不止解表药。仲景在《伤寒论》中最爱加的两个药就是麻黄和葛根。桂枝汤中加麻黄不等于就是麻黄汤，其中的关键在于麻、桂的比例关系，这个问题到太阳伤寒再讲。不要一见到麻、桂同用就说是麻黄汤，要构成麻黄汤，麻、桂必须有一个特定的比例关系。另外可以加半夏或陈皮，主要用它们辛开苦降之味，辛以发散，那么就可以增强桂枝汤的发散力，所以我们用半夏、陈皮不一定这个患者有呕吐、咳嗽、痰多，有可能只是为了增强它的发散力。

第三个方法是酌加宣降肺气或利水渗湿之品。这一种用法可以看作是整体观第三原理的具体运用。整体观第一原理是讨论人的生理功能时，要把人放到自然这个整体中去研究；第二原理是研究人某一个系统的生理功能时，要把它放到人这个整体中去研究。比如刚才讲桂枝汤的时候，我们要调和营卫，为什么要健脾，这就是因为营卫生化之源主要是依赖脾胃，这就是把调和营卫放到整个人体去考虑。所以辨证论治本身就包含了整体观。第三原理是在研究一个系统某一部分生理功能时要放到整个系统去考虑。卫气闭郁，卫气失调可以从两个系统来看。一个就是肺这个系统。肺主气属卫，要使卫气的生理恢复正常就要使肺的生理功能保持正常。所以适当地加入宣降肺气的药物使肺宣降功能保持正常，宣降有利于卫气闭郁的解除。如桂枝加厚朴杏子汤所加的厚朴与杏子就是这个例子，是通过肺气的宣降来帮助卫气闭郁的解除。桂枝加厚朴杏子汤的患者不一定伴有喘咳，"喘家，作桂枝汤加厚朴杏子佳"。不一定这个时候就已经有喘了。既然是喘家，就说明此人肺气的宣降功能就有不正常，因此我们在用桂枝汤去解表时，酌加厚朴和杏仁既可以预防它演变成为喘，也有利于解表。这是从肺这个系统看。利水渗湿是从膀胱这个系统来讲。膀胱与膀胱的经络对卫气的布散有非常重要的作用，因此在治疗太阳病的过程中适当地用一点利水渗湿的药物促进膀胱的气化功能有利于卫气闭郁状态的恢复。为何讲"酌加"？桂枝汤作为一个辛温发散的处方，它的作用方向主要是向上向外，宣降肺气、利水渗湿的作用趋向都是向内向下。适当地用一点降的药物有利于升，过多地用降的药物就改变了整个处方作用的趋向性，故强调"酌加"。我治疗咳嗽一般不用止咳平喘药，特别是外感所引发的咳嗽。原因就在于这个气你究竟是要它向上向外还是向内向下？至于具体用什么，该用什么药是第二步的事，首先你要明确你今天面对这个患者要干什么。

第四个方法是配合和解少阳。它的理论根据是《灵枢·本藏》"三焦膀胱者，腠理毫毛其应"，分开来讲腠理对应三焦，毫毛对应膀胱。毫毛对应膀胱的实际意义就是膀胱及膀胱的经络对于调节毫毛中卫气的布散有重要作用，而三焦对于调节腠理当中的气有重要作用。而腠理中的气与毫毛中的气本是一气，所以三焦和膀胱共同对应腠理毫毛。所以在解表时，特别是针对太阳中风时配合和解少阳的方法有利于解表。我们可以这样来看：将桂枝汤与小柴胡汤看作一味药，它们配合在一在，可以起相须作用。

我用桂枝汤多做两处调整：一是把大枣去掉，增强其发散力。因成都地区湿气重，大枣滋腻易生湿，把阳气郁伏在内，郁而化热，故多见热象。二是把生姜变成干姜。按传统，药房都不备生姜，现代生活节奏又快，容易忘记自己加姜。这个方法是从日本学来的，因日本不产姜，其汤方中所用的姜都是从中国运过去的干姜，生姜不易保存。但要注意干姜的量是生姜的二分之一到三分之一。这个换用降低了发散力。这两处调整互相平衡，使桂枝汤的发散力基本上保持平衡。

这下我们来看看桂枝汤的临床应用。多数方剂的应用可以分为正用、借用和变用。

正用。

所谓正用，就是把桂枝汤作为一个解肌祛风、调和营卫的处方用来治疗太阳中风，包括太阳中风的变异类型和太阳中风的兼证都属于这个范围。比如说表里同病，按照《伤寒论》治则，表里同病首先考虑先表后里。如果这个表是太阳病就可以考虑桂枝汤，特别是当这个太阳病是太阳中风的时候。

借用。

所谓借用，就是仍然把它作为一个解肌祛风、调和营卫的处方来

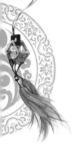

用，但是，不是用来治疗太阳中风，可以用于以下三个方面：

首先可以用它来治疗太阳伤寒。太阳伤寒与太阳中风最大的区别点从临床表现上来看，是一个无汗一个有汗；从病机的角度来看，一个是闭郁程度非常重，一个是闭郁之中有开泄。所以太阳伤寒的标准治法是辛温发汗，代表处方是麻黄汤。麻黄汤有较强的发散作用，容易损伤正气。作为太阳伤寒的患者，如果体质偏虚，不管是气虚、血虚、阴虚、阳虚，只要沾上一个"虚"，麻黄汤原则上就不太适合使用。既然有一个"虚"的因素存在，就应该增加扶正的力量，降低发散的力量，这就要用到桂枝汤。因为桂枝汤的定位就是一个具有比较强扶正作用的发散力不强的辛温解表剂。所以对于太阳伤寒如果沾了一个"虚"字，原则上要考虑用桂枝汤进行治疗。成都地区太阳伤寒我也经常遇到，但是麻黄汤我用得少，就是因为成都这个地方体质偏虚的多。叶天士讲"湿盛则阳微"，四川地区的湿邪比江苏地区还重，所以成都地区阳气偏虚的人占多数，所以在成都地区就不太适合使用麻黄汤而更多地使用桂枝汤去替代。

其次可以用于治太阳温病热不甚者。这里讲用桂枝汤治疗太阳温病并不是要求大家都用桂枝汤去治疗温病，而是首先告诉大家桂枝汤可以治疗温病；其次说明伤寒和温病不是对立的，是统一的。下面举几位温病学派的代表人物用桂枝汤的例子来说明。

第一个是吴鞠通，他在《温病条辨·上焦篇》第四条首先就讲了桂枝汤。《温病条辨》的前三条都没有方，所以第四条的桂枝汤就成了《温病条辨》的第一方。"太阴风温、温热、温疫、冬温初起，恶风寒者，桂枝汤主之；但热不恶寒而渴者，辛凉平剂银翘散主之。温毒、暑温、湿温、温疟不在此例。"温病学派称太阳温病为太阴风温。太阴风温，用银翘散，强调的是不恶寒而渴；而用桂枝汤时却没有强调这些，而强调的是恶风寒。这就告诉我们用桂枝汤去治疗温病的第一个要点是热不重。《温病条辨》是在清代写成的，这个时候药物的度量衡单位已经改成了"钱"。条文后列的桂枝汤桂枝用量是六钱，芍药用三钱，实际上是用的桂枝加桂汤，而且桂枝与芍药的比例比《伤寒论》

中的桂枝加桂汤还重，是加强了桂枝用量的桂枝加桂汤。《伤寒论》桂枝加桂汤是桂枝五两、芍药三两，两者比为 5∶3；而《温病条辨》桂枝汤是桂枝六钱、芍药三钱，两者比为 6∶3，即 2∶1，增强桂枝的用量就是增强了发散力。也就是说用桂枝汤去治疗温病的第二个要点是增强桂枝汤的发散力。第三，"煎法服法，必如《伤寒论》原文而后可，不然，不惟失桂枝汤之妙，反生他变，病必不除。"这就是强调用小火久煎，重在用它的味，而它的温性已经降低了。概括来讲，根据《温病条辨》的记载，用桂枝汤治疗温病初起有三个要点：第一温病的热不重；第二要加强桂枝汤的发散力；第三要降低桂枝汤的温性。关于以桂枝汤作为《温病条辨》第一方的问题，坊间传闻吴鞠通因顾忌他人认为其抛弃经典，所以把桂枝汤抄在了《温病条辨》，作为有方有治的第一条。如果吴鞠通仅仅是抄《伤寒论》，就说不出来方后注中这些话，而且也不是用桂枝汤而是用桂枝加桂汤。不要认为桂枝加桂汤就仅能用来治疗奔豚气，桂枝加桂汤的本意是增强了发散力的桂枝汤，用来治疗太阳病，包括太阳中风、太阳伤寒、太阳温病。如果吴氏不是亲自用过，深有体会，就说不出方后注那席话。对桂枝汤吴氏强调的是要小火久煎，而对于银翘散吴氏言："香气大出即取服，勿过煎。肺药取轻清，过煮则味厚而入中焦矣。"吴氏把关键处点出来了，同样是太阴风温，偏寒的用桂枝汤要久煎，偏热的用银翘散要急煎。我对这个问题的看法是久煎为解表剂的通用煎法，急煎是银翘散的特殊煎法。强调所有的解表剂都要急煎的人恰好把这种特殊的煎法当作了一般的原理。"治上焦如羽，非轻不举"这种治法也是特殊情况，而不是一般原理。今天用麻黄汤、桂枝汤的剂量已经很轻了，按照《伤寒论》原书，桂枝用三两，按照换算规则，三两就是 45g，肯定不符合"治上焦如羽"。桂枝汤本来就是解表药，用轻量也是解表药，用重量也是解表药。但是"治上焦如羽"中用来解表的药本来就不是解表药。从今天的《中药学》教材看不出这些问题。银花是清热解毒药，凉性药物的性质都是降。我们今天要解表，要发散，就要变降为升，因此就要用量轻，就要"治上焦如羽"，而且要大火急煎，轻清走上。因此它是

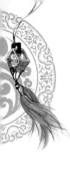

一种特殊的煎煮法，不是普遍的。

《吴鞠通医案·暑温》："鞠通自医，丁巳六月十三日，时年四十岁。先暑后风，大汗如雨，恶寒不可解。先服桂枝汤一帖。为君之桂枝用二两，尽剂毫无效验。次日用桂枝八两，服半剂而愈。"清代的二两大概就是60g，不愈，干脆用八两，就是240g，但是用久煎，它的温性已经不强了。

《吴鞠通医案·伤寒》："张，二十五日，今年风木司天，现下寒水客气，故时近初夏，犹有太阳中风之症。按太阳中风，系伤寒门中第一关，最忌误下。时人不读唐晋以上之书，故不识症之所由来。仲景谓太阳至五六日太阳证不罢者，仍从太阳驱出，宜桂枝汤。现下头与身微痛，既身热而又仍恶风寒，的是太阳未罢，理宜用桂枝汤，但其人素有湿热，不喜甘，又有微咳，议于桂枝汤内去甘药，加辛燥。服如桂枝汤法。桂枝六钱，陈皮三钱，白芍四钱，半夏四钱，杏仁三钱。"请注意：第一，桂枝六钱，白芍四钱，减去甘草、大枣。第二，陈皮三钱，半夏四钱针对湿热。第三，杏仁三钱针对微咳。本方首先倍用了桂枝，减去了甘草、大枣，是加强了发散力；其次加了杏仁宣降肺气以增强发散；第三加了发散药陈皮、半夏，也增强了发散力。

吴氏用桂枝汤的脉络可以看得很清楚，温病的另一大家叶天士虽不如这样清晰，但是大的方面我们仍然能够看得出。《临证指南医案·风温》："某，阴虚风温，气从左升。桂枝汤加花粉、杏仁。"气从左升也就是肺气上逆，如咳嗽等，加杏仁是增强桂枝汤的发散力，加花粉提示患者有津伤口渴的临床表现，天花粉可以生津，并且有清热的作用，可以降低桂枝汤的温性。所以我们可以总结叶天士在使用桂枝汤时同样体现了：第一，增强桂枝汤的发散力；第二，降低桂枝汤的温性；第三，本病虽然是温病，但叶天士选用了桂枝汤而未用辛凉之剂，说明虽然这个病是温病，但它的温热之性并不甚。

"某，五十，形寒，咳嗽，头痛，口渴。桂枝汤去芍加杏仁、花粉。"与前案大体相同，去芍也是增强了桂枝汤的发散力。

"王，三一，脉沉细，形寒，咳，桂枝一钱，杏仁三钱，苡仁三钱，炙草五分，生姜一钱，大枣二枚。"本方为桂枝汤去芍加杏仁、薏苡仁。按桂枝汤的标准比例，甘草、大枣减量，加杏仁、薏苡仁就是用向上的宣散和向下的渗利结合起来共同增强桂枝汤的发散力量。

"某，五三。寒伤卫阳，咳痰（寒）。川桂枝五分，杏仁三钱，苡仁三钱，炙草四分，生姜一钱，大枣二枚。"标准的桂枝汤生姜、桂枝的用量是相等的，这里倍生姜，且去芍药，同时加了杏仁、薏苡仁。可以看出叶天士用桂枝汤还是体现了以上提出的三个原则。

后面3则咳嗽案与表有关。举以为例说明温病学派一样用伤寒方，只不过更多地体现在扩展运用。王孟英的《王氏医案》记载："一少年骤患遗精……连服滋阴涩精之药，如水投石。孟英予桂枝汤加参芪龙牡，服下即效，匝月而瘳。遗精数日，形肉大脱，是脾败，非阴亏。炒粗桂木次入一钱，煨姜三钱，土炒甘草三钱，土炒潞党一两，土炒西芪五钱，大枣三枚，醋龙骨一钱，醋牡蛎二钱，同杵先。"这不是治表证，而是治里证。引这个医案的意思首先是说明温病学派一样用伤寒方，而且是扩展应用。另外本案中"土炒西芪"这个做法是能给我们以启示的。有一个奇怪的现象就是仲景在《伤寒论》这部分从来不用黄芪，而在《金匮要略》这部分很多处方都用了黄芪。为什么在《伤寒论》这一部分不用黄芪，因为它有一个固表的作用。解表就是要打破卫气闭郁，用黄芪固表就是和解表对着干。温病学派有意无意地察觉到这个问题，于是他们使用黄芪就做了变通，就是按他们的观点尽量降低黄芪壅滞的作用，增加黄芪的宣散、运行的能力，故用"土炒西芪"，土炒黄芪保留了黄芪补气的作用，避免或减轻了黄芪壅滞的弊端。另外叶天士有两个用法，一是用黄芪皮，二是黄芪去心。因为皮走表，避免黄芪的壅滞。因此请大家在治疗中注意温病学派的这个变通，注意仲景在"伤寒"这部分并未用黄芪。

第三，可以用来治疗杂病的营卫不调。前面曾提到太阳病的转归有三个。第一是愈，可以治而愈，也可以不治而愈。但是中医还是要治，是为了更好地保护患者的健康。第二是传变，太阳病由于种种原因，可以传变。注意传变不一定是因为误治，不要一说传变就是误治，

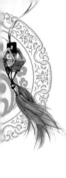

这是不对的，疾病的发展是具有自身规律的，有时候甚至是不可抗拒的。从理论上讲太阳病可以转化为其他五经的病证，其中最多见的是阳明病和少阳病，因为毕竟实证转变为实证更常见。第三是叫病留太阳日久不解。也就是病机没有变，但由于时间太久，外感疾病转化成了内伤杂病。《伤寒论》第53、54条讲的就是这么一回事。

《伤寒论》第53条说：**"病常自汗出者，此为荣气和，荣气和者，外不谐，以卫气不共荣气谐和故尔。以荣行脉中，卫行脉外，复发其汗，荣卫和则愈。宜桂枝汤。"**

患者常出汗，按照条文的行文及汉语表达的一般规则，这个出汗一般不发热，因为下面一条才讲发热自汗。本病与营气的关系不大，故称营气和，关键在卫气出了问题，是卫气偏虚，卫外不固，当然这个不固不是完全开泄，是闭郁之中有开泄。本证重点在卫气偏虚，不能正常地执行开阖职责。由于营行脉中，卫行脉外，我们通过调和营卫，使营气能够支持卫气就能够达到治疗的目的。这个条文的基本意思就是这样。本条文中的病不是外感疾病，是杂病。当然也不是所有汗出都用桂枝汤去治疗，也要辨证论治。但是如果患者没有明显的气血阴阳的虚损，仅是一个汗出，我们就要考虑营卫不调，用桂枝汤去治疗常会收到很好的效果。

《伤寒论》第54条说：**"病人藏无他病，时发热自汗出而不愈者，此卫气不和也，先其时发汗则愈，宜桂枝汤。"**

"藏"与"脏"是古今字，脏无他病就是从内科辨证的角度来讲不存在其他的问题。此处的卫气不和实际上包括营卫不和，因为它有发热。发热就是所谓的"阳陷入阴"，是卫气的病变已经影响到了营气的现象。这是一个营卫不和发热自汗的病证。营卫不和，还是调和营卫，用桂枝汤去治疗。"先其时发汗则愈"，这个事已经有人写过一篇报道说：一个患者每天早上五点发热汗出，用了桂枝汤无效，这个医师又重新研读《伤寒论》，注意到了"先其时发汗"这句话，所以就要求患者改变服药时间，要求患者每早四点服药就见效了。但这样的患者我没有遇到过。我所遇到的发热自汗的患者按通常一日三次的服

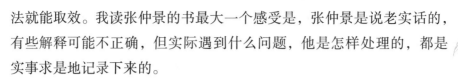

法就能取效。我读张仲景的书最大一个感受是，张仲景是说老实话的，有些解释可能不正确，但实际遇到什么问题，他是怎样处理的，都是实事求是地记录下来的。

变用。

所谓变用，就是不把桂枝汤作为一个解肌祛风、调和营卫的处方，而是当作另外一个处方去使用。桂枝汤的变用很多，这里讲三个最常见的。

第一个变用是把它作为一个温运脾阳的基本方来使用。前已述桂枝能帮助脾的运化，生姜能健胃，芍药能疏肝，也能间接助脾运，故桂枝汤今天来用，很多时候已不是用它来解表，而是用它温脾运脾的作用，关于这方面的深入讨论留到太阴病再论。

第二个变用是把它作为一个调和肝脾的处方。既然芍药能疏肝，桂枝能运脾，那么本方就能调和肝脾。通常说调和肝脾的代表方是逍遥散，它在本质上可以看作是一个小柴胡汤的演化处方，是小柴胡汤增加了健脾这一部分构成的，但从总体上来讲，这个处方还是偏泻，偏肝。而桂枝汤作为调和肝脾来讲是偏温，偏扶正，偏脾。《金匮要略》用桂枝汤治疗妊娠恶阻，就是妇人妊娠在两个月左右的时候清晨常常出现呕逆、不思食这些现象，常常收到很好的效果。如果从调和肝脾这个角度来理解就能深下去，如果仅从一个解表剂的角度来理解就很难深入。

第三个变用是把它作为一个温通心阳的处方来用。桂枝汤中有温通心阳最基本的结构：桂枝配甘草。《伤寒论》桂枝加桂汤用作奔豚的代表处方，本身就是将桂枝汤作为温通心阳的基本方使用。另外还有桂枝去芍药加蜀漆龙骨牡蛎救逆汤，也是以桂枝汤作为温通心阳的基本方加减变化而成。

5. 桂枝汤的禁忌

桂枝汤是适应范围较宽的一个处方，它既有较强的扶正力量又有一定的祛邪力量。但是再宽也是有一定范围的，所以它也有禁忌。这些禁忌也不是绝对的，是对典型桂枝汤本身而言，并不是说桂枝汤在

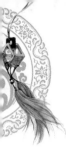

这些方面就绝对不能用。从某些方面来讲医学的发展就是要打破禁忌，打不破禁忌，医学就没有发展。

《伤寒论》第16条说："……**桂枝本为解肌，若其人脉浮紧，发热汗不出者，不可与之也。常须识此，勿令误也。**"

这是桂枝汤最关键的一个禁忌。桂枝汤的发散力不是很强，如果是典型的卫气闭郁的太阳伤寒，桂枝汤不能用。注意：是典型的以闭郁为主的太阳伤寒。注意：仲景是"脉浮紧发热汗不出"连在一起说的。不要断章取义，以为汗不出的不可用桂枝汤，仲景没有这个意思。脉浮紧就提示邪实正实，体质壮实，闭郁也很重。如果光说汗不出，就存在正虚的因素，即使是太阳伤寒，如果它包含了正虚的因素，也应按太阳中风来治疗，而桂枝汤是可用的。

《伤寒论》第17条说："**若酒客病，不可与桂枝汤，得之则呕，以酒客不喜甘故也。**"

此处是以酒客为例来讲湿热较盛，特别是湿较重的患者。桂枝汤味甜，甜味就容易壅滞，就容易留湿，所以桂枝汤原方不宜使用。桂枝汤很好喝，小儿都可以接受，我开桂枝汤最小的小儿是出生后11天，照样吃。我有一个观点，固然良药苦口利于病，但不苦不是更好？我们治病，特别是儿科治病，还是要讲究口味。酒主要分为两类，一类是烧酒，一类是酿酒，如葡萄酒、啤酒就是酿酒，五粮液、茅台就是烧酒。烧酒是由酿酒蒸馏而来的。从生湿的角度讲酿酒容易生湿，烧酒相对来说不容易生湿。所以对于湿重的人，特别是四川地区的人，酿酒就更要注意。我常嘱患者不要喝啤酒。有些患者不相信，一个胃病的患者当面应承不喝，服药后缓解，第二天喝了一杯啤酒就犯病了，这下就汲取教训了。汉代的酒都是酿酒，烧酒要到宋代以后才出。桂枝汤味甘，对于这种伴有湿邪的患者，我们可以在其中加入除湿的药物去使用。前面讲吴鞠通用桂枝汤去甘草、大枣加陈皮、半夏就是这样。所以禁忌是讲大原则，并不是完全不能沾。我有一个处方是茵陈桂枝汤，桂枝汤健脾就能除湿，茵陈蒿清热除湿，还有一点升清的作用。所以说不是沾了湿，桂枝汤就完全不能用。

《伤寒论》第 19 条说："**凡服桂枝汤吐者，其后必吐脓血也**。"

这里其实是举例来说，也不是那么必然。桂枝汤毕竟是一个温性药，虽然久煎可以降低它的温性，但如果里热确实很盛的时候不要用，如果要用就要加一定量的清热药。如果热太甚了就不要用桂枝汤作为基础方，改用其他方作为基础方。比如古人在桂枝汤里头加黄芩，既有表证，又有郁热郁伏在内就可以考虑这个组合。

（二）太阳中风变局证治

教材称为太阳中风兼证，我一般不这样称呼。因为这些证就是太阳中风，只不过这些太阳中风证与标准的太阳中风证的表现有所差异，我们在治疗的时候应该充分考虑这个差异，或者增强发散力，或者增强扶正的力量。而这些证也都仅仅是仲景做的一些举例。

1. 太阳中风卫气闭郁重证之项背强几几证证治（桂枝加葛根汤证）

教材写"项背强几几"我不认同。第一，我们学的时候老师就是在这个地方提起注意，要读 shū，不能读 jǐ。当时成无己本《伤寒论》在此处是印的"几几"，不是"几几"，照理林亿校正时就应该出注，既然没有出注，说明当时就是印的这个字，不是"几几"而是"几几"。

《伤寒论》第 14 条说："**太阳病，项背强几几，反汗出恶风者，桂枝加葛根汤主之**。"

太阳中风有颈项强，本证"项背强几几"，一是强调部位扩展，二是强调程度加重。而本证仍是太阳中风，凡是"强"都是筋的病变，筋的转动不利就是"强"。这个筋主要就是太阳经筋。项背强就是太阳经筋不利，头不能正常转动。病机是卫气闭郁。现在本证"强"的范围及"强"的程度比桂枝汤证都加重了，说明本证的闭郁程度比太阳中风证正局也加重了，那么解决这个问题就是要增强桂枝汤的发散力。理论上讲，前述的增强桂枝汤发散力的方法都可以用，但加葛根有它的特殊性。葛根作为解表药加入桂枝汤中能增强它的发散力，解决卫气闭郁的问题；而且葛根能够促进津液的布散、升腾，能够比较好地解决项背强几几的问题。后世研究提出葛根的作用范围可以是体表肩

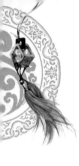

带区，从风府以下到两肩胛骨下缘以上，旁及两个肩关节。对于肩带区出现的拘急疼痛，葛根有较好的治疗作用，从中医理论来说，这个区域恰好是手、足太阳经循行的位置，它能使手、足太阳经的经筋不通畅解除。

桂枝加葛根汤方

葛根四两　麻黄三两，去节　芍药二两　生姜三两，切　甘草二两，炙大枣十二枚，擘　桂枝二两，去皮

上七味，以水一斗，先煮麻黄、葛根，减二升，去上沫，内诸药，煮取三升，去滓。温服一升。覆取微似汗，不须啜粥，余如桂枝法将息及禁忌。

臣亿等谨按，仲景本论，太阳中风自汗用桂枝，伤寒无汗用麻黄，今证云汗出恶风，而方中有麻黄，恐非本意也。第三卷有葛根汤证，云无汗、恶风，正与此方同，是合用麻黄也。此云桂枝加葛根汤，恐是桂枝中但加葛根耳。

在《伤寒论》原书中桂枝加葛根汤中有麻黄，但林亿根据全书的基本精神认为这个处方不应该有麻黄，"恐是桂枝中但加葛根耳"。林亿的这段话得到了大家的公认，成为了《伤寒论》不可分割的一部分。

本方说是桂枝汤加葛根而成，但实为桂枝汤减芍药一两加葛根而成。桂枝汤减芍药一两，就是为了增强桂枝汤的发散力。

葛根先煎是因为葛根体实致密，时间太短恐煎不透，不能充分发挥药效。

本方的煎煮时间比桂枝汤更长。

2. 太阳中风卫气闭郁重证之胸满证证治一（桂枝去芍药汤证）

按照中医理论，宗气行于体表脉外的部分称为卫气。当在表的卫气闭郁不通时，完全有可能反过来影响到宗气，使宗气布散障碍。宗气布散障碍就会出现胸满。胸满就是胸中的阳气，具体来说就是宗气布散障碍而发生的现象。所以这个病证从本质上来讲还是卫气闭郁比较重而出现的。从一般原理来说，只要增强桂枝汤的发散力就能解决这个问题，事实上也是这样。仲景在此用桂枝去芍药汤作为举例，也

有别一层意义。宗气外布不外两途，一是卫气，二是营气，现卫气闭郁，向内已经影响到宗气，影响到膻中。膻中与肤表比较也是里，疾病变化由表入里的一般规律是正气虚则病邪易由表入里。因此本证去芍药则加强本方辛甘化阳的作用，特别是温通心阳的作用，防止内入的邪气入心。如果套用叶天士的话，伤寒也有逆传心包，只不过是心，而不是心包。心是人的重要脏器，是在疾病发展过程中应尽可能避免邪气内入。或者说太阳病的治疗有两个目的，一是消除病机，二是控制病机。仅从消除病机出发，桂枝汤去芍药就等于增强了桂枝汤的发散力，可以不遵循而采用其他方法增强其发散力也可。若加上温通心阳，先安未受邪之地的目的，桂枝汤去芍药则难以取代。

《伤寒论》第 21 条说：**"太阳病，下之后，脉促胸满者，桂枝去芍药汤主之。"**

这里脉促，不能用二十八脉中的促脉来理解。二十八脉中促脉是脉来数而时一止。这里的促是一种特殊的临床现象。我们前面讲，浮脉有三种常见表现，其中第三种如木浮水，就是这里的促脉。这种脉首先察到是在中部，当把这个脉向下按到底，我们手抬起时，这个脉就跟随我们的手浮起来了，这种现象就是随指而起，即如李时珍《濒湖脉学》说："浮如木在水中浮"。

第一种情况，浮到中部就终止了，即使手指再抬也不会再向上升了；第二种情况是它随着手指抬起可以升到浮部。第一种称为木浮脉，第二种我认为可称为"涩脉"。因为它的脉象不稳定，脉象有改变。这两种浮脉就叫作脉促，即急促浮起，说明虽然没有明显表证的现象，但从脉象上告诉我们，患者有向上抗御病邪的能力和趋势，至少可以视为表证，按表证处理。本方即桂枝汤将芍药全去，就不附方了。

3. 太阳中风卫气闭郁重证之胸满证证治二（桂枝去芍药加附子汤证）

《伤寒论》第 22 条说：**"若微寒者，桂枝去芍药加附子汤主之。"**

桂枝去芍药加附子汤方

桂枝三两，去皮　甘草二两，炙　生姜三两，切　大枣十二枚，擘　附子一枚，炮，去皮，破八片

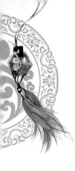

上五味，以水七升，煮取三升，去滓。温服一升。本云：桂枝汤，今去芍药，加附子。将息如前法。

第22条突出寒，提示阳气不足，故加附子。但加附子的核心不在冷不冷。既然这个病证已经影响到了膻中，是由卫表而入里，疾病由表入里提示此人正气损伤的程度较重。既然正气损伤程度重，我们又要加强他的发散力，发散就要伤人阳气，卫气的生理功能是发散，卫气不发散，我们要发散，但是过度发散又会伤人阳气，这就是辩证法。这个患者既然有阳气偏虚的一面，但是我们又不得不增加发散，而增强发散的后果就是有可能伤人阳气，我们要解决这个矛盾就要一方面增强发散力，一方面又要增强扶正的力量，但不影响发散力，这个时候采取的办法就是加附子。附子在本方中起两个作用，第一，附子能回阳，首先回肾中的元阳，并通过回肾中元阳，来补充人体任何一个地方阳气的不足，包括胸中的阳气不足，卫外的阳气不足，它都可以补充。肾中阳气是全身一切阳气的根本。本证的重点是表证，不是里证。附子第二个作用在本方中就是发散。因此本方中加的是炮附子一枚。仲景在《伤寒论》中用生附子主要起回阳的作用，炮附子偏重在宣散，但它也有一定的回阳作用，是把回阳与宣散统一在一起，既补充了阳气的不足又解决了表证卫气闭郁的问题。

在临床应用时，主要掌握胸中阳气闭郁，而阳气又不足，同时又伴有下焦阳气不足，用来去诊脉法时常见寸、尺脉去者。

什么是来去诊脉法？我简单说一下，脉有来去，在《黄帝内经》《伤寒论》中都论及。《素问·玉机真藏论》载"故其气来盛去衰，故曰钩"；《伤寒论·平脉法》载"初持脉，来疾去迟"。我在这里利用了这个术语，但没有用其义。在把脉时，欲知关脉的来去，先按关脉，后按寸脉，在寸脉加压，注意关脉的变化，若关脉向寸向偏移就是来，反之为去。欲知寸脉的来去，则以关脉加压，注意寸脉的变化；若知尺脉的来去，则在关脉加压，注意尺脉的变化。

4. 太阳中风卫气闭郁重证之喘证证治（桂枝加厚朴杏子汤证）

膻中是一个器官，但这个器官是依附于肺的，卫气闭郁影响到膻中，再进一步就会影响到肺本身，使肺失宣降而出现喘息、咳嗽。其根本原因是闭郁偏重，我们要增强发散力，而这个病证本身又影响到肺，使肺失宣降，那么这时我们增强桂枝汤发散力最简洁的办法是加宣降肺气的药物：厚朴、杏子。

《伤寒论》第 18 条说："喘家，作桂枝汤，加厚朴杏子佳。"

喘家，是说患者容易出现喘的现象，但现在不一定喘。这类人得了太阳中风，在治疗中由于考虑到其素来容易喘，第一，太阳中风要及早治疗，要适当增加本方的发散力，同时又防止喘的发生，即在桂枝汤中加入宣降肺气的药物。加厚朴、杏子不一定是出现了喘，它首先增强了桂枝汤的发散力，其次防止喘的出现，可以看作是一个治未病的方式。

桂枝加厚朴杏子汤方

桂枝三两，去皮　甘草二两，炙　生姜三两，切　芍药三两　大枣十二枚，擘　厚朴二两，炙，去皮　杏仁五十枚，去皮尖

上七味，以水七升，微火煮取三升，去滓。温服一升。覆取微似汗。

桂枝加厚朴杏子汤方，前面桂枝加厚朴杏子汤已经多次提到，这里就不再多说。只提请大家注意，厚朴的用量是二两，杏仁的用量是五十枚，其用量都是偏少的。

前面已经谈到，成都地区伤寒的患者我常用桂枝汤。实际上我用的不是一个单纯的桂枝汤，我常用桂枝加厚朴杏子汤。因为既然是伤寒，那么闭郁就相对重，但是于正气虚，所以用桂枝汤作为基础方，并且增强它的发散力，同时加一点厚朴、杏子防止喘咳的形成。特别是对于一些"老齁包"易作喘、老咳嗽的老年人，用这种方式常可以控制疾病的发展，在使用时我常把杏仁改为郁李仁。

前已讲过伤寒头痛、发热、大便不通，是由于表气闭郁使肺气失宣降，再进一步影响到大肠就会出现大便不通的现象。面对这种现象我们仍然可以用桂枝汤加减，一方面使卫气闭郁解除，另一方面使大肠恢复通降。反过来适当用一点通便药物使大肠之气通畅，也有助于

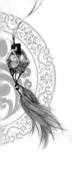

恢复肺的生理功能和解表。因此，常用郁李仁换杏仁。凌一揆先生曾讲到如何发现新药物和药物的新作用，他有一个观点，就是同一个科属同一个药用部位的药物常有类似的作用。杏仁、桃仁、郁李仁都是蔷薇科的种仁，今天中药学把杏仁放在止咳平喘类药中讲，把桃仁放到活血化瘀类药中讲，把郁李仁放到泻下类药中讲，实际上三个药物作用类似，杏仁的侧重点在宣降肺气，它也有通便、活血的作用。其他两者类推。在成都地区历来都产桃子，所以不缺桃仁。从我临床的第一天起就看到老师开麻杏甘石汤，改成麻桃甘石汤，一样有效。那时是无意识的代用，听了凌老的讲座，对于便秘的患者用郁李仁代替杏仁，就是有意识的代用了。所以有些时候我们要扩大视野，不要把药物看得太僵化，认为只有书上说的那几个功能。

5. 太阳中风卫气闭郁重证之烦躁证证治

《伤寒论》第24条说："**太阳病，初服桂枝汤，反烦不解者，先刺风池、风府，却与桂枝汤则愈。**"

这个病证实际上是桂枝汤证的一般性闭郁重证，这在临床上有时候是看不出来的，但有的时候我们可以从一些现象去推测。比如说这个患者恶寒、疼痛的程度重，可以提示我们他的闭郁重。仲景这条也是讲这个事。既然是太阳病初服桂枝汤，按照通行的规则我们可以认为是太阳中风，仲景用了一个桂枝汤，但患者服了以后没有好，反而出现了一些问题，这个问题又出得不大，是服了桂枝汤后反烦不解，出现了烦躁，很轻微，很短暂。若是这个烦躁是持续出现，我们就要考虑另外的问题了，是不是变成了阳明病了？通过这样一个现象告诉我们，这个病证诊断太阳中风没有错，但是发散的力度不够，它是太阳中风闭郁重证而不是典型的太阳中风证。那么我们增强桂枝汤的发散力就可以了。仲景在这里没有开方，但刺风池与风府也可以看作是增强发散力的方法。风府是督脉之穴，是六阳经脉交会的地方，针刺风府就是促进卫气的布散。风池是足少阳胆经之穴，足少阳胆经与手少阳三焦经两经是相通的，可以使少阳之气宣通。针刺风府就像在桂枝汤中加入了发散药，针风池就像在桂枝汤中加入了和解少阳枢机之

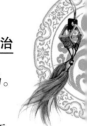

品，以调畅三焦气机。如果用开方来治疗就是用一个强化了的桂枝汤。

6. 太阳中风卫气偏虚证之阳虚漏汗证证治（桂枝加附子汤证）

注意这不是单纯的阳虚漏汗证，而是太阳中风兼有的阳虚漏汗证。前已述太阳中风的汗出应是温汗、小汗、间断汗。漏汗最核心的问题就是持续汗，这个汗也可能是小汗，但就是止不了。但太阳中风的这些临床表现可能还存在，这个时候可称为阳虚漏汗。如果病证再发展下去变成阳虚不固，这个汗也可能就变成冷汗、大汗了。这不是我们讨论的范围，也不用这个方法治疗。那么太阳中风的阳虚漏汗证既然有卫气闭郁，我们就要发散，既然有阳气不足，我们就要去扶助阳气。仲景也是介绍了一种方法，就是加附子，它既能够明显地增强扶阳的力量，又不去影响桂枝汤的发散力。

《伤寒论》第20条说："**太阳病，发汗遂漏不止，其人恶风小便难，四肢微急，难以屈伸者，桂枝加附子汤主之。**"

"遂漏不止"是说此汗由间断汗变成了持续汗，但仍是小汗，不是大汗。

"其人恶风"是太阳病一般的临床表现。

"小便难"和"四肢微急"说明了两方面的问题。"小便难"首先说明了津液损伤，因为汗出就要伤津，但是汗出，也要伤阳。落实到具体患者身上就看具体哪个方面表现得突出些，但是肯定两个方面都有。为什么"小便难"是阳气被伤呢？"气化则能出"，膀胱没有阳气去鼓动它的气化，小便就不能生成，即使生成了也不能排出。

"四肢微急"就是身强。凡是拘急不舒都是筋的病变，与"小便难"的病理一样，"四肢微急"的病理也是津伤和阳虚两个方面。但它与"项背强几几"不同，"项背强几几"是偏实，是卫气因闭郁而不能布散，不能温煦，而"四肢微急"是因为阳气不足不能温煦，偏虚。"项背强几几"是由于与卫气并行的津液不能布散而不能濡润，"四肢微急"是由于津伤不能濡润。拘急的问题中医理论认为是筋的病变，与肝有关。注意中医还有个理论：筋的病变与太阳有关，《灵枢·经脉》明确讲"太阳……主筋所生病"。那么在临床上如何来区分哪些筋

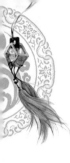

病与太阳关系大，哪些与肝的关系密切？"太阳……主筋所生病"多指实证，也就是《金匮要略·痉湿暍病脉证治》中的痉病要用葛根汤去治疗的原因。总的原则是：如果这个"强"是以上部为主，如项背强，首先考虑太阳病；反过来，如果是下部的拘急，着重考虑肝的问题，偏虚。如《素问·脉要精微论》说："膝者筋之府，屈伸不能……筋将惫矣。"本处"四肢微急"与项背强相比是偏在下部，虽然它与肝的关系不大，但是由于阳气和津液的损伤造成的，偏虚，不是实证。太阳中风兼阳虚漏汗证只讲阳是为了简化，实际上全称应该是太阳中风兼阴阳两虚漏汗证，但是中医在《伤寒论》的辨证论治中有倾向性，凡是阴阳都不足的病证原则上先扶阳后扶阴。因为病证的重点是阳虚，当先扶阳。桂枝加附子汤方加的仍然是炮附子。

桂枝加附子汤方

桂枝三两，去皮　芍药三两　甘草三两，炙　生姜三两，切　大枣十二枚，擘　附子一枚，炮，去皮，破八片

上六味，以水七升，煮取三升，去滓。温服一升。本云：桂枝汤，今加附子。将息如前法。

7. 太阳中风营气偏虚证之身痛证证治（桂枝加芍药生姜各一两人参三两新加汤证）

《伤寒论》第62条说："发汗后，身疼痛，脉沉迟者，桂枝加芍药生姜各一两人参三两新加汤主之。"

注意这是太阳病兼营虚身痛证。发汗后出现身疼痛，不要把发汗理解成误治，这个过程我们可以称作试探，与前面的第24条"初服桂枝汤反烦不解"都是试探，是以治为试。人类对疾病的认识是逐渐深化的，集体是这样，个体也是这样。对集体，比如现在的甲流究竟有哪些临床表现还不是完全清楚的。对个体，一个患者得了病，我们对他的认识也是逐步深入的，不可能一眼把什么问题都看清楚了，就是仲景也不能，就像第24条"初服桂枝汤反烦不解"，仲景看到是太阳中风，但是就没看到是太阳中风的闭郁重证，所以患者服汤后还出现了反烦不解，仲景这才认识到它是一个闭郁重证，调整了方法。而本

条，太阳病本来就有身痛证，如何来判断它是否兼有营气不足的问题，很困难。按照疾病发生发展的一般规律，表证初期出现身痛一般按表证处理不会大错。但是服药以后出现一个问题，汗出以后身痛不仅不减轻反而加重，那至少告诉我们这个患者不是单纯的表证身痛，是表证兼有营血不足，汗出以后损伤了津液，所以身痛的症状更加剧。或者原来没有身痛的，现在出现了。而这个加重的身痛或者新出现的身痛还有一个可能就是重新感受了风寒病邪，而且还很重。这个沉迟的脉就佐证了这个身痛是偏虚，是太阳中风偏重在营气不足。

桂枝加芍药生姜各一两人参三两新加汤方

桂枝三两，去皮　　芍药四两　　甘草二两，炙　　人参三两　　大枣十二枚，擘　　生姜四两

上六味，以水一斗二升，煮取三升，去滓。温服一升。本云：桂枝汤，今加芍药、生姜、人参。

桂枝加芍药生姜各一两人参三两新加汤，在《伤寒论》研究领域内可简称为新加汤，或桂枝新加汤。既然是营气不足，那么在治疗中就应重点加强扶营气，在桂枝汤中加大芍药的用量就是用其酸甘化阴，针对营气不足。正如《素问·阴阳应象大论》所说"阳化气，阴成形"，故要化生阴血，光用阴性的药物不行，因此就加了人参，就有点后世当归补血汤的意味，通过补气来帮助化生营气阴血，这也是整体观的一个应用，是整体观第二原理的运用。桂枝汤加了芍药、人参扶正，降低了桂枝汤的发散力。毕竟这个病证是太阳中风，太影响发散力也不行，故加生姜，就达到了既保持了桂枝汤比较正常的发散力，又增强了扶助营气的力量。为什么加生姜不加桂枝？前面已经讲过在桂枝汤方中桂枝有较强的化气功能，即把营气转化为卫气的功能，如果把此处加生姜换成加桂枝，那么由脾胃化生的营阴就会基本上被桂枝化成卫气而散失掉了，就不能达到养营血、润经脉的作用，这是仲景的一个示范，在综合考虑各方面因素后，既达到我们要达到的目的，补虚养营，又不影响桂枝汤的解表发散作用。

《伤寒论》中用人参很多，我认为《伤寒论》中用的人参原则上

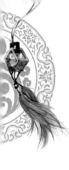

都是潞党参，不是用的真正的人参。原因之一，仲景的处方都是很廉价的，人参不管在现代或古代都是偏贵的，如果用人参，普通老百姓是吃不起的。原因之二，在《伤寒论》中出现了关于人参非常反常的现象。用今天的观点来看，如果是用真人参的话，应当用量重的地方，仲景反而少用，可以用量轻的地方他反而多用，比如新加汤中用人参用了三两，而四逆加人参汤人参仅用了一两。更奇怪的是，作为四逆加人参汤中的药物，两两配伍使用在许多的地方都有，如干姜附子汤、甘草干姜汤、附子干姜汤，但效果最好的参附汤却没用。就说明在当年由于种种原因，仲景没有用过真正的人参。讲这个事，就是想说《伤寒论》中所有的人参在今天使用中都可以用潞党参替代。我在临床上也很少用人参，特别是外感疾病。北京中医药大学，早先有一位老先生叫余无言，也有这个观点。他用的白虎加人参汤基本上是用潞党参。

二、伤寒表实证

（一）太阳伤寒正局证治（麻黄汤证）

1. 典型表现、病机与治法

太阳伤寒的典型表现可以说是太阳病的典型表现加上无汗和脉紧。

太阳病的典型表现中疼痛、拘急、恶寒在太阳伤寒表现得比较突出，因为寒主收引，寒性凝滞，这些症状就显得比较突出。

无汗。

无汗是太阳伤寒的特征性临床表现。要诊断太阳伤寒，必须有无汗的症状，从这点说无汗也可叫作太阳伤寒的主症。无汗的表现为严重的无汗，常伴有手臂外侧皮肤干燥粗糙。反映病邪袭表，阻碍卫气的正常布散非常严重。其病机为卫气闭郁，失去正常布散状态。

脉紧。

这里的脉紧就是脉浮紧。典型的脉浮紧，是寸关尺三部同见。这种情况在实际临床上比较少见，多见寸脉浮紧。紧脉本质上就是有力，什么是有力，很难有一个统一标准。张仲景从临床实际出发，将力度问题转化为动态问题，便于掌握。

《伤寒论·辨脉法》第 12 条："脉浮而紧者，名曰弦也。弦者，状如弓弦，按之不移也。脉紧者，如转索无常也。"

这段话是说：紧脉从动态上讲类似弦脉，但弦脉端直以长，居中不移；而紧脉即脉来围绕中心线左右摆动，如转索一样，故紧脉又叫脉来左右弹。这里的中心线，是一条假想线，若以桡骨缘和掌桡屈肌腱为基线，形成两条近似平行线，则其中位平行线就是中心线。紧与弦都是有力的脉象。弦脉居中不移，也需要有一定的紧张度，才能保持不移。但与紧脉相比，相对无力。这里附带说一下，许多医生临床中常说诊得弦脉，其实标准弦脉并不多见，因为标准弦脉要符合四个要件：长、直、细、均。长就是过于本位，超过脉位的上下边界；直就是既不左右偏斜，也不上下偏斜；细，就是脉来不大，但线条明晰；均，就是脉体均匀。

紧脉又分大紧与小紧，摆动幅度大的是大紧，摆动幅度小的是小紧。太阳伤寒所见之紧，应是大紧。太阳伤寒的标准脉象是大紧。紧为有力，从邪气来说是邪气盛实，闭郁卫气；从正气来说，是正气奋起外出抗邪，与邪气相争于表，出现一时性的壅滞现象。其病机是营卫不调，卫闭营郁，或者说风寒束表，卫闭营郁。

综合起来，太阳伤寒的病机就是营卫不调，卫闭营郁。因此其治法就是典型的辛温解表，或者说辛温发汗。代表方就是麻黄汤。

2. 《伤寒论》药物的剂量

为了讨论方便，我们先讲讲《伤寒论》药物的剂量。一共讨论三个问题：第一个问题是《伤寒论》原书中药物的用量；第二个问题是药物用量的变迁；第三个问题是今天一般使用《伤寒论》方中药物的用量。

先说《伤寒论》原书中药物的用量。《伤寒论》原文中药物的计量主要是用重量单位，使用了斤、两、分、铢等单位，单位之间的关系是 1 斤等于 16 两，1 两等于 4 分，1 分等于 6 铢。药物重量的基本单位是两。

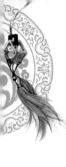

　　汉代的 1 两是多少，有法定标准、替代标准、实用标准。法定标准有两个，一个是高级标准，即一个立方寸的金重 1 斤；一个是普及标准，即冬至日 1 升净水重 13 两。替代标准就是国家颁发的"标准权"，有点类似今天经国家度量衡管理机构验检的标准称。前面这两类标准对于一般老百姓来说都不容易办到，于是就产生了实用标准。实用标准就是借用小米来计量，又有两种方法。一种是比较精确的，就是用乐器中一个叫籥的去量小米，量两次的小米重 1 两，这也是"两"这个单位名称的来源，叫作合籥为两；把量一次的小米作两分，每一分的重量就是分，这也是"分"这个单位名称的来源，叫作分籥为分。另一种是比较粗放的，就是数小米，有说 100 粒小米为一铢的，有说 120 粒小米为一铢的，反正不是很精确，只要交易双方认可就行。

　　汉代的 1 两是多少？柯雪帆先生提出了一个数据，即汉代 1 两等于 15.625g。有一定依据，只是我个人没有采用这个说法。柯先生的方法是到博物馆去称出土的汉代权，权身都铸有权重数，然后加以计算得出来结果。为什么没有采用柯先生的说法？原因有二：其一，柯先生称量的权未必是标准权。这些权在汉代就未必是标准权，今天我们到市场去看看，可能没有一台称是标准称，称量一公斤，有 10g 误差视为正常。汉代颁布流通的权可能也是这种情况。还有这些权在地下埋藏了好几百年、上千年，其重量肯定有变化。其二，柯先生的计算不符合近似计算的规则，称量权的实际重量均近似到克，因此，以此数值计算的近似值也只能精确到克。这样看来，不若用汉代 1 升水重 13 两来直接计算。汉代 1 升近似于 200ml，1ml 水的质量为 1g，则 200g 除以 13 等于 15.38，近似于 15g，与今天一般认为汉代 1 两约等于 15g 相一致。

　　《伤寒论》中药物凡是以重量为单位的，我们均可以 1 两等于 15g 计算出来。比如桂枝 3 两就是 45g，炙甘草 2 两就是 30g。有些药物虽然是用的其他单位，比如升，我们也可根据《伤寒论》或其他古籍的记载计算出来。比如半夏，一般是用升作为计量单位，在小柴胡汤中是半升，在柴胡加芒硝汤中是 20 铢，用了重量单位。而在柴胡加芒硝汤中,小柴胡汤中其他药物都只用了三分之一,由此可算出半夏半升为二两五,即 37.5g。

第二个问题是药物用量的变迁。古代度量衡的稳定是相对的,变化是绝对的。当然药物计量相对说来是稳定的,医药的传承在古代更多的是口耳相授,亲身经历。到了宋代,发生大的变革。首先是计量体系变动了。计量体系的变动,引入了钱这个新的单位,并成为药物计量的基本单位,单位体系为斤、两、钱、分、厘。1 斤等于 16 两,两以下都是 10 进位。钱是一个实用标准,就是一个标准铜钱的重量。一个标准铜钱,从王莽定制以来就是五铢。因此,宋代的 1 两相当于汉代的 50 铢,汉代的 1 两为 24 铢,宋代的 1 两等于汉代的 2 两多一点,即约为 31.25g。其次是药物的实际用量变动了。宋代是我国古代最富裕的朝代,也是当时世界上最富裕的国家,在医药卫生上事实上实行全民医疗,局方就有全民医疗的做法,要实行全民医疗,既要开源也要节流,所以从局方开始,将古方用量从以两为标准改为以钱为标准,《伤寒论》方,如桂枝汤的桂枝 3 两,改为 3 钱,余药准此。药物量减少了,也有疗效,相传下来,一直到今天。

20 世纪 80 年代,国家对医药计量进行改制,一律使用公制。中药 1 钱原则上改为 3.125g,桂枝 3 钱当改为 9.375,当时一般省略为 9g,在实际使用过程中不少人又改为 10g。所以《中华人民共和国药典》出现不少药限量为 9g,而现今的小包装药、免煎药许多都是 10g 装的。

第三个问题是今天一般使用《伤寒论》方中药物的用量。实际已经讲了,归纳一下,就是《伤寒论》中的 3 两,今天临床上按比例缩减折算为 10g,这不是说汉代的三两等于 10g,而是说按照长期临床实践,事实上折算为 10g 使用。

还有一些药物在《伤寒论》中不是按重量计量的怎么办?当然有人也做过一些工作,比如实际称量。我认为实际称量有一个前提条件难以认定,比如大枣,你能否确定今天的大枣与汉代的大枣一样重。既然不能,可否用另一种方法来认定——即常用量认定。麻黄今天的常用量是 3~10g,杏仁的常用量也是 3~10g,而麻黄汤又是其代表方,

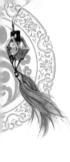

麻黄汤中的麻黄今天缩减折算量 10g，则杏仁今天在麻黄汤中缩减折算量也为 10g。也就是说我们将杏仁在《伤寒论》中的用量 70 枚，大概估算为 3 两。

3. 代表方麻黄汤与方义

关于剂量问题我就说到这里。下面回到讨论麻黄汤的组成。

麻黄汤方

麻黄三两，去节　桂枝二两，去皮　甘草一两，炙　杏仁七十个，去皮尖

上四味，以水九升，先煮麻黄，减二升，去上沫，内诸药，煮取二升半，去滓。温服八合。覆取微似汗，不须啜粥。余如桂枝法将息。

麻黄汤共由四味药构成，分为两个部分。

一部分是扶正的炙甘草，是全方的辅助部分。虽然只用了 1 两，但代表着一个法则，太阳病原则上要扶正，属于宽范围的弱针对性扶正；或者说，太阳病既受六淫之邪，其气必虚，针对这种虚也要扶正。当然，炙甘草也起着防止峻猛的麻、桂组合损伤正气的作用。

另一部分是麻黄汤的主体——祛邪。麻黄、桂枝、杏仁构成两个重要的药对。

首先是麻黄与桂枝这个药对。这是一个相须的药对。什么是相须，就是两味药作用相似，放在一起用，能起明显增强作用。从增强药物作用的角度说是必须放在一起使用的。两味药物作用完全相同，起不到相须作用，只能起相使作用。两味药物相似才能起相须作用，说明其差异部分可以互补，故能大大增强作用。麻黄与桂枝都是解表药，桂枝的强项是扶助卫气。而麻黄呢？现行教材说麻黄有三大作用：发汗、平喘、利尿，这种说法没错，就是容易使人觉得这是三个分别的作用。能不能将麻黄的这三个作用统一起来？这三个作用都与宣通肺气有关。宣通肺气，肺气宣则卫气宣，所以发汗；肺气宣，宣与通相反相成，有利于肺气降，肺气通降故平喘；肺气宣，水道利则利尿。仅说宣肺气通上焦，不能说明麻黄的全部作用。

有一个处方叫阳和汤，是治疗阴疽的代表方，方中用了麻黄，怎么看待其作用？有人说麻黄辛温解表，可用于疮疡。辛温解表药可用

于疮疡，但不是所有的疮疡，而是阳性疮疡初起。可见麻黄的作用不仅宣通上焦，而是宣通三焦，当然重点在上焦。麻黄宣通三焦，给白芥子祛除皮里膜外之痰扫清道路，就是阳和汤用麻黄的着眼。

麻黄与桂枝配伍也是扫清道路，给桂枝托邪外出创造条件。这就是麻黄与桂枝相须的实际含义。就好像我们这间教室多了一张桌子，显得拥挤，要将其抬出去，一般要做两件事，第一件是将教室门打开，第二件是将桌子抬出去，麻黄就负责开门，桂枝就负责抬桌子。太阳伤寒的主要问题是闭郁太甚，因此开表就是主要方面，在这对组合中麻黄是主药，要重用。麻黄与桂枝的相须关系构成，不是只要两个药物放在一起就构成，还需要一定的比例关系，从《伤寒论》来看就是3：2到3：1，3：2就是麻黄汤中的麻桂比，3：1就是大青龙汤中的麻桂比。不在这个范围内，一般就构不成相须关系，而只能构成相使关系。

其次是麻黄与杏仁。两者的关系既有相使的关系，适量的杏仁通过宣降肺气，可助麻黄发散；又有相恶的关系，杏仁性降，诸子皆降，不利于麻黄的宣散。因此，在《伤寒论》麻黄与杏仁配伍，若欲增大麻黄的发散力，就要严格控制杏仁的用量。我们来看看下面三个处方：第一个处方是麻黄汤，方中麻黄 3 两，杏仁 70 枚，按通常用量对等大体与麻黄等量，即其比为 1：1。第二个处方是麻黄杏仁甘草石膏汤，麻黄的用量是 4 两，很明显是要增强其发散力，按其条文，其典型表现还有喘，杏仁有平喘作用，按一般人的想法，杏仁即使不随麻黄而增加，也至少保持不变，但张仲景却减少了杏仁的用量。麻黄从 3 两到 4 两增加了三分之一，杏仁从 70 枚减为 50 枚，大约减少了三分之一，因此麻杏比变成了 2：1。第三个处方是大青龙汤，麻黄从 3 两增加到 6 两，增加了一倍，杏仁从 70 枚减少到 40 枚，大约减少了一半，麻杏比变成了 4：1。

4. 麻黄汤的煎服法

麻黄的使用注明去节，一般认为节有止汗作用。今天一般没有去节，也有效。

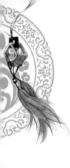

麻黄入汤剂要先下，过去讨论比较集中在去沫上，说法多样：有认为沫发汗力峻猛，有认为沫减低发汗力，有认为沫会造成呕吐。今天实际临床上并未见到有多大意义。倒是有人通过实验提出一个看法有助认识：就是麻黄只有单独先煎，其所含的麻黄素才能最大限度地溶于水。麻黄的作用不全等于麻黄素，但麻黄素至少在麻黄的功效中是起了作用的。

麻黄汤煎煮需用水为 9 升，取药量为 2.5 升，煎药过程中去掉了 6.5 升水。若桂枝汤的煎煮时间为 56min，则麻黄汤的煎煮时间为 91min。

太阳伤寒的证治的基本内容就讲到这里。

5. 太阳伤寒证治的代表性条文

下面我们来看看太阳伤寒证治的代表条文。太阳伤寒的代表条文是《伤寒论》第 35 条，严格来说，第 35 条不是太阳伤寒最具代表性的条文。第 3 条也不是，因未出方，有证无方。仲景在论述外感疾病时，有时并不以一个基本类型为代表，而是用一个变异类型，通过变异类型来对基本类型有一个了解。

《伤寒论》第 35 条说：**"太阳病头痛发热，身疼腰痛，骨节疼痛，恶风无汗而喘者，麻黄汤主之。"**

本条是对第 1 条太阳病提纲内容的扩展。扩展之一，从头痛扩展到头痛、身疼、腰痛、骨节疼痛，也是对第 3 条体痛的进一步说明。强调突出太阳伤寒疼痛的显著性、广泛性，反映了寒性凝滞的特征，也反映了疼痛的病机是卫气闭郁，而不仅仅是阻滞太阳经络；还反映了卫气闭郁不仅与膀胱有关，还与少阳三焦有关，三焦枢机不利，故有骨节疼痛，因少阳主骨所生病。

本条还反映了恶寒与恶风可互见，第 3 条言"必恶寒"，此言"恶风"，提示可以恶寒，也可恶风。恶寒与恶风的出现，在一定程度上反映了寒邪闭郁的程度，一般说来恶风闭郁轻，恶寒闭郁重。

本条也是对第 3 条"或已发热，或未发热"的进一步说明，提示发热也是太阳病的典型表现，只是太阳伤寒的发热比起太阳中风、太阳温病来要难见一点。

本条一共提到了八个症状：头痛、发热、身疼、腰痛、骨节疼痛、恶风、无汗、喘，后世研究者为便于记忆统称为"麻黄八证"。"麻黄八证"的"证"应是"症"，是对第35条的简单概括，不是说太阳伤寒就一定有这8个症状。

本条并不是单一的太阳伤寒，而是太阳伤寒兼喘的变异类型。标准的太阳伤寒无喘，第3条就讲，**"或已发热，或未发热，必恶寒，体痛，呕逆，脉阴阳俱紧者，名为伤寒。"**并没有说到喘。正是因为本条有喘，所以这条的治法是辛温发汗，宣肺平喘。标准的太阳伤寒无喘，其治法就是辛温发汗。

本条并未言及脉。有人认为在第1、3条已讲到，故此处为省文。我认为，本条不是典型的太阳伤寒，而是太阳伤寒兼喘的变异类型。喘的出现说明此证已开始影响到肺，说明此证已不是典型的表证，表邪已有入里的趋势，表邪入里，在外的闭郁状态就可能缓解而脉不出现紧象，可能脉缓，也可能脉数，故仲景在此不讲脉。还有一种情况就是脉象有但不稳定，不能说定是哪一种情况，故不讲。

6. 服用麻黄汤解病的5种情况

根据《伤寒论》的记载和临床所见，临床上服用麻黄汤解病可以出现以下几种情况：

第一是汗解。是服用麻黄汤后标准的解病表现，反过来说可认为此类患者的体质是标准的体质。今后如果再患太阳伤寒，仍可用麻黄汤治疗。

第二是战汗而解。战汗而解并不是说，服用麻黄汤后一定会出现寒战汗出。扩大来说，服汤后恶寒加剧，继而发热汗出都可以认为是广义的战汗透邪。恶寒加剧到一定的程度后还可出现寒战。战汗在太阳病可以出现，在少阳病可出现；在伤寒可以出现，在温病亦可以出现。《伤寒论·辨脉法》指出战汗的原因是"其人本虚"。叶天士关于战汗的论述与仲景所言基本是一致的，但角度不同。由于正气虚，故在战汗之前是正气聚集力量抗御病邪的准备期，在此时，阳气不能正

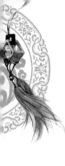

常布散，恶寒可能更加剧，到一定的程度抗邪外出，发热汗出而解。对于加了一个"虚"字的太阳伤寒，原则上应该从太阳中风桂枝汤系的处方来治疗。今后若再患太阳伤寒，就要按这个思路来处理。

第三是衄解。卫气聚集在睛明穴处从寒化而变成涕，从热化损伤阳络脉而衄血。又营卫同行，衄使营气的闭郁解除，故可使卫气的闭郁也解除而解表，也可能衄而未解或解而未尽，按当时的情况来处理。应注意以下三点：首先衄的量应少，是点滴不成流，甚至鼻涕之中带一点血丝。其次，应该是黯红色的血，因为是因瘀滞而形成。三是衄后发热、头痛等闭郁之象可明显减轻甚至消失。符合这三条就是因表证的衄或是服解表剂后的衄，可以不做特别处理。若是表仍未解，可以再剂解表。若不是点滴而出，或是鲜红，或是衄后发热、头痛之症不减或反剧，就要考虑是否是热入营血之衄。仲景在后文指出，出现衄血是此人的体质明显偏阳盛，体质壮实。若这种人下一次再患伤寒，原则上不考虑标准的麻黄汤而是用强化发散力、具有一定清热力的麻黄汤，即大青龙汤。

第四是尿解。尿解是一个比喻的说法，是指服用麻黄汤后，小便的次数或量增多，继而表证解除。《伤寒论》原书中无此说法。为何会尿解？换一个角度来看麻黄汤，我们可以说它是一个化气利水的处方。麻黄本身就有利尿的作用，桂枝有促进膀胱气化的作用，杏仁可以通过宣肺而起通利水道的作用。但总的来说，服麻黄汤后通过尿解的人是少数，而汗解的人多。也就是说，通常情况下麻黄汤利小便的作用表现不出来。关键是尿解的人偏脾虚，特别是脾的升清功能低下。从中医学的观点来看，药物也是食物，它进入体内的运化过程与食物基本一样。《素问·经脉别论》说"饮入于胃，游溢精气，上输于脾，脾气散精，上归于肺"，特别是"脾气散精，上归于肺"的环节出了问题，无力将麻黄汤之力送达肺，继而"水精四布"达于肤表，只能向下通过三焦到膀胱，从而发挥利尿的作用。从本质上讲，利尿是促进膀胱气化功能的一种方法，通过其气化补充卫气，促进卫气的运行，调节卫气的布散，从而达到解表的目的。这种患者下一次患太阳伤寒，原则上不能再用麻黄汤，因"虚"为麻黄汤之忌。即使上一次服麻黄汤利尿而表解，万一这次尿利不出，邪气就由表入里，而应该改用桂枝汤系列去治疗。特别可以考虑桂枝加葛根汤，因葛根有在外布散津液柔筋除拘挛，在内升提脾胃清阳、升发津液的作用。利用葛根的这个作用还可治疗老年人夜尿多。老人夜尿多，多是脾肾阳虚，葛根升脾胃之阳，至少可缓解夜尿之症状。

第五是自解。中医治病目的是恢复正常的生理活动，达到阴阳平和。有的人服麻黄汤后既不出汗，也不衄，也不尿解，但卫气闭郁的状态解除，恢复了正常的生理活动，也就能解病。汗法是一个法则，并不是说要非出汗不可，也不是出了汗就一定会好。由以上几种解法来看，临床上服药后的反应多种多样，有常规，有反常，关键是感邪情况和体质因素。知常达变，处变不惊；知常知变，更深刻理解患者的体质状态。

从这里也说明体质状态并不是在疾病中一定会反映出来，需要我们与患者长期接触才能逐渐认知。认真对待患者服药后的反应，也有助于我们深入认识患者的体质。当然我们还可以通过一些生活细节去认识体质。成都地区夏天一些人喜欢喝夜啤酒解暑，在喝啤酒的过程中，有的人喝几瓶啤酒都没有事，但有的人一瓶啤酒没有喝完就要去找出路——解小便，这个现象也说明，他的脾胃升清功能低下，如果患了太阳伤寒只能按太阳中风处理。

7. 麻黄汤的临床应用

在具体讨论麻黄汤应用之前，先讨论一下如何增强麻黄汤的发散力。前面我们讨论过如何增强桂枝汤的发散力，共讲了四个方法。那么这四个方法是否对麻黄汤有效呢。这四个方法中只有一个方法对麻黄汤有效，那就是调整比例。

麻黄汤调整比例，主要指调整麻黄与桂枝、麻黄与杏仁的比例关系。从这点看，大青龙汤本质上就是一个强化了发汗力量的麻黄汤。在大青龙汤中麻桂比达到3∶1，麻杏比达到4∶1，都达到了极致。

至于加入其他发散药，由于麻黄汤，包括大青龙汤，是发汗力量

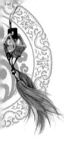

最强的处方，增添其他发散药不但不能增强发散力，还会因多用药物造成力量分散而降低发散作用。所以，在《伤寒论》中像麻黄汤这样的顶级处方一般不采用加药的方法来增强其作用。再比如白虎汤、大承气汤、大陷胸汤、四逆汤等一般也不采用。

说到酌加宣降肺气或利尿药，麻黄汤中本来就有宣降肺气和利尿的药，再加就太过。

麻黄汤与小柴胡汤同用，也因加药而降低其发散作用，《伤寒论》中没有这样的用例。或者说麻黄汤与小柴胡汤之间没有相须关系，甚至还有相恶关系。

下面我们来看看麻黄汤的临床应用，分为正用、借用和变用。

第一是正用。用于治疗太阳伤寒及其变异类型。《伤寒论》第46条："**太阳病，脉浮紧，无汗发热，身疼痛，八九日不解，表证仍在，此当发其汗。服药已微除，其人发烦目瞑，剧者必衄，衄乃解。所以然者，阳气重故也。麻黄汤主之。**"此为太阳伤寒的闭郁重症，"服药已微除，其人发烦目瞑"，说明此证重点在睛明穴处闭郁重，服麻黄汤后，在外的卫气已通行，故身疼等症有所减轻，但睛明穴处闭郁仍重，故出现"发烦目瞑"。这种烦，也是一种阳郁之烦，阳气壅塞于睛明穴，则目畏光。这种阳郁在服用麻黄汤后，若得汗出宣畅可以自行解除。若不能得汗，则内逼营气，损伤阳络，出现衄血，从而宣泄内逼营分之热，达到消卫分之阳热，从而解表。也可认为是"入营犹可透热转气"之意。此处用麻黄汤，应增强其发散力，并酌情降低麻黄汤的温性，以改用大青龙汤为宜。

《伤寒论》第36条："**太阳与阳明合病，喘而胸满者，不可下，宜麻黄汤。**"此处见喘，喘常伴见胸满。喘常被看作是外感疾病病邪由表入里的标志，其虽入里，病仍以在表为主，故仍以宣散为主，而不以清下为主。以发散为主，其外的闭郁状态可能缓解，入阳明之邪亦可由外透解，可考虑用麻黄汤。可视为"到气才可清气"的一种注解，到气还可汗解。

第二是借用。把麻黄汤当作一个辛温解表的处方，但不用来治疗太阳伤寒。比如用于治疗太阳中风。前面我已经说过太阳中风有些患者闭郁非常重，有汗，但也可能出现头痛、身痛等闭郁重证之象，除了可以增强桂枝汤的发散力量，也可以考虑用麻黄汤先解决卫气重度闭郁的问题，该扶正还扶正。《伤寒论》中有几条间接地讲了这个问题，如第 51 条：**"脉浮者，病在表，可发汗，宜麻黄汤"**，并未讲是伤寒，但因其闭郁重可考虑用麻黄汤。第 52 条：**"脉浮而数者，可发汗，宜麻黄汤。"** 太阳伤寒不一定是紧脉，可以出现数脉，还可以现缓脉，特别是当它开始入里的时候。第 37 条：**"太阳病，十日以去，脉浮细而嗜卧者，外已解也。设胸满胁痛者，与小柴胡汤。脉但浮者，与麻黄汤。"** 病程十日以上，一般宜桂麻合方，但若闭郁重，也可考虑麻黄汤。本条意在举例说明太阳病日久转归与治法，故述症简约。太阳中风借用麻黄汤，麻黄汤中原有的扶正药当然要保留，根据情况还可酌情加大，包括药味和药量。

8. 麻黄汤的禁忌

与应用相关的就是禁忌。麻黄汤的禁忌总的来说就是一个"虚"字，不管它是气血阴阳哪一个，只要有虚，麻黄汤的使用就应慎重，要酌情调整，或按太阳中风来考虑处理。

《伤寒论》第 87 条：**"亡血家不可发汗，发汗则寒栗而振。"** 寒栗而振，下一步发热、汗出而病解，便是战汗作解；寒栗而振，若不能发热汗出，邪气就有内陷之机。所以前面说对于战汗而解的患者，原则上下一次再患太阳伤寒不考虑麻黄汤。

（二）太阳伤寒变局证治

为了对太阳病的辨证论治有更为全面、更为深入的理解，下面将太阳伤寒变异证治与太阳中风变异证证治对照讨论。

1. 太阳伤寒卫气闭郁重证之项背强几几证证治（葛根汤证一）

项背强，是一种太阳病闭郁重证的表现，是太阳经筋拘急不舒，在太阳中风是用桂枝加葛根汤治疗，也就是在桂枝汤中加入葛根一味。葛根除了有解表作用，增强桂枝汤的宣散作用外，还能布散津液，既能温养太阳经筋又能濡养经筋。按此推理，太阳伤寒伴见项背强当用

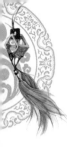

麻黄汤加葛根，但张仲景并没有这样，而是改用葛根汤。

葛根汤可以看作是在桂枝加葛根汤的基础上再加麻黄而成。为什么这样，后面将做深入讨论。

2. 太阳伤寒卫气闭郁重证之胸满证证治（麻黄汤证二）

胸满，也是一种太阳病闭郁较重证的表现，是卫气闭郁引起宗气不能正常外布，出现壅滞不畅的外在表现。在太阳中风是去掉白芍药，增强发散力，达到解肌祛风、宣阳散阴的目的。同时由肤表影响到胸也是一种由表入里的表现，去掉白芍药还可以加强本方温通心阳防止外邪内陷于心。而麻黄汤本身就具备较强的发散力量，不但可以散表卫，也兼有散胸中阳气的力量，且其证正气损伤不甚，不必预护心阳，故仍用麻黄汤治疗，不过治法变成了辛温解表，宣阳散阴。

3. 太阳伤寒卫气闭郁重证之喘证证治（麻黄汤证三）

由于卫气闭郁，不仅影响到膻中，而进一步直接影响到肺，肺失宣降则喘。在太阳中风即在桂枝汤中加入有宣降之能，又能助解表的厚朴、杏仁以解肌祛风，宣肺平喘。而在太阳伤寒，代表方中的麻黄、杏仁本已具有宣肺平喘的功能，再加就太过，反而影响其发散功能，故就用麻黄汤即可，不过治法就是辛温解表，宣肺平喘。若闭郁太重，也可借用大青龙汤。

4. 太阳伤寒卫气闭郁重证之烦躁证证治（大青龙汤证）

这种烦躁是一时性的烦躁，提示卫气闭郁较甚，阳郁于内，扰动心神故烦。有可能化热，但当前尚不属热，只要加强发散即可。在太阳中风，可用桂枝汤配合针刺风池、风府，解肌祛风，宣郁透邪；也可改用桂枝加桂汤、桂枝加厚朴杏子汤等方，或用桂枝汤加黄芩。在太阳伤寒可改用大青龙汤，辛温发汗，宣郁泄热。

5. 太阳伤寒伴有营虚身痛的变异证证治

太阳中风营虚身痛证用新加汤，调和营卫，养营解表。太阳伤寒也有营虚身痛证，原则上，见虚的伤寒都考虑用桂枝汤类方化裁。《伤寒论》第 49 条："脉浮数者，法当汗出而愈。若下之，身重心悸者，**不可发汗，当自汗出乃解。所以然者，尺中脉微，此里虚，须表里实，**

津液自和，便自汗出愈。"第50条："脉浮紧者，法当身疼痛，宜以汗解之。假令尺中迟者，不可发汗。何以知然？以荣气不足，血少故也。"第62条："**发汗后，身疼痛，脉沉迟者，桂枝加芍药生姜各一两人参三两新加汤主之。**"发汗后，身痛不解反剧，提示有营气不足。第50条"尺中迟"，第62条"脉沉迟"，说法不一样，但反映的精神基本是一样，尺部、沉为阴位，迟为阴脉，阴位见阴脉为阴不足。我在实际临床上没有采用尺寸区分和浮沉区分，而是采用左手和右手以区分。右手诊气分，属阳；左手诊血分，属阴。若其人左手脉比右手脉明显弱，就要考虑是否偏重在营血不足，而尺脉我多用以候下焦的病变，而不是仲景所言的以营不足来看待。第49条"当自汗出乃解"，"表里实，津液自和"，"自汗出愈"并不是说不治，而是说不要墨守通行的规则，一律去发汗，调和好阴阳，一样会愈，特别是里虚重的患者更应该注意。

在太阳中风还有一个伴漏汗的变异证。漏汗是小汗持续不断，这种汗偏凉，提示卫气损伤较重，虚的程度甚于太阳中风的一般偏虚证，要加强扶卫固表的作用，当用桂枝加附子汤，调和营卫，温阳固表。太阳伤寒没有此证，因为一汗出太阳伤寒就不存在了。

在《伤寒论》中还讲了以下两个太阳伤寒的变异证，是在讨论太阳中风时没有提到的，我就先说太阳伤寒，后说太阳中风。

6. 太阳伤寒卫气闭郁重证之呕证证治（葛根加半夏汤证）

呕是胃的病变，不是太阳系统自身的病变。从邪气看，这是邪气入里不但影响到胸中，还进一步影响到胃，使胃不能正常和降，反而上逆为呕。从正气抗邪看，为邪气虽有传里之势，但正气尚强，具有奋起向上向外抗御病邪之势，是《伤寒论》第15条所说"其气上冲"的一种表现。因此当因势利导，用葛根加半夏汤，辛温发汗，降逆止呕。胃气失降的根本原因还是在卫气闭郁，只要解除了卫气的闭郁，胃逆、下利都可以缓解。脾的升清和胃的降浊是一对相反相成的关系，升脾阳就能够降胃浊。

葛根加半夏汤，就在葛根汤中加半夏半升，在汉代即二两五，在

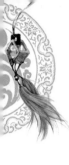

今天按比例折减为 8g 左右。

依此类推，若太阳中风出现呕逆，也可以用桂枝加葛根汤再加半夏，解肌祛风，降逆止呕。其实就用桂枝汤也有止呕的作用，第 12 条就有说"……鼻鸣干呕者，桂枝汤主之"。

7. 太阳伤寒卫气闭郁重证之下利证证治（葛根汤证二）

太阳伤寒是用葛根汤去辛温发汗，升津止泻。关于葛根汤这个处方，下面还要讲到，这里就不展开了。太阳中风伴见下利，类推可用桂枝加葛根汤去解肌祛风，升津止泻。

上面简要介绍了太阳伤寒变异证证治，并对比了太阳中风变局的证治。下面将对几个重要的证证治做进一步的说明。

第一个是葛根汤证证治。

葛根汤证证治包括两个：一个是太阳伤寒伴项背强，一个是太阳伤寒伴下利。先说太阳伤寒伴项背强证。

葛根汤方

葛根四两　麻黄三两，去节　桂枝二两，去皮　生姜三两，切　甘草二两，炙　芍药二两　大枣十二枚，擘

上七味，以水一斗，先煮麻黄、葛根，减二升，去白沫，内诸药，煮取三升，去滓。温服一升。覆取微似汗。余如桂枝法将息及禁忌。诸汤皆仿此。

按类推来讲，太阳中风兼项背强，仲景用桂枝汤加葛根，那么太阳伤寒出现项背强是否可以认为应该用麻黄汤加葛根。但仲景并没有这样，而是用桂枝汤加麻黄加葛根组成的葛根汤。为什么这样？我的观点是：

首先，葛根汤从形式上来讲是桂枝汤加味，从本质上来讲是麻黄汤加味。因在葛根汤中麻黄：桂枝 ＝ 3：2，恰好符合麻黄汤中麻黄、桂枝之比。

其次，为什么要用桂枝汤加味而不是麻黄汤？这是由于麻黄汤中杏仁配麻黄有帮助发散的一面，也有抑制发散的一面，且杏仁对于项背强没有帮助；反过来，桂枝汤中的白芍对项背强有很好的缓解拘挛

的作用。此外，还有一个非常重要的原因：常言"津停则为水，水行则是津"，若不细究则可以这样认为。但若认真考察起来就不是这么一回事。一旦停聚下来的津便是废水，要么排出，要么送入膀胱重新气化才能成为津。故当感受风寒病邪使津停而为水时，这个水不可能因为发散药的作用重新变成津液利用起来。葛根具有布散津液的作用，但不具有生成津液的作用，需要给它提供津液来布散。桂枝汤有化生营卫津液的作用，麻黄汤不具有此作用。如果用麻黄汤加葛根，能使卫气闭郁状态解除，但由于它不能化生津液，需要等待有津液化生以后，津液布散开才能解决项背强的问题，就拉长了"病解"和"病愈"的过程。若用葛根汤，"病解"与"病愈"的时间过程就缩短，甚至同步，起到较好的效果。这里说到"病解"，又叫"病差"，是指导致阴阳不平衡的因素消除了，但阴阳还没有恢复平衡。"病愈"就是阴阳恢复平衡了。搞清楚这两个概念，才能正确理解《伤寒论·辨阴阳易差后劳复病脉证并治》的意义。

北京中医药大学的余无言先生，20 世纪 30 年代在上海行医，曾治疗一例暑天感冒项背强的患者。他开的处方是：麻黄汤加藿香、葛根。其用意很清楚，不用张仲景的葛根汤而用麻黄汤加葛根，加藿香是暑多夹湿故也，但就平淡地记载了这一件事并没有进一步分析。我的看法是病虽治好了，但会拉大了由"差"到"愈"的时间。有人说《伤寒论》就是一个病案集，从本例说明《伤寒论》是一本书，书中自有其集结成书的道理。

再说太阳伤寒伴下利证。表证可影响到脾胃功能，若偏重在影响清阳不升，则下利。太阳伤寒兼下利，仲景出葛根汤。葛根于此则为"升提清阳以止泻"。葛根其用，在外升津液、缓拘挛、散风寒；在内则升提脾胃清阳之气。曾有人将《伤寒论》《金匮要略》中有下利的五十几个处方提出，将服用蓖麻油致泻的小白鼠模型来灌服，止泻效果最好的是葛根汤，其次是麻黄细辛附子汤，再其次是生姜泻心汤。说明葛根汤有较好的止泻作用。又发现用葛根汤的腹泻小鼠随着腹泻的减轻，小鼠的肛温升高，说明葛根汤的底子桂枝汤确有

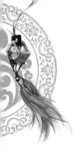
温运脾阳的作用。而且本方的止泻效果与葛根的用量有比较明显的正比例关系，临床上常用来治疗腹泻，特别是由于外感引起的腹泻，是以升提清阳来止泻的代表处方，是喻嘉言"逆流挽舟"法的先声。喻嘉言"逆流挽舟"法的代表方剂是荆防败毒散。我的经验：若腹泻的患者大便带青绿色，中医观点属风，用葛根汤有较好的效果。

葛根汤用水总量为一斗，也就是 10 升，取药量为 3 升，去掉 7 升水，比麻黄汤的煎煮时间还长。

第二个要重点说明的是大青龙汤证治。

大、小青龙汤证是太阳病中较重要的一类，许多研究者常常把大、小青龙汤证也当作太阳病的基本证候类型。孙思邈在《千金翼方》中对于太阳病的分类就分为太阳病用桂枝法、太阳病用麻黄法和太阳病用青龙法。我虽然不赞同这种分类法，但也认为大、小青龙汤是适用于太阳病本证的重要方剂。

大青龙汤证主要是太阳伤寒阳郁重证之烦躁证。它的临床表现是太阳伤寒的临床表现伴有明显的烦躁，无其他明显热象。此烦躁产生的病理是阳气闭郁较重，有化热的可能性，但仅仅是可能性而不是必然性。太阳伤寒阳郁重证之烦躁证与《伤寒论》第 24 条"**初服桂枝汤，反烦不解者，先刺风池、风府，却与桂枝汤则愈**"的闭郁机理相同。太阳伤寒闭郁重证的烦躁可能较中风闭郁重证的烦躁重一些，但两者都是间断性的烦躁，不是持续烦躁。若为持续性烦躁，则要考虑里热。因其闭郁重，故在治疗中首先就要加强麻黄汤的发散力；考虑到化热的可能性，故要酌情降低麻黄汤的温性。

大青龙汤方

麻黄六两，去节　桂枝二两，去皮　甘草二两，炙　杏仁四十枚，去皮尖
生姜三两，切　大枣十枚，擘　石膏如鸡子大，碎

上七味，以水九升，先煮麻黄，减二升，去上沫，内诸药，煮取三升，去滓。温服一升，取微似汗。汗出多者，温粉扑之。一服汗者，停后服。若复服，汗多亡阳，遂虚，恶风，烦躁，不得眠也。

增强发散力的基本方法，首先是调整比例，麻：桂比由 3：2 调整

到 3∶1，麻∶杏比由 1∶1 调整到 4∶1，在大青龙汤中体现了出来。加入其他发散药来增加发散，酌加宣降肺气或利尿的药物，与和解少阳同用这三个增强发散力的方法用不上，故仅采用了调整比例的方法。考虑到其化热的可能性，加了少量的石膏。用了石膏又怕伤了脾胃的阳气，故又加了生姜、大枣。所以如果觉得化热的可能性不大，石膏、生姜、大枣完全可以不用。大青龙汤的核心就是增强发散力。方中麻黄六两在汉代合 90g，石膏如鸡子大折算下来约 120g，石膏∶麻黄约为4∶3。石膏的用量并不大。石膏∶麻黄小于 3∶1，原则上可以说不是清热，大于这个比例才可算是清热。在大青龙汤中石膏与其说是清热，不如说是防止化热。实习时，我曾治一大渡河放木筏工人，其感受风寒，无汗，初用标准麻黄汤无效。向老师请教，老师指点要因人制宜，用大青龙汤。我没有用全方，因其无热象，没有用石膏、生姜、大枣，仅倍麻黄而病愈。故大青龙汤的核心是发散。龙为行云布雨之神兽，大青龙汤就是大发汗方，解表力量最强，其次是麻黄汤，其次是葛根汤，其次是桂枝汤，最次的是小青龙汤。

刚才说大青龙汤中石膏如鸡子大折算下来约 120g。是这样估算的，汉代鸡蛋一定不比今天的鸡蛋大，今天的鸡蛋是专门培育的卵用鸡下的。汉代鸡蛋算 10 个 1 斤，1 个 1 两，50g，体积近似 50cm³，石膏的密度为 2.4g/cm³，则一个鸡子大的石膏重约 120g。

大青龙汤的两个条文，仲景故意不讲常而讲变，正体现出与其说《伤寒论》是讲外感疾病的辨证论治，不如说是仲景讲辨证论治的一般原理。很多病证最典型最标准的证反而未讲，多讲其变异类型。

第 38 条：**"太阳中风，脉浮紧，发热恶寒，身疼痛，不汗出而烦躁者，大青龙汤主之。若脉微弱，汗出恶风者，不可服之。服之则厥逆，筋惕肉瞤，此为逆也。"**

"太阳中风，脉浮紧，发热恶寒，身疼痛"可理解为太阳中风，有汗出但闭郁十分严重的类型，甚至用麻黄汤都发不出汗来，故用峻汗剂大青龙汤。"不汗出"可按第 6 条"发热而渴，不恶寒者，为温病"来理解，第 6 条的不恶寒不是绝对的不恶寒，是恶寒程度轻，故"不

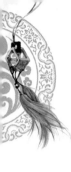

汗出"不是绝对的不汗出，而是汗出的程度轻。临床上问患者有没有汗，患者答说不清楚，可以认为其有汗而汗出量非常少。第48条"汗先出不彻"也指汗出量很少，甚至可以忽略不计。"若发汗不彻，不足言"亦是此。后半条强调闭郁不重的太阳中风不能用。由此来说明用大青龙汤来治疗太阳中风是特殊之中的特殊情况。

第39条："**伤寒脉浮缓，身不疼但重，乍有轻时，无少阴证者，大青龙汤发之。**"

第35条未讲脉是因其有喘，表证正在入里，在表的闭郁可能随之减轻，脉可能不出现紧脉。此条脉浮缓正是对第35条的补充，是邪由外正在入里，紧脉转为缓脉。从症状上看，"身不疼但重，乍有轻时"是表之闭郁已减，但闭郁状态并未解除并有向里转化的情况。这种由外入里又分两种情况，一则是偏向于化热但并不是完全化热，导致三焦气的壅滞而出现身重，但此证是以表证为主，故治疗还是解表为主，第219条讲"三阳合病，腹满，身重"，也是表证有一部分入里了；二则化寒，化寒就有水，一般为风水、皮水之类，属于阳水实证，也一般用发汗去治疗。"乍有轻时"说明了不完全是在里的壅滞，而是在表里之间的一个转化过程，特别是即使有水，也不会很重，是风水、皮水的初起，更应该用大青龙汤发汗。特别是水要判断虚实：阳水为实，以闭郁为主；阴水为虚，以阳虚为主要病机。故此条是大青龙汤的推广运用，大青龙汤甚至是麻黄汤都可以用来治疗化热的初期、风水之证。

大青龙汤是发汗力最峻猛的处方，虚证用之会严重伤正。得汗后即使未解，也不宜继续服用，宜改用麻黄汤或桂枝汤，当然也可小量服用大青龙汤。

至于大青龙汤的清热作用，前面说了由于石膏与麻黄的比例是4：3，本方没有很强的清热作用。既然麻黄汤都能用于太阳与阳明同病，清热之力比麻黄汤强的大青龙汤更可用了，不过那是借用。至于后世有人将其比例改为10：1再来讨论，那就不是大青龙汤了。

大青龙汤的煎煮时间同桂枝汤。

大青龙汤的应用可以比照麻黄汤来处理。另外可借用其强力发汗作用治疗阳水，特别是风水、皮水之证。

（三）太阳伤寒兼心下有水饮且病机偏表之证证治（小青龙汤证）

学习《伤寒论》的小青龙汤证，首先要弄清楚，张仲景要讨论的究竟是什么。是讨论一般的伤寒兼里饮，还是讨论伤寒兼里饮的某些类型。

《伤寒论》第40条说："**伤寒表不解，心下有水气，干呕发热而咳，或渴，或利，或噎，或小便不利、少腹满，或喘者，小青龙汤主之。**"

"伤寒表不解，心下有水气"是本条的定性之语。如何判定心下有水气，当结合《金匮要略》痰饮、水气病篇的论述。

这里着重讲两条。

《金匮要略·痰饮咳嗽病脉证并治》第8条："**夫心下有留饮，其人背寒冷如掌大**。"背上冷如手大，可以是患者自我感觉，也可以是医生能摸到背上一块凉。是因为水饮停聚在心下，阻滞了阳气的布散而出现的现象。

《金匮要略·痰饮咳嗽病脉证并治》第4条："**水在肺，吐涎沫，欲饮水**。"心下有留饮，可吐涎唾，即吐出比较多的痰涎，这种痰涎的基本特点有四——清、白、咸、寒。清是指清稀，可以是黏涎，但总的来说是清稀的，不是浓稠的。特别是吐风泡痰，痰涎清稀有很多的泡沫，更是水饮兼有风寒病邪的特点。白是指白色、无色，也包括浅灰色，甚至深灰色，是痰在体内停留的时间过长，并不是有灰尘，反过来说明其正气不足已久。有还可见绿痰，包括深绿、浅绿、黄绿，多数情况下都是阳气严重不足。咸指咸味，指痰咳出时经过口腔有咸味，咸为肾味，这个就是少阴证，有肾的问题了。寒就是痰是冷的，咳出时经过口腔有冷感。不是四个特点都要见，只要见到一个就可以认为是寒饮为病。

用小青龙汤，后世在判断水饮病时重舌象，仲景因初创辨证体系，未深探这一块。一般水饮的舌质都是淡白或者淡红，舌边有齿痕，体

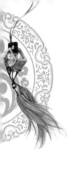

胖大，苔多为滑苔、腻苔，少数出现腐苔。分辨齿痕要注意与舌面有凹槽和舌边不齐相区分。首先，齿痕是在胖大舌的基础上产生的，因此舌伸出口腔时要充满口裂，抵紧口角；舌面有凹槽和舌边不齐一般不会抵紧口角。其次，齿痕是在舌的侧面，舌面有凹槽是在舌的上面，舌边不齐一般舌面很薄，而舌的边缘如海岸线一样曲曲弯弯的。

分辨滑苔、腻苔、腐苔，首先注意舌苔的颗粒，有粗有细。最细的基本上看不出来颗粒，是滑苔；腐苔可见明显的颗粒；腻苔介于两者之间，能够看到一些颗粒。再者注意平与突。完全平坦几乎看不到任何起伏的是滑苔；有明显起伏的是腐苔；腻苔在两者之间。最后是注意致密和疏松。致密是透过舌苔无法看到底部的舌质是什么状态，是属于滑苔；腐苔偏疏松，能通过苔间空隙看见舌质；腻苔介于两者之间。打个形象的比喻，腐苔像一堆打湿了的面包渣，腻苔像一勺酽稀饭倒在桌子上，滑苔就像一勺米汤倒在桌子上。

本条的核心在干呕发热而咳，加上第41条的叙述，小青龙汤的典型表现为：太阳伤寒典型表现+干呕发热而咳+喘。同样是心下有水气，《伤寒论》中有多个处方，如桂枝去桂加茯苓白术汤、苓桂术甘汤等。不等于"伤寒表不解，心下有水气"就一定要用小青龙汤。心下有水气，有的着重于温散，有的着重于渗利。小青龙汤证，这是心下有水气偏表，病机向上的类型，宜用温散。桂枝去桂加茯苓白术汤，我认为桂枝汤桂枝是主药，不应去。据我临床使用心得，也不用去桂枝。所以可更名为桂枝加茯苓白术汤。

水饮为病的基本治法有两种，一则渗利，一则温化。水饮是阴邪，原则上用温化的方法，但当其很盛时要用渗利的方法去处理。用何种方法来处理，其原则有三：其一，根据水饮停聚的部位来选择。若在阳位就要偏温散，在阴位就要考虑渗利。在脐以上包括肤表着重考虑温散，在脐以下着重考虑渗利。其二，根据水饮的临床表现，即邪正斗争表现出的病机趋向性来选择。临床表现反映着正气抗御病邪的方向性，水饮的临床表现是向上、向外的就要用温散，若是向内、向下的就要用渗利之法。这是因势利导原则的应用。小青龙汤证的典型表现：干呕、发热、咳、喘，就是向上、向外的趋势，就是病势偏于表，若是表现为腹痛、下利，就是向下、向内，就是病势偏里，要考虑真武汤以渗利解决。其三，根据水饮轻重来选择。水饮偏重，偏重在渗利；水饮偏轻，偏重在温散。小青龙汤证水饮看似较重，但正气还有向上向外抗御的能力，水气与正气相比还不算很重。可以说小青龙汤证是表寒里饮，以饮为主而饮又偏重在表，故主要用温散的方法来处理。小青龙汤证，咳喘、干呕、发热，似乎其病位在肺、胃，包括脾，但已言明伤寒，心下有水气，故其病机的重点在脾胃，不在肺。就是病象在肺，病机在脾胃。

小青龙汤方

麻黄去节　芍药　细辛　干姜　甘草炙　桂枝各三两, 去皮　五味子半升　半夏半升, 洗

上八味，以水一斗，先煮麻黄，减二升，去上沫，内诸药，煮取三升，去滓。温服一升。若渴，去半夏，加栝楼根三两；若微利，去麻黄，加荛花，如一鸡子，熬令赤色；若噎者，去麻黄，加附子一枚，炮；若小便不利，少腹满者，去麻黄，加茯苓四两；若喘，去麻黄，加杏仁半升，去皮尖。且荛花不治利，麻黄主喘，今此语反之，疑非仲景意。

臣亿等谨按：小青龙汤，大要治水。又按《本草》，荛花下十二水，若去水，利则止也。又按《千金》，形肿者应内麻黄，乃内杏仁者，以麻黄发其阳故也。以此证之，岂非仲景意也。

小青龙汤有解表的力量，但其重点在治里，重在治水饮。此方不是麻黄汤、桂枝汤合方化裁出来，而是桂枝汤化裁出来。其原因：第一，此方中麻、桂同用，但麻：桂＝1：1，不符合麻黄汤中的比例关系。第二，水饮为病的背景条件往往是肺、脾、肾三脏的阳气不足，太阳伤寒偏虚，原则上比照太阳中风来治。第三，麻黄汤的重要药物杏仁没有，但桂枝汤的基本结构全在。第四，水饮为病，变化多端，方后列五个或然证，有五个加减，除第一个没去麻黄以外，其他都去麻黄。如果是麻、桂合方，麻黄作为主药就不应去。

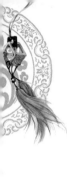

　　此方中的芍药即白芍药，除桂枝汤的方义中所讲的外，还有两个特殊的作用。第一，使桂枝、干姜、细辛化生出来的阳气主要不走表，留在体内而起到温化寒饮的作用，还恐芍药力不足而加五味子以增强其作用。第二，白芍药有轻微的泻下作用，通利大、小便，使水饮排出。此证虽然是向上、向外抗邪，但只要有出路，并不排除把渗利和温化结合起来使用。芍药在桂枝汤和小青龙汤里面非常重要，不能轻易去掉。

　　方中三个温阳化气的药物——桂枝、干姜、细辛照顾到了主管水液代谢的肺、脾、肾三脏。桂枝温运脾阳。干姜配甘草首先是温中，亦能温肺。《金匮要略》中虚寒性肺痿的代表性处方就是甘草干姜汤。干姜有较强的温肺作用，它温肺的作用主要是通过温脾来实现的，但它本身也有一定的温肺作用。细辛主要是温肾阳，它既能温里，又能解表，温肾是其最大的特色。三个方面都兼顾了，但重点在脾。细辛主要是温肾，故对阳虚重症水停的病证，细辛就很关键。在重症时原则上要用力量较强的辽细辛。这个处方疗效好坏很大程度上取决于细辛的品质和用量。本方中细辛用3两，与其他温阳化气药量等。细辛不过钱，在散剂中应记住；在汤剂中，细辛应与其他温阳药按比例使用。我在读研究生时，曾跟随指导小组的陈治恒主任去给市委领导会诊，绿脓杆菌感染肺炎，第一诊开了小青龙汤，三天后复诊，效果不明显。陈老师问用的什么细辛，病房主治大夫说不清楚，处方直接送到中医制剂室，煎好后装瓶送来。陈老师仍用原方，强调要用辽细辛10g。再次复诊明显好转。

　　20世纪60年代初，华罗庚受国务院委托，在全国推广优选法，涉及各个行业，也涉及中医。当时成立了一个小组，在华罗庚指导下进行研究。选择独活寄生汤作为观察对象，结论：其一，方中细辛是一味重要的药物；其二，细辛的用量要在10g以上效果才好。

　　下面谈谈小青龙汤在《伤寒论》中的五个加减。

　　第一个加减："若渴，去半夏，加栝楼根三两"。水饮病中出现渴，多半是津液不能上承、布散，故对于此加减，我多不遵从，因半夏能祛痰除湿，从病机上解决口渴的问题。水饮停聚在局部，有时可以出现郁而化热，个别患者可能吐少量淡黄色甚至深黄色的脓痰。深黄色的痰在清早有几口可以不算，是因其停留过久而成。水饮停聚的渴多半是渴不喜饮，或渴喜热饮，饮后不止渴，或个别冷热皆可，等等。若有饮后渴解，则提示有局部化热的状态。可以考虑酌情加入清热生津的药物，仲景以天花粉为代表，其他可用生石膏、青蒿、金钱草。《金匮要略》中有小青龙加石膏汤，但石膏不要太重，一般 5~15g；青蒿一般用 5~10g，特别是患者的咳嗽是在凌晨 4 点以后较剧，可以考虑用此疏透少阳胆热；金钱草，一般用量在 20g 左右，伴有小便色黄者尤宜。这个加减未去麻黄是因为有热邪郁伏，用麻黄以宣散其热。

第二个加减："若微利，去麻黄，加荛花，如一鸡子，熬令赤色"。微利不是利的多少，而是利而不爽之意。大便稀溏，解而不爽。解出来后不大容易冲得干净。这是人体想把痰湿之邪祛除掉但又没有祛除完的现象。此用荛花，是通因通用。荛花在《神农本草经》中有记载，其基本功效与芫花相似。荛花今已不用，荛花被淘汰，一是作用少特色，二是作用轻，有较好的药物来替代。临床上若没有荛花，或不想用荛花，可以用郁李仁、蚕砂、芫花、猪牙皂、牵牛子等替代。病情轻的用郁李仁、蚕砂、芫花，重的用猪牙皂、牵牛子。有一样即可。白芍通利大、小便的作用有时会表现得较剧烈，其原则是若没有大的问题，随其通利，符合通因通用。一孕妇，妊娠两月，咳嗽两月来诊，先咳嗽后发现怀孕，一直在治，效果不好。我认为是表寒里饮，就用小青龙汤。服一剂后咳止，但服一剂利一次，基本上是水。纳良佳，精神不萎。二诊，考虑到是孕妇，去白芍加葛根，愈。再如同时，一学生服小青龙汤利数次，精神饮食尚好。我说，拉完就好。未做任何处理。

第三个加减："若噎者，去麻黄，加附子一枚，炮"。噎不是咽喉不利，是胸中阻塞不舒。这是表闭重，邪入里，为胸满的进一步加重，在此则还有水饮阻滞，胸中阳气不布，故阻塞较重。在太阳中风伴见胸满，仲景去芍药，或加附子，于此不去芍药，加附子，是增强温阳

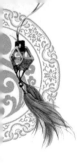

及宣通之力。"附子走而不守"，这样用既能增强温阳宣散水饮之功，又有利于胸中阳气的布散。附子与半夏同用与后世十八反不合。十八反首先无充分依据，至少仲景就用。其次，十八反说附子半夏合用有毒，中医之毒的主要意义是偏性，十八反之毒是讲偏性特别峻猛，因此要慎重使用，而不是不用。若遇阴寒盛，阻滞胸中阳气的患者，有些不用此组合，就打不开这个结。注意其用量，附子一枚，半夏半升。柴胡加芒硝汤之小柴胡汤部分，量是原方的三分之一，半夏是 20 铢，反推小柴胡汤中半夏是 60 铢，也就是半升半夏，折算为二两五，按比例折减为 7.5g。附子一枚，大致为 1 两，按比例折减为 3g。原则上，附子的用量要低于半夏的用量。十八反、十九畏在必要时可以用。如我们学校有位老师叫林通国，写了一本小册子叫《中医拮抗学》，将所有十八反、十九畏所含的药组成一个拮抗丸，用于治疗癌症等疑难病症。林老师证明了十八反、十九畏可用，不仅某些药可用，而且所有药都可用，但也没有必要都用，还是那句老话，该用则用。

第四个加减："若小便不利、少腹满者，去麻黄，加茯苓四两"。这个加减大家比较容易理解，我就不讲了。不过请大家注意"小便不利、少腹满"这句话，我有位学生分析了历代使用小青龙汤的典型案例，认为"小便不利"和"少腹满"不一定并见，也就是说有的见"小便不利"，有的见"少腹满"，也有两者并见的。我要说的是两者并见是太阳蓄水证的典型表现，今后我们在太阳蓄水证再讨论。

第五个加减："若喘，去麻黄，加杏仁半升，去皮尖"。林亿校注："《千金》，形肿者应内麻黄，乃内杏仁者，以麻黄发其阳故也。"说明其主偏里，用杏仁代麻黄一是避免过于发散伤人阳气，二有通降引水之意。这里杏仁的剂量用半升，杏仁的重量比半夏稍重一点，半升半夏重二两五，半升杏仁约重 3 两，今用比例折降为 10g。

上面五个加减四个去麻黄，以"麻黄发其阳"，即麻黄伤阳当慎用。例：一八十岁老太，患太阳伤寒，用桂枝加厚朴杏子汤，效不佳，复诊脉犹紧，加麻黄 5g，服后表解，但心慌，急补心阳。我用麻黄很小心，或用 3g 炙麻黄，或用香薷替代。"麻黄发其阳"不是骗你的，麻黄伤全身的阳气，若脾阳素虚伤脾阳，若肾阳素虚伤肾阳，若其他都不伤，就伤心阳。

"恐非仲景意"句是高继冲本就有的内容，林亿在校订时出注驳其谬，林亿的意见是对的。

临床上用小青龙汤治疗表寒里饮证，表解，咳喘渐平，诸症渐好，往往会出现阳虚水饮的真武汤证。小青龙汤证的水饮可以是新发生的，因为外感风寒使津液布散障碍而致。但更多的是素有水饮的患者感受风寒病邪以后诱发。大体上属于哮病。先应当治标，把水饮控制住；然后其水饮内停的真正病机——阳虚水停就显现出来。面对这种患者要心有定见，我们把比较明显的表寒里饮治好了，但是素有本源的阳虚水饮还存在。小青龙汤毕竟是偏于散而不是温，剩下来阳虚水饮该如何治就如何治。

下面我们来看看小青龙汤的临床应用。分为正用、借用和变用。

先说正用，即用小青龙汤治疗太阳伤寒兼水饮证。小青龙汤原方是治疗偏表证，但因其温脾肾之阳，故对于偏里之水饮，水走肠间辘辘有声者亦可用。

再说借用，即用小青龙汤治疗太阳中风兼水饮证。

三说变用，小青龙汤可以看作是一首温运脾阳的处方，即桂枝汤强化了温的作用。

小青龙汤还可看作是一首温脾肾阳气的处方，酌情加减后既可温阳解表，又可温阳纳气。

小青龙汤看似治标，但其具有温肺、脾、肾阳气的功能，实际上也具有治本的功能。临床上在控制好急性发作后，往往加强温肾固肾的药物制成蜜丸常服，往往能减轻发作，控制发作，甚至几年不发。一般在小青龙汤原方去麻黄，酌加仙灵脾、磁石、核桃、蛤蚧等，相当一部分患者可以做到4年不发，发作时也较以往明显减轻。

三、太阳病表郁轻证

太阳病表郁轻证严格说不是一个独立的证候类型，可看作是太阳

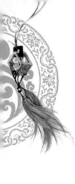

中风和太阳伤寒的交叉，或是太阳病迁延不愈、正衰邪疲相持于太阳的变异类型。由于有正虚的一面，原则上用桂枝汤，但有闭郁的一面，故酌情加入发散的麻黄，但基调是桂枝汤，并未构成麻黄汤中桂、麻的比例关系。

（一）太阳中风表郁轻证证治（桂枝二麻黄一汤证）

太阳中风表郁轻证的代表条文是《伤寒论》第25条："**服桂枝汤，大汗出，脉洪大者，与桂枝汤，如前法。若形似疟，一日再发者，汗出必解，宜桂枝二麻黄一汤。**"

太阳中风当用桂枝汤，若其人闭郁较重，当正气得药力之助外出抗御病邪时，可以出现气血涌盛于表的脉洪大。太阳中风宜微汗而解，若闭郁重，正气聚集于表奋力抗邪，也可出现大汗。这里的大汗，是相对多汗，不要误认为是阳明病。区别要点在：脉洪大只出现于汗出前及汗出后的短暂时间内，汗出后热势立即下降。大汗，虽存在伤正之弊，但也可达到祛邪目的，故太阳病也可大汗而解，我们不提倡大汗解表，但必须接受大汗是可以解表的。若稍待，太阳中风的表证又重新出现，说明发汗太过中风未解，仍可继续使用桂枝汤调和营卫而治。若表证减轻，恶寒由持续转为间断出现，一日间偶有恶寒，说明原证闭郁较重，表证虽减而闭郁偏重，未能尽除病邪。此时除了使用增强发散力的桂枝汤，也可考虑采用调和营卫、辛温微汗之桂枝二麻黄一汤。

太阳中风表郁轻证的典型表现为：发热恶寒，热多寒少，一日再发，汗出，脉浮大。

病机为：风寒外袭，营卫不调，日久邪微，阳气怫郁。

治法为：调和营卫、辛温微汗。

代表方为：桂枝二麻黄一汤。

桂枝二麻黄一汤方

桂枝一两十七铢，去皮　芍药一两六铢　麻黄十六铢，去节　生姜一两六铢，切　杏仁十六个，去皮尖　甘草一两二铢，炙　大枣五枚，擘

上七味，以水五升，先煮麻黄一二沸，去上沫，内诸药，煮取二

升，去滓。温服一升，日再服。本云：桂枝汤二分，麻黄汤一分，合为二升，分再服，今合为一方。将息如前法。

臣亿等谨按，桂枝汤方，桂枝、芍药、生姜各三两，甘草二两，大枣十二枚。麻黄汤方，麻黄三两，桂枝二两，甘草一两，杏仁七十个。今以算法约之，桂枝汤取十二分之五，即得桂枝、芍药、生姜各一两六铢，甘草二十铢，大枣五枚。麻黄汤取九分之二，即得麻黄十六铢，桂枝十铢三分铢之二，收之得十一铢，甘草五铢三分铢之一，收之得六铢，杏仁十五个九分枚之四，收之得十六个。二汤所取相合，即共得桂枝一两十七铢，麻黄十六铢，生姜、芍药各一两六铢，甘草一两二铢，大枣五枚，杏仁十六个，合方。

注意本方虽然为麻桂两汤同用，但桂枝汤用量大于麻黄汤用量，故以桂枝汤为主，酌情增加其发散力而已。

细读原文及方后注，以及林校按语，可见本方有三个不同用量的处方。其一，本云方："桂枝汤二分，麻黄汤一分，合为二升"。其二，林校方："今以算法约之，桂枝汤取十二分之五"，"麻黄汤取九分之二"。其三，原本方，原本为高继冲贡本。总的来说，本云方中麻黄汤所占比例较大，林校方与原本方麻黄汤所占比例较小。本云方中桂枝：麻黄 = 2.29，近似于 9：4；林校方和原本方均为 2.51，近似于 5：2。

（二）太阳伤寒表郁轻证证治（桂枝麻黄各半汤证）

太阳伤寒表郁轻证的代表原文是《伤寒论》第 23 条："**太阳病，得之八九日，如疟状，发热恶寒，热多寒少，其人不呕，清便欲自可，一日二三度发。脉微缓者，为欲愈也；脉微而恶寒者，此阴阳俱虚，不可更发汗、更下、更吐也；面色反有热色者，未欲解也，以其不能得小汗出，身必痒，宜桂枝麻黄各半汤。**"

太阳病伤寒表证，一般六七日当愈。现已八九日不愈，但表证已经减轻，病邪又未传里，说明在表的邪气有所减轻，此时疾病有三种可能趋向：一是疾病向愈；二是正气受损，疾病有内传三阴的可能；三是表闭较重的，可能迁延不解，甚者可转化为杂病。判断表证减轻的指征是：太阳病典型的恶寒发热表现，特别是恶寒的表现减轻，可

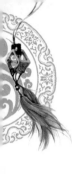

由恶寒较突出转为发热较突出，由持续的恶寒转为间断的恶寒，一天发作二三次。太阳病表证减轻，发热突出，有可能是化热入里，应当注意鉴别。本例患者，此时并无呕吐等少阳病的典型表现，可以排除是转化为少阳病；大、小便正常，无里热现象，可以排除是转化为阳明病。太阳表证向愈，在表证现象缓解的同时，伴有脉象由紧束转为从容和缓。正气受损，疾病有内传三阴的可能，一般可见脉沉微等里阳不足的现象，恶寒较甚等表阳不足的表现；表郁的恶寒多穿衣不能缓解，表阳虚的恶寒加衣可缓解；虽说是表里阳气俱不足，根本还是里阳不足，此时当防其内传三阴，不能再用祛邪诸法，纵有表证未解，亦当宗"补中亦能散表"之法施治，轻者可借用桂枝加附子汤，其次可用炙甘草汤、小建中汤，重者可用四逆汤。表闭较重者除无汗、脉浮紧，恶寒轻发热重，恶寒间作外，还常见面赤、身痒。既然为表郁不解，自当解表发汗，但其表证已轻，病患时久，正气亦伤，故不能再用麻黄汤大汗，只能使用桂枝麻黄各半汤辛温小汗，既解表又助正。

太阳伤寒表郁轻证的典型表现为：发热恶寒，热多寒少，一日二三度发，无汗，脉浮紧，面赤，身痒。

发热恶寒，热多寒少，一日二三度发是表证减轻之表现。

无汗，脉浮紧是卫气闭郁于表的典型表现。

面赤为阳气郁集于面部所致。面赤为热象，要注意与阳明病相鉴别，本条据大、小便正常排除阳明病。

身痒系因卫阳闭郁，在表气血运行不畅所致。疼痛是气血运行不通的突出表现，身痒系气血运行不通不甚的常见表现。故疮疡初期多先痒后痛，后期多由痛而痒，故痒可视为气血运行似通非通的一种表现。

太阳伤寒表郁轻证的病机为：风寒外束，日久邪微，阳气怫郁。

治法为：辛温小汗、调和营卫。

代表方为：桂枝麻黄各半汤方。

桂枝麻黄各半汤方

桂枝一两十六铢，去皮　芍药　生姜切　甘草炙　麻黄各一两，去节
大枣四枚，擘　杏仁二十四枚，汤浸，去皮尖及两仁者

上七味，以水五升，先煮麻黄一二沸，去上沫，内诸药，煮取一升八合，去滓。温服六合。本云：桂枝汤三合，麻黄汤三合，并为六合，顿服。将息如上法。

臣亿等谨按，桂枝汤方，桂枝、芍药、生姜各三两，甘草二两，大枣十二枚。麻黄汤方，麻黄三两，桂枝二两，甘草一两，杏仁七十个。今以算法约之，二汤各取三分之一，即得桂枝一两十六铢，芍药、生姜、甘草各一两，大枣四枚，杏仁二十三个零三分枚之一，收之得二十四个，合方。详此方乃三分之一，非各半也，宜云合半汤。

细读原文及方后注，以及林校按语，可见本方有三个不同用量的处方。其一，本云方："取桂枝汤、麻黄汤原方各三合而成"。其二，林校方："今以算法约之，二汤各取三分之一"。其三，原本方。原本为高继冲贡本。总的来说，本云方中麻黄汤所占比例较大，林校方与原本方麻黄汤所占比例较小。本云方中桂枝：麻黄＝1.35，近似于4：3；林校方与原本方均为1.66，近似于5：3。

（三）太阳阳郁表郁轻证证治（桂枝二越婢一汤证）

太阳阳郁表郁轻证的代表条文是《伤寒论》第27条："**太阳病，发热恶寒，热多寒少，脉微弱者，此无阳也，不可发汗，宜桂枝二越婢一汤。**"

太阳表郁轻证，若阳气闭郁太重，临床表现可见恶寒发热，发热偏重，恶寒的情况非常不明显。此时，既可因正气来复，疾病向愈；也可因阳郁不解，化热入里；还可因阳郁而致迁延不愈，不可置之不理，必须积极治疗。治疗时既要考虑到患者阳气闭郁较重，需要加强发散力，又要考虑到本证日久正气偏虚，需要加强扶助正气的力量，同时还要考虑到本证化热入里可能性较大，须佐以少量清热药防止化热入里。桂枝二越婢一汤属于比较符合治疗目的的处方。本证由于日久，正气损伤较重，可见脉来相对无力的现象，处于疾病转化过程，临床表现不典型，但若出现脉微弱，是典型里阳虚，不可使用具有较强发散力的本方。

本条在阅读时注意以下三点：其一，本条直承第23、25条，故本

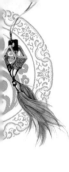

条也是讨论表郁轻证证治的条文；中间插入的第24条是论述太阳中风闭郁较重证证治，第26条是对第25条的临床表现做进一步辨证的补充说明。其二，本证的临床表现可参见第48条。其三，本条"脉微弱者，此无阳也，不可发汗"是与第23条"脉微"相呼应，表郁轻证，也是实证，表郁轻证的代表方也是祛邪之剂，对于典型虚证不可使用。

太阳阳郁表郁轻证的典型表现为：发热恶寒，热多寒少，烦躁，面赤；无汗或汗出不畅；脉涩、紧或缓。

发热恶寒是太阳表证的典型表现。

无汗或汗出不畅是表郁较重之象。

热多寒少，烦躁、面赤提示阳郁重，有化热倾向。

脉涩、紧是表闭，阳气不能宣畅的表现；脉缓提示病程较久有伤正的倾向。

太阳阳郁表郁轻证的病机为：风寒外束，阳气怫郁，兼有郁热。

治法为：辛温发汗、兼清郁热。病久体虚，当用小发汗之法。

代表方为：桂枝二越婢一汤。

桂枝二越婢一汤方

桂枝去皮　芍药　麻黄　甘草各十八铢，炙　大枣四枚，擘　生姜一两二铢，切　石膏二十四铢，碎，绵裹

上七味，以水五升，先煮麻黄一二沸，去上沫，内诸药，煮取二升，去滓。温服一升。本云：当裁为越婢汤、桂枝汤，合之饮一升，今合为一方，桂枝汤二分，越婢汤一分。

臣亿等谨按：桂枝汤方，桂枝、芍药、生姜各三两，甘草二两，大枣十二枚。越婢汤方，麻黄二两，生姜三两，甘草二两，石膏半斤，大枣十五枚。今以算法约之，桂枝汤取四分之一，即得桂枝、芍药、生姜各十八铢，甘草十二铢，大枣三枚。越婢汤取八分之一，即得麻黄十八铢，生姜九铢，甘草六铢，石膏二十四铢，大枣一枚八分之七，弃之，二汤所取相合，即共得桂枝、芍药、甘草、麻黄各十八铢，生姜一两三铢，石膏二十四铢，大枣四枚，合方。旧云桂枝三，今取四分之一，即当云桂枝二也。越婢汤方见《仲景杂方》中，《外台秘要》

一云起脾汤。

桂枝二越婢一汤方共有三种不同剂量的处方：其一，本云方："桂枝汤二分，越婢汤一分"。其二，林校方："今以算法约之，桂枝汤取四分之一"，"越婢汤取八分之一"。其三，原本方。总的来说，三方主要药物较为一致，桂枝与麻黄的比例都为 1∶1，麻黄与石膏的比例都为 3∶4。

请大家注意林亿校注越婢汤方中麻黄为 2 两，考《金匮要略·水气病脉证并治》越婢汤方，麻黄为六两，《金匮要略·中风历节病脉证并治》引《千金》越婢汤方，麻黄亦为六两。《金匮要略》即《仲景杂方》经林亿校正后之书名。

表郁轻证都是太阳病日久的变异证候。由于病程较长，临床表现不典型，表邪有轻度化热现象，是其特点。三证中桂枝麻黄各半汤证表郁较重，是太阳伤寒的变异证；桂枝二麻黄一汤证，表郁较轻，是太阳中风的变异证；桂枝二越婢一汤证，略兼里热，可看作大青龙汤证的变异证。

桂二麻一汤，桂∶麻 = 42∶16≈5∶2；桂麻各半汤，桂∶麻 = 40∶24 = 5∶3；桂二越一汤，桂∶麻 = 18∶18 = 5∶5。故桂二越一汤发散能力最强，桂麻各半汤次之，桂二麻一汤最次。就是桂二越一汤中，麻黄 18 铢，石膏 24 铢，18∶24 = 3∶4。故其清热作用也不是很强，只是防止化热而已。

四、太阳温病证证治（麻黄杏仁甘草石膏汤证）

太阳温病证的形成有三，一是感受温热病邪，直接发为太阳温病；二是感受温热病邪，但最初仍表现为太阳中风的临床现象，但服用桂枝汤后未能尽除其邪，进而反映出太阳温病的临床表现；三是本为太阳中风，汗出后转为太阳温病者。后两者很难区别，一般可结合季节考虑，比如冬令服桂枝汤后，出现太阳温病临床表现者可视为从太阳中风转化来认识。至于感受温热病邪，其最初仍表现为太阳中风的临床现象服用桂枝汤治疗，可参考太阳病本证中桂枝汤应用。

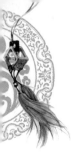

太阳温病证治的代表性条文为《伤寒论》第 63 条："**发汗后，不可更行桂枝汤，汗出而喘，无大热者，可与麻黄杏仁甘草石膏汤。**"本条为一倒装句，"不可更行桂枝汤"通常应放在"无大热者"后。

太阳温病证的典型表现：汗，喘，无大热。

后世主张加两个症状，一为咳，二为渴。咳同意加，因其与喘都是肺气上逆，临床上也确实多见。不同意加渴，不是说不会渴，而是渴的程度不是非常突出，这是太阳病的渴，不是阳明病的渴，若加渴，容易和阳明燥热内盛的白虎汤证混淆。故典型表现是汗，喘，热，咳。

下面我们来分析这几个临床表现。

首先说汗。这种汗，不是持续的汗出，是间断的汗出。与太阳中风一样是温汗，可以出现热汗，但不十分明显，介于两者之间，偏于前者。太阳中风是温汗，阳明经证是热汗。太阳中风的汗出是间断的，胃热炽盛的汗出是持续的，而太阳温病的汗，特别是初起时的汗也是温汗。太阳温病的汗出主要是间断的，也可能是持续的，是一种介于太阳中风与阳明里热炽盛的中间状态。

其次说说无大热。无大热，第一点是说有热，第二点是说热不重。因为本证是太阳温病，不是阳明经热，没有阳明病的典型热象"壮热"。若按六经的定位，邪热犯肺卫证应当算作是太阳病的变异类型。

喘、咳都是太阳温病常见的临床表现。太阳温病虽然性属热证，其基本病机仍为卫气闭郁。卫气闭郁，向内影响到肺，肺失清肃，则上逆为咳，为喘。

当然本证还可能兼有口渴、恶寒。第 6 条："**太阳病，发热而渴，不恶寒者，为温病。**"渴是太阳温病与太阳中风、太阳伤寒鉴别的要点之一，说明本证为热性外感疾病，不同于太阳中风、太阳伤寒是寒性的外感疾病。但此渴较轻，一般不会出现明显的口渴饮冷，渴饮非常，少少温饮即可。本证并非绝不恶寒，只是恶寒的程度轻而已，这也是风寒、风热的鉴别要点之一。

太阳温病证的病机为风热客表，卫气闭郁。

太阳病卫气闭郁就要发散，温病有热就要清热，也就是说要辛凉解表，麻杏甘石汤就是为此而设。

麻黄杏仁甘草石膏汤方

麻黄四两，去节　杏仁五十个，去皮尖　甘草二两，炙　石膏半斤，碎，绵裹

上四味，以水七升，煮麻黄，减二升，去上沫，内诸药，煮取二升，去滓。温服一升。

麻黄、杏仁相配是解表平喘的有效组合，且麻黄量比麻黄汤升高，杏仁量反降低，意在增加发散之力。麻黄汤用甘草1两，本方用2两，是太阳温病正气损伤的程度比太阳伤寒重，也就是说太阳中风演变为太阳温病，正气损伤的程度加重。这就是第7条"**病有发热恶寒者，发于阳也，无热恶寒者，发于阴也。发于阳，七日愈，发于阴，六日愈。**"所反映出来的太阳经证三证的正气状态是属阴属寒的闭郁重，正气损伤反而轻，因此恢复过程短；属阳属热的发散重，正气损伤也重，因此恢复过程反而长。石膏：麻黄＝2：1，与大青龙汤中的4：3比较，石膏量有所增加。大青龙汤最多算是阳气闭郁，不能真正算是热，麻杏甘石汤是辛凉解表的代表性方剂，它重在宣散，清热力量不是很强，当然，比大青龙汤的清热力量要强一些。全方为一重在发散的辛凉解表，宣肺平喘方，对于温病邪在肺卫，可以表里两解。在温病学未在四川普及以前，四川医师普遍使用麻杏甘石汤加减治疗风热感冒。

要深入理解第63条，有两个问题要讨论：

第一个问题是"发汗后"充分表现为太阳温病，这个汗是否就是误治。外感疾病初起，疾病表现不充分，不能充分分辨寒与热，首用桂枝汤没有大错，本着《素问·六元正纪大论》"发表不远热"之原则及试探宜轻原则。所以这不是误治，是本着外感疾病发生发展的一般规律进行的试探性治疗。就是太阳温病初起，热不重，可以考虑桂枝汤治疗。这种治疗一般有两种转归，一是太阳温病初起服桂枝汤表解而愈；二是服桂枝汤后，病没有解，也没有内陷，它本身的热象就显示出来了，该怎样处理就怎样处理，比如用麻杏甘石汤辛凉解表，宣肺平喘。

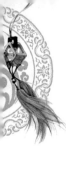

　　疾病的发展有其自身的规律，有病早治，治未病肯定是对的，但不等于一定能御敌于国门之外。叶天士说"在卫汗之可也"，主要是讲辛凉，但也包括辛温，他自己就用桂枝汤治风温。但不等于一用"汗"即可万全。若是，就不必再说"到气才可清气"。汗虽未能尽愈，但削减了病势，为清气创造了条件，也是医家的成绩。

　　第二个问题是如何看待麻杏甘石汤的发散能力？

　　麻杏甘石汤的发散力，肯定弱于辛温解表的葛根汤、麻黄汤、大青龙汤。因为葛根汤、麻黄汤、大青龙汤方均为麻黄与桂枝相须为用，其用量比保持为最佳的 3∶2～3∶1，充分体现了"发表不远热"的原则。

　　但从辛凉解表的角度看，麻杏甘石汤的发散能力是非常强的。吴鞠通将桑菊饮称为辛凉轻剂，将银翘散称为辛凉平剂，将白虎汤称为辛凉重剂。但若从发散能力来看麻杏甘石汤超过了"辛凉三剂"。柯韵伯在《伤寒论注》中把第 63 条的"汗出而喘，无大热者"改为"无汗而喘，大热者"。因为这个方剂是麻黄汤的底子，去桂枝加石膏，变辛温解表为发散力较强的辛凉重剂，在学术上引起了本证有汗无汗之争。20 世纪 50 年代有人研究麻杏甘石汤治疗的病例 65% 有汗，35% 无汗，至少说明柯韵伯的论述是有其根据的。温病学初传入川，四川医家杨栗山对银翘散的发散能力不十分满意，加防风、麻黄二味，以增强其发散力。什么是辛凉解表？我认为典型的辛凉解表就是辛温解表药加清热药。《伤寒论》的麻杏甘石汤就是其典型代表。

　　下面谈谈麻杏甘石汤的临床应用。

　　先说正用。本方为辛凉解表的代表方剂，用于初起，特别适宜用于伴有咳喘症状者。本方价廉，不少患者特别是患儿家属常不愿接受，需要做好说明工作。

　　再说借用。本方为辛凉解表剂，一可用于寒象不突出的太阳中风或太阳伤寒轻症。因本方宣散力量比银翘散强，银翘散都可用于寒象不突出的风寒感冒，则本方更可用之。二可用于太阳中风或太阳伤寒闭郁有化热倾向者。因本方发散能力虽不及大青龙汤，而预防化热的

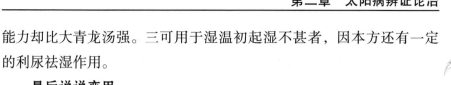

能力却比大青龙汤强。三可用于湿温初起湿不甚者，因本方还有一定的利尿祛湿作用。

最后说说变用。

变用之一是作为清肺热之剂，用于邪热壅肺之证。作此用一般宜加大石膏用量，使石膏：麻黄≥3：1。若以原方论，我更倾向于是辛凉解表用于太阳温病，而不主张是清肺泻热用于邪热壅肺，因为石膏：麻黄≥3：1已经不是麻杏甘石原方，而已成为近俗所称之麻杏石甘汤。为便讨论作清热之用的麻杏甘石汤，便径称麻杏石甘汤。麻杏石甘汤虽有发散之力能"达热出表"，但毕竟以清为主。

麻杏石甘汤使用范围较广。只要判断肺中有热，肺的功能失调都可以。而且判断肺中有热并不一定要有热、汗、喘、咳，还可用另外的方面。根据肺为水之上源，因此可用麻杏石甘汤调整小便失常，包括遗尿，也包括小便不利。我曾治一新津县小儿，11岁，遗尿，多法不效。望诊无恙，脉之平常。问：遗尿梦否？答：会做梦。又问：何梦？答：梦与人吵嘴。梦与人争吵属争斗范围。中医认为梦是魂魄不宁，除心之外还与肝肺有关。若梦东游西逛，梦境纷纭，偏重在肝，为魂不宁；若梦争斗，偏重在肺，金为凶器，为魄不宁。由此我判断为邪热壅肺，魄不宁。肺为水之上源，上源不清发小便异常。用麻杏石甘汤加桔梗宣肺二剂，有效。二诊我不在，另一医诊，改桔梗为牛膝引药下行，其他未动，病情反复。三诊，又改回来，取效。从此，我就非常重视整个处方升降浮沉的走向。又例：一武装部家属，每次解小便一半时都出现膀胱痉挛，因此患者一言小便就有恐惧感，多方求治无效。我见其脉无虚象，不应该从虚证来治疗。又说多梦，梦吵架打架。痉挛，是不通利之象。我用麻杏石甘汤加生牡蛎利水，愈。

变用之二是作为利尿泄浊之剂。其与之一的区别在于重在肃降，而不重在清。原则上按《伤寒论》原方的麻膏比使用。在应用时多配以小青龙汤或真武汤。可治疗慢性肾炎、肾病综合征等。麻黄用量一般为3~5g，石膏用量为5~10g。

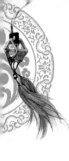

下面再说说，如何看待麻杏甘石汤的使用区间？

一个处方的使用有正用、借用、变用。如果将其贯穿起来看，可以将其看作一条线，而不是一个点。

如果将太阳病—太阳阳郁重症—太阳阳郁化热证—邪热壅肺证—阳明燥热证看作是一条线，那么麻杏甘石汤的治疗原点我认为是太阳病，是太阳温病，而这治疗作用可能沿着这条线一直扩展到阳明燥热证。柯韵伯在《伤寒附翼》中说麻杏甘石汤是"大青龙之变局，白虎汤之先着"，就是立足于邪热壅肺证来谈麻杏甘石汤，大青龙汤从病机上讲只是阳郁还没有化热，而麻杏甘石汤证是已经化热，故称其为大青龙之变局；虽化热，但未达阳明燥热之甚，故称先着。柯韵伯虽然立脚邪热壅肺论麻杏甘石汤，但也承认本方为"温病发汗逐邪之主剂"。因此要全面理解本方就不能固守一个点，而要从一条线来认识。

麻黄汤正用是治太阳伤寒，但甚至可以借用到白虎汤证兼有伤寒之表，即《伤寒论》第 36 条所说：**"太阳与阳明合病，喘而胸满者，不可下，宜麻黄汤。"**就是此意，即可治疗太阳病伴有阳明病初期的临床表现。大青龙汤证是治太阳阳郁重证，但若此人体质壮实，一般的太阳病有阳郁者也可以考虑用大青龙汤，确已化热稍微低热，甚至是邪热壅肺证也可以考虑用大青龙汤治疗，重在发散。桂枝二越婢一汤也可以看作是大青龙汤的变体，为正气偏虚的人而设。在阳明里热炽盛证考虑用透热来治疗，也可以用白虎汤；若其人素来阳气盛，疾病的发展较快，也可以考虑太阳病一开始就用白虎汤，须知清热也可以解表。

至于第 162 条，是从变化证的角度说明本证可因下后而造成。

五、太阳里证

（一）太阳蓄水证证治（五苓散证）

太阳蓄水证是太阳病本证之一，但它不是太阳表证，而是太阳里证，过去称为太阳腑证，是太阳病的一种非标准证候类型，在太阳病中非常重要。没有搞懂太阳蓄水证，就不算真正懂得了太阳病。

太阳蓄水证是膀胱的生理功能发生障碍而产生的证候，典型表现为："小便不利，少腹满"。这里少腹即小腹，少小相通，指小腹正中满胀，说明其病位在下焦。小便不利说明本证的核心问题是膀胱气化不利，小便不能正常地排出，并说明少腹满的实际病位在膀胱。这是太阳蓄水证最典型的表现，甚至可以说是其主症，是不可缺少的临床表现。

太阳蓄水证还可以伴见以下临床表现，这些临床表现可以出现也可以不出现，可以出现一组也可以出现几组：

首先是影响到上焦可以出现表象，即发热，恶风寒，脉浮或者脉浮数，有汗或无汗。不称表证而称表象，是因为这组表现出现的可能性有两种，一则蓄水证的形成往往是太阳病证不解内传而致，也可叫作由表入里，由经入腑，此时外面的经证可能存在，也可能不存在，若存在就是太阳经腑两病，实际上就是同经的表里同病。经证就是太阳中风、太阳伤寒，腑证就是太阳蓄水。这时表象就是表证。二则是膀胱气化失调后，反过去影响卫气的布散，使卫气不能正常布达，出现类似表证的现象。临床上通过其他方法可以分清楚，但分清楚后还是同一治法，意义不大。许多水饮在内停聚为病的也可以出现在外类似表证的现象，这种现象就叫作太阳病类似证或太阳病疑似证。

其次是影响到中焦可以出现的表现，可以分为两类：

第一类是中焦有湿的病象：痞满、呕逆、下利。这种呕逆，可以出现一个特殊的现象称"渴欲饮水，水入则吐"，这个现象的出现直接来说是胃的升降出现障碍，但实际仍是下焦水蓄影响到中焦所致。

第二类是中焦有热的病象：心烦、口渴。其本质上是膀胱气化失调过后，影响到津液布散的现象，与湿邪有密切的关系，其口渴的程度较重而称"消渴"。膀胱代肾行使主水的功能，其气化不利不仅影响小便，还会影响全身津液的布散。局部津液不足，就会出现热象。

太阳蓄水证的病机是膀胱气化不利，水蓄下焦。

太阳蓄水证的治法是化气利水。水饮停在下焦必然要利水，水液要能利出必须膀胱的气化功能恢复正常，因此化气与利水两者缺一不可，而以化气为主。代表方是五苓散。

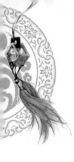

五苓散方

猪苓十八铢，去皮　　泽泻一两六铢　　白术十八铢　　茯苓十八铢　　桂枝半两，去皮

上五味，捣为散。以白饮和服方寸匕，日三服。多饮暖水，汗出愈，如法将息。

五苓散由桂枝、白术、茯苓、猪苓、泽泻组成，分为化气、利水两部分。

五苓散的治疗是以利水为主而不是温阳为主，其主药是桂枝。如果是膀胱气化功能的轻微障碍，通过利水可以帮助膀胱气化功能的恢复；但是对于膀胱重度气化功能障碍，就必须用直接促进膀胱气化功能的药物。这类药物首位的就是桂枝，常见的还有生姜、小茴香等。化气用桂枝，用量在五味药中最低，12铢，即半两，说它是主药，因为不用桂枝，起不了化气的作用，就利不了尿，故桂枝是主药。已知在水湿较重的时候要渗利，因此桂枝不能重用，只能轻用。桂枝是温性的，如果用重了，可能会激发停留的水湿之气漫溢为害。

剩下的四味利水药物，按利水的力量由弱到强排序为：白术、茯苓、猪苓、泽泻。白术是具有扶正作用的利水药，它自身利水的能力有限，与其说白术是直接利水，不如说是健脾利水。茯苓利水与扶正的作用各占其半。猪苓、泽泻是较单纯的利水药，猪苓还带一点扶正的作用，泽泻是最纯的利水药。此证是太阳病，是实证，虽然四个药物都用了，重点应放在猪苓、泽泻。故五苓散中泽泻量最重。这四味是《伤寒论》中最常用的利水药，若偏在扶正方向，多用白术、茯苓，有两个代表性的处方：苓桂术甘汤、真武汤的利水药是用此。由此告诉我们这两个处方是在扶正的基础上去利水，而不是单纯的祛邪。猪苓汤用猪苓、泽泻并配滑石来利水，单从利水药这个方面就告诉我们，这个处方的偏重在祛邪。

上五味捣为散，白饮和服方寸匕。方寸匕是见方一寸的一种量药具，一方寸匕的药末大约3钱，一般按5～10g用。为散之意，是蓄水证渴欲饮水，水入则吐，这是次要的问题，主要的问题是若一个药物偏重在取其气，煎煮时间要短。此方中桂枝的作用是化气，而不是用它去发散，用散剂可认为是煎煮的时间短，重用其化气的力量。但散剂有两个不方便的地方：一是不便于保存，很容易霉变生虫；二是散剂不便服用，服时易呛，且容易在口腔中残留味道。五苓散用白饮和服，一是防止呛，二是减少口腔中的残留气味。白饮今天解释为米汤，河南学者提出异议，认为河南不出米，应该是面糊糊，大意是相同的，用黏稠液体调服，一是不容易呛，二是减少口腔中的异味。正因为有这些弊端，今天五苓散多用汤，若要加强化气的作用则只煎四味，桂枝泡 10min 取浸出液，兑入煎液中服用，就能够很好地发挥化气的作用。必要的时候在方中加少量的沉香末冲服，以升清降浊，就能够很好地避免水逆现象。例如：绵阳市一学生，饮水则吐，一般的五苓散初服有效，几剂后失效，就采用桂枝泡服，服下则愈。又例：一学生吐利，用五苓散效不佳，我接手后，一减少桂枝用量，二泡服桂枝，见效。由此可见，气味变用是客观存在的，仲景给我们一个思路，我们应灵活应用。

下面我谈谈五苓散的临床应用。

首先说正用。将五苓散作为化气利水的处方用于治疗太阳蓄水及其兼证，如兼表、兼中焦脘痞、兼下利等，但基本点是用来治太阳蓄水。

其次说借用。五苓散借用的范围非常广。由于"膀胱者，州都之官，津液藏焉，气化则能出"，故凡是涉及跟卫气、津液的布散，跟升降有关的一些病证都可以借用五苓散。其中借用五苓散最多的就是津液代谢的问题。由于膀胱是津液代谢的总司，代肾行令，故人体的任何一个地方有水液停聚都可以考虑用五苓散，通过化气利水的途径将废水排出去。例：上焦有水，有报道用五苓散治疗脑积水。中焦水停痞呕利证，可用五苓散；腹水也可用。水停下焦除蓄水证可以用，男性阴囊水肿，女性阴唇水肿可考虑用五苓散。特别是男性阴囊水肿，又有摩擦引起发热发红，可以酌情在五苓散中加清热利水之品一两味，不要多。上面我们说到太阳蓄水证可以出现中焦有湿的病象，说根本

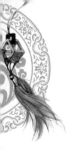

是下焦有水影响到中焦。这是从太阳蓄水的角度讲。若从五苓散的应用角度讲，只要有"渴欲饮水，水入即吐"的水逆证，就可用五苓散，不一定非有"小便不利，少腹满"的主症。以上是水饮的停聚。

还有水津的不能布散，最常见的临床表现就是消渴。消渴是症状，以此为主症多称消渴病，与糖尿病有一定的关系，但不是全等。五苓散的条文中有消渴的临床表现，以膀胱气化不利，津液不能正常布散，或考虑用五苓散治疗。一类是糖尿病，虽然不能根治，但能改善症状。干燥综合征不一定是阴虚，相当一部分是津液不能布散而致，用五苓散。五苓散用于汗出而黏的自汗。成都市卫生局在红星路市中医学校原址办提高班，一女老师儿子出汗，汗出黏手，判断湿邪为病，五苓散七剂而愈。不管盗汗、自汗，盗汗有些也是属于湿邪，不一定都是阴虚。

最后说说变用。日本将其作为治疗宿醉的代表处方。饮酒后有头晕、出汗、心烦、口渴口干、小便不利，非常像蓄水证的临床表现，少腹满的症状常常特别突出。一用就有效。甚至有人报道，喝酒前先用五苓散，可以不醉。从这里看出，中医主要用辨证论治，但日本人采用的方证相对的方法也不能绝对否定它，但若仅停留在症状上，很受限，因为症状只是现象，不是本质，病机才是核心问题。

关于五苓散还有几个要点要加以说明。

第一个要点是水饮停聚部位的判断。水饮停聚部位的判断，首先可根据因水饮停聚而出现的悸动现象来判断：心下悸，水饮停在中焦，是脾阳不足水停中焦的现象；脐下悸，水饮停在下焦，是肾阳不足水饮停在下焦的现象。

其次，根据渴的程度来判定。《伤寒论》第73条："**伤寒，汗出而渴者，五苓散主之；不渴者，茯苓甘草汤主之。**"是举例，是对应了第71条的"**若脉浮，小便不利，微热消渴者，五苓散主之。**"太阳蓄水证的渴可以表现得很重，但并不是都重。茯苓甘草汤证通常认为是水饮停在中焦，而五苓散典型的蓄水证是水停在下焦。仲景此条是指出：下焦主要是肾、膀胱；中焦主要是脾胃。水饮的形成背景是肺、脾、肾三脏阳气不足。关键是肾的阳气不足，在主水这个问题上，肾主水是第一位，脾主运化水湿是第二位，下焦津液不布比中焦津液不布重。茯苓甘草汤也可能出现渴，但一般说来比五苓散证轻。在后面三阴病又反映了仲景这个观点。太阴病讲"自利不渴者，属太阴"，在少阴篇讲"自利而渴者，属少阴"，反映的实际是下焦病变导致的津液不能布散重于中焦病变而引起的津液不能布散。但这不能绝对化，太阳蓄水的患者也有不渴的。第127条："**太阳病，小便利者，以饮水多，必心下悸；小便少者，必苦里急也。**"这也是讲津液布散的障碍程度和它的表现。一个是喝进去的水，一个是体内原有的水分。前面是中焦的问题，不是下焦的问题，中焦不能把津液向上布散，津液就要朝下走。若膀胱气化功能正常，就把这个小便排出了。如前面我讲太阳伤寒服麻黄汤后有人小便利而表解就是这种现象。有些人一饮水就撒尿，我称为漏斗体质，有相当部分这类人早上不敢吃稀饭，吃进去的还没尿出来的多，中午吃稀饭则好得多。因为清早是阳气升发的时候，脾虚升发之力不足，饮入于胃，能归于脾，但脾不能散津，饮属阴，自然下行，通过三焦下输膀胱而排出体外。

其三，可以根据脉象来判断。在水湿停聚的病证中，若主要是关脉出现比较明显的来象则为水停中焦；若主要是尺脉出现比较明显的来象则为水停下焦。

其四，其他现象：阴囊水肿肯定是在下焦，胃中有振水声是在中焦。在水湿病证若出现小腹不适，首先当考虑下焦水停，膀胱气化不利。"小便少者，必苦里急"，是太阳蓄水的点睛之论，点出了蓄水证的主症。说明是水停下焦，欲出不得出。注意这里的欲出不得出，不要简单地理解为尿路不通。若是简单的尿路不通，导尿就行了。中医所说的太阳蓄水证，还包括膀胱化气生成尿液的功能异常。

仲景对蓄水证并没有一条全面讲其表现，而是这里讲一点，那里讲一点，充分体现了张仲景《伤寒论》与其说是一本讲外感疾病辨证论治的专书，不如说是借外感疾病来讲辨证论治的专书。

第二个要注意的要点是太阳中风、太阳伤寒均可以出现太阳蓄水

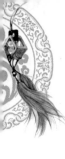

证。小青龙汤的或见证有"或小便不利、少腹满"是太阳经腑两病。蓄水证可以称为主症的典型表现是小便不利、少腹满，只要出现就可以说是蓄水证，兼表是次要的。小青龙汤已经具有很好的化气功能，且小青龙汤的背面往往伴着少阴阳气的不足，故渗利的药物不要用得太多。但化气利水这个基本原则在小青龙汤中是有所体现的。不是说膀胱气化不利都要用五苓散。标准的五苓散是肾阳不虚，只是膀胱自身功能障碍才用。

（二）下焦蓄血证证治（桃核承气汤证、抵当汤证、抵当丸证）

讨论下焦蓄血证着重要弄清楚几个问题。

第一个问题就是下焦蓄血证的归类问题。 传统《伤寒论》研究的观点是把蓄水蓄血两证都作为太阳病的腑证来对待。我有自己的看法。因为膀胱主要的功能是化气利水，主要是气分方面的问题。而下焦蓄血证主要是血分方面的问题，故下焦蓄血证能不能算作为太阳腑证是一个问题，但至少可以作为太阳病变化了的证型去讨论。

第二个问题就是下焦蓄血证的病位。 太阳蓄水证的病位非常清楚，是在膀胱；而下焦蓄血证的病位至今争论不休，大致有三个说法。第一种说法认为下焦蓄血证的病位仍在膀胱。如果这样，那么为什么不影响小便？第二种说法认为在大肠或包括小肠。小肠属于太阳系统，大肠就与太阳系统无直接的关系。第三种说法认为是在胞宫。那么就只有女子才有，男子没有。这些都有自己的道理，但都没能充分说明下焦蓄血证。所以教材用了一个笼统的说法：太阳蓄血证的病位在下焦。也就是说不完全肯定，也不完全否定下焦蓄血证的病位是在膀胱；不完全肯定，也不完全否定下焦蓄血证是在大、小肠。至少我不同意胞宫的说法，《伤寒论》中已有"热入血室"来专指胞宫这方面的问题，不应再立一个下焦蓄血证。

我认为张仲景在太阳病篇讨论下焦蓄血证主要是为了与蓄水证鉴别：

下焦蓄血证在临床表现上有与太阳蓄水证区别的必要。太阳蓄水证最主要的表现是小便不利，少腹满；下焦蓄血证有少腹部不舒服的感觉，包括满、胀、硬、痛，在不同的患者身上表现不一致，故下焦蓄血证不用"少腹满"的说法，而是说少腹不适。另外，因病在血分，于气分的影响不是很明显，故其小便通利。这是两者最重要的区别。其次下焦蓄血证有瘀血停滞的临床表现，《伤寒论》中关于下焦蓄血证瘀血停滞的临床表现讲了两组，一则是神志的异常。心主血脉，心主神明，病变影响到了血脉，常常就使心主神志的功能失调。根据病情的轻重，蓄血证的神志表现可以是"如狂"，即烦躁的重证，也可以进一步发展到狂躁。二则是发黄。中医学的观点，发黄有两大类，一类是湿性的发黄，一类是血性的发黄。湿性发黄又分为湿热发黄和寒湿发黄，其中湿热发黄在阳明病篇讨论，寒湿发黄在《伤寒论》中提到了，没有展开讨论。血性发黄包括瘀血引起的发黄和血虚引起的发黄，前者在《伤寒论》中多处提到。瘀血发黄是黄而晦暗，在外感疾病中与寒湿发黄相区别的地方就在于它来势非常急，发展非常快。血虚引起的发黄主要是萎黄，在《伤寒论》中也没有展开讨论。

第三个是如何看待瘀血的问题。从仲景到现代，关于瘀血的认识有了较大的发展。故今天临床上判断蓄血证时，可以把历代的一些认识加进去。概括起来就是四个词：痛、肿、色、血。痛就是疼痛。瘀血阻滞，不通则痛。瘀血疼痛的特点是：痛处不移，疼痛剧烈，夜晚为甚。血属阴，阴凝之痛在夜晚更加剧烈。肿就是肿块、结节。瘀血的肿块一般为固定不移，肿块坚硬，拒按。色指在皮肤、黏膜上出现一些颜色异常的现象，如瘀血发黄、血丝、瘀斑等，肌肤甲错也可包括在内。血指出血。瘀血阻滞经络，血液运行不畅导致行不循常道，一方面有瘀血，一方面又有出血。瘀血出血颜色晦黯，出血量不多，常常反复发作。这些都是今天在判断蓄血证时可以借用的资料。

第四个是论治问题。下焦蓄血证基本治法是活血化瘀，但因其有轻有重，在治疗时应注意三个要点：首先，当蓄血证刚刚开始发生时，可以用解表宣透的方法使其从外而解。用叶天士的话来说就是"入营犹可透热转气"；用张仲景的话来说，就是有表证又有下焦蓄血证初起的临床表现，原则上可以先解表，后治下焦蓄血证。所以我们一定要

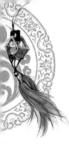

记住：下焦蓄血证的基本治法是活血化瘀，但在初起时可以考虑宣透的治则。其次，轻证用活血化瘀法，重证用破血逐瘀法，其本质都是活血化瘀，只是力度不同。一定要注意，过度破逐会伤人正气，《素问·八正神明论》说："血气者，人之神，不可不谨养。"第三，瘀血为病，在治疗过程中常常需要坚持，特别是瘀血过久，不宜用过于峻猛的活血化瘀法，而应用缓消的方法。

下面结合下焦蓄血证的一些代表性条文，对于上面的论述做进一步说明。

《伤寒论》第106条下焦蓄血证轻证说："**太阳病不解，热结膀胱，其人如狂，血自下，下者愈。其外不解者，尚未可攻，当先解其外。外解已，但少腹急结者，乃可攻之，宜桃核承气汤。**"

桃核承气汤方

桃仁五十个，去皮尖　大黄四两　桂枝二两，去皮　甘草二两，炙　芒硝二两

上五味，以水七升，煮取二升半，去滓，内芒硝，更上火微沸，下火。先食温服五合，日三服。当微利。

本条也可以说是下焦蓄血证初起，处于将成未成之时。阅读本条请注意：其一，下焦蓄血证是可以从典型的太阳病变化而来的。其二，热结膀胱：仲景在另外一处又有不同的说法——下焦，故"膀胱"在仲景心中只是一个指代，不是一个定论。如果真的是瘀血停在膀胱，能不影响小便吗？其三，其人如狂：只是烦躁较重而已，说明影响神志的程度轻。其四，血自下：瘀血为病，可以出现出血。人体有抗御病邪的能力，就要把瘀血排除掉，所以这个出血既是症状，也是人体消除瘀血的一种方式。这个病证本身不重，故通过瘀血的下除就能达到自愈的目的。衄血是浅表，是阳络，在上；这是阴络，在下，故不能把衄血也说成下焦蓄血。其五，下者愈：后世医家通过实践发现下血愈有三个途径。一则通过小便排除，故蓄血证不可能绝对与小便无关。2009年10月新闻报道一例特殊的澳大利亚甲流患者，出现了肌肉溶解，表现为剧烈身痛，从中医观点来看，这个感冒是兼夹湿邪，故

剧烈身痛。另有小便呈黑色，状如烟尘，但此报道并未说化验后这个小便是什么。我在临床上也看见过类似的病证，中医术语为小便为扬尘水，小便色黑，按西医的生理知识来看很可能有两个问题：一是膀胱有出血，二是小便偏酸性。小便为扬尘水，也是一种祛邪的方法和途径。二则通过阴道出血得以解除。三则通过肛门出血得以解除。大家都有事实根据，故使这个争论变得非常复杂。值得肯定的是，下焦蓄血证初期有通过下血而得到自愈的临床表现。其六，其外不解者，尚未可攻：因为里证不重急，当先解其外，属桂枝汤证，既然是由表入里，就反映此人的正气偏虚，就算是太阳伤寒，原则上也要考虑比照太阳中风去处理，故用桂枝汤而非麻黄汤。若没有表证，又没有自解，那么就要考虑用轻微攻逐瘀血的方法来活血化瘀，用桃核承气汤。从药物上来看，此方是用调胃承气汤为底子，加了桃仁和桂枝。加桃仁是典型的活血化瘀。有人说，既然是热邪内入与瘀血结，桂枝是温性药物，为何放在此处使用？这种想法是考虑问题过于单一，忘掉了整体观，在本方中桂枝是用得很好而且合理的。首先，桂枝在此方中用 2 两，大黄用 4 两，桂枝的温性在此方中已不可能很明显。其次，血液流通需要气的推动，是阳的属性，故在治疗血瘀的病证中酌情使用一些温性药物有利于瘀血的解除，且桂枝还有温通心阳以利血脉通行的作用。要治疗血瘀，就要使心主血脉的生理功能恢复正常，这是整体观第三原则，认识和治疗一个系统某一方面的疾病，要将其放在这个系统的整体中来考虑。其七，本方以调胃承气汤为底子，但是以水 7 升煮取 2.5 升，原则上来说是参照了桂枝汤的煎煮，久煎调胃承气汤与其说是清热泻下，不如说是活血化瘀。在此的调胃承气汤就有通行血脉的作用。加上桃仁、桂枝组成的桃核承气汤，活血化瘀的力量就更强了。

第 124 条："太阳病六七日，表证仍在，脉微而沉，反不结胸，其人发狂者，以热在下焦，少腹当硬满，小便自利者，下血乃愈。所以然者，以太阳随经，瘀热在里故也，抵当汤主之。"第 106 条讲热在膀胱，此处讲热在下焦，由此可看出仲景心中对于下焦蓄血证的具体位

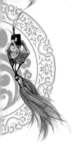

置并未做最后的定论。条文中已明确点出表证仍在，但治疗中仍指出用抵当汤治疗，是因为里证重急，表里同病，一般情况下先表后里，但里证重急先治其里。因为：其一，影响到神志，不是如狂，而是已经发狂，影响到心神，病变肯定重。既然出现神昏，说明患者升降出入障碍的程度是非常重的。外感疾病的过程中出现了升降出入严重障碍的状况，可以说要先不顾一切地打破这种障碍，特别是一些急性的外感疾病更是要注意这个问题。第106条讲先表后里，124条马上反过来讲里证重急出现发狂、脉微而沉，当先里后表，是有常又有变的。其二，脉微而沉：这个脉的本质是伏脉，在《伤寒论》具体的文字表述中，常常微、伏不分，但张仲景自己心里是明白的。隐伏不显，但若加以揉按就会明显起来，这就是与微的区别。典型的微脉是虚，伏脉是实，以揉按来鉴两者。仲景既然按实证攻逐瘀血的方法去治疗，本条的"微脉"肯定是隐伏不显之脉。

第125条："**太阳病，身黄，脉沉结，少腹硬，小便不利者，为无血也。小便自利，其人如狂者，血证谛也，抵当汤主之。**"本条"脉沉结"是里实证的标准脉象，脉沉结而实、有力。"结"有两层含义：一则是今天所言"脉结代"的"结"，脉来缓而时一止，在瘀血的病证中可以出现，可以说是涩脉的进一步发展。涩脉是脉来不流畅，乍快乍慢，若中间出现停顿，然后又加快一次，就是结脉。二则在诊脉时感觉有一个小渣滓，大小似半粒米，或更小一点，这种现象在寸、关、尺都可出现，这里讲下焦蓄血主要在尺部，特别是在左手的尺脉摸到，就提示在这个区域内有血液的瘀滞。

抵当汤方

水蛭熬　　虻虫各三十个，去翅足，熬　　桃仁二十个，去皮尖　　大黄三两，酒洗

上四味，以水五升，煮取三升，去滓。温服一升，不下，更服。

本方核心在水蛭、虻虫有较强的破血逐瘀的力量，两者历来就是合在一起用，一般认为有相须关系。我多分开用，偏上部的病变用虻虫，偏下部的用水蛭，两者伤正，不宜多用。我曾治一瘀血患者，全

程服水蛭、虻虫各 5 斤以上。病家自威远而来，判为寒湿、血瘀。我告之此病须久服二虫，劝其买而储之。病家遂各购 2 公斤，以后每次来蓉就诊均零星购入一些，累计不下 1 斤。虽如此大量使用，并未见不良反应，印证了一个"有病则病受"的原理。

第 126 条："**伤寒有热，少腹满，应小便不利，今反利者，为有血也，当下之，不可余药，宜抵当丸。**"

本条讲峻药缓攻。瘀血为病，有时候想速效是快不起来的，要有持久战的准备。要持久战，要缓攻，可以回到前面桃核承气汤，用活血化瘀的轻剂；也可在抵当汤的基础上加以改造作为抵当丸。但峻药缓攻和轻药不能完全画等号。峻药缓攻比起轻药来往往可以发挥意想不到的效果，是治疗中的一种特殊方法。例：巴豆是一个峻下之品，但如果用量很轻，可以用来治疗小儿食积，它消积滞比一般的消食药效果好。

抵当丸方

水蛭二十个，熬　虻虫二十个，去翅足，熬　桃仁二十五个，去皮尖　大黄三两

上四味，捣分四丸。以水一升，煮一丸，取七合服之。晬时当下血，若不下者，更服。

抵当丸与抵当汤药物一样，之所以能起到峻药缓攻的效果，历来的解释都是文字游戏："丸者缓也，汤者荡也"。仔细看其煎服法："上四味，捣分四丸。以水一升，煮一丸，取七合服之。晬时当下血，若不下者，更服。"抵当丸最后服的是汤，"丸者缓也"，不足以说明抵当丸的作用。其主药"水蛭二十个，虻虫二十个"比抵当汤每虫少 10 个。抵当汤是以水 5 升煮 3 升，每服 1 升，折算来，抵当汤一次服 10 个水蛭、10 个虻虫；抵当丸一次服 5 个。抵当汤是不效更服，一天可吃 3 次；抵当丸"晬时"观之，若不下血，更服，即 24h 再服。故抵当汤一天服水蛭、虻虫 30 个，抵当丸才服 5 个，这才是问题的核心。由此可知，所谓峻药缓攻的核心就是轻量、小量。

上面我们结合条文比较再一次论述了上面五个问题，下面我们再

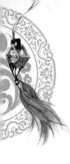

说说第六个问题——太阳蓄水与下焦蓄血的鉴别，主要就是小便利不利与神志清不清两方面。但不能拘泥，应当注意三点：其一，既然蓄水证可以形成气机升降出入障碍，那么也就有可能影响到心。也就是说蓄水证也可能出现烦躁，甚至出现类似于如狂的症状。《备急千金要方·伤寒方上·伤寒例》在讲五苓散的应用时说到"精彩言语不与人相主当"是说语言反常，出现谵语，即神昏在语言上的标志性表现。此处"精彩"是讲眼神，眼神失常也是神志失常的重要表现。其二，蓄水、蓄血常相伴出现，或因为水饮停聚引起血液瘀滞；或因为瘀血引起水饮停聚。《金匮要略》明确讲到水饮停聚有"血分"，就是说此人既有水饮停聚，又有血液瘀滞。今天，水瘀互结是一个重要的研究课题。其三，医学上有许多特例：一产妇，当地习俗，产乳期间不能下床，吃喝拉撒都在床上。产妇出现小便不通，除了导尿，其他方法无效。后下地站起，从阴道下一瘀血块后，小便通利。此患者既不是蓄血，又不是蓄水。

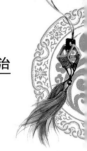

授课提纲

第二节　太阳病本证

一、中风表虚证

（一）太阳中风表虚证正局证治（桂枝汤证）

　　1. 太阳病中风表虚证的典型表现

　　2. 太阳病中风表虚证的典型表现反映出的病机

　　　　（1）卫气闭郁

　　　　（2）阳浮阴弱

　　　　（3）卫强营弱

　　3. 太阳病中风表虚证的治法

　　4. 太阳病中风表虚证的代表方

　　5. 营卫的关系

　　6. 桂枝汤方义

　　7. 桂枝汤的煎服法

　　　　（1）桂枝汤的煎法

　　　　（2）桂枝汤的服法

　　　　（3）桂枝汤的宜忌

　　8. 桂枝汤的临床应用

　　　　（1）增强桂枝汤的发散力，有四个方法

　　　　（2）桂枝汤的临床应用

　　　　　　1）正用

　　　　　　2）借用

　　　　　　　　①用它来治疗太阳伤寒正虚者

　　　　　　　　②用于治太阳温病热不甚者

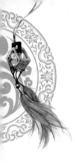

③用来治疗杂病的营卫不调

  3）变用

    ①作为温运脾阳的基本方来用

    ②作为调和肝脾的处方来用

    ③作为温通心阳的处方来用

 9. 桂枝汤的禁忌

（二）太阳中风变局证治

 1. 太阳中风卫气闭郁重证之项背强几几证证治（桂枝加葛根汤证）

 2. 太阳中风卫气闭郁重证之胸满证证治一（桂枝去芍药汤证）

 3. 太阳中风卫气闭郁重证之胸满证证治二（桂枝去芍药加附子汤证）

 4. 太阳中风卫气闭郁重证之喘证证治（桂枝加厚朴杏子汤证）

 5. 太阳中风卫气闭郁重证之烦躁证证治

 6. 太阳中风卫气偏虚证之阳虚漏汗证证治（桂枝加附子汤证）

 7. 太阳中风营气偏虚证之身痛证证治（桂枝加芍药生姜各一两人参三两新加汤证）

二、伤寒表实证

（一）太阳伤寒正局证治（麻黄汤证）

 1. 太阳病伤寒表实证的典型表现

 2. 太阳病伤寒表实证的典型表现反映出的病机

 3. 太阳病伤寒表实证的治法及代表方

 4.《伤寒论》药物的剂量

  （1）《伤寒论》原书中药物的用量

  （2）药物用量的变迁

  （3）今天一般使用《伤寒论》方中药物的用量

 5. 麻黄汤方义

  （1）扶正的炙甘草

  （2）相须的麻黄与桂枝

（3）相使相恶的麻黄与杏仁

6. 麻黄汤的煎服法

7. 太阳伤寒的代表条文——第35条

8. 服用麻黄汤解病的5种情况

9. 麻黄汤的临床应用

（1）增强麻黄汤的发散力，只有一个方法

（2）麻黄汤的临床应用

1）正用

2）借用

①用它来治疗太阳伤寒正虚者

②用于治太阳温病热不甚者

③用来治疗杂病的营卫不调

10. 麻黄汤的禁忌

（二）太阳伤寒变局证治

1. 太阳伤寒卫气闭郁重证之项背强几几证证治（葛根汤证一）

2. 太阳伤寒卫气闭郁重证之胸满证证治（麻黄汤证二）

3. 太阳伤寒卫气闭郁重证之喘证证治（麻黄汤证三）

4. 太阳伤寒卫气闭郁重证之烦躁证证治（大青龙汤证）

5. 太阳伤寒伴有营虚身痛的变异证证治

6. 太阳伤寒卫气闭郁重证之呕证证治（葛根加半夏汤证）

7. 太阳伤寒卫气闭郁重证之下利证证治（葛根汤证二）

8. 对几个重要的证证治做进一步的说明

1）葛根汤证证治

2）大青龙汤证证治

（三）太阳伤寒兼心下有水饮且病机偏表之证证治（小青龙汤证）

1. 如何判定心下有水气，当结合《金匮要略》痰饮、水气病篇的论述

2. 用小青龙汤，后世在判断水饮病时重舌象

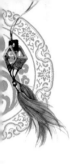

3. 小青龙汤证，这是心下有水气偏表，病机向上的类型，宜用温散

4. 小青龙汤方义

5. 小青龙汤在《伤寒论》中的五个加减

6. 小青龙汤的临床应用

    （1）正用

    （2）借用　太阳中风兼水饮

    （3）变用

        ①可以看作一首温运脾阳的处方

        ②温脾肾阳气的处方

三、太阳病表郁轻证

（一）太阳中风表郁轻证证治（桂枝二麻黄一汤证）

（二）太阳伤寒表郁轻证证治（桂枝麻黄各半汤证）

（三）太阳阳郁表郁轻证证治（桂枝二越婢一汤证）

四、太阳温病证证治（麻黄杏仁甘草石膏汤证）

1. 太阳温病证的形成有三

2. 太阳温病的典型表现

3. 太阳温病的典型表现所反映的病机

4. 太阳温病证的病机与代表方

5. 麻黄杏仁甘草石膏汤方义

6. 关于第 63 条的讨论

7. 麻杏甘石汤的临床应用

    （1）正用

    （2）借用

    （3）变用

        ①作为清肺热之剂

        ②作为利尿泄浊之剂

    （4）麻杏甘石汤的使用区间

五、太阳里证

（一）太阳蓄水证证治（五苓散证）

1. 太阳蓄水证典型表现为："小便不利，少腹满"

2. 太阳蓄水证伴见的临床表现

3. 太阳蓄水证的病机

4. 太阳蓄水证的治法与代表方

5. 五苓散方义及服法

6. 五苓散的临床应用

（1）正用

（2）借用

（3）变用　日本将其作为治疗宿醉的代表处方

7. 关于五苓散的说明

（二）下焦蓄血证证治（桃核承气汤证、抵当汤证、抵当丸证）

1. 下焦蓄血证着重要弄清楚几个问题

2. 结合下焦蓄血证的代表条文，进一步讨论

第106条，第124条，第125条，第126条。

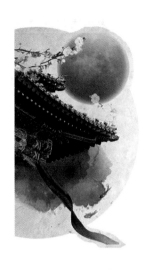

第三节

太阳病变证

本讲的内容就是一般教材所说的太阳病变证，不过做了重新组织。

一、变证概述

变证的涵义有二。

一是变化了的证。太阳病最基本的证候是太阳中风、太阳伤寒，还有太阳温病和太阳蓄水证。有的人只承认太阳中风和太阳伤寒，是不完备的。基本证候发生变化可成为一个新的病证，称变证。新证有它独特的病机。若是原有病机的侧重点略有变化则不算。如太阳伤寒发展成为太阳伤寒兼喘证不算变证，仅是原有病机的侧重点有所不同而已。这种变证包括六经中其他经的典型病证，如太阳伤寒发展为阳明病的白虎汤证，这个白虎汤证对于原有的太阳伤寒就是变证。

二是变异了的证。它与太阳伤寒变异成为太阳伤寒兼喘证也不同，必须要有病机的较大变化才算，如蓄水证。太阳病就是太阳生理功能系统发生异常的改变。蓄水证病位在膀胱，但与太阳病的典型表现和典型类型太阳中风、太阳伤寒是显著不同的，它的主要问题不是卫气闭郁而是膀胱气化失司。故蓄水证是太阳病中变异了的类型。又如邪热犯肺证，肺与太阳的生理功能有密切关系，直接点说就是太阳包括肺，"六经辨证"中除了太阳讨论肺的问题外，其他不讨论，故肺实际上是从属于太阳的。膀胱与肺都主表，主卫气，肺的作用更为重要，风热犯肺，邪在肺卫，在温病学中称"太阴温病"，故邪热犯肺证是太阳病的变异类型，与太阳中风、太阳伤寒显著不同，它更接近于太阴温病。太阳蓄水证与邪热犯肺证，从发展变化的角度讲属于太阳病变证，从其病变的本质来说也是太阳本证，是一类变异了的太阳本证。注意：太阴温病不是阳明病。阳明病的典型类型是阳明经证的白虎汤证与阳明腑证的承气汤证。肠热下利证的病位在肠，属于阳明的范围，是里实热证。它与典型的阳明病经、腑证燥热内盛的病机不同，它的病机是湿热，故它可以看作是阳明病的变异证。

变化了的证与变异了的证，这两个概念仲景未明确划分，后世也混用。在太阳病变证中，主要讨论变化了的证，也涉及变异了的证；在阳明病中则主要讨论变异了的证，也涉及变化了的证。

前面在伤寒学绪论中讲过疾病的变化有四个层次。一是证内的变化，如太阳伤寒从不发热变化为太阳伤寒发热。二是经内的变化，如太阳中风证变异为蓄水证，白虎汤证演变为承气汤证。三是传经，如太阳中风演变为阳明白虎汤证这类典型的阳明证，或肠热下利证这类变异的阳明证。四是外感疾病可演变为内伤杂病。变证主要讨论了后三方面。

变证的辨证论治，如何来把握？

《伤寒论》第16条的**"观其脉证，知犯何逆，随证治之"**，就是其基本原则。脉证，在这里是指脉症，是辨证论治的基本依据，是疾病的临床表现，但不是辨证论治的全部依据，仲景也不仅仅靠脉症，还有其他，如外感疾病的一般传变规律等。逆，不是指误治，误治导致了病机的转化才叫逆。如表证误下后表证仍在，不叫逆，因病机、疾病的性质没有发生改变，不叫逆。逆就是病机的转化。掌握病机的转化，对于变证来说，就是要认识病机的转化，然后针对新的病机来治疗。所以"知犯何逆"就是掌握病机。辨证论治就是通过脉症等依据来认识病机。张仲景从坏病这一特殊例子，揭示了辨证论治最一般的规律。邓绍先先生说"平脉证，论病机，因病机立治法，选方用药"就是指的辨证论治的一般规律。

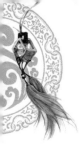

严格来说，坏病与变证是两回事，但仲景提出的 12 字诊疗原则对于坏病、变证都适用，故今天不纠缠强分之。坏病是无法用六经来统率的病证。一般来说是变证的重证，不具有六经主证的特征与表现。但坏病是属于变证的范畴。

下面谈谈太阳病变证的分类。

变证固然重要，但它不是六经辨证的主线，而是辅线。首先要把六经证候的基本类型把握住，分清主次。学习变证更重要的是掌握辨证论治的基本方法。仲景通过这些例子示范出如何通过六经、八纲的方法来认识这些病证，而针对其病机进行处理。从疾病发展变化的主线就是邪正斗争，分为邪气实与正气虚两个方面，故变证大致分为两类，一则以邪气盛实为主的实证，二则以正气虚为主的虚证。实证又可分为两类，一则重点影响某一脏腑的生理功能，另一类重点影响全身气机的升降出入。但分类是人为的、相对的，某些病证以影响某脏腑为主，就放在第一类；某些病证影响多个脏腑且以气机失调为主就放在第二类。如太阳病误治以后表邪常内犯胃或肠。犯胃可以形成热扰胸膈的栀子豉汤类证，可以形成胃热炽盛的白虎汤类证，可以形成肠热下利的葛根黄芩黄连汤证。着重影响气机升降的有两组，一组以中焦为主的病变，就是结胸和痞证。这两者可归为阳明病，作为阳明病的变异类型。其病位都在胃脘，都是实热，具体说是湿热胶结在胃脘形成。结胸胶结较重，称实中之实；痞证相对来说，胶结的程度轻，称实中之虚。故常言"结胸为实，痞证为虚"，此处就如言"太阳伤寒是表实，太阳中风是表虚"一样，伤寒-中风都是表实，结胸-痞证都是里实，只不过壅滞或胶结的程度不同，正气损伤的程度不同而已。结胸-痞证都是中焦为主的病变，但是影响到了上焦和下焦。另一组是以下焦为主的病变——蓄水与蓄血。我认为蓄血证放到太阳病篇是为了与蓄水鉴别，而本不应该放在太阳篇。以正气虚为主的变证着重讨论了三组——心阳虚、脾阳虚、肾阳虚。还有肺阳虚、肝阳虚，但传统上一般不这样讲，故仲景在讨论中也未正式提出两者。在本节着重于心阳虚。

为了更好地突出六经主线，将可以作为主经基本证候的各经病证，原则上都放到六经本证中去讨论。上面谈到的太阳温病、太阳蓄水，阳明热扰胸膈、阳明燥热内盛，太阴脾阳虚证，少阴肾阳虚证，均各归其经讨论。

辨证要做到表里明，寒热明，虚实明。这是本证、变证、坏病辨证论治都要遵守的原则。下面结合一些代表性条文，深入讨论一下这个问题。

《伤寒论》第56条辨表里证：**"伤寒不大便六七日，头痛有热者，与承气汤。其小便清者，知不在里，仍在表也，当须发汗。若头痛者，必衄。宜桂枝汤。"** 伤寒头痛，特别是前额痛伴有发热而恶寒不明显，再兼有大便不利者，很似阳明腑实证，但其小便清长，说明没有里热，仍为太阳表郁偏重，肺失肃降而致，仍当针对病机解表发汗。

第70条辨虚实证：**"发汗后，恶寒者，虚故也；不恶寒，但热者，实也。当和胃气，与调胃承气汤。"** 发汗后恶寒的程度加剧，说明伤了正气。还需要具体去分析，可能是太阳伤寒发汗不当，转化为太阳中风，或者是太阳病发汗后伤阳甚而转化为少阴病。发汗后但热不寒是阳明病，具体治疗以调胃承气汤为例。第60条：**"下之后，复发汗，必振寒，脉微细。所以然者，以内外俱虚故也。"** 值得注意的是，读《伤寒论》原文涉及具体的阴阳、寒热、表里、虚实要搞清楚具体是指什么。汗下之后恶寒或振寒，首先是表虚，表阳不足，在表的卫阳损伤不能正常温煦。里阳可能伤也可能不伤。但此人脉微细，重点在微，微为阳虚。第281条：**"少阴之为病，脉微细，但欲寐也。"** 这就是肾阳不足，里阳不足。所以第60条为内外俱虚故也。

第11条辨寒热真假：**"病人身大热，反欲得衣者，热在皮肤，寒在骨髓也；身大寒，反不欲近衣者，寒在皮肤，热在骨髓也。"** 是辨寒热真假的指导性条文。程郊倩注说"情则无假"。我认为固然存在"情则无假"，也要谨防"假情"。如有些患者脉很弱，是阳虚的脉，问欲饮否，答欲冷饮。此时就要详细审察，必要时可再诊脉，再看舌苔是不是燥而无津，甚至还可诊趺阳。除了冷饮这一点外，其他都是阳气

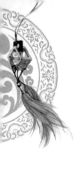

不足的现象，那么就可以判断喜冷饮为"假情"。还可再问饮热后是否不舒，患者可答是喜冷饮，但热饮下后无不舒之感，即可进一步确认。伤寒五版教材在少阴病记载了徐国桢的一则医案：患者浑身发热，开门窗，卧地，仍觉不舒，欲下井以自处。亲属都曰热证。欲饮，但接过水后又放置不饮。说明不是真正的大热。后医仔细判断用四逆类的处方进行救治。第 11 条的"皮肤""骨髓"首先是据实描述。临床上手摸尺肤刚开始觉得很热，久而觉有一股寒气从骨髓中透出来；也有反例，刚开始觉其冷，渐而觉热透出。当然在实际临床也可以从比喻的角度来理解。

　　寒热真假普遍存在，且轻症重症都可以存在。故《中医基础理论》中"热极则寒，寒极则热"只讲到"极"这一点，欠妥。医学可以用阴阳学说来指导，但并不能用阴阳学说来替代。第 120 条："**太阳病，当恶寒发热，今自汗出，反不恶寒发热，关上脉细数者，以医吐之过也。一二日吐之者，腹中饥，口不能食；三四日吐之者，不喜糜粥，欲食冷食，朝食暮吐。以医吐之所致也，此为小逆。**"本条就是用一个具体的例子来说明《素问·调经论》中的"阴虚生内热"，这里的"阴虚"是指里虚，具体来说就是脾虚不运，阳气不能正常布散，聚集在胸中，局部阳气有余而出现的假热现象，其根本问题是脾阳不足，脾虚不运造成的。关上脉细数，脉数一般主热，在此把数脉与细脉放在一起提示是虚，是阴虚，是里虚，是脾虚。腹中饥一般作为热，口不能食为脾虚不运，脾为仓廪之官，统六腑亦主纳谷；不喜糜粥、欲食冷食，阳虚一般不喜冷，但局部有热，胸中有热，热饮食入胃会发生格拒，故欲冷食。朝食暮吐是虚寒性呕吐，如果真正是大热证那就该食入即吐。张仲景的条文最后特别强调"此为小逆"，就是提醒大家不要一出现格拒现象就认为是重症。第 122 条："**病人脉数，数为热，当消谷引食，而反吐者，此以发汗，令阳气微，膈气虚，脉乃数也。数为客热，不能消谷，以胃中虚冷，故吐也。**"补充说明第 120 条，虚乃数，虚冷故吐。

　　表里先后治则是一个重要的治疗原则。

表里同病一般先表后里；若里证重急当先治其里；若表里都重，或表里都不重，或有其他特殊情况可以表里两解。违背表里治则也算误治。张仲景对此非常重视，反复强调，也将其列为治疗变证的重要原则。第92条："**病发热，头痛，脉反沉，若不差，身体疼痛，当救其里，四逆汤方。**"这里的脉沉紧扣第323条"**少阴病，脉沉者，急温之，宜四逆汤。**"即脉沉而微细。发热、头痛为太阳，脉沉微为少阴阳气不足，若无其他特殊情况可以考虑表里同治，温阳解表，用麻黄细辛附子汤。用麻黄细辛附子汤无好转就不能再解表，说明此人阳气虚损程度较重，只能温里。"若不差，身体疼痛，"即使表证很明显也当温里用四逆汤。本条体现了如下认识：其一，外感疾病只要体现了一丝有从表而解的机会就要尽量利用。叶天士"入营犹可透热转气"虽然谈的具体问题不同，但体现外感疾病解表优先的思想是一致的。本条是病已入三阴只要有向外宣透的机会就要充分利用，发热、头痛说明正邪斗争的趋向性还存在着向上向外之势。其二，少阴阳气不足若是不能向外发散，要迅速扶助少阴阳气，防止疾病全陷入少阴。到了少阴，救治就非常困难。第58条："**凡病，若发汗、若吐、若下、若亡血、亡津液，阴阳自和者，必自愈。**"第59条："**大下之后，复发汗，小便不利者，亡津液故也。勿治之，得小便利，必自愈。**"两条共同谈了一个问题，疾病的治疗是以阴阳平和为目的。太阳病的治疗固然以汗法为主，但八法皆可解表。如第92条里虚程度较重，完全可以用补法去治太阳病。任何一个治法只要运用恰当能够使阴阳自和，阳气津液恢复都能够达到治疗目的，不要局限于一法一方。

二、主要影响脏腑功能的太阳变证之热证

在这里主要讨论肠热下利证和肠热下痢证。至于太阳温病证放到太阳本证中讨论，热扰胸膈证、胃热炽盛证则放到阳明病中讨论。

（一）肠热下利证证治（葛根黄芩黄连汤证）

肠热下利证的代表条文是《伤寒论》第34条："**太阳病，桂枝证，医反下之，利遂不止，脉促者，表未解也；喘而汗出者，葛根黄芩黄**

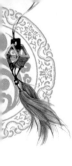

连汤主之。"本条可以视为一条插入注文之条文，插入的是"脉促者，表未解也"，将其抽出则变为："太阳病，桂枝证，医反下之，利遂不止，喘而汗出者，葛根黄芩黄连汤主之。"

本条是借太阳中风证的下后变化证来说明阳明的变异证——肠热下利证。

本证的成因可因太阳中风证下后，邪热内陷于肠道而形成，也可因肠道直接感受湿热病邪而成。

肠热下利证的典型表现为：下利，喘而汗出。

下利为"利遂不止"，说明本证下利非常重。表现为下黄稠粪水，暴注下迫，泄下之物黄、热、湿、臭，肛门灼热，即《素问·至真要大论》所说："暴注下迫，皆属于热"。多伴见发热、口渴、舌红苔腻、脉滑数。

肠热下利证的病机为大肠湿热，故本证也可称为大肠湿热证。为热邪夹湿邪侵犯肠道，逼迫津液下行而成。

治法为清利大肠湿热。

代表方为葛根黄芩黄连汤。

葛根黄芩黄连汤方

葛根半斤　甘草二两，炙　黄芩三两　黄连三两

上四味，以水八升，先煮葛根，减二升，内诸药，煮取二升，去滓。分温再服。

本方主药为黄连，黄芩协助黄连清肠热。葛根一则升清以止泻，二则升津以除湿而止泻。炙甘草为一般性的扶正药。

关于本证还有两个问题要讨论一下：

第一是第34条中插入的"脉促者，表未解也"。此"脉促"与第21条"脉促胸满"的"脉促"是一回事，是脉急促浮起，如水漂木的浮，不是脉数而一止。脉急促浮起与下之后其气上冲者的实际意义是一样的，说明此人的正气有向上向外抗御病邪的可能性。外感疾病只要有一丝从外解的可能性都要利用，表未解，故可以考虑表未解而出现腹泻，解表又止腹泻的代表处方应该是葛根汤或桂枝加葛根汤；表

证能够宣散，里热自然能够消除。也可以考虑葛根芩连汤，因有表证也有里证，里证重急可侧重在治里，而且葛根芩连汤这个处方的确有表里两解的作用。

第二是"喘而汗出者，葛根黄芩黄连汤主之。""喘而汗出"是本证的伴见症。单从症状字面看类似于麻杏甘石汤的"汗出而喘"。麻杏甘石汤证肺热壅盛可以溢于大肠，出现下利，另外，麻杏甘石汤服后也可出现轻微的下利，因石膏毕竟是重镇下行。故下利、喘、汗为麻杏甘石汤证与葛根芩连汤证的共同症状。其区别在：其一，升降的侧重点不同：利是向下，喘是向上。葛根芩连汤重点是"利遂不止"，在此重点上伴有喘，主次分明。大肠与肺为表里，大肠湿热影响到肺及表，伴有轻微的喘，里热影响到表出现汗出。其二，邪气性质不同：麻杏甘石汤是燥热邪，本证是湿热为患，故多数汗具有黏手的特征。只要尺肤黏手，兼夹湿邪为患即成立。这也说明即使单纯脏腑的病变，也会影响到升降出入，只不过它的侧重点在脏腑，毕竟以下利为主，故用葛根芩连汤清热除湿止利。

本证为肠热证，应属阳明病，但所受邪气为湿热，非典型阳明病，属阳明病变异证。

下面谈谈葛根芩连汤的临床应用。

从正用来说，用其清热止利的作用，治疗湿热下注所致的肠热下利证；或用其清热止利兼解表的作用治疗肠热下利兼表证。

从借用来说，用其清热止利的作用，通过清除湿热病邪，治疗湿热壅滞而致的肠热下痢证。

从变用来说，本方可看作清热透疹之剂，可用于治疗麻疹不透，里有湿热蕴结者。

本方有无表证皆可用。我用此方治严重麻疹小儿一例。身热昏睡，其疹似斑，深紫色，几乎看不到白色的皮肤，疹以斑见，还带一点下利。我认为麻疹必透，利也得治。用葛根芩连汤加紫草入血凉血，次日，见效，斑开始转为疹，开始见有白色的皮肤，下利基本止住，眼睛已睁开，原方继续。其基本原则是在外宣透，在内清湿热。

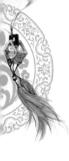

（二）湿热下痢类证证治（黄芩汤类证）

湿热下痢类证，包括两个类似的证，一是湿热下痢证，二是湿热下痢兼呕证。重点讨论湿热下痢证。

湿热下痢类证的代表条文是第 172 条：**"太阳与少阳合病，自下利者，与黄芩汤；若呕者，黄芩加半夏生姜汤主之。"** 论述湿热壅遏而致的肠热下痢证及其兼呕证证治。

理解这个条文的重点是要了解"太阳与少阳合病"及其与下利的关系。太阳与少阳合病，首先指疾病的来源为太阳与少阳合病。太阳病与少阳病均可转化为阳明病，太阳病转化为阳明病一般特点偏于气滞，少阳病转化为阳明病的一般特点为偏于津伤，但本证由太阳少阳合病转化而来，表现出气滞为主，津停为湿的肠热下痢证。少阳病的病机有两个要点，一是胆火内炽，一是枢机不利，作为本证的少阳病侧重在胆火内炽。其次太阳与少阳合病可能在本证中仍然存在，但不是主要的，还出现阳明下痢，即形成三阳同病。三阳同病，按合病治主病，按并病治急者，均当以阳明为主。治阳明之病既可直治阳明，也可通过治少阳达到治阳明的目的。本条所论则重在治少阳以治阳明，故用黄芩汤，清热除湿，调气止痢。若伴有呕吐者，一方面说明气滞较重，另一方面说明正气有向上抗邪之机，故当因势利导，增强宣透之力，选用黄芩加半夏生姜汤。

湿热下痢证的典型表现为：下利。

这种下利表现为下利不爽，肛门灼热，甚则下痢脓血，应该称为"滞下"。为少阳胆火内炽兼表气闭郁，热邪不能外散，内迫阳明。常伴有腹痛或里急后重，为肝胆失于疏泄，影响大肠传导。

可伴有比较明显的身热口苦、咽干、舌质红、脉弦数等少阳病的典型表现和轻微身痛、恶寒的太阳病典型表现。此外还常见小便黄赤、苔黄腻等湿热为病的表现。

本条湿热下痢证的病机为太阳少阳合病，胆火内炽，内迫阳明。本证原发为太阳少阳合病，以少阳病为主，属少阳病兼证；虽然当前主要病变在阳明，但阳明之病可治从少阳，以治少阳为主。本证原发亦可属太阳病兼证，合病为感邪后直接发生，继发的三阳同病，也可由太阳病转化而成，故归于太阳变证中讨论。

本证治法为清热燥湿，调理肝脾。也可以说是清热止痢。

代表方是黄芩汤。

黄芩汤方

黄芩三两　芍药二两　甘草二两，炙　大枣十二枚，擘

上四味，以水一斗，煮取三升，去滓。温服一升，日再夜一服。

黄芩苦寒，以清少阳胆火为主，兼清阳明，既能燥湿止利，又兼能调畅气机。白芍药疏肝胆，调和肝脾；利大小便而泄热。炙甘草、大枣调和脾胃而扶正。

下面说说黄芩汤的临床应用

正用。

治少阳胆火内炽而致的湿热痢，针对滞下不爽，"理气则后重自除"。推而广之，可以用于以此为基础的兼夹证。

若兼有呕可用黄芩加半夏生姜汤，即本方加半夏半升洗，生姜一两半而成。黄芩加半夏生姜汤也可以看作是小柴胡汤去人参、柴胡，加芍药而成，这样说能更好地认识本方有较强的调畅气机的作用。

借用。

治阳明湿热蕴结的肠热下痢证与下利证。推而广之，可以用于以此为基础的兼夹证。

变用。

在临床上治疗湿热痢疾时，我更喜用张洁古由本方变化而成的芍药汤，由于增强了调气调血的药物，配伍更全面，对湿热下利有着更好的效果，在治疗痢疾上，中医绝对有效，其效不比西医差。用中医方法治疗痢疾，不光能治好病，还不会影响脾胃的消化功能。有一年红星路上某幼儿园发生痢疾流行，家长领回孩子分别求医，我一侄孙子来我处求医，用芍药汤加减很快治愈，回园后，老师反映这孩子饮食一点儿都没受影响。

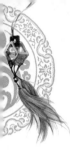

三、正气虚为主的太阳变证

正气虚为主的太阳变证，主要是虚寒证，从疾病性质来说属三阴病，一般讨论心阳虚证、脾阳虚证、肾阳虚证。脾阳虚证、肾阳虚证我放在太阴病、少阴病中讨论，在这里就讨论心阳虚证。

心阳虚证也是少阴病，只是相对说来属少阴寒化证中的轻者，所以放在这里讨论。以后讨论少阴病时，就集中讨论肾阳虚证。

心阳虚的患者临床表现一般都比较少。我反复强调症状具有二重性，一是邪气损伤人体正气，影响身体正常生理功能，出现的失调现象；二是正气抗御邪气，出现的反应现象。由于心阳虚，正气无力抗邪，因此临床表现比较少。判断心阳虚证除了临床脉症外，还要注意两点：一是发病急，二是常有过汗的经历。汗为心之液，过汗伤人阳气，全身各处的阳气均可受损，若其人素来某处阳气不足，则易伤该处之阳，比如表虚之人易伤表阳，里虚之人易伤里阳，虽无虚，但"汗为心之液"，也可伤心阳。若其人素有心阳虚，故弱者先伤，先伤心阳；或过汗也会伤及心阳。这都会形成心阳虚证。

（一）心阳虚心悸证证治（桂枝甘草汤证）

心阳虚心悸证的代表条文是《伤寒论》第 64 条：**"发汗过多，其人叉手自冒心，心下悸，欲得按者，桂枝甘草汤主之。"**

心阳虚心悸证的典型表现就是心悸。

条文"心下悸"一说为胃脘部跳动，一说就是指心悸，两者都成立，因此证较重急，故宜从后者。

常常伴有"叉手自冒心"。中医判断虚实的基本方法是喜按为虚，拒按为实，但在此处不适用。心悸是重症，不管是虚是实，患者都会按心，以重镇来安心、宁心。热性的患者，瘀血的患者都有可能出现，但必然有相应的热象及瘀血的征象作为凭据。条文中其成因是急性的发汗过多而立即出现较重急的心悸，原则上就可以判断是心阳虚证。

心阳虚心悸证的病机是心阳虚。

心阳虚心悸证的基本治法是温心阳。心的生理功能主要是保持血脉的正常通行，故使心阳恢复的同时还要宣通，故称其治法为温通心阳，恢复并且促使心阳的布散。

心阳虚心悸证的代表处方是桂枝甘草汤。

桂枝甘草汤方

桂枝四两，去皮　甘草二两，灸

上二味，以水三升，煮取一升，去滓。顿服。

桂枝甘草汤代表的治法是辛甘化阳，既可以化脾阳，也可以化心阳。化心阳，体现了《难经·十四难》所说的"损其心者，调其营卫"。两味可以是桂枝重用，也可以是甘草重用，也可以是等量。若桂枝大于甘草的量，其通行之力就比较突出，而且效果峻猛。"以水三升，煮取一升"接近四逆汤的煎煮时间，可以认为是煎煮时间较短，重在取其气，是温通心阳的峻剂。顿服不是说服一次就好了，是迅速恢复心阳后，接下来再用缓剂慢慢调理。

在临床上，单用桂枝 5～10g，泡 10min，服后可以出现脉搏加快，脉搏有力，血压升高，可以看出它确实有温通心阳的实际效果。当然这里说服用桂枝后血压升高，并不能说明桂枝不能用于高血压患者，因为中药多数是配伍使用的。

心阳虚心悸证还有一个条文，第 75 条："未持脉时，病人手叉自冒心。师因教试令咳，而不咳者，此必两耳聋无闻也，所以然者，以重发汗，虚故如此。发汗后，饮水多必喘，以水灌之亦喘。"

伤心阳而见耳聋在临床上亦可见到。通常说肾开窍于耳，但心也开窍于耳。五脏六腑与五官九窍，四肢百骸都有密切的关系，这是整体观。人体任何一个器官要发挥正常生理功能，五脏之气缺一不可，缺了就不是全气，区别在于哪个脏腑影响的比重大，肝、脾都会影响到耳，有人为了说明心与耳的关系，造了一个术语"心寄窍于耳"，实际上不用如此，整体观就能说明。既然患者出现较明显的心悸又有耳聋，那么原则上就可以考虑，这个耳聋是心阳虚引起的，暂时不去考虑其他脏腑。

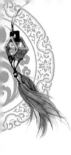

（二）心阳虚烦躁证证治（桂枝甘草龙骨牡蛎汤证）

心阳虚烦躁证代表条文是《伤寒论》第118条："火逆下之，因烧针烦躁者，桂枝甘草龙骨牡蛎汤主之。"

心阳虚既可能因发汗引起，也可能因烧针引起，烧针也属于峻汗的范围。属于举例的写法。

心阳虚烦躁证的典型表现就是烦躁。心阳虚不能养神，神不宁则烦躁。与实热烦躁相比，无明显热象是一个重要的鉴别点。

心阳虚烦躁证的病机也是心阳虚，不过还伴有心神不宁。

心阳虚烦躁证的基本治法是温通心阳，伴有心神不宁，故兼以重镇安神。

心阳虚烦躁证的代表处方是桂枝甘草龙骨牡蛎汤。

桂枝甘草龙骨牡蛎汤方

桂枝一两，去皮　甘草二两，炙　牡蛎二两，熬　龙骨二两

上四味，以水五升，煮取两升半，去滓，温服八合，日三服。

方中桂枝、甘草温通心阳，龙骨、牡蛎镇惊安神，除烦。请注意：第一，本方甘草重于桂枝，故温心阳的力量比上方轻；第二，煎煮时间比桂枝甘草汤稍长一点，偏味之力略增，既长通行，又长缓急；第三，本方是"温服八合，日三服"，而不是顿服，说明本方是一个力薄缓调之方。

有人认为心阳虚烦躁证比心阳虚心悸证重，理由是：其一，"心者，君主之官，神明出焉"。烦躁是神的异常，悸是气的异常。其二，上方两味药，本方四味药。

这种观点首先是把两个心神混淆起来了。一个心神是广义的心神，即生命活动，是不可伤的，伤则为重。另一个心神，是心自己所管的意识、情绪等，这个神伤了是可以恢复的。精神病患者神志不清，影响的是狭义的神。有些症状如心悸与烦躁、失眠，咳与喘究竟哪个重没有可比性，最好不要去进行比较。看疾病的轻重主要是看病机，而不是单纯看症状。其次，仲景治病，病越重，考虑的面越窄，药味越少；恰好是病轻，才会腾出手来处理其他兼夹问题。实际上这两个条

文是可互参的，不管心悸也好，心烦也好，都可以用。

（三）心阳虚惊狂证证治（桂枝去芍药加蜀漆牡蛎龙骨救逆汤证）

心阳虚惊狂证代表性条文是《伤寒论》第 112 条：**"伤寒脉浮，医以火迫劫之，亡阳必惊狂，卧起不安者，桂枝去芍药加蜀漆牡蛎龙骨救逆汤主之。"**

心阳虚惊狂证的典型表现是惊狂，卧起不安者。

分开来讲。惊是惊惕不安，突然闻巨响而惊恐是正常生理，但闻常语而惊恐就是病态，反映其人心气不足。狂有两层含义，一则是烦躁的重证，一则是真正出现了狂，即神志明显失常，两者均可出现。烦躁在这里也是由于心阳不足而导致。中医认为狂是神志逆乱，其原因是窍闭。对于心来说，最容易闭其窍的一个是瘀血，一个是痰浊。在这里是由于心气虚不能正常推动心脉运行，导致脉中津液聚而为痰，闭阻心窍而成。这个病证是重，但不是很急。"亡阳必惊狂"明确说明是阳虚。亡者，亡失也，丢失也。

心阳虚惊狂证的病机是心阳虚，心神不宁，并伴有痰迷心窍。

因此在治疗狂证的过程中要注意豁痰开窍。本条承上面而来，心阳虚就要温通心阳，烦躁就要重镇安神，并伴以豁痰开窍。

代表方是桂枝去芍药加蜀漆牡蛎龙骨救逆汤。

桂枝去芍药加蜀漆牡蛎龙骨救逆汤方

桂枝三两，去皮　甘草二两，炙　生姜三两，切　大枣十二枚，擘　牡蛎五两，熬　蜀漆三两，洗去腥　龙骨四两

上七味，以水一斗二升，先煮蜀漆，减二升，内诸药，煮取三升，去滓。温服一升。**本云**：桂枝汤，今去芍药，加蜀漆、牡蛎、龙骨。

分析这个处方，可以换个思路不从桂枝汤去分析。从药味上，本方可以看作是桂枝甘草龙骨牡蛎汤，加蜀漆 3 两，生姜 3 两，大枣 12 枚。由于本证病较上方重，故加桂使桂枝用量大于甘草，加强温通力；加重龙牡用量就是增加了重镇安神之力；蜀漆就是常山幼苗，着重在开窍化痰，也有涌吐的作用，吐会伤人正气，故加姜、枣和胃扶正。本方正用可治心阳虚痰浊内盛之惊狂、失眠、心悸、癫痫这类

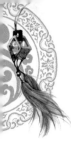

病症。

本方在临床上的应用，基本上是温通心阳、重镇安神、豁痰开窍诸方面的扩展。

本方借用可治疗烫火伤心阳虚心烦证。较严重的烫火伤患者往往有火毒攻心而致的心烦证，本方能使患者保持安静，配合治疗，但对创面无直接作用。

本方可借用于治疗因痰阻心窍而致的癫狂证。有人用此方加马桑椹来治疗躁狂型癫狂证。马桑椹有毒，但有较好的祛痰开窍的作用。对于此法未使用过者不要盲目试用，因马桑椹可致死。

成都中医药大学附属医院吴康恒老师用此方治疗小儿心肌病变有较好的效果，也属借用扩展。救逆，以往认为是治疗火逆或癫狂，而称救逆汤。仲景明显认为此方配伍与其他处方不同，因心肌病变可以出现骤然死亡，这个处方能避免猝死的发生，就有它的特殊性，而称救逆。

本方中蜀漆一味很多医院、药店均无，可选用其他祛痰药代替，力峻者可用猪牙皂之类，力缓者可用竹沥、竹茹之属。

（四）心阳虚奔豚证证治（桂枝加桂汤证）

要讨论心阳虚奔豚证，首先要讨论一下什么是奔豚。奔豚是一个症状，以这个症状为主症的病证，也可以叫作奔豚病或奔豚证。作为症状，奔豚是突然有气从少腹上冲心胸，起点在少腹，终点下要及于胸，上不超过咽喉；其气上冲的速度快，持续时间短，来得快也去得快，大概几秒钟左右。要符合以上特征的才是奔豚，不要把凡有气上冲都叫奔豚。奔豚主要是患者的自我感觉，也就是说是一个症状而不是体征。因其快故用奔跑的猪来形容，汉代的猪是放牧的，奔跑速度很快。我曾在凉山看到一只待宰的放牧饲养的成年猪奔跑，四五个人也追不上。

奔豚的形成主要相关的是心、肾两脏，与肝、脾也有关系。心火为君火，肾火为命火。心火由命火支持，"君火是命火之焰"，是命火的外在表现；"命火是心火之根"。要形成奔豚有两个特殊条件，一则君火突然严重损伤，若君火损伤是渐进的，那么命火就能逐渐补充它；二则下焦有水气，但水气不能重。有轻微的水气，平常表现不出来，人体的正气也就不会去抵御它。若下焦的水气重，肾中的阳气必然要分出一部分去应付它。奔豚的形成要有这两个条件同时具备。由于君火骤虚，那么命火就要增大对君火的补充，而对下焦水气镇摄失司，下焦水气乘命火对君火上济之势而上冲。水气一宣散也就不存在了，故来得快，去得也快。这就是中医学对奔豚形成的基本解释。肝、脾也参与了这个过程。命火要向上，需要借助肝的升发、舒达；脾主水湿，故脾对于水气的上冲有一个天然的屏障作用，若脾的生理功能是完全正常的，就可以防止奔豚的形成，或者减缓奔豚。因此，对于奔豚的治疗总是从心、肾、肝、脾着手，这里主要讲从心论治。

心阳虚奔豚证的代表条文是《伤寒论》第 117 条："**烧针令其汗，针处被寒，核起而赤者，必发奔豚。气从少腹上冲心者，灸其核上各一壮，与桂枝加桂汤更加桂二两也。**"

心阳虚奔豚证的典型表现就是奔豚。

心阳虚奔豚证的病机就是心阳骤虚，水气上逆。

上面我们已经说到对于奔豚的心阳骤虚，水气上逆，治疗总可从心、肾、肝、脾着手。既然心阳虚从心论治，即直接针对性治疗就要温通心阳，同时兼顾肝脾。代表方是桂枝加桂汤。

桂枝加桂汤方

桂枝五两，去皮　芍药三两　生姜三两，切　甘草二两，炙　大枣十二枚，擘

上五味，以水七升，煮取三升，去滓。温服一升。本云：桂枝汤，今加桂满五两。所以加桂者，以能泄奔豚气也。

我在讲桂枝汤变用时就讲过桂枝汤可以看作是温通心阳之剂，也可看作是调和肝脾之剂，用于此正是合拍。这里用的还不是标准的桂枝汤，而是桂枝加桂汤，是增强了温通心阳作用的桂枝汤，核心是桂枝、甘草，桂枝加桂汤中桂枝与甘草的用量比比桂枝甘草汤还重。方中的芍药疏肝，姜、枣健脾。本方能温通心阳，调整肝脾。桂枝加桂

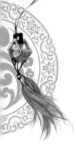

汤的正用是治疗太阳中风闭郁偏重，在此处是用其温通心阳，调整肝脾，是作为变用来治疗奔豚。桂枝的化气涉及五脏六腑，这里重点还是心脾。

"烧针令其汗"既可能伤心阳导致奔豚，也可能使局部的气血运行受阻而出现"核起而赤"，即针孔处出现红肿硬结。仲景当年临床上见到"核起而赤"和"奔豚"并见，而把这种特殊情况当作了一般规律。我在临床上"核起而赤"和"奔豚"分别见到过，但这两种现象未并见于一人。另外，多数人"烧针令其汗"之后不会"核起而赤"，但此人会出现，本身就说明此人心阳素来不足，其血脉运行不畅。这种人过汗后易伤心阳，也就是说"核起而赤"与"奔豚"之间也不是完全无关。

（五）心阳虚欲作奔豚证证治（茯苓桂枝甘草大枣汤证）

心阳虚欲作奔豚证的代表条文是《伤寒论》第 65 条："**发汗后，其人脐下悸者，欲作奔豚，茯苓桂枝甘草大枣汤主之。**"

心阳虚欲作奔豚证的典型临床表现是脐下悸。

脐下悸，是此人水气在下焦欲动的表现；出现这种现象，或者是因为此人心阳虚损的程度不是很重，或是此人的肾阳特别充足，在上行补充心阳的同时，能够镇摄下焦水气。

欲动说明其证不急，可以缓治，重在利水防冲，代表方是茯苓桂枝甘草大枣汤。

茯苓桂枝甘草大枣汤方

茯苓半斤　桂枝四两，去皮　甘草二两，炙　大枣十五枚，擘

上四味，以甘烂水一斗，先煮茯苓，减二升，内诸药，煮取三升，去滓，温服一升，日三服。

茯苓、桂枝合用是化气行水的典型配伍，其比例为茯苓：桂枝 = 8：4，更突出了利水的特色；桂枝、甘草是温通心阳的典型配伍，桂枝：甘草 = 4：2 为桂枝甘草汤的标准比例，有较强的温通心阳的作用。大枣重用补中，防水气上冲。甘烂水其机理目前不清，但有两点要注意：一则甘烂水含氧量高；二则水有活性，取类比象就是此水主动，

不助阴邪。

一般说来，桂枝加桂汤偏重在心，治在温心降冲；苓桂草枣汤偏重在脾，治在利水防冲。两者均涉及心脾及肝，因此两者也可通用。临床上有人已作奔豚用苓桂甘枣汤，欲作奔豚用桂枝加桂汤，一样有效。

（六）心阳虚心动悸证证治（炙甘草汤证）

教材上多放到阴阳两虚讨论，但《伤寒论》重阳虚，即使是两虚也可以放到阳虚处讨论，且根据《伤寒论》的记载，本证并无明显的阴虚表现。

心阳虚心动悸证的代表条文是第 177 条"**伤寒，脉结代，心动悸，炙甘草汤主之。**"和第 178 条"**脉按之来缓，时一止复来者，名曰结。又脉来动而中止，更来小数，中有还者反动，名曰结，阴也。脉来动而中止，不能自还，因而复动者，名曰代，阴也。得此脉者必难治。**"其中重点是第 177 条，第 178 条是对第 177 条的说明。

结、代脉都是脉来慢而一止，慢主要反映阳气不足。结脉是止无定数，三跳一停，五跳一停，十跳一停，停后会把停的补回来。代脉是止有定数，比如每五次一停，又无补偿。但临床上又常互见，如止有定数又有补偿，不可机械划分，故结代并称，但强调后者，代脉重。"有还"就是有补偿，说明心阳损伤的程度比较轻，单位时间内脉搏跳动的总次数并未减少；"无还"就是没有补偿，说明心阳损伤程度重，单位时间内实际跳动的次数减少。"心动悸"就是心悸的程度较重，既可以是患者自觉，也可以是客观观察存在，若是后者，那么心悸的程度就非常重。《素问·平人气象论》"左乳下……其动应衣，宗气泄也。"就是说的这种情况。宗气是心气的重要来源。这些都是提示心阳气不足。这种患者往往都有一个慢性反复发作的历史，比如常常因为感受外邪而引发。

心阳虚心动悸证的典型表现就是脉结代，心动悸。

心阳虚心动悸证的病机是心阳不足，脉流失常。

心阳虚心动悸证的治法是温通心阳，调和营卫。代表方是炙甘

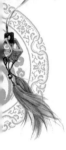

草汤。

炙甘草汤方

甘草四两，炙　生姜三两，切　人参二两　生地黄一斤　桂枝三两，去皮　阿胶二两　麦门冬半升，去心　麻仁半升　大枣三十枚，擘

上九味，以清酒七升，水八升，先煮八味，取三升，去滓，内胶烊消尽，温服一升，日三服。一名复脉汤。

本方的主药是哪味？有争论，集中在草、桂、参、地四品上。认为炙甘草是主药的，因本方冠此名之；主张人参是主药的，虽用量不多，但此方中应用真人参而不是党参，效果才好；有说枣用 30 枚，多，是主药；有说生地黄用 1 斤，量最大，是主药。甘草、大枣、人参作主药都符合《难经·十四难》"损其心者，调其营卫"的基本理论。脾胃是营卫生化之源，调营卫的一个非常重要的措施就是调脾胃，三者均益气健脾。本方既以炙甘草汤名之，仲景当特重炙甘草。主张生地黄是主药的仅是其量大，不符合中医基本理论。此处用的生地黄是鲜品，鲜品∶干品通常是 5∶1 到 10∶1，这样看来也不过相当干品 3 两左右，可能还不到。为什么会讨论这个问题？因为若按通常比例量折减的炙甘草 12g 来用此方，常常效果不好。有的把党参换成真人参，实际就是大大强化党参，增加了本方调营卫之力；有的将大枣用到 30 枚，对于按比例折减使用本方来说，也相当于强化了大枣，均能提高疗效。既然这样，我在按比例折减使用炙甘草汤时将炙甘草量增加，也是能起到强化作用，而且还符合仲景本意。结论就是，真正要用炙甘草汤，炙甘草量起点 30g，往往一用就见效，我最多用到 50g。我把这种超比例的用法称之为《伤寒论》的绝对量用法。我在使用炙甘草汤时，原则上不用人参，而仍用党参的目的，就是在于展示炙甘草汤不用真人参也可以起效。

这个处方的争议之处还在于用了较大剂量的养阴药，其中麻仁一般认为作用在肠，起润肠通便作用，故有人改作酸枣仁，或胡麻仁。方中有大剂量养阴药，故评议的人认为此证有阴虚。如果用了养阴药就是阴虚，那么肾气丸就应该是阴阳两虚，但肾气丸是针对肾阳虚。

此处体现的是张景岳在《景岳全书·新方八阵·补略》中所说的"善补阳者，必于阴中求阳，则阳得阴助而生化无穷"的原则。此方中养阴者也是为了养阳，虽说"损其心者，调其营卫"，但重点是在卫，在阳，在气。养阴药可分为三类：生津养液、养血柔肝、填精补髓。本方中四个养阴药：麻仁、麦冬、阿胶、地黄都是生津养液之品。阿胶具有填精补髓和生津养液双重作用，在此强调阿胶生津养液的作用。麻仁属于润下药，就是因其有生津养液的作用。选这一类养阴药体现了《灵枢·邪客》所说的"营气者，泌其津液，注之于脉，化以为血"，即"营气化血"的功能。这样产生的血液比用养血柔肝类药物产生的血液更具活性，对心更有好处。我在临床上也不允许我的学生，将麻仁换成酸枣仁，或芝麻仁，若患者经常便溏，就去掉，或加五味子，五味子也可以归入生津养阴类药物。麻仁在《神农本草经》中属上品，能补中益气，在古代是作为食品之一，今天在某些地方也有仍用作食品的，因此还有"调脾胃、化营卫"之功。

本方的临床应用十分广泛。

作为正用， 温通心阳、调和营卫可用于心阳虚动悸证。

作为借用， 温通心阳、调和营卫也可治疗心阴阳两虚的心动悸证。若以阴虚为主，这个处方就不宜，可用《温病条辨》的加减复脉汤。

作为变用， 本方可作为《伤寒论》中补中益气的代表处方，因"损其心者，调其营卫"，调营卫就是从中焦脾胃入手。故本方可看作是以扶正为主治疗太阳病的代表性处方。八法都可解表，张景岳在论述补法解表时的代表处方就是补中益气汤，《伤寒论》中就是炙甘草汤。第 177 条条文之首冠以"伤寒"两字，其义有二。一则是感受寒邪以后诱发"脉结代，心动悸"，这就提示患者往往素来心阳不足，有一个反复发作的慢性病史。此时，外邪已经不存在了。另则是感受寒邪以后，诱发"脉结代，心动悸"，而其外寒邪仍在，属于表里同病。本着表里同病，里证重急，先治其里的原则，用炙甘草汤温心阳复脉，在解除脉结代、心动悸的同时，太阳表证也解决了。故本方在使用时不一定要见心动悸、脉结代，而是此人体质素虚，或者此人曾经因感

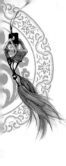

受寒邪，诱发过"脉结代，心动悸"。这类人即使是太阳伤寒，在治疗时常常考虑使用炙甘草汤来处理，充分体现了中医学"因人制宜"的原则。

结代脉是脉来缓而时一止，在实际临床中，有的患者也有脉来数而一止，但此数重按无力，"数为虚"，即出现促脉，也可以使用炙甘草汤治疗。

使用炙甘草汤治疗心动悸，能够达到以下的效果：

其一，缓解心动悸的症状，部分患者脉结代，或促脉的现象也能得到恢复或减轻。

其二，使反常的心电图得到恢复。

其三，部分心的损伤，心肌实质性损伤也可恢复。但如二尖瓣狭窄、关闭不全，光靠吃中药是解决不了的。我曾治一初中生，心肌炎，用炙甘草汤加龙牡，汤剂八付，丸药五付，半年时间，先是症状减轻，后是心电图恢复正常。到高中毕业在参加招飞体检时，顺利过三关，最后是因为鼻子有问题而没有通过。从此例可见，本方在治疗心肌病变时是可以修复心肌损害的。

本方为一缓调之方，久服者考虑为丸。我有一患者，服用本方为丸八年之久，未见明显不良反应。唯长夏湿气重，炙甘草汤的蜜丸稍显滋腻，可用霍朴夏苓汤、三仁汤等调节，也可在丸药中加入薏苡仁、藿香、菖蒲等利湿化湿之品。有的病稍有结代脉又没有摸到时，可以叫患者站起来，走几分钟，再坐下来马上摸就容易发现。这也是我临床上先摸脉的原因之一。

（七）心阳虚心悸烦证证治（小建中汤证）

《伤寒学》七版教材心阳虚心悸烦证在脾阳虚证中讨论。其代表条文为第 102 条："**伤寒二三日，心中悸而烦者，小建中汤主之。**"

现行教材着重强调了悸与烦的区别。其实悸与烦都是心的病变，在这里都是因为心阳虚而导致的心的病变。悸直接与心气相关，正如《素问·八正神明论》所说："血气者，人之神，不可不谨养。"心气失调也可影响到心神。

"悸而烦"比"动悸"轻，心阳虚心悸烦证与心阳虚心悸动证比较，除程度轻而无本质区别，都是心阳虚心悸证，其治则都是"损其心者，调其营卫"。

心阳虚心悸烦证的治疗可用小建中汤。

小建中汤方

桂枝三两，去皮　甘草二两，炙　大枣十二枚，擘　芍药六两　生姜三两，切　胶饴一升

上六味，以水七升，煮取三升，去滓，内饴，更上微火消解。温服一升，日三服。呕家不可用建中汤，以甜故也。

小建中汤本用于脾虚之证，以建立中气。这里是借用其温建脾气之力作温通心阳、调和营卫之剂。

小建中汤以桂枝汤为基础，其主药是饴糖。但小建中汤与炙甘草汤的区别在于，炙甘草汤对于心的损伤修复要专一一些，其专一性体现有二。其一，其主药是炙甘草，甘草除补中建中外，《神农本草经》载其通利血脉，故对脉结代、心动悸更具有针对性；其二，炙甘草汤用了一组生津补液的养阴药，有助于《灵枢·邪客》所说的"营气者，泌其津液，注之于脉，化以为血"的生理过程。小建中汤是通过补脾来体现"损其心者，调其营卫"的原则，故对治疗的专一性就不是那么强，故小建中汤除了用来治疗心阳虚悸烦，还可用来治肝脾不调的疼痛。

四、结胸证

太阳蓄水证与下焦蓄血证是以升降出入障碍为主的第一组，以下焦病变为主。因为太阳蓄水证，直接病及膀胱，属于太阳里证，已经在太阳本证中讨论；连累而及下焦蓄血证也一并放在太阳病本证中讨论了。升降出入障碍第二组，是以中焦病变为中心的结胸证和痞证，则放在这里讨论。

结胸首先是一个症状，以结胸为主症的证候都可称为结胸证。由于结胸是一个由多个证候形成的组合，有时候也称为结胸病。如太阳

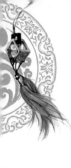

病严格来说是一个证，是一个由多个证候形成的群体，又是疾病的一个阶段，但这个阶段还有相对的独立性，故可以称太阳病。这就是中医学"病""证"的相对性。从疾病的整体的角度来讲，没有太阳病，从辨证论治的角度来讲，才有太阳病。

太阳病分上、中、下三篇，上篇主要讨论太阳中风及相关内容，中篇主要论太阳伤寒及其相关内容，下篇中从第128—167条着重讨论了结胸，痞证是从属于结胸来讨论。从第167条以后，着重讲了表里先后治则，也就是几乎用了一个篇来讨论结胸。

再讲讲结胸的成因。

《伤寒论》第131条讲了结胸的成因："**病发于阳，而反下之，热入因作结胸，病发于阴，而反下之，因作痞也。所以成结胸者，以下之太早故也。**""病发于阳"从字面看可以理解为表证，但联系后面"病发于阴"看此论重点不在表里。"病发于阳"，阳者，实也，其一正气未损，其二有有形之邪。这个有形之邪具体来说就是水邪。正因为这里所讲的结胸是因热入而成，故又称为热实结胸。

结胸证形成的另一个关键是水，这个水从何来？其来源有四：其一，素有水饮，对于结胸证来讲，这种情况比较少见。因为结胸证患者多体质壮实，素有水饮的人多素体阳虚，特别是肺、脾、肾三脏阳气偏虚。其二，太阳病表气闭郁，水津不布而为水饮，水饮在膀胱为蓄水，水停中焦则可能形成结胸。属气结而致水结。其三，少阳病枢机不利，水道不通而为水饮，属气结而致水结。其四，痞证转化而来，具体来说这里的痞为寒热错杂痞，为湿热郁阻中焦，若湿郁加重可形成水饮而致结胸。属气结致水结。

水为阴邪，其性下行，水为何会结于胸而不下行？这个水属于邪气，自会受到正气的抗御。若正气偏虚，则水进而正退，水自下行，形成下利之症而不为结胸。若正气强胜，而又不足以化水为气，则与水相持于胸中，发展成为结胸。正因为如此，所以结胸病多发生于正气偏胜者。这是相结。

结胸以热实结胸为要，以大结胸为主，小结胸为辅。至于寒实结

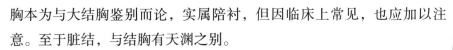

胸本为与大结胸鉴别而论，实属陪衬，但因临床上常见，也应加以注意。至于脏结，与结胸有天渊之别。

下面先讨论大结胸证。

（一）大结胸证证治（大陷胸汤证）

大结胸证的典型表现是结胸、食不下、不大便；关脉沉紧；可伴有热象。

结胸作为症状指胸部结满紧实、疼痛拒按。

根据《伤寒论》讨论的具体内容，结胸之"胸"的核心部位就是胃脘。依据《素问·金匮真言论》"言人身之阴阳，则背为阳，腹为阴。"进一步划分，以脐为分界，腹之脐上为阳，脐下为阴。脐以上可统称为胸。结胸之"胸"就是取此义，尤以胃脘为中心。首先，《伤寒论》第138条说"小结胸病，正在心下"，小结胸病虽称小，但也是结胸，正在心下，就是说结胸的核心病位在"胃脘"。其次，看看《伤寒论》第173条：**"伤寒，胸中有热，胃中有邪气，腹中痛，欲呕吐者，黄连汤主之。"**是讲上热下寒，上热即"胸中有热"出现"欲呕吐"，明显是指胃脘。第三，《金匮要略·胸痹心痛短气病脉证治》第5条："胸痹心中痞气，气结在胸，胸满，胁下逆抢心……人参汤亦主之。"注意"胁下逆抢心"，说明诸多临床表现出现在心之下，继而上冲犯心，故称"逆抢"，从而说明本条与胃脘关系密切。可见，仲景常称胃脘为胸。当然结胸的病位不只胃，但是以胃脘为中心，涉及胸部、胁部，并可波及脐之下。

结胸证就是以出现胃脘部结满紧实、疼痛拒按的症状为特征。

结，是结胸证的核心，即胃脘部出现胶结状。结既是患者的感觉，也可能是医师在诊察时在该部位摸到一些硬块，即有形结聚的现象。

满，是一个自觉症状，患者自觉有饱满感。满常与胀同时出现，故满胀并称。胀就有客观表现。正常人平躺在检查床上，躯体的最高点是胸骨，结胸患者平躺时的最高点是胃脘。

紧，是主要指脘腹部肌肉紧张。中医察腹主要是看腹肌的紧张程度。结胸证紧张不仅表现在胃脘部，在严重的时候可以扩展到整个腹

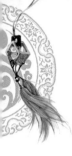

部，但核心部位是胃脘部。可以是一般的紧张，也可以是非常紧张。《伤寒论》第137条说："从心下至少腹硬满而痛不可近"。结胸证的硬满可以从心下至少腹，是中焦可以影响到下焦。但单纯的少腹硬满就不是结胸，所以《伤寒论》第124条说："**太阳病六七日，表证仍在，脉微而沉，反不结胸，其人发狂者，以热在下焦，少腹当硬满，小便自利者，下血乃愈**"。因其不是结胸故特别提出"反不结胸"，以少腹的硬满为主，或只有少腹的硬满应着重向下焦蓄血证方向考虑。出现这种情况，是因为气机升降出入障碍，下焦也可以影响到中焦。如果患者首先出现少腹硬满，继而出现心下硬满，原则上考虑是下焦蓄血证。若患者先出现上腹部的结满紧实，再出现少腹硬满，就应首先考虑是结胸证。在临床上应注意问患者肚脐以上痛还是以下痛，若都痛要问哪个最先，最明显。但不能单凭患者的口述，还应四诊合参。一般说来，结胸证为气分，下焦蓄血证为血分，还要凭其他脉症参照。

实，就是下不大便，上不进食，上下不通，是严重的气机不通。

既然结满紧实，疼痛拒按，是一个大实证，应该攻下。如下焦蓄血轻证可先表后里，若是重证，要不顾一切地打破这种出入濒废的状态。按照《伤寒论》及中医学治疗的一般原则，病位在脐以上要用宣散、涌吐等法；只有病在脐以下才首先考虑攻下的方法。结胸的性质是大实证，病位却在脐上，仲景言必须攻下，因为胶结成实，一般的涌吐、宣散法已无能为力，不但要峻猛地攻下，而且要不顾一切地攻下。

食不下，不大便，可致不大便五六日，上面刚说了这就是"实"的表现，是结胸证常见的伴见症。其病理是胃肠满而且实。胃脘结满紧实、食不下、不大便又号称结胸三症，是结胸证常见的三个临床现象。

关脉沉紧，或出现动脉；或寸浮，关沉而有力。关脉主应中焦，沉主在里；紧为有力之脉，为中焦邪实之证的主脉。也可出现动脉。典型动脉是滑脉现于关部，也反映中焦有痰湿水饮停聚。有些患者在出现关脉沉紧的同时，会出现寸脉浮，这是由于中焦不通，上焦之气也出现闭郁之象。

可伴有热象。常见有烦躁、发热、汗出等。柯韵伯在《伤寒来苏集·陷胸汤证》中说"热入是结胸之因"，既然有热，热扰于心则可出现"躁烦，心中懊憹"。一般说来，能出现心烦，说明水热之交结较浅。里有热当发热，但因热邪与水饮相结，热不易外越，故其热不显或为微热；若因水热互结，津液不布，伴见胃肠燥结，可见日晡所小有潮热。热邪外蒸当有汗，但水热互结，阻滞气津通行道路，常致无汗。纵有汗或为微汗，或为局部出汗的"但头汗出"，且多黏腻。能出汗一般说明阻滞较轻。

此外还可见舌红苔黄为有热，腻苔为水湿内停之象。

大结胸证的病机为水热互结在胸。

水、热、结三者缺一不可。结可有轻重，水热有偏盛，但没有只有水，没有热的大结胸证；也没有只有热，没有水的大结胸证。不过也要看到，有水，有热，不能交结也是不能形成结胸。柯韵伯在《伤寒来苏集·陷胸汤证》既说"热入是结胸之因"，又说"水结是结胸之本"，为点睛之说。

大结胸证的治法是逐水、泻热、破结。

大结胸证的病机为水热互结在胸，水、热、结三者缺一不可，则其治法当然是逐水、泻热、破结。根据张仲景在《金匮要略·脏腑经络先后病脉证》篇第17条所说"诸病在脏，欲攻之，当随其所得而攻之"的原则，重在逐水。理解第17条，要注意"脏"含"腑"，"所得"指与六淫相结合的有形病邪。逐其水，则热无依附，其结自解，热势孤而易除。

大结胸证的代表方是大陷胸汤。

大陷胸汤方

大黄六两，去皮　芒硝一升　甘遂一钱匕

上三味，以水六升，先煮大黄，取二升，去滓，内芒硝，煮一两沸，内甘遂末。温服一升。得快利，止后服。

本方主药为甘遂，为峻下逐水药，正体现了本证治疗的重点在逐

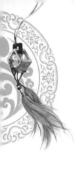

水。有人认为本方重点在大黄，用了 6 两，认为用量重的就是主药。我认为这很不妥。同一类药物，有轻、中、重的区别，一般说来这些不同类的药物没有可比性，以泻下药为例，甘遂、巴豆为重剂；大黄、芒硝为中剂；郁李仁、生首乌为轻剂。也就是说大黄虽然用了 6 两而且与芒硝相须为用，但在甘遂面前，它只是配角而不是主角。甘遂用量是一钱匕，一钱匕约为 1.5~1.8g，从字面看一钱匕甘遂末纳入 2 升药液中，一次服 1 升，也就是说一次服用了 0.75~0.9g。但看大陷胸丸方，一次服用甘遂末一钱匕，丸方较汤方为缓，此当一次服甘遂末一钱匕方妥。甘遂末虽然纳入汤中，仍是作为散剂服用，因为甘遂的有效成分难溶于水。

　　大黄，在本方中煎煮时间属最久之一，以水 6 升，取 2 升，去掉了 4 升水，与桂枝加大黄汤同，突出用其苦泻去热功能。药用 6 两，从《伤寒论》来说在全书是用量最大的，但从实际服入量来说则未必。大陷胸汤的服法是分两次服，一次只服用了 3 两；调胃承气汤在《伤寒论》第 207 条的服法为顿服，即一次服用 4 两才是最多的。从另一个侧面说明大黄不是本方主药。

　　芒硝，与大黄配伍，起软坚散结作用。全方 1 升，一次用量为 0.5 升，与顿服的调胃承气汤一致。前面我们谈到 0.5 升半夏为 2.5 两，半夏与芒硝比较要重，可以粗略认为半升芒硝约为 2 两，即今天按比例折减使用，可用 5g。三药合用确有逐水、泻热、散结之作用，且其力宏峻，可当大陷胸之名。

　　该药服后，若出现快利，则止后服。什么算快利，我根据自己的临床提出三条标准，第一是服后至少腹泻三次，第二是其中至少有一次是水泻，第三是结胸、不能食明显缓解。从我用大陷胸汤的情况看，只要辨证准，使用得法还没有不快利的。正因为本方服后会快利，故最好清晨服用，便于护理。快利是病减，不是病愈，还应继续后续治疗。因为《素问·五常政大论》说："大毒治病，十去其六"，大陷胸汤可算是力宏之大毒。关于后续治疗，以后在相关内容中述及。

　　除此之外，服用本方后，还可见心中懊侬、吐水，均提示邪气有减轻。

一般说来热与湿交结于中焦，可因热邪上扰于心而出现烦躁，这种烦躁常因热与湿的轻重不同、交结的程度不同而有不同的表现。若湿重热轻，常以痞满为主要表现，不出现或只轻微出现烦躁；若热重湿轻，则常常会出现烦躁；若湿热并重则常常出现一种抑郁状的烦躁，叫作心中懊㤏。水与热初结，热尚可外现，则常出现烦躁；若水热交结甚，热不能外现则不出现烦躁；但用大陷胸汤逐水，水去热孤，热又可外现，则烦躁又可出现。至于水热交结严重阻滞气机，出现内闭外脱之象，诸证加剧而出现烦躁则为凶兆，所以《伤寒论》第 133 条说："**结胸证悉具，烦躁者亦死。**"由此看来，烦躁一症虽不是结胸证的典型表现，但在结胸证的预后判断上是很重要的一个临床表现。

结胸的基本病位在胃脘，为什么要不顾一切地攻下，是因为水热交结太甚，使人体气机的升降出入严重障碍。采用大陷胸汤逐水后，水热交结减轻了，在人体正气向上抗御病邪的作用下，有的患者会出现吐水的现象，这是好现象。

实际应用中，甘遂为末较困难，其为末后稍贮，药效会降低。常把甘遂用煎剂，其量 3g。甘遂单煎，其有效成分不易溶于水，稍加醋，然后合大黄汁，化芒硝服用则效佳。

在《伤寒论》的攻下方中，大陷胸汤的攻下力量属最强的之一，另一个方是白散。有人认为是十枣汤，其实不对。首先，十枣汤是甘遂、芫花、大戟同用，芫花、大戟是次强泻下药，关键还是甘遂。就算是按强人服一钱匕，甘遂才 0.5~0.6g，明显少于大陷胸汤里甘遂每次至少服用 0.75~0.9g。其次十枣汤用大枣 10 枚，用于扶正，而大陷胸汤根本就没有使用扶正药，充分体现了强攻之用。

大陷胸汤在应用中应本着证实体实者方可使用的原则。对于一些年老体弱者可考虑使用代大陷胸汤。该方由大黄、牵牛子、猪牙皂 3 味构成。方中猪牙皂为大黄、牵牛子总量的 20%，若大黄一般用 10~15g，牵牛子常规用量 5~10g，则猪牙皂用 3~5g。本方可以为汤，也可为末吞服，吞服每次约 5g。由于有时无甘遂，我曾用本方代替大陷胸

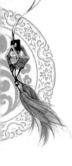

汤，有一定效果，但达不到不顾一切攻下的目的。但在没有甘遂可用的情况下可代。只要辨证准确，猪牙皂用 10g 问题不大。

下面谈谈几条代表性的条文。

首先谈谈《伤寒论》第 134 条："**太阳病，脉浮而动数，浮则为风，数则为热，动则为痛，数则为虚，头痛发热，微盗汗出，而反恶寒者，表未解也。医反下之，动数变迟，膈内拒痛。胃中空虚，客气动膈，短气躁烦，心中懊恼，阳气内陷，心下因硬，则为结胸，大陷胸汤主之。若不结胸，但头汗出，余处无汗，剂颈而还，小便不利，身必发黄。**"

本条分四段讨论。

从开始至"表未解也"是第一段。讲原发证，以脉为主线论述太阳中风兼饮停心下证。

脉浮，头痛发热，恶寒，是太阳病的典型表现。微盗汗出，是太阳中风典型表现的变异。动脉是滑而短，滑主痰食，短主气血不畅，故动脉提示：其一，水饮停聚较甚，已伴有疼痛。其二，水饮主要停聚在中焦，因标准的动脉仅见于关脉。

盗汗有许多原因，其中之一就是表证兼有湿邪。成无己《伤寒明理论》专门讨论过此问题。其机理从邪气干扰正常生理角度讲是夜晚卫气行于阴，在外的卫气相对不足，又有湿邪的干扰，故出汗。这种盗汗有两个特点：其一，常为局部的汗出，特别是头部，即"但头汗出"。其二，这种汗出是黏手的。从正气抗邪的角度讲是夜晚阳气内收，体内化湿力量增强，蒸腾水饮之邪从外而散，这种汗不宜收而宜散。故本病的原发病证是太阳中风兼水饮。

《伤寒论》中之水饮，后世多说是素有停饮，这种说法没有错，但有没有新发的呢？结胸证常发于年青力壮之人，比如非典的死亡主要是年青人，这些人的水饮很可能是新发的。太阳病由于卫气闭郁，津液不能正常布散，就可能形成津液停聚。津液停聚可以停在表，也可以停聚在胸中、胃脘。还有少阳病三焦不利，水道不通也可以造成水饮的停聚。故大结胸证可以从太阳病转化而来，也可以由少阳病转化而来。至于此处的水饮是原发的还是新发的，无关大局。外有表，里有饮，可以先治其表，也可以考虑先治其里。治其里可以温化，如小青龙汤；也可以渗利，如苓桂术甘汤。"数则为热"，此热指表热，也含有与伤寒紧脉区别之意，中风的典型脉为缓，也可见数，故说"数则为虚"。"数则为虚"还说明本证有水，有热，成为结胸有条件，但尚未交结成实。

"医反下之，动数变迟，膈内拒痛。"是第二段，讲结胸的成因。

太阳中风兼饮停心下，原则上不用泻下的方法，若用，就会引表热内陷，出现"动数变迟"。伴随着动数变迟，浮脉变为了沉脉，表邪入里。动数变迟是热邪入里与水饮交结的一个标志性脉象。在《伤寒论》中凡是大实证的脉象仲景多用迟脉来代表，既是真正临床所见，又是实邪阻滞了气血运行之状。"膈内拒痛"就是指胃脘结满紧实，疼痛拒按。膈之阳是胸腔，"膈内"为膈之阴是胃脘。本段也可以看作是对第131条"病发于阳，而反下之，热入因作结胸"的进一步说明，所谓"发于阳"一指患者体质较壮实，二指体内有水饮之有形病邪，在热邪内入的条件下就会形成结胸。

"胃中空虚……大陷胸汤主之。"是第三段，讲结胸证的典型表现及病机。

产生结胸证是因为"胃中空虚，客气动膈"。这个"虚"不是虚证之虚。虚实的概念有多对，最常见的就是"邪气盛则实，精气夺则虚"；还有开泄为虚，闭郁为实，如太阳中风和伤寒。这里的"虚"是指受邪，是从《素问·生气通天论》"受如持虚"转化而来的。"受如持虚"这个话又从《道德经》"埏埴以为器，当其无，有器之用"而来。"胃中空虚"就是胃受邪。"客气动膈"是邪气扰动于膈内，正邪相争，不通则痛。除了结胸这个临床表现以外，还可伴见"短气"，这是由于中焦不通影响到上焦宣布，如我们饱食后常觉呼吸不畅。"烦躁"，这是邪气在胃脘，胃络通心，扰动心神而见，并可因升降出入严重障碍影响到心窍不通。再一次重申结胸的病机为"阳气内陷，心下因硬"。其因为阳气即热邪内陷，核心病位在心下即胃脘，关键在交结

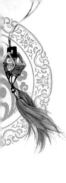

而硬。病位在胃脘，一般不宜攻下，但现在交结而硬，已经严重影响升降出入，不得不用攻下，而且要峻下，要不顾一切地峻下。方用大陷胸汤，什么叫陷，攻坚为陷。

余下的为第四段。第四段直承第一段，讲太阳病兼心下有水饮，误下后不一定发展为结胸，还可发展成为其他的病证，举例如湿热发黄。

这里有一个隐含的条件，即虽然湿热发黄也可以出现大便不通畅，但其程度较结胸证轻浅得多。湿热发黄的大便不畅多见大便滞而不爽。"但头汗出"是属局部汗出。汗出需要三个条件：一有津液，二有阳气，三汗孔能开。从结胸来路来看，它是实证，津液、阳气并不缺乏。这个地方出现"但头汗出"，局部汗出的原因是津液的布散发生了障碍，影响到了汗孔的开。阳气，即卫气的布散，在太阳病概论中已经讲过是先到头，再分散到四肢。阳气布散障碍，第一步的蒸腾上达尚可完成，而是以后的布散出了问题，故出现"但头汗出"。这种"但头汗出"可以出现在湿热发黄，也可以出现在结胸，不过出现在湿热发黄更多见，因为结胸一旦形成，升降出入障碍非常严重，可能连第一步的蒸腾上达都不行了，甚至连头汗出都出不了。民间讲发痧，若能出一身汗便会好。发痧从本质上来讲也是严重的升降出入障碍。结胸的重点是在阳明不通，三焦是受影响，故其小便不一定不通畅。反过来说，若出现小便不通畅，这个结胸就非常危险。

应注意，太阳表证兼有水饮，其发展变化绝不会仅这两种。这里只是围绕结胸举例而已。

第二条是第 135 条："**伤寒六七日，结胸热实，脉沉而紧，心下痛，按之石硬者，大陷胸汤主之。**"是对大结胸证做进一步的补充说明。

本条主要说明两点：第一是关于结胸三证。以五版教材为代表，认为脉沉而紧、心下痛、按之石硬，为"结胸三证"，这里的证，应该为"症"，具有特别的辨证意义。但我认为第 135 条的重要性明显不如第 134 条。既然这样，脉沉而紧的典型性就不如脉沉而迟，心下痛、按之石硬就是结胸证的临床表现。与其以这三个脉症作为典型表现，不如以结满紧实、上不能食、下大便不通作为典型表现，才是紧要处。看结胸除了结胸之症以外，还有上不能食，下大便不通。正因为如此，所以在鉴别结胸与脏结时，张仲景才在第129条说脏结"如结胸状，饮食如故，时时下利"。

第二条是关于结胸热实。结胸热实是仲景大结胸证定性的说法，是说大结胸证属实属热。我认为大结胸证属阳明，因病位在胃脘，又是里实热证，符合胃家实的范畴。只不过是阳明病的非标准类型，不是燥热交结于肠，而是阳明病的变异类型，为水热互结于胃。但是并不是说第135条这个结胸就是热结胸。大结胸证不应分为热结胸、水结胸等，就仅只有一类，即水热交结在胃脘。治疗的重点在水饮，热实结胸还是用大陷胸汤，不可能用大承气汤。

第三条是第136条："**伤寒十余日，热结在里，复往来寒热者，与大柴胡汤；但结胸，无大热者，此为水结在胸胁也，但头微汗出者，大陷胸汤主之**。"

本条继续就大结胸证的临床表现及病机进行说明。

本条着重讨论了大结胸证与少阳病的鉴别。大结胸证的核心部位是在胃脘，但由于升降出入严重障碍，它可以影响到两胁；大柴胡汤证是少阳病的重证，其重点是胸胁苦满，但它也可以影响到胃脘而出现心下痞硬。由于大结胸证可以由少阳病发展而成，因此临床上要区分是结胸影响到两胁，还是枢机不利影响到胃脘，判断的要点是少阳病有少阳病的典型临床表现，结胸有结胸的典型临床表现。其次也要参考首先出现两胁的病变还是胃脘的病变，哪个轻，哪个重。

"此为水结在胸胁也"，有人讲此条是水结胸，上条是热结胸，但治都用大陷胸汤。此处仲景实际是讲结胸不但要看到热，也要看到水饮，重点还在水饮。

"但头微汗出"一症，结胸也可以出现，湿热发黄出现的概率可能高些。局部汗出虽然是不通，但毕竟还是有通的一面，在这里是与水结相呼应，确认其有水。

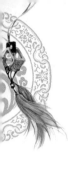

第四条是第 137 条："太阳病，重发汗而复下之，不大便五六日，舌上燥而渴，日晡所小有潮热，从心下至少腹硬满而痛不可近者，大陷胸汤主之。"

本条也是继续就大结胸证的临床表现及病机进行说明。

本条所述为大陷胸汤的最重证。首先，是病变的范围广，不仅影响到了胃脘，还影响到了小腹，说明升降出入障碍的程度非常之重。这里要指出，影响到了小腹是大结胸证的发展，并不能说"胸"包括小腹。其次，是病变的程度重，不是一般的结满紧实，疼痛拒按，而是"硬满而痛不可近者"。本证虽重，但仍属大结胸证，仍从大结胸证治。

"舌上燥而渴，日晡所小有潮热"非常像阳明腑实。阳明腑实证与大结胸证区别的要点在于：阳明腑实证腹痛是在脐下而不是在脐上。大结胸证出现这种现象是因为水热胶结，气机障碍，津液不能正常布散，肠中不得濡润而出现的阳明腑实的现象。这个证传统上来讲叫上湿下燥，现在讲是本湿标燥。阳明燥实是标，是水饮与热邪胶结在胃脘使津液不能正常布散而致。潮热还说明正气得天时之助尚可托热邪外出，水热之交结仍在可治范围。

前太阳蓄血证第 124 条"脉微而沉，反不结胸"，强调的是少腹硬满，但在临床上蓄血证也可能出现胃脘硬满。因人是一个统一体，下焦不通可以影响到中、上焦。从《伤寒论》的角度来区别就是谁先谁后，谁轻谁重。从全面辨证的角度来区别，结胸是气分的病变，蓄血是血分的病变。

（二）准大结胸证证治（大结胸轻证、大陷胸丸证）

准大结胸证处于由气结向水结的过渡中，尚未形成典型的水热互结。

准大结胸证典型表现是在一般大结胸证较轻的基础上出现：汗出、项强。

先说汗出。有汗出说明水热互结不甚，湿邪尚可以汗的方式外泄，这个汗出往往是一种局部汗出，但头汗出，且汗出黏手。

　　再说项强。项强除了出现在太阳病外还常常出现在水湿内停之证。项强属痉，《伤寒论》与《金匮要略》均有"痉湿暍"篇，痉与湿同篇，提示两者有内在联系。《素问·生气通天论》早就指出："因于湿，首如裹，湿热不攘，大筋缓短，小筋弛长，缓短为拘，弛长为痿。"膀胱代肾行主水之令，水液停滞，本身就说明膀胱功能有障碍。膀胱及其经络在卫气的体表运动中有重要协调作用，膀胱功能障碍，就有可能导致太阳经的功能失常不能正常温养、濡养太阳经筋而出现项强。

　　准大结胸证的病机是水热互结，更准确地说是水热初结。

　　治法是逐水，泻热，破结，兼以宣肺利水。

　　代表方是大陷胸丸。

大陷胸丸方

　　大黄半斤　　葶苈子半升，熬　　芒硝半升　　杏仁半升，去皮尖，熬黑

　　上四味，捣筛二味，内杏仁、芒硝，合研如脂，和散。取如弹丸一枚；别捣甘遂末一钱匕，白蜜二合，水二升，煮取一升。温顿服之。一宿乃下。如不下，更服，取下为效。禁如药法。

　　大陷胸丸仍含有大陷胸汤的药物，但有两点不同。一则大陷胸丸用了蜂蜜，说明它考虑了扶正。不用甘草，普通说法为甘草、甘遂为十八反，但前面已讲过，十八反不是不能用，往往是增强了它的祛邪力量，此处是轻证，要求缓和，反而用增强祛邪力量的方法，不合适。《金匮要略·痰饮咳嗽病脉证并治》的甘遂半夏汤就是甘遂与甘草同用，说明两药是可以同用的，只是此处不必要。但既然这个病轻浅，就要贯彻治疗的基本原则：扶正祛邪。即在祛邪的同时，只要不妨碍解除升降出入障碍的前提下，可以考虑扶正。二则，本方中加了杏仁和葶苈子。前已述：水饮有旧停之水，也有新生之水。葶苈子、杏仁能够宣肺，宣肺就能够促进水液代谢，消除水饮。本证临床表现有汗出，说明正气也有通过宣肺排湿的趋势，用葶苈子、杏仁能起因势利导之用。通常说葶苈子泻肺治上焦水气，但它对中焦水饮的消除也有较好的效果。我曾治一肺癌伴腹水的患者，常常在辨

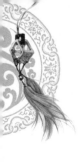

证的基础上加入葶苈子，用意就在通过宣肺使水饮得到消除。本方既然是分消，那么它攻逐的力量就不如大陷胸汤峻，丸中又加蜜，同样减缓了其力。说是丸，看其服法"煮取一升"同样还是作汤剂服。

下面再看看准大结胸证的代表条文《伤寒论》第131条："**病发于阳，而反下之，热入因作结胸；病发于阴，而反下之，因作痞也。所以成结胸者，以下之太早故也。结胸者，项亦强，如柔痉状，下之则和，宜大陷胸丸。**"

本条分两段，从开始到"因作痞也"为第一段，通过结胸与痞证的对比，说明大结胸证的成因是因误下热入与水饮相交结而成。

此处的"阳"和"阴"，就是"实"和"虚"，不过此处讲的虚实有它的特殊性。结胸和痞证都可以看作是太阳病的变化证候，是太阳病邪热内入，其内在都有水湿病邪，这是他们的共性。都是在表的热邪入内与在里的湿邪结在胃脘，这也是共性。其区别在于，结胸是有形的病邪——水饮，痞是无形的病邪——水湿。故此处，"实"和"虚"的第一层意思就是有形为实，无形为虚。这个范畴的虚实概念在《伤寒论》中多次出现，如阳明病篇无形邪热留扰胸膈的栀子豉汤证是"虚烦"证，因其无形。与其相对的承气汤证的烦躁是"实烦"，因其有形。第二，水湿为病要真正形成有形病邪，结聚于中焦，此人的体质一定要壮实。常态下湿邪要向下注，但由于正气强盛，反而奋起，防止邪向内陷，两者交争的结果就是湿邪停聚在胃脘。只要湿邪向下流注，结胸证的"实"邪就形不成。结胸三症有大便不通，只要有下利，结胸就形不成。故第二层意思就是正气强盛，体质壮实，有较强抗御病邪的能力。反过来，正气稍差，体质稍差，典型的结胸就难形成。

"所以成结胸者，以下之太早故也"暗含了结胸该下，但结胸的成因也是因为误下。一定要分清这个辩证关系，所以成结胸是因为下之太早，引邪深入；结胸已成，必须攻下，是邪已成结。

余下部分是第二段，讲结胸的轻证宜大陷胸丸。

　　既然是结胸，胃脘部结满紧实、疼痛拒按的症状就是存在的，但程度轻。"项强"是水饮阻滞影响到了在外的卫气布散，出现了类似太阳病的临床表象，这不仅是结胸出现，许多水饮为病都会出现。如蓄水证可以伴见在外的表象，这种表象也可能出现项强。真正的结胸病，胃脘部结满紧实、疼痛拒按的程度非常重，患者最关心的地方就是此，其他均不是很关心。能够意识到项强，说明胃脘部结满紧实、疼痛拒按的程度不是太重，故这是个结胸轻证。如柔痉状就是说有汗出，这个汗是属于湿性汗出。

　　（三）小结胸证证治（小陷胸汤证）

　　小结胸证本质上就是大结胸的轻证，比大陷胸丸证还轻。其代表条文为《伤寒论》第138条："**小结胸病，正在心下，按之则痛，脉浮滑者，小陷胸汤主之。**"

　　由此可知：小结胸证的典型表现是心下胀闷，按之则痛；其脉浮滑。

　　先说心下胀闷，按之则痛。小结胸证是结胸轻证，首先表现为胀痛范围局限于胃脘部。正因为小结胸证出现这样的表现，所以我们将结胸的核心病位定在胃脘。其次，病情轻：不按不痛，痛亦轻；按之虽痛，未见石硬，拒按不甚。但正因按之则痛，故结胸证的结满紧实、疼痛拒按的基本特征还是存在。

　　再说脉浮滑。脉浮滑，不是沉紧，也说明本证为轻。浮为发散之象，提示热尚可外散；滑脉既指水饮，又指胶结的程度不重。本证为属阳之"阳结"，不是属阴之"阴结"。

　　小结胸证的病机是痰热结聚于胃。热实结胸总为水湿病邪与热邪交结所致，因痰停聚于一处，水泛溢于全身，故大结胸证的病机称为水热互结，小结胸证的病机称痰热互结。痰与水无本质区别，这里取痰为湿聚而轻且范围局限之义。

　　治法是清化痰热，宽胸散结。交结不甚，故不必全力治水，并可兼顾清热。

　　代表方是小陷胸汤。

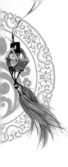

小陷胸汤方

黄连—两　半夏半升，洗　栝楼实大者—枚

上三味，以水六升，先煮栝楼，取三升，去滓，内诸药，煮取二升，去滓。分温三服。

黄连清热，半夏燥湿化痰，栝楼散结，是一首清化痰热、宽胸散结之方。从病程上来说，小结胸证可以是结胸证初起，也可以是大结胸证得快利后病没有完全解除，而继续使用小陷胸汤进行治疗。小陷胸汤的本义是治胃脘的病变，但今天变用为治胸中的病变，咳嗽痰稠、痰黄。其理，一则因其清热祛痰，不管哪个地方的痰热都可以用。二则有许多时候病象病位在胸，病机病位在胃脘。叶天士关于这个问题讲得非常清楚。《外感温热篇》第11条："再人之体，脘在腹上，其地位处于中，按之痛，或自痛，或痞胀，当用苦泄，以其入腹近也，必验之于舌，或黄或浊，可与小陷胸汤或泻心汤，随证治之。"由叶天士的观点来讲，小陷胸汤的标准作用部位就是胃脘。

（四）寒实结胸证证治（白散证）

寒实结胸证的典型表现是心下硬痛，不大便，不能饮食，脉沉紧，并有明显的寒象。

寒实结胸的典型表现与热实结胸的典型表现相似，机理也相似，但无热象，与热实结胸热象不明显有区别。热实结胸，由于水饮与热邪相交结，热象常不明显，虽然条文中说可以出现发热、汗出、烦躁等症，但实际临床上也可以没有。因热、水交结，热郁伏在内，并不是明显地表现在外，那么如何和寒实结胸相鉴别？水、寒同为阴邪，两者相结，那么寒实结胸的寒象就表现得突出，除了结胸症状外，常有畏寒喜暖、喘咳气逆、苔白厚腻，其多唾黏涎，具有前述小青龙汤证黏涎的特点：清、稀、寒、咸。

寒实结胸证的病机是寒水痰涎结聚于胃。也可以说是寒水痰涎结聚于胸。这个胸是以胃为中心。

治法为逐水涤痰，温散破结。其治疗亦遵《金匮要略·脏腑经络先后病脉证》篇第17条所说"诸病在脏，欲攻之，当随其所得而攻之"的原则，以逐水涤痰为重点。热实结胸、寒实结胸，其治疗的重点都在水饮。既然寒实结胸与热实结胸分不太清楚，那么也可以说它本身的寒热倾向性不明显，均可以先把水饮去掉再说。

寒实结胸证的代表方是白散。

白散方

桔梗三分　巴豆一分，去皮心，熬黑研如脂　贝母三分

上三味为散，内巴豆，更于臼中杵之。以白饮和服，强人半钱匕，羸者减之。病在膈上必吐，在膈下必利。不利，进热粥一杯；利过不止，进冷粥一杯。

白散，又名三物小白散、三物白散。其主药为巴豆，巴豆为热性峻下药。大陷胸汤中甘遂的两个助手大黄、芒硝是增强它的泻下力；而巴豆的两个助手桔梗、贝母，重点不在增强其泻下力，而是在控制巴豆对胃肠的刺激作用。附子的热性是真正能扶助阳气，巴豆的热性在于它对人体的皮肤和黏膜有强烈的刺激作用，实际助阳的热性并不强。巴豆对人体的皮肤和黏膜有强烈的刺激作用主要在巴豆油，仲景熬黑用，就是去掉它的油。今天多用巴豆霜，即去油后的巴豆。再配上比较大量的桔梗和贝母后，抑制了它对皮肤黏膜的刺激。故在本处方中巴豆主要的是体现其峻猛的泻下作用，包括对水饮的泻下作用。

巴豆的泻下作用非常峻猛，只要一个处方中用了巴豆，其他药都是次要的。其服用量为"强人半钱匕，羸者减之"。一钱匕大约是 1.5g，半钱匕大约是 0.75g，巴豆约占全方的七分之一，约 0.1g。20 世纪 70 年代，我在凉山工作时，一些中成药有巴豆，而且成分用量写得很清楚，在没有巴豆霜的情况下常通过计算中成药中的巴豆量来使用，一样有效。

由于巴豆为温热性泻下药，故其泻下作用是得热则行，遇冷则止。故方后注说"不利，进热粥一杯；利过不止，进冷粥一杯"，其实不一定要粥，冷水、热水一样有作用，当然用粥还有保胃气的作用。

典型的泻下药只走下不走上，但巴豆带有温性的一面使它可以走下，也可以走上。故仲景用巴豆可见利，也可见吐。白散此方是泻下

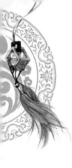

剂，但在使用的过程中可能出现涌吐，故有人借用此来治疗白喉。过去，中医学认为白喉的凶险性主要在白喉生成的白膜要把气道堵塞。白散色白入肺，白喉色白，白散涌吐，性猛，吐可使白膜出。现在的白喉少见白膜。有人研究白散治疗白喉，不仅去掉白膜，还有对抗白喉内毒素的作用。但我用巴豆并未见到过吐。方中贝母，以浙贝母为宜。

按第131条"热入因作结胸"来说，本条寒实结胸不是热入，是寒入。故不是典型的结胸。但它与热入结胸有密切关系，教材亦把寒实结胸作为结胸的系列证。

（五）脏结

张仲景是为了与结胸鉴别才提出脏结。在《伤寒论·辨太阳病脉证并治下》一开篇就在第128条中提出："病有结胸，有藏结，其状何如？"也就是说要认识结胸就必须弄清结胸与脏结的区别。

紧接着在第129条点出了脏结与结胸的主要区别："**何谓藏结？答曰：如结胸状，饮食如故，时时下利，寸脉浮，关脉小细沉紧，名曰藏结。舌上白胎滑者，难治。**"此处"饮食如故，时时下利"就印证了结胸证的着眼点不仅是胃脘结满紧实、疼痛拒按，还应包括上不能食，下大便不通。脏结是脾肾阳虚而出现的类似于结胸的病证，它可以出现胃脘部的结硬、疼痛等类似结胸的表现，但不具有结胸三症的典型表现。首先胃脘部的结硬、疼痛，一般达不到结满紧实、疼痛拒按的程度。其次，出现下利，只要出现下利，就不能算真正的结胸。再次，由于不是有形的病邪停聚于胃肠，一般不影响纳食。也就是说脏结虽有类似结胸的临床表现，但与结胸有本质区别。

首先是虚实有别。结胸是典型的实证，而脏结是本虚标实，虽有胃脘结硬，证属寒湿凝滞，不可攻下。故脏结伴有的是下利，饮食如故；结胸伴有的是食不下，不大便。

其次是寒热有别。结胸不是典型的阳明热证，但是实实在在的热邪与水饮交结的湿热证，其舌红苔黄腻；脏结是典型的寒湿证，其舌白苔滑。

总之是阴阳有别。结胸属阳证，而脏结属阴证，故《伤寒论》第

130 条特别强调"脏结无阳证"。

从脉象来看，《伤寒论》第 128 条说结胸"寸脉浮，关脉沉"，第 129 条说脏结"寸脉浮，关脉小细沉紧"。光从字面上看，很接近。两者都是寸脉浮，但力度不一样，结胸脉浮而有力，脏结脉浮而无力。结胸脉浮是因为中焦不通，影响三焦通畅，进而导致气阻上焦而致，故伴有短气，若用来去脉法诊之多为来象；脏结脉浮，更多是因为中焦虚寒，清阳不升，上焦气虚，而致脉浮而虚大，若用来去脉法诊之多为去象。

两者都有关脉沉，因其都是里证，同样力度不一样。结胸为沉迟有力，扩大了也属大紧脉范畴；脏结为小细而紧，为小紧，提示本证为本虚标实，属三阴病。

脏结既称病，提示其不止一证，纵有多证，但均有如结胸的症状。

脏结与结胸一样可以因中焦的阻滞而影响到两胁，出现类似少阳证的胸胁苦满的临床表现，但其没有少阳病的属阳、属热、属实的典型表现，所以不能使用小柴胡汤去治疗。脏结证属虚，或本虚标实，应以补法为主，原则上比照太阴病来治疗，可用朱肱《南阳活人书》的理中汤加枳实来治疗。

脏结与结胸一样可以因中焦的阻滞而影响到下焦，出现引少腹疼痛甚至引阴疼痛的症状，但总属阴寒且以虚为主。原则上仍本太阴病治疗原则："宜服四逆辈"。

最后还要强调一句，脏结不是结胸证。

五、热实痞证

结胸证与痞证都是热邪与水湿交结在胃脘。只是前者水湿病邪重，相对来说称为实证，后者水湿轻，相对来说称为虚证。这个虚不是真正的正气夺为虚的虚，是相对结胸来说的虚。结胸证在临床上不是很多见，但是它涉及人的存亡安危。痞证在临床上非常多见，一般来说不危害人的生命。

痞首先是一个症状，以患者的自我感觉为主，即患者自觉胃脘痞

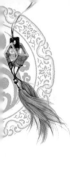

塞不舒，常不思饮食。痞与结胸之不能食是两回事，不思饮食是不欲食，但能食下，食下后可能稍觉不适，也可能没有任何异常。有的时候痞证也可能出现一些客观的临床表现，如胃脘部满胀硬痛。结胸是胃脘部结满紧实，疼痛拒按。两者的区别主要在程度上，并且痞不伴有结胸常伴有的两个病症：不能食和大便不通。其满胀的程度较轻，一般不会出现高过胸骨的状态，硬痛也常是局部的。痞证典型的疼痛状态是既不拒按也不喜按；结胸包括小结胸都是拒按。

　　痞的第二层次含义是证候。胃脘痞满、不思饮食在许多病证中都可出现。一般说来，以痞为主要症状的证候都可叫作痞证，比如现在的《中医内科学》之痞证就是以此立论。从外感疾病角度，讨论不完痞证的所有证候，专指在外感疾病中，由于邪热内入，直接引起脾胃升降失常而以痞为典型表现的证候。

　　《伤寒论》第131条"病发于阳，而反下之，热入因作结胸；病发于阴，而反下之，因作痞也"，条文虽未在"病发于阴"后点出"热入"，但由其句式对应可知，应当有此二字。故这个地方讨论的痞证应该是热邪入内引起的，并且是直接影响脾胃的升降。同样是热邪内入，其他方式也可以影响脾胃的升降，这里同样不讨论。当然，热邪内入而形成的痞满证候也可能不止一个，而是若干个，形成一个系列。故必要的时候也可以把"痞"看作是一个病名，这也是中医疾病命名的通常规则。从《伤寒论》的角度看，讨论的痞证是热邪内入与水湿病邪相交结而形成，又因人体湿偏盛常是因为人体脾的运化功能发生了障碍。脾的运化障碍又常与脾的阳气不足有关系，从这个角度上也可将湿偏盛的痞证称为寒热错杂痞。

　　（一）热痞证证治（大黄黄连泻心汤证）

　　《伤寒论》第154条："**心下痞，按之濡，其脉关上浮者，大黄黄连泻心汤主之。**"

　　这条条文是记载热痞证的证治。所谓热痞，不是说只有热没有湿，而是热重而湿轻。

　　热痞证的典型临床表现是痞。这种痞是在胃脘出现了患者自觉的痞满，触之柔软。所谓柔软，是与结胸相较的软，腹部仍有正常的紧张度。如果连正常的紧张度都没有，如古人所说"如按面团"，那么就是一个虚证，超出了规定讨论的范围。中医腹诊与西医腹诊目的不同，操作的手法也不同。中医腹诊，首先患者体位是平卧，两腿平放，并不需要了解里面如何，只需要通过腹壁肌肉的紧张程度来判断虚实就可以了。

热痞的代表脉是关上浮。关脉主中焦，关上有两个解释，一则关上就是关脉，二则关上是关脉的上部，我倾向于第二种。关脉此脉位再分上下，胃主关上，脾主关下。关上多为实，关下多为虚。

热痞就是湿热病邪停聚在胃脘，阻滞了脾胃的升降而出现以痞满为主症的病证。这就是热痞证的病机，那么其治法就应该清热、除湿、消痞。

热痞的代表处方是大黄黄连泻心汤。

大黄黄连泻心汤方

大黄二两　　**黄连**一两

上二味，以麻沸汤二升渍之，须臾绞去滓。分温再服。

臣亿等看详大黄黄连泻心汤，诸本皆二味。又后附子泻心汤，用大黄、黄连、黄芩、附子，恐是前方中亦有黄芩，后但加附子也，故后云附子泻心汤，本云加附子也。

根据林亿的校注，本方应有黄芩，这是对的。所以我们经常说林亿的校注已经成为《伤寒论》不可分割的部分。

本方的制备方法是以麻沸汤，就是正处于沸腾状态的水，即鲜开水浸泡须臾。须臾犹如片刻，具体实施浸泡约3min，取汁服用。这种处理方法可看作是煎煮时间极短，重在取其气，使苦寒下泄的方剂变为轻清宣达的方剂，变降为升，故有泻热消痞的作用，而没有明显的泻下作用。成都及许多地区都有在胎儿出生以后给其吃开口药的习俗，有的用大黄，有的用黄连，开水泡2~3min，服1~2匙，大概10ml，一般不会导致泻下。这也是通过清热解毒，帮助脾胃恢复升降功能。西药中用大黄除了作为泻下剂以外，也作为苦味健胃药，其用量很低。

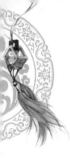

这与大黄黄连泻心汤煎煮时间极短，两者似乎有一定关系。龙胆草在西药中也作为苦味健胃药使用，常见制剂为大黄苏打片或者龙胆苏打片，每次服用，中药量大约为1g。

《金匮要略·惊悸吐衄下血胸满瘀血病脉证治》第17条："**心气不足，吐血、衄血，泻心汤主之**"。其方药与大黄黄连泻心汤相同，但煎服法为："上三味，以水三升，煮取一升。顿服之"。煎煮较大黄黄连泻心汤久，重在气味同用，着重体现了泻热凉血的作用，而不是清热消痞的作用。因此我认为药味相同，若煎煮时间不同也应看作不同的处方。有人认为热痞证有"吐血、衄血"的主症，更是混淆了两方的典型表现。至于大黄黄连泻心汤可用于治吐血、衄血，不过算是其借用或变用而已。

《伤寒论》第151条说："**脉浮而紧，而复下之，紧反入里，则作痞。按之自濡，但气痞耳。**"可以看作是对热痞证的成因及临床表现的说明。"脉浮而紧"是太阳伤寒的典型脉象，这里作为太阳表证的代表。误用下法，热入未成结胸而成痞。"紧反入里"有两种解释，临床上两种情况都有可能见到。一则是指脉由关上浮而入里出现沉脉。痞证也可以出现浮脉，因为它有热，并且这种痞满也是正气向上抗御病邪的表现。反过来讲，既然是里证，是湿热交结在里，也可以出现沉脉。两者相较，痞证见浮脉为轻，见沉脉为重。二是指紧脉入里，紧脉是有摆动的现象，不管是浮的关脉还是沉的关脉，都可见有轻微摆动，都属实证。另外，湿邪为病，脉象可以不清楚，故痞证在临床上的脉象有多种表现。"但气痞耳"是说湿邪停聚不重，没有停聚为饮为痰。

《伤寒论》第164条："**伤寒大下后，复发汗，心下痞，恶寒者，表未解也，不可攻痞，当先解表，表解乃可攻痞，解表宜桂枝汤，攻痞宜大黄黄连泻心汤。**"此条讨论热痞兼表证的论治原则。热痞属轻证，热痞兼表证应当考虑先解表，表解以后痞证或者就自然解除了。病已内传，正气已伤，当然宜桂枝汤。大结胸也可能伴有表证，但大结胸为重证，若大结胸的三大主症出现了，首先应考虑攻下。

（二）热痞兼阳虚证证治（附子泻心汤证）

《伤寒论》第 155 条："心下痞，而复恶寒汗出者，附子泻心汤主之。"是讨论热痞兼阳虚证的证治。

恶寒可以是表证未解，当伴有表未解的其他现象，如关脉紧或寸脉也紧；还可以是痞证又伴有此人素来阳虚。这种表现在四川地区多见，四川人素体阳虚的多见，若又感受了外邪，不管是不是误下，湿热内犯脾胃形成热痞，又有素体阳气不足，则可形成本证。面对这种情况，按照表里先后治疗原则有三个选择：先治表、先治里、表里同治。前已述痞证特别是热痞，其病不重，表里同治通常是表里证都不太重，或表里证都重。表不重是说如果单纯是气痞，这个痞不重。里不重，是因为外邪内入仅仅是出现了以痞为主要临床表现的病证，并没有引出其他的问题，说明此人即使有阳虚，阳虚的程度也不重。若是真正的阳虚重证，就不单单是表现痞证的问题了。因此可以说这个病证是表里都不重，故可以表里同治。从表里同病的角度来看，这个病证，表是阳明，里证至少是太阴。表就是痞，用大黄黄连泻心汤。里的阳气不足，即使是太阴也可以考虑用附片。《伤寒论》第 277 条太阴病"当温之，宜服四逆辈"。这里大黄黄连泻心汤加附子是仲景举例，下面将谈到的寒热错杂痞出现阳气不足也可以加附子。寒热错杂痞和典型热痞比较起来是正气伤得更重，故更可以加附子。

附子泻心汤方

大黄二两　黄连一两　黄芩一两　附子一枚，炮，去皮，破，别煮取汁

上四味，切三味，以麻沸汤二升渍之，须臾，绞去滓，内附子汁。**分温再服。**

从形式上看是大黄黄连泻心汤治热痞，附子温脾肾阳气，但其实它们是有关系的。附子是走而不守，有利于宣散热邪，也就是说此方加附子不但是表里同治，也是有利于郁滞在胃脘的热邪向外发散、宣透。正因为用其宣散，故附子用炮，重在其辛以散之。

（三）寒热错杂痞基本证证治（半夏泻心汤证）

寒热错杂痞证在《伤寒论》中共有三个证，最基本的就是半夏泻

心汤证，从以病机名证的角度讲，将其称为寒热错杂痞基本证。

寒热错杂痞，本质就是湿热为病，湿热停聚在胃脘而湿偏盛。湿为阴邪，伤人阳气。反过来说，外湿与内湿虽然是有区别，但它们之间有联系。湿邪之所以能够在人体内停聚，就是说脾消除湿气、运化湿气的能力降低了。从这个思路看，痞证就是阳明、太阴同时为病，此端有阳明的热痞，彼端有太阴的虚寒。既然如此，治疗时，此端就应该清热除湿泻痞，彼端就应该温脾阳。只不过半夏泻心汤用的是另一种方法，即辛开苦降法，从表面看也可以说是寒温并用，但侧重点不同。

《伤寒论》第149条："**伤寒五六日，呕而发热者，柴胡汤证具，而以他药下之，柴胡证仍在者，复与柴胡汤。此虽已下之，不为逆，必蒸蒸而振，却发热汗出而解。若心下满而硬痛者，此为结胸也，大陷胸汤主之。但满而不痛者，此为痞，柴胡不中与之，宜半夏泻心汤。**"就是讨论寒热错杂痞基本证的代表性条文。

第149条当分为三段来看，从开始到"却发热汗出而解"是讲小柴胡汤证下后病机未变，仍从少阳论治，但误治伤正，在解病时常见战汗透邪。从"若心下满而硬痛者"起为论结胸。从"但满而不痛者"起为论寒热错杂痞基本证。

这两段说明小柴胡汤证可以变为结胸，也可以形成寒热错杂痞。"但满而不痛"是从结胸和痞证比较的意义来说的，结胸的痛非常典型，非常突出；痞证的疼痛不是那样突出、那样典型，但不是说痞证就一定不痛。既然有脾胃升降失调而致痞满，痞满就有气机的不调畅，有气机的不畅就可能导致不通，不通就会痛。痞证的疼痛在临床上通常是既不明显的拒按又不明显的喜按，并不是它不痛。20世纪70年代，我带医76级学生实习，遇一患者就是胃脘部既不明显拒按又不明显喜按，我下断语为痞证。学生问我：张仲景说"但满而不痛者，此为痞"，这个患者有痛，为什么你说是痞。我告诉他，读仲景书要理解其精神，不要死于句下。比痞更轻的一个病证——热扰胸膈证，即栀子豉汤证都可能出现心下结痛，寒热错杂痞证为什么不能痛？仲景在此处讲的意图是把结胸与痞证进行比较，以突出前者的疼痛之明显、典型，并不是说痞证一定不痛，只是疼痛不明显。就像第 6 条讲的"不恶寒"不是绝对的不恶寒，而是恶寒的程度不突出；第 38 条"不汗出而烦躁"不是绝对的无汗，而是汗出不明显，有汗但是非常少，可以忽略不计。

《伤寒论》第 149 条重点是从鉴别结胸与痞证的角度来论述，因此对寒热错杂痞基本证论述过于简略。可以参考《金匮要略·呕吐哕下利病脉证治》第 10 条："**呕而肠鸣，心下痞者，半夏泻心汤主之。**"

寒热错杂痞基本证的典型表现是胃脘痞满，有呕逆，有肠鸣。

胃脘痞满，痞满较明显，腹诊时胃脘部位比较有饱满感，腹壁肌肉也较有紧张感。因为湿重，气滞重，壅堵的程度重。可伴有疼痛，疼痛的程度不重，一般呈现既不明显拒按又不明显喜按的状态，多于进食后加重。

呕逆，可以表现为呕吐，以呕为主，少有吐，因本证为湿阻气滞，呕也是一种宣畅气机的方式，不过这种方式与人体胃肠气机的正常运行方式是相反的，也认为是一种胃气上逆的现象。这种上逆，在临床也可表现为呃逆、噫气等现象。

肠鸣，是水湿下注。《金匮要略·痰饮咳嗽病脉证并治》篇第 2 条："水走肠间，沥沥有声，谓之痰饮。"沥沥有声，就是肠鸣。肠鸣是升降失司，清阳不升，水湿内聚的现象。这个水湿内聚的程度有轻有重，轻就是热痞，重就是寒热错杂痞，再重就可能发展成结胸。故痞证可以看作是结胸的轻证。肠鸣还时时伴有下利。我的一个学生在研究寒热错杂痞时提出一个观点，认为寒热错杂痞证的下利，改作溏结不调更符合临床，我是倾向于这个观点，特别是对于湿邪较重的患者，或者说对于寒象较重的患者，更偏于太阴病的患者更是如此。

临床上还常伴有关脉浮大有力，并呈来象；舌红苔黄腻，纳呆口苦、心烦、口渴等症。

寒热错杂痞基本证的病机为湿热蕴结，升降失司。

寒热错杂痞基本证的治法为辛开苦降，泄热消痞。

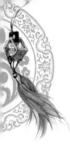

寒热错杂痞基本证的代表方为半夏泻心汤。

半夏泻心汤方

半夏半升，洗　黄芩　干姜　人参　甘草炙，各三两　黄连一两　大枣十二枚，擘

上七味，以水一斗，煮取六升，去滓，再煎取三升。温服一升，日三服。

半夏泻心汤第一是清热，用了黄芩、黄连。痞证最根本的原因是热邪内入，因此泻热是所有热入致痞证的共性，有芩、连则可名泻心；无芩、连则不可名泻心。没用大黄是因此寒热错杂痞偏虚的程度要比热痞更重一些。由于该方久煎，药力沉重，有可能因大黄停滞在中而至下利不止。大黄为荡涤之品，若为丸使之缓滞于中，造成久泻，故仲景不主张在丸药用之。干姜、人参、甘草、大枣主要是健脾，大体上可看作是一个调整了的理中汤。理中汤温、补两个基本结构是有的。半夏一是燥湿，二是散结，使寒热的交结得以消除。在实际应用中，我强调四味药：黄连、干姜、人参、半夏，各自代表一个方面。黄连清热，干姜温中，人参扶正补虚，半夏代表燥湿祛邪。在具体应用中，根据患者的实际情况进行调整。如患者热较重，可加用黄连或加入黄芩或其他一些清热药如栀子。如患者寒象比较突出，如下利严重，无灼肛感，干姜可加量，或加其他一些温中药，甚至加入附子。若患者偏气不足，脉来无力，说话也无力，可以加强人参或又加健脾益气的药物如白术、山药。如果其交结较重，疼痛较突出，半夏可以用重一些，并辅其他除湿散结的药，如枳实、草果等。

本方是去滓再煎，一般解释是使其调和，其实它是重用味。辛味开、苦味降，故用久煎。因其湿邪重，过温过凉均非所宜，当重用苦以燥之，辛以散之，充分体现辛开苦降，分消湿热的作用。所以对本证的治疗强调辛开苦降，而不强调寒温并用。去滓是因为连滓煎煮过长可使一些有害成分进入汤液中，出现对脾胃的刺激，反而达不到作用。总观《伤寒论》连滓煎煮时最长是麻黄汤，故一般不超过去掉 6 升水，即沸后 1h 左右。

半夏泻心汤的关键词是泻心不是半夏，也就是说其基本作用是清热，是清湿热。半夏是修饰词，是说这个泻心汤不同于大黄黄连泻心汤，是一首有比较强辛散作用、燥湿力强的泻心汤。

半夏泻心汤的临床应用也分三个方面。

第一是正用。以辛开苦降、泄热消痞之力治寒热错杂痞。不光是用于基本证，也可以用于偏实证与偏虚证。

第二是借用。可借其辛开苦降、泄热消痞之力治结胸轻证或结胸余邪未尽，可更加入行气除湿之品以增强其泄热、消痰、散结之力。还可借其和中降逆、开泄消痞之力治各种因脾胃功能失调所致的痞证。若减少芩、连用量，增大干姜用量可用于脾寒为主的痞证；若减少芩、连用量，增加人参等药用量，则可用于脾虚为主的痞证；若减少人参等药用量，增大半夏用量，则可用于偏于湿滞的痞证。

第三是变用。首先可看作清热除湿的常用方，治疗多种湿热为病。如狐蜃病。本方也可作为温脾除湿之剂，治疗脾阳虚兼水湿郁而化热证，但方中芩连应减少，或去黄芩。

（四）寒热错杂痞偏实证证治（生姜泻心汤证）

与甘草泻心汤一并讲解。

（五）寒热错杂痞偏虚证证治（甘草泻心汤证）

寒热错杂痞有三证：基本证、偏实证、偏虚证，即半夏泻心汤证、生姜泻心汤证、甘草泻心汤证。生姜泻心汤方后注"半夏泻心汤，甘草泻心汤，同体别名耳"也就是说三方的共性大于其区别。因此将偏实证与偏虚证合在一起讨论。

三者的区别如下：

从症状上来讲，痞证有三大临床表现。

第一，胃脘痞满。半夏泻心汤称为心下痞，生姜泻心汤称为心下痞硬，甘草泻心汤称为心下痞硬满，即痞满的程度表现得更重。生姜泻心汤痞硬是因邪气重——热、湿都重；甘草泻心汤的邪气虽总体上来说不如生姜泻心汤重，但它湿邪较重，湿盛则生胀满，故痞满的程度也表现得较突出。也就是说痞满的程度半夏泻心汤最轻，甘草泻心

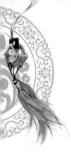

汤最重，生姜泻心汤介于两者之间。生姜泻心汤的"硬"从两个方面来理解，一是在按诊时，整个胃脘部的肌肉很紧张，就像按在一张稍显松弛的鼓皮上；如按在紧张的鼓皮就是按之石硬，这就是结胸的表现了。二是这种硬，可以在胃脘部出现一个大小不等，边缘清楚或不清楚的圆形硬块。《金匮要略·水气病脉证并治》篇第 31 条中所言："大如盘，边如旋杯"。这里的盘可以理解为碟；旋杯，即清楚地显示如杯之边，即周边硬而中空。我还曾摸到过一个非常清楚的硬块，大小就如一茶杯，中间略显空虚。此人是我的长辈，夏日去青城山避暑，感冒后到卫生室服抗病毒冲剂，感冒虽愈，但胃脘痞塞不舒畅，出现一个硬块。我诊后问此硬块什么时候出现？答：不超过一星期。因此人每天吃了饭会揉腹。我说，不会是不得了的包块，没有包块会长得那么快。开生姜泻心汤，三天后复诊就基本摸不到了，再服三剂就全消了。

第二，呕逆。呕逆是正气向外抗邪的表现。在半夏泻心汤表现突出；在生姜泻心汤可表现为一种特殊现象，称为干噫食臭，即打饱嗝其中有食物腐败的气味；甘草泻心汤由于湿邪较重，湿性向下，加之正气偏虚，向上向外抗邪的力量较弱，故呕逆的程度要轻一些。也就是说甘草泻心汤的呕最轻，半夏泻心汤的呕最重，生姜泻心汤也可出现呕，但也可表现为干噫食臭的特殊状态。干噫食臭，我上学时教材的解释为食滞。从表面上来说，既然有饮食腐败之味，判断为食积并没有错。但既然判断为食积，为何不用消食药？多年后，我遇到一个患者，茅塞顿开。此人为成都一机关干部，女性，40 岁，自言胃肠不好，不敢吃早饭，如果早上七点钟在家吃一小碗稀饭，约 200ml，九点钟左右在办公室就要打臭饱嗝。这种情况显然不能叫作宿食，也不是饮食太过。这是由于湿热闭郁阳气形成内热。早上人体的阳气就是该向外发散，这个过程大概在九、十点钟完成。临床上有些患者在九、十点钟觉得胃中难受，就是这个过程出了障碍。本来湿热阻于中焦，阳气布散这个过程就难以完成，再吃一碗稀饭下去，这个过程就更难以完成，热郁伏在内就加速食物的腐败，本来要一夜才打臭饱嗝的，现在两个小时就发出来了。如果早上不吃饭，早上阳气的宣散就能比较正常地完成，中午吃下去就没有事，故干噫食臭就是热邪偏重，而且这个热邪是湿热郁伏的热邪。

第三，下利。既然有湿邪就有可能下利。半夏泻心汤下利不是很明显，而主要是上逆而以呕作为它的主要临床表现，而它在下的肠鸣可看作是一个准下利。肠鸣不是下利，但肠鸣常伴有下利，但是有些人就是不见下利。但至少肠鸣告诉我们，这个人的湿邪比较重，中医学称为"水走肠间，沥沥有声"。生姜泻心汤雷鸣下利，是肠鸣的程度重了，出现下利的可能性更大了；甘草泻心汤雷鸣下利，谷不化就更重了。注意，标准的甘草泻心汤的下利是热性的下利，不是虚寒性的下利，多数伴有下利灼肛、臭秽。谷不化是因为这种下利太峻，"暴注下迫"，食物来不及完全消化。完谷不化是虚寒性的下利，带有完全没有消化的食物。甘草泻心汤的下利是湿热下利，伴有没有消化完的食物。故甘草泻心汤是实证不是虚证，只不过在半夏泻心汤、生姜泻心汤、甘草泻心汤这三个方证中比较起来，它正气损伤的程度要重一些。它们的病机都是湿热蕴结，脾胃升降失司。半夏泻心汤偏重在上逆；生姜泻心汤偏重在热邪较重，而热邪较重重用生姜，是宣泄，也是散热的一种方式；甘草泻心汤是偏重在湿，从另一个方面也看出来脾胃功能失调的程度较重，从这个角度言，它偏虚，故重用炙甘草。治疗上都用辛开苦降的方法。半夏泻心汤是基础方；生姜泻心汤偏重在宣散热邪，同时也宣散湿邪；甘草泻心汤偏重在扶正。许多人有这样一个疑问，重用炙甘草会不会留湿，至少张仲景不认为会明显地留湿，甘草泻心汤证从本质上说是湿热为病，张仲景反而加重炙甘草的量，说明张仲景认为对于湿热为病而偏虚的，适当加重炙甘草不会留湿。

三个泻心汤证虽有区别，其区别在于正邪力量、湿热偏重不同。但三者的共性大于区别，故有时可以通用。从条文上来看，甘草泻心汤的下利比生姜泻心汤突出，但有人把《伤寒论》《金匮要略》所有关于下利的处方用来做实验，用小白鼠灌蓖麻油造成下利模型。效果第一是葛根汤，第二是麻黄细辛附子汤，第三是生姜泻心汤。故在临

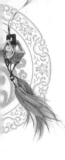

床上，有的腹泻较突出，用甘草泻心汤效果不好，不妨用用生姜泻心汤。

三个泻心汤都是针对痞证，我们这里讨论的痞证的关键是热邪内入，故三方的主药是黄芩、黄连。正如半夏泻心汤的半夏是修饰语，说明是辛散力量较强的泻心汤；生姜泻心汤的生姜也是修饰词，说明这是辛散作用更强的泻心汤；甘草泻心汤的甘草也是起修饰作用，说明这是有较强扶正作用的泻心汤，这首处方的基本点是祛邪，扶正是次要的，在三个处方中它的扶正力量是最强的。

下面我们再看看有关生姜泻心汤、甘草泻心汤这两个处方的代表性条文：

《伤寒论》第157条："**伤寒汗出解之后，胃中不和，心下痞硬，干噫食臭，胁下有水气，腹中雷鸣，下利者，生姜泻心汤主之**。"寒热错杂偏实证的代表条文，其内容在上面已经提到了。这里的胁下，相当于膈下，即指胃肠。"胁下有水气"对应下句"腹中雷鸣"，也就是说"雷鸣"反映了水气。下面着重想讨论一下生姜泻心汤的方后注。

生姜泻心汤方

生姜四两，切　甘草三两，炙　人参三两　干姜一两　黄芩三两　半夏半升，洗　黄连一两　大枣十二枚，擘

上八味，以水一斗，煮取六升，去滓，再煎取三升。温服一升，日三服。附子泻心汤，本云加附子。半夏泻心汤、甘草泻心汤，同体别名耳。生姜泻心汤，本云理中人参黄芩汤，去桂枝、术，加黄连并泻肝法。

方后注的第一个问题，前面也说到了，仲景认为三个泻心汤的共性大于其个性。它们的个性无非就像桂枝汤把桂枝的用量加重一点，或把芍药的用量加重一点。它们的共性就是热邪内入直接影响脾胃升降的痞证，湿邪还较重的类型。

第二个问题就是"生姜泻心汤，本云理中人参黄芩汤，去桂枝、术，加黄连"这段话中"理中人参黄芩汤"可能有误，第一是《伤寒论》与《金匮要略》都没有这个处方，理中人参是近义反复，理中汤

与人参汤的药物都是人参、白术、干姜、炙甘草，唯人参汤炙甘草的用量比理中汤多一两，按张仲景的用药习惯，说明人参汤的补虚力量比理中汤强一点，也属于同体而别名。联系后面有"去桂枝"一说，方中当有桂枝，是"理中人参"当为"桂枝人参"之误。再参照桂枝人参汤的代表条文第 163 条中有"利下不止，心下痞硬"与痞证的临床表现近似，此说可通。也就是说三泻心汤中实际含有一个理中汤的基础。桂枝人参汤通常说法是表里同治，也可理解是温运同治，既恢复阳气，也促进脾胃的运化，就是解决中焦的问题。痞证脾胃功能肯定受到影响。理中人参黄芩汤也当更正为"黄芩桂枝人参汤"。附带说一下，生姜泻心汤已经重用生姜，故干姜用量减为一两，以充分发挥生姜散热的作用。

第三个问题就是"并泻肝法"。本来痞证就是阳明为主兼有太阴的问题。阳明的问题在治疗中，可以直接治阳明，也可以间接治阳明。间接治法其中之一就是通过少阳解决阳明的问题。前论黄芩汤，是太阳少阳合病而下利。下利就是跟阳明有关，其治疗是通过治少阳的胆热，泻肝胆热来治疗。而本方又体现了这样一个原则。若是清阳明热邪，重点当是黄连；清少阳热用黄芩。黄连用 1 两，黄芩用 3 两。仲景的用意在此病是热邪内入直接影响脾胃升降失调，不是少阳病，而重用黄芩就是通过泻肝来泻胃。肝主疏泄，疏泄的重要方面就是保障脾胃运化功能正常。故治脾胃病，可以通过疏肝来达到目的，要知道此时肝并没有病。另一点仲景用药谨守《神农本草经》。黄连是《神农本草经》上品，它少伤正，祛邪能力要差一等；黄芩是《神农本草经》中品，就是用来祛邪的。这样一个关系提示这个病证的处理中，既要祛邪，是重点，但也要考虑到扶正。

《伤寒论》第 158 条：**"伤寒中风，医反下之，其人下利日数十行，谷不化，腹中雷鸣，心下痞硬而满，干呕，心烦不得安，医见心下痞，谓病不尽，复下之，其痞益甚，此非结热，但以胃中虚，客气上逆，故使硬也，甘草泻心汤主之。"**是甘草泻心汤的代表性条文。其基本内容前面已经讨论了，这里主要想进一步说明几个问题。

首先想说明一下，本证的性质。寒热错杂痞偏虚证，是实证不是虚证。在寒热错杂痞三证中，痞结最重，但与结胸的距离最远。其痞结最重，是因为湿最重，湿性凝滞，故痞结重；二是脾虚升降出入障碍重。正如《伤寒论》第273条太阴病提纲所说"若下之，必胸下结硬"，脾虚愈重，痞结愈重。

其次，谈谈如何理解"以胃中虚，客气上逆"。在前面讨论第134条谈到"胃中空虚，客气动膈"这两段话文字有异但实际内容是一致的，"虚"与"空虚"是一致的，"空虚"更明确，这里不是指虚证之虚，而重点是受邪之虚。"上逆"与"动膈"是一致的，动膈更明确，故可出现"短气躁烦"等症。"短气躁烦"的临床表现不仅"结胸"可出现，寒热错杂痞也可出现。第158条不是也说"干呕，心烦不得安"。也就是说结胸与痞从根本上讲病机是一致的，都是湿热相结，只不过一者重，一者轻；一者有形，一者无形。当然还是要强调，这里所说的痞是指热邪内入之痞，特别是寒热错杂痞。

甘草泻心汤方

甘草四两，炙　黄芩三两　干姜三两　半夏半升，洗　大枣十二枚，擘　黄连一两

上六味，以水一斗，煮取六升，去滓，再煎取三升。温服一升，日三服。

臣亿等谨按，上生姜泻心汤法，本云理中人参黄芩汤，今详泻心汤以疗痞。痞气因发阴而生，是半夏、生姜、甘草泻心三方，皆本于理中也。其方必各有人参，今甘草泻心汤中无者，脱落之也。又按《千金》并《外台秘要》，治伤寒䘌食用此方皆有人参，知脱落无疑。

由林校可知，"痞气因发阴而生"，除无形外，还指正虚，证涉太阴，故林校指出"半夏、生姜、甘草泻心三方，皆本于理中也"，甘草泻心汤方中当有人参。太阴多湿，病程迁延，治疗常需守方一段时间，故三泻心汤，均未言止后服之语。

（六）痰气痞证证治（旋覆代赭汤证）

从此证开始，所讨论的痞证都不是热邪内入所致，放在这里讨论

是为了与热邪内入的痞证，特别是寒热错杂证相鉴别，属于类似证。

《伤寒论》第 161 条："**伤寒发汗，若吐若下，解后，心下痞硬，噫气不除者，旋覆代赭汤主之。**"是痰气痞证的代表性条文。

严格来说，它与前面热邪内入直接影响脾胃升降的痞证并不同，因为它没有热邪。痰气痞证放在此处讨论，主要是与寒热错杂痞做比较。特别是与寒热错杂痞偏实证，即生姜泻心汤证比较。本证只讲噫气不除，并未讲食臭，故无热，又没有下利的问题。但它毕竟有心下痞满，又有噫气。痰气痞常伴有明显的咯痰、吐涎等痰湿较重之象。

旋覆代赭汤方

旋覆花三两　人参二两　生姜五两　代赭一两　甘草三两，炙　半夏半升，洗　大枣十二枚，擘

上七味，以水一斗，煮取六升，去滓，再煎取三升。温服一升，日三服。

本方可视为生姜泻心汤去干姜、黄连、黄芩，加旋覆花、代赭石、生姜而成。本证为痰气痞，脾虚程度不重，故不用干姜。无热，故不用连芩。旋覆花，《神农本草经》名"旋华"，为本经上品，"味甘，温。主益气"，有扶脾健胃作用，有很好的治疗虚气上逆的效果。生姜由生姜泻心汤的 4 两加到 5 两，对于痰气痞，能更好发挥温胃化痰行气之功。代赭石 1 两，用量特别轻，因此在这个处方中不要太强调其重镇，若要重镇就不止用 1 两，其关键在于祛痰利气。此药非常影响临床疗效。曾在中医附院治成都东郊一患者，噫气较重，无臭味，身体状况尚可。用此处方，二剂基本上愈，但换地方抓药，二剂服下又犯了。再审之，证未变，应当如是处理，又处此方二剂。并告诉患者若吃其他地方抓的药病犯了，就把那药拿来看。后携药前来，见其代赭石色黑，不带赭红。因代赭石可以染指甲，又用之沾水划指甲，不留色，断此代赭石不好。后在中医附院抓药连吃六剂，安。还要补充一点，此方中人参比生姜泻心汤少 1 两，因本证脾虚不甚，且有上逆之状，过用人参恐有滞中之弊。

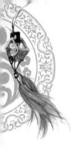

下面谈谈本方的临床应用。

首先是正用。用于痰气阻滞而致的噫气频作。

其次是借用。用其和胃化痰、降逆下气的作用治疗呕逆，治疗咳嗽。

最后是变用。本方可作为舒肝和胃之剂用于肝气犯胃而致的噫气频作。患者常有肝郁气滞如胸胁胀满等表现，并且这种现象常常出现在清晨，因晨为肝主事，肝气升发，导气郁外散故噫气。我读书时曾用本方治疗一例肝胃不和噫气。是同院住的一位孤老太，姓范，约70岁，每天早上五点过后，她就要披衣起来靠在床上，不停地噫气，直到七点过后，噫气停了才穿衣下床。我学了痰气痞这部分后，就回去对她说我给你开张处方，治治你的噫气。她同意了，我就给她开了一个按原方比例的旋覆代赭汤，一服下去，噫气就消除了。过了两三个月，又犯，又服。虽未能全愈，但有明显改善。

旋覆代赭汤调和肝胃，旋覆花、代赭石能疏肝行气活血。生姜能温胃和胃，辛散行气舒肝。

（七）水痞证证治（五苓散证二）

《伤寒论》第156条："**本以下之，故心下痞，与泻心汤。痞不解，其人渴而口躁烦，小便不利者，五苓散主之。**"为水痞证的代表条文。水痞是因为水饮停聚而致出现脘痞的，水饮停聚可在下焦，也可在中焦，均可用五苓散治疗，临床也可改散为汤。水饮停聚下焦而致脘痞的属五苓散的正用，水饮停聚中焦而致脘痞的属五苓散的借用。水痞在成都地区亦常常出现，应注意。

（八）肾阳虚滑脱不禁痞证证治（赤石脂禹余粮汤证）

《伤寒论》第159条："**伤寒服汤药，下利不止，心下痞硬。服泻心汤已，复以他药下之，利不止。医以理中与之，利益甚。理中者，理中焦，此利在下焦，赤石脂禹余粮汤主之。复不止者，当利其小便。**"本条涉及了痞证的相关问题，胃脘痞满可因多种因素引起，有属于热痞的，有不属于热痞的。在论述不属于热痞的病证中涉及了肾阳虚滑脱不禁痞证证治。

本条属于举例，文字简约，结合《伤寒论》的辨证论治精神，也不难理解。先说涉及热痞的：

第一段"伤寒服汤药，下利不止，心下痞硬。"简要说明寒热错杂痞的成因，为误下热入。

第二段"服泻心汤已，复以他药下之，利不止。"寒热错杂痞当用三泻心汤治疗，但这类疾病由于湿邪蕴结，难于速愈，泻心汤类特别是半夏泻心汤这类处方在使用时要守方。须知湿邪为病缠绵难愈，只要没有加剧就可守方服用，切忌轻易更方。更不可一见心下痞硬，特别是有些人就是见到一个硬块，有的医师就认为是有形病邪，去攻下。泻心汤证在临床观察时有些时候是下利，有些时候是大便不通、不爽，呈见一种溏结不调的现象。这种病证不能用单纯的下法，可以导出湿浊，缓缓泻下，也可以用半夏泻心汤类方剂调整脾胃的功能，使其最终归于正常。

再说不属于热痞的：

第三段"医以理中与之，利益甚。"否定的陈述表达了正面的内容。伤人脾胃阳气则病属太阴而为太阴病。由于寒湿凝滞也会形成胃脘痞满，病及太阴胃脘痞满，当然可以用理中汤加减治疗，如朱肱的理中汤加枳实。理中汤加枳实，用理中汤治本，枳实治标，也有一个守方的问题。若用后，下利反甚，就要考虑病重药轻、病位不对等问题。因为误下不仅伤及脾阳，也可伤及肾阳。

第四段"理中者，理中焦，此利在下焦，赤石脂禹余粮汤主之。"肾阳虚，寒湿不化，可以形成胃脘痞满同时下利。这种阳虚痞利，根据病情在治疗上也有几种选择，可以以温为主用四逆汤，可以以渗为主用真武汤，也可以以涩为主用赤石脂禹余粮汤。肾阳不足下利滑脱，可以一时考虑用赤石脂禹余粮去治标，完全收涩的处方不宜多用，特别是湿邪较重的患者，一味收涩，结果很麻烦。

赤石脂禹余粮汤方

赤石脂一斤，碎　太一禹余粮一斤，碎

上二味，以水六升，煮取二升，去滓，分温三服。

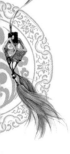

第五段"复不止者，当利其小便。"病在下焦，还有一种情况，就是膀胱气化不行而成的水痞，当然应该用五苓散。上面已经讲过了。

（九）上热下寒证证治（黄连汤证）

《伤寒论》第173条："**伤寒，胸中有热，胃中有邪气，腹中痛，欲呕吐者，黄连汤主之。**"为一寒热错杂证，放在太阳病下篇讨论，有与寒热错杂痞鉴别之意。寒热错杂痞为寒热交结于胃脘，以痞满为主症。本寒热错杂证是上热下寒，"胸中有热"，此处胸中指胃脘，上热为胃热，多表现为纳食则吐。"胃中有邪气"，胃就是肠。腹中痛是太阴虚寒之痛，时有时无，时轻时重，一般来说喜温喜按。对于这种上热下寒证，从合病角度看属阳明太阴同病，若病情不重可考虑阳明太阴同治，用黄连汤。

黄连汤方

黄连三两　甘草三两，炙　干姜三两　桂枝三两，去皮　人参二两　半夏半升，洗　大枣十二枚，擘

上七味，以水一斗，煮取六升，去滓。温服，昼三夜二。

黄连用三两，不用黄芩，表示正气偏虚。如果太阴虚寒比较突出，黄芩原则上就不用，有热就增加黄连的用量。阳气不足又有热，仲景常用黄连，因《神农本草经》认为黄连是上品，清热而不伤人正气。又加桂枝，实际上就有桂枝人参汤的含义，用理中汤这一部分去温，桂枝去运脾。正因为是太阴虚寒较重，为防其转化为少阴，故其服法昼三夜二，以迅速把它控制住。

下面说说黄连汤的临床应用。

首先是正用。黄连汤能清上温下，调和肠胃，适用于呕吐、胃脘痛、腹痛下利、泄泻等病属上热下寒者。**其次是借用**。用于寒热错杂之慢性胆囊炎、复发性口疮性口炎、胎动不安等。

六、火逆证

火逆证，本指误用火法而致的变证。一部分火逆证，我们已在前面讨论了，如心阳虚证中所讨论的心阳虚烦躁证（桂枝甘草龙骨牡蛎

汤证)、心阳虚惊狂证(桂枝去芍药加蜀漆牡蛎龙骨汤证)、心阳虚奔豚证(桂枝加桂汤证)都属于此。

有关火逆证,不是六经辨证的主要内容,可以看作是一种过汗,可伤阳,也可伤阴,还可助热,各按其相关的病证处理。

火疗,是我国古代的一种物理疗法,包括熏、熨、温针、灸等法。今天除灸法外其他方法较少用。故火逆变证也较少见。但中医辨证论治主要是病机论治,所以不经火逆,但见相同病机,按相同方法处理。故今天学习仍有一定的积极意义。

七、欲愈候

欲愈候,准确地说这是讨论疾病欲愈的条件及表现。这里所说的疾病是指包括太阳病、坏病在内的一切疾病。

从中医学的角度看,欲愈的条件就是人体重新达到"阴阳自和"的水平,或者说人体正常的生理功能得到恢复。

太阳病变证就讨论到这里。有几个部分没有讲。有关脾阳虚、肾阳虚的病证,将放到太阴病、少阴病中去讨论;栀子豉汤证、白虎汤证放到阳明病去讨论。

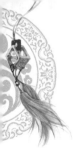

授 课 提 纲

第三节　太阳病变证

一、变证概述

1. 变证的涵义

2. 变证的辨证论治

3. 太阳病变证的分类

4. 辨证要做到表里明，寒热明，虚实明。结合条文深入讨论。

二、主要影响脏腑功能的太阳变证之热证

（一）肠热下利证证治（葛根黄芩黄连汤证）

  1. 本证为阳明的变异证

  2. 肠热下利证的典型表现

  3. 肠热下利证的病机、治法与代表方

  4. 结合条文，对肠热下利证的深入讨论

  5. 葛根芩连汤的临床应用

（二）湿热下痢类证证治（黄芩汤类证）

  1. 本证为三阳同病，重在阳明

  2. 湿热下痢类证的典型表现

  3. 湿热下痢类证的病机、治法与代表方

  4. 黄芩汤的临床应用

三、正气虚为主的太阳变证

讨论心阳虚证

（一）心阳虚心悸证证治（桂枝甘草汤证）

（二）心阳虚烦躁证证治（桂枝甘草龙骨牡蛎汤证）

（三）心阳虚惊狂证证治（桂枝去芍药加蜀漆牡蛎龙骨救逆汤证）

（四）心阳虚奔豚证证治（桂枝加桂汤证）

（五）心阳虚欲作奔豚证证治（茯苓桂枝甘草大枣汤证）

（六）心阳虚心动悸证证治（炙甘草汤证）

  1. 心阳虚心动悸证的典型表现

  2. 心阳虚心动悸证的病机、治法及代表方

  3. 炙甘草汤方义

  4. 炙甘草汤的临床应用

   （1）正用

   （2）借用

   （3）变用　作为《伤寒论》中补中益气的代表处方

  5. 炙甘草汤治疗心动悸，能够达到的效果

（七）心阳虚心悸烦证证治（小建中汤证）

  1. 心阳虚心悸烦证的典型表现

  2. 心阳虚心悸烦证的病机、治法及代表方

  3. 小建中汤方义

  4. 小建中汤与炙甘草汤的异同

四、结胸证

  1. 结胸的含义

  2. 结胸的成因

   1）病发于阳而反下之　热入

   2）结胸证形成的另一个关键是水　水停

   3）水热相持于胃中　相结

（一）大结胸证证治（大陷胸汤证）

  1. 大结胸证的典型表现

  2. 大结胸证的典型表现反映出的病机

  3. 大结胸证的治法及代表方

  4. 大陷胸汤方义及服法

  5. 谈谈几条代表性的条文　第 134 条，第 135 条，第 136 条，第 137 条。

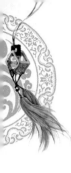

（二）准大结胸证证治（大结胸轻证、大陷胸丸证）

    1. 准大结胸证的定位

    2. 准大结胸证的典型表现及病机

    3. 准大结胸证的治法及代表方

    4. 大陷胸丸的方义及服法

    5. 准大结胸证的代表条文　第 131 条。

（三）小结胸证证治（小陷胸汤证）

    1. 小结胸证的定位

    2. 小结胸证的典型表现及病机

    3. 小结胸证的治法及代表方

    4. 小陷胸汤的方义及服法

（四）寒实结胸证证治（白散证）

    1. 寒实结胸证的典型表现及病机

    2. 寒实结胸证的治法及代表方

    3. 白散的方义及服法

    4. 寒实结胸证的定位

（五）脏结

    1. 脏结与结胸的区别

      1）虚实有别

      2）寒热有别

      3）阴阳有别

    2. 脏结的定位

五、热实痞证

    1. 痞与结胸

    2. 痞的含义

    3. 痞的成因及《伤寒论》中痞的界定

（一）热痞证证治（大黄黄连泻心汤证）

    1. 热痞证的典型临床表现、病机、治法及代表方

    2. 大黄黄连泻心汤的药物、方义及煎服法

3. 煎煮时间不同也应看作不同的处方

4. 相关条文

（二）热痞兼阳虚证证治（附子泻心汤证）

  1. 热痞兼阳虚证的典型临床表现、病机、治法及代表方

  2. 附子泻心汤的方义及煎服法

（三）寒热错杂痞基本证证治（半夏泻心汤证）

  1. 寒热错杂痞综述

  2. 《伤寒论》第 149 条讨论

  3. 寒热错杂痞基本证的典型表现

  4. 寒热错杂痞基本证的病机、治法和代表方

  5. 半夏泻心汤方义及煎服法

  6. 半夏泻心汤的临床应用

（四）寒热错杂痞偏实证证治（生姜泻心汤证）

（五）寒热错杂痞偏虚证证治（甘草泻心汤证）

  1. 寒热错杂痞三证的区别

  2. 有关生姜泻心汤、甘草泻心汤这两个处方的代表性条文

（六）痰气痞证证治（旋覆代赭汤证）

  1. 痰气痞证及以后诸证均不属热痞、寒热错杂痞。

  2. 痰气痞证的代表性条文

  3. 旋覆代赭汤方义及临床应用

（七）水痞证证治（五苓散证二）

（八）肾阳虚滑脱不禁痞证证治（赤石脂禹余粮汤证）

（九）上热下寒证证治（黄连汤证）

六、火逆证

七、欲愈候

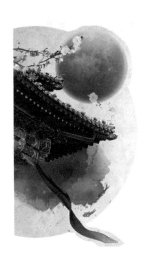

第四节

太阳病类似证

　　太阳病类似证不属伤寒病，更不属伤寒太阳病，但与太阳病有类似之处，为与伤寒太阳病相区别，故并列于此讨论。

　　属于这类疾病的除了悬饮证为代表的痰饮证、痰滞胸膈证外还有风湿证，这些病证多与津液失调有关。

　　从津液与脏腑的关系来看：

　　脾主运化，津液疾病多与脾失健运有关。脾与肺两太阴同气，多影响及肺，我们常说脾为生痰之源，肺为储痰之器，就是指这种关系而言。而肺主表，故多见表症、表脉而类似太阳病。膀胱者，州都之官，气化则能出矣。津液疾病，每影响膀胱，而膀胱主表。三焦为水道，津液疾病亦每影响及三焦，三焦之外应为腠理毫毛。

　　《素问·六元正纪大论》说"太阴雨化，施于太阳"，太阴雨化，就是湿化，水湿太盛，为土，太阳寒化为水，归其不胜而为病，即伤于肾与膀胱，但这里重点在膀胱。故津液代谢失常，常常波及卫气，出现一系列类似太阳病的表象。

一、悬饮证证治（十枣汤证）

　　悬饮证的典型临床表现是心下痞硬满，引胁下痛，短气，下利，呕逆。

　　《金匮要略·痰饮咳嗽病脉证并治》第 2 条："**饮后水流在胁下,**

咳唾引痛，谓之悬饮。"有形之邪，结于胁下，故心下痞硬满；气机壅滞，肺气不利，故短气；水饮下注，清阳不升，故下利；水饮停蓄，清阳不升，浊阴不降，故呕逆。

悬饮证与结胸证的区别在于：其一，仅为饮邪内停，无热，无寒。其二，其结不甚，而水饮走窜，邪正相争较剧。也就是饮虽悬挂于心下，但未与热邪相交结，故其水尚能下利而为利。

悬饮证还可出现表象：头痛，絷絷汗出，发作有时。

这些表象是表气不和之症，是由于水气郁遏阳气，致肺气不利，而导致毛窍失开合则汗出。由于邪正相争，气机时通时阻，故汗出发作有时。这种汗不热，而且见于全身也是与结胸不同之处。

头痛汗出很似太阳中风。但不恶寒又不发热，有别于太阳中风。

据《金匮要略·痰饮咳嗽病脉证并治》第 21 条："**脉沉而弦者，悬饮内痛**。"本证还有脉沉弦。沉主里，弦主水。

悬饮证的病机是饮停心下。

悬饮证的治法是攻逐水饮。

悬饮证的代表方是十枣汤。

十枣汤方

芫花熬　**甘遂**　**大戟**

上三味，等分，各别捣为散。以水一升半，先煮大枣肥者十枚，取八合，去滓，内药末。强人服一钱匕，羸人服半钱，温服之，平旦服。若下少病不除者，明日更服加半钱，得快下利后，糜粥自养。

方中甘遂、大戟、芫花三味苦寒有毒，泻水逐饮。其作用最强为甘遂，其次大戟，再其次为芫花。大枣扶正，一则顾护胃气，二则健脾利水。四药合用为泻中有补的逐水剂。本方攻逐水饮，主药为甘遂，十枣不是本方主药，但以之名方，提示攻邪不要损伤中气。

十枣汤服法应注意以下几点：其一，遂、戟、芫三药等分为末，以枣汤调服。最好现用现研，久则效差。除十枣煎汤外，遂、戟、芫三药均为散剂，本方实为形似汤之散剂，因遂、戟、芫三药有效成分不溶于水。其二，"强人服一钱匕，羸人服半钱"，其总量等于大陷胸

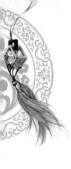

汤中甘遂一物之用量。这样做，一可减低毒性，二可使其泻水逐饮作用不致过猛。不效可适当加量。其三，一日一次，平旦服，一则便于快利后的护理，二则使药力直达病所，减少对胃的不良刺激。其四，"得快利则止"。其五，快利后"糜粥自养"，扶胃气。

十枣汤服后反应，多见如下情况：服后1小时左右见上脘不适，轻度眩晕和（或）恶心。继而肠鸣腹痛，痛势下移。继而大便下稀水，一般为5~6次，多则8~9次，若下1~2次应认为太少。

十枣汤的临床应用。

正用。作为有较强扶正作用的攻逐水饮剂，用治悬饮证。

借用。作为有较强扶正作用的攻逐水饮剂，用治痰饮、支饮。

变用。作为有较强逐水散结作用的处方，用于结胸轻证，或结胸快利后水饮未尽者。

《伤寒论》中悬饮证的代表条文为第152条："**太阳中风，下利，呕逆，表解者，乃可攻之。其人漐漐汗出，发作有时，头痛，心下痞硬满，引胁下痛，干呕，短气，汗出不恶寒者，此表解里未和也，十枣汤主之。**"

第152条讨论了两个问题：①悬饮证治；②悬饮兼表证治。重点是讨论悬饮证与太阳中风证的鉴别。本条分两段讨论：

"太阳中风……乃可攻之"为第一段，讨论太阳中风兼水饮的证治。悬饮与太阳中风不但有某些类似之处，应注意鉴别，但两者又可同时并见，不可不知。这里"下利呕逆"是举悬饮证的表现说明兼有饮邪。《伤寒论》第40条："伤寒表不解，心下有水气，干呕发热而咳……小青龙汤主之。"就以干呕为心下有水气之代表。治疗饮邪，一般说来有三法：①汗；②利尿；③下。既有表邪，若用攻下，可致邪热内陷而成结胸。此时可先解表。不过表证兼饮邪，单纯解表亦不易见效，以解表化饮为宜。《伤寒论》第28条："**服桂枝汤，或下之，仍头项强痛，翕翕发热，无汗，心下满微痛，小便不利者，桂枝去桂加茯苓白术汤主之。**"就是说太阳病兼水饮原则上要表里同治。

第二段"其人漐漐汗出……十枣汤主之"讲悬饮证治。其主要内

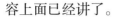

容上面已经讲了。

表解里未和是使用十枣汤的指征。但若里证重急，也可考虑先治其里。因为不明显的表证也可能是水饮之邪导致的表象，而非真的表证。

二、痰滞胸膈证证治（瓜蒂散证）

痰滞胸膈证的临床表现颇类太阳中风，又似结胸，应注意与其两者鉴别。

痰滞胸膈证的典型表现为胸中痞硬、气上冲喉咽、不得息、发热、恶风、自汗；寸脉微浮。

讨论这些临床表现，看看反映出什么病机：

首先说胸中痞硬。胸中痞硬是本证的主症之一，反映痰涎壅滞胸中，为有形邪结。这里的"胸"与其结胸之"胸"同。痰滞胸膈证与结胸不同之处在于无里热，不伴有烦躁、口渴、苔黄腻等症。

其次说气上冲喉咽，不得息。气上冲喉咽，不得息也是主症之一。痰涎阻滞胸中，阻碍气机，呼吸因而不畅，气逆上冲。此症颇似桂枝汤证之"气上冲"，但本证见胸中痞硬，说明本症的重点在里不在表，这是与太阳中风证不同之处。

再次说发热，恶风，自汗。这组临床表现是"病如桂枝证，头不痛，项不强"的具体化。既然说如桂枝证，又说"头不痛，项不强"，当然就有发热，恶风，自汗。这是一组类似太阳中风的临床表现。由于痰涎阻滞胸中，肺失肃降，卫气不宣，卫外不固而致。核心还是本证见胸中痞硬，重点在里不在表。

最后说说寸脉微浮。既言寸脉微浮，其关、尺脉沉之状可知。痰壅胸中，上焦之气郁闭，微浮独见于寸部，与桂枝汤三部均浮不同。

痰滞胸膈证的病机就是痰涎壅滞胸膈。重点在胸。本证有痰，有寒，停于胸，可看作寒实结胸之轻证，偏于气滞者。

痰滞胸膈证的治法是涌吐痰实。《素问·阴阳应象大论》："其高者，因而越之。"吐法就是用于祛除上中二焦的有形病邪的治法。

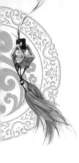

痰滞胸膈证的代表方是瓜蒂散。

瓜蒂散方

瓜蒂—分，熬黄　赤小豆—分

上二味，各别捣筛，为散已，合治之，取一钱匕。以香豉一合，用热汤七合，煮作稀糜，去滓。取汁合散，温顿服之。不吐者，少少加，得快吐乃止。诸亡血虚家，不可与瓜蒂散。

瓜蒂苦寒有毒，入肺、脾、胃三经，为本方主药，吐胸膈痰涎宿食。1分为1两的四分之一，等于6铢，约合今4g。也可理解为与赤小豆等分。赤小豆消湿通气而健脾。香豉辛甘微苦入肺、胃两经。其作用有二，其一轻清宣泄，有助涌吐之功；其二，健胃助消化。全方以酸苦涌泄为主，辛甘发散为辅；以涌吐祛邪为主，健脾扶正为辅。

本方服法注意：

1. 香豉煎汤取汁调瓜蒂、赤小豆末。

2. 瓜蒂、赤小豆用一钱匕（1.5g），不吐者少少加。

3. 得快吐乃止。

4. 诸亡血虚家，不可与瓜蒂散。

5. 本方力猛，吐法又伤人胃气，故今吐法已不常用。

今天治痰滞胸膈，我常用小青龙汤合小陷胸汤，温阳涤痰治之。

《伤寒论》痰滞胸膈的代表条文是第166条：“**病如桂枝证，头不痛，项不强，寸脉微浮，胸中痞硬，气上冲喉咽，不得息者，此为胸有寒也。当吐之，宜瓜蒂散。**”本条论述瓜蒂散证的主要病理和证治。提示病在中焦，应与太阳病相鉴别。《伤寒论》五版教材“冲”作“沖”为错字。《新辑宋本伤寒论》作“衝”，简化为“冲”。“胸上有寒”说明病位在胸，在胃脘。寒为邪，此指痰饮，也说明病情为寒。论饮而言寒，在张仲景行文中多提示偏重。

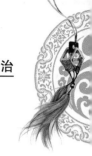

┌ 授 课 提 纲

第四节　太阳病类似证

太阳病类似证不属太阳病

这些病证多与津液失调有关

一、悬饮证证治（十枣汤证）

1. 悬饮证的典型表现

2. 悬饮证的病机、治法和代表方

3. 十枣汤方义及煎服法

4. 十枣汤的临床应用

5. 悬饮证的代表条文第 152 条

二、痰滞胸膈证证治（瓜蒂散证）

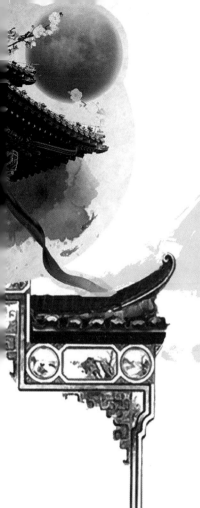

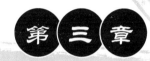

第三章

阳明病辨证论治

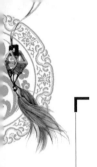

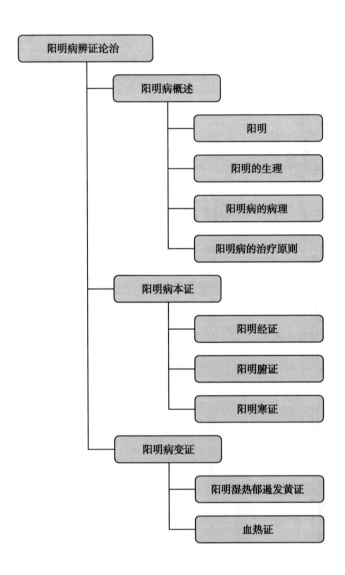

阳明病辨证论治
├─ 阳明病概述
│   ├─ 阳明
│   ├─ 阳明的生理
│   ├─ 阳明病的病理
│   └─ 阳明病的治疗原则
├─ 阳明病本证
│   ├─ 阳明经证
│   ├─ 阳明腑证
│   └─ 阳明寒证
└─ 阳明病变证
    ├─ 阳明湿热郁遏发黄证
    └─ 血热证

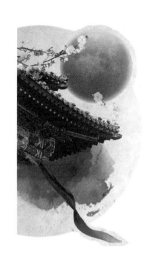

第一节

阳明病概述

六经病证中三大病证是主线，第一位是太阳病，为表证的代表；第二位是阳明病，是里实证的代表；第三位是少阴病，是里虚证的代表。这是从整体上来讲。太阳病也有里证，例如蓄水证；阳明病也有相对的虚证；少阴病也有实证。

在概述中，与太阳病一样讲四个问题，第一是谈谈什么是阳明，第二是讲讲阳明的生理，第三是讲讲阳明病的病理，第四是讲讲阳明病的治疗原则。

一、阳明

阳明是阴阳一分为三所形成的概念。阴阳一分为二时只有太阳和少阳。从阳的量的角度来讲，它比太阳少，比少阳多，故又称二阳。

怎么来认识阳明之明，《素问·阴阳应象大论》说："阴阳者，天地之道也……神明之府也。"张景岳注："三品流光谓之明"。也就是说阳明之明是易于显露于外。有人认为阳明是阳盛之极，比太阳还盛，这是混淆了阳明显露于外与其在三阳中的位置。请大家一定记住，从阴阳学说的角度看阳明是千年老二。

二、阳明的生理

阳明病的相关生理，简称阳明的生理。阳明的生理以足阳明胃经、

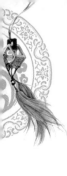

手阳明大肠经，胃腑、大肠腑两经两腑的生理功能为基础。

阳明的经络有两条，这两条经络密切相关，足经处于主要地位。在循行中主要行于四肢的外侧前缘，躯干的胸腹部；与脾、胃、大肠、肺以及心等脏腑相连；循行中通过头面、喉、颈、肩、膈、四肢等部位。

阳明的生理功能最主要的是受纳腐熟消化水谷，是人体气血阴阳的主要来源。胃为六腑之大主，代脾统领消化系统，具体运化水谷。

胃的生理特点以通为要，以降为顺。并不是说胃只有降，没有升。《素问·六微旨大论》提出："是以升降出入，无器不有"。因此胃有升有降，胃以阳升为主，以阳降为辅。胃中之清阳不升，脾也无从升。《素问·经脉别论》："饮入于胃，游溢精气，上输于脾"这不是胃之升吗？正是有胃之升，所以才有"脾气散精，上归于肺"。

胃与肌肉四肢密切相关。《素问·太阴阳明论》："四肢皆禀气于胃"。

阳明的生理不仅是胃与大肠，至少还有两个脏器，要引起我们的注意。

《灵枢·本输》说："大肠小肠皆属于胃"。也就是说在研究阳明的生理、病理时不要忘了还应当包括小肠在内，至少包括小肠的部分生理功能在内。小肠的生理功能是"受盛化物"，"泌别清浊"，就是接受胃消化过的食物进一步消化，然后分清泌浊，吸收营养物质，留下糟粕，分别转输。在伤寒六经中小肠的生理功能被分解了，食物进一步消化的生理功能放在阳明；吸收营养的物质并转输出去，这一部分功能归于脾"主升清"。剩下的糟粕当中，液态部分经过三焦传送到膀胱，这一部分的功能归到太阳；偏于固态的物质传送到大肠也归入阳明功能，偏重在大肠。

食道连于胃，归五脏哪个系统，中医学并不明确，一般作为胃的附属，也应归入阳明。也就是说明阳明所主基本上就是消化道的全程。主要是接受、腐熟水谷，吸收精微物质，传送糟粕。作为人体的气血生化的主要场所，故又称阳明是气血之海。

三、阳明病的病理

（一）阳明病的病因

阳明病的病因与太阳病一样分为外因与内因。

阳明病内因，从正气来说，既然阳明病是里证，那么正气损伤的程度就比太阳病重。如果不重就不会形成里证。

外因就是感受六淫病邪。热性病邪比较容易直接侵犯阳明。寒湿病邪相对来说不易直接犯阳明，但不是说不可能，还是有可能。正因为如此，张仲景专门讨论了阳明中寒证。也就是说六淫病邪都可以直接侵犯阳明形成阳明病。

（二）阳明病的发病

阳明病的发病分直中和传变。

阳明病的直中，上面已经讲过，热性病邪比较容易出现，相对来说寒性病邪不易出现。

阳明病从传变而来，理论上讲其他五经病都可传变至阳明。从实际临床所见来讲，太阳、少阳传阳明较为多见。太阳病、少阳病、阳明病都是实证，实证相互传变较易发生。但并不是说三阴病就不能传变成阳明病。"实则阳明，虚则太阴"，所以三阴病是能传变成阳明病的。为什么不讲太阴病可直接发展为阳明病，而讲阳明病多由太阳病、少阳病两种阳病传变而成？是因为疾病的发展变化有两种方式，一种是渐变，另一种是骤变，临床上所见多数是渐变，特别是阴证转化为阳证更是如此。一个太阳病患者的正气我们可以评定为九分，阳明病患者正气则评定为八分，少阳为六分，太阴为四分。太阴转为阳明是正气逐渐恢复的过程，从四分，经五分，到六分，再经过七分，到八分，才转变为阳明病。太阴病转变为阳明病，多数是需要以少阳病阶段作为过渡，因此，从太阴直接转阳明实际上是很少见的。

（三）阳明病的典型表现

阳明病的典型表现是身热、汗自出、不恶寒、反恶热；脉洪大。

根据《伤寒论》第182条"问曰：阳明病外证云何？答曰：身热

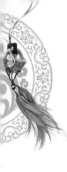

汗自出，不恶寒反恶热也"以及第 186 条"伤寒三日，阳明脉大"，
《伤寒论》中讲脉大有两种：一种属实，一种属虚，阳明病之大为实。

下面逐个分析这些临床表现，来认识阳明病的病机。

首先说身热。阳明病的身热，从中医学的角度讲，是壮热，是大
热。称得上壮热，身体发热的程度一定高，一般在 39℃ 以上，但不一
定体温在 39℃ 以上都是壮热。达到壮热还必须符合以下三个条件：第
一个条件是，身热是持续的，没有明显的起伏，即二十四小时内人体
体温起伏不超过 1℃。第二个条件是，身热不因汗出而降低，即发热不
为汗衰。太阳病的热随汗出而起伏，是通过汗出，热能够得到宣解。
本证是里热，而且里热炽盛，仅靠汗出散热已经不能解决问题。因此
汗出成为壮热伴随的临床表现，谈壮热实际上就包括了汗出。反过来，
在阳明病讲汗出也就包括了壮热。第三个条件是，伴有较明显的津液
损伤现象。热邪伤津，汗出伤津。津液损伤较重，故见口渴，而且是
严重口渴，饮水量出现"欲饮水数升"，从而达到饮水不止的状态。

总之，阳明病的发热，从邪气角度看，是因为里热太甚，熏蒸外
达而致；从正气抗邪角度说是正气尚能支持将在内的热邪向外宣透而
致。正因为发热代表了正气抗邪的病势，所以叶天士对气分病的治疗，
才没有放弃宣透之法。

其次说说汗自出。汗自出就是汗出，说汗自出，是为了与一般因
为运动、饮食、治疗等原因出现的汗相区别。也就是说这个汗就是因
为疾病才出现的，这种汗的特点有以下三点：

第一个特点是，这种汗是热汗。太阳中风的汗是温汗。从邪气角
度看，这种汗是里热炽盛蒸腾津液外出之象。从正气抗邪角度看，这
种汗是正气欲将体内过多的热邪向外宣泄而成。

第二个特点是，这种汗可以是小汗，也可以是大汗。当然其典型
特征是大汗，这是从总量上来说。

第三个特点是，这种汗是持续出汗。太阳病是间断出汗。阳明病
若真是大汗，那么这个阳明病持续不了太久。有汗，特别是汗多的患
者，由于津液、阳气损伤太多，常常会出现变化。从辨证论治阳明病

的角度看，从出汗的状态来说，出大汗的实际意义不强，而小汗的实际意义更强。小汗，持续汗出，总出汗量还是不少的。

综合起来看，作为阳明病典型表现的汗出，是热汗，小汗，持续汗。既然是热汗，实际就包括了发热，故《伤寒论》把自汗也作为是阳明病的典型特征。

接下来说说不恶寒，反恶热。阳明病的两个临床典型表现发热、自汗，与太阳中风非常类似，如何鉴别，鉴别要点就是不恶寒，反恶热。

不恶寒，没有太阳病的典型特征，提示不是太阳病，是与太阳病特别是太阳中风相鉴别的要点。反恶热，提示里热炽盛，里热充斥内外，故出现恶热。

鉴别要点作为阳明病的典型表现是正确的。但在现实的阳明病，阳明病也有恶寒的。阳明病不恶寒为常，恶寒为变。

下面深入讨论一下阳明病的恶寒问题：

假如把阳明病看作一个疾病的全过程，那么恶寒可以出现在阳明病的初期、中期和后期。

阳明病初期恶寒，又分两种情况。

第一种情况，风寒伤阳明之表而传入里。怎么认识阳明之表？阳明之表与太阳之表有何区别？太阳主一身之表，故太阳受邪，恶寒是全身性的；阳明通过俞募穴与外界相通，故阳明之表恶寒是局部的。六淫邪气侵袭人体，直接入里，可以通过一些特殊通道来内犯阳明。特殊通道最具代表的就是俞募穴，特别是俞穴，包括胃俞、大肠俞、小肠俞。风寒病邪可侵犯这些部位而入阳明，在未入里或已入里尚未全入里时，可在这些俞穴的附近出现短暂的、微微的恶寒。短暂，指一般不超过一天；微微，指不易察觉，如果不注意就察觉不到。

第二种情况，里热太盛壅遏阳气。这种情况外邪主要是通过口鼻而入，直入阳明。由于感受的邪气太重，阻遏阳气，使阳气不能外达。这种在内阻遏阳气的状况比太阳病表郁使卫气不能布散的程度还要严重。因此，这种恶寒的程度是非常严重的，一般要出现寒战。寒战的

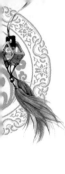

时间很短，因为在内将阳气阻滞住，就好像把总开关堵住了，堵不了多久，就会爆发。临床表现就是寒战继而高热。寒战一般 2～4h。2005年四川猪链球菌感染的临床表现就是突然寒战继而高热。这是需要高度重视的类型。在急性传染期间，患者出现剧烈的寒战，继而高热，就要考虑这是阳明病的恶寒，积极采取救治措施。

《伤寒论》第 183 条："**问曰：病有得之一日，不发热而恶寒者，何也？答曰：虽得之一日，恶寒将自罢，即汗出而恶热也。**"这是着重讲第一种情况，并不讲寒战高热。寒战高热这种情况几个小时就决生死。阳明病初期恶寒，不论哪种情况，一个共同特征是恶寒的时间短，一般不超过一天。

《伤寒论》第 184 条："**问曰：恶寒何故自罢？答曰：阳明居中，主土也。万物所归，无所复传，始虽恶寒，二日自止，此为阳明病也。**"这条是仲景解释前条，仲景是从传变的观点来解释。既然恶寒，古人认为就是感受寒邪，不管什么邪气到了阳明都是"万物所归"，都会化为阳明燥热之气。

六气皆可以互化，不是只有火化一条路，可以说火化是其中一种，在阳明病是占优势的一点。仲景之所以在阳明病专门讲了阳明中寒证，就是想说明，邪入阳明化热化燥，只是可能性，不是必然性；虽有优势性，但无绝对性。但刘河间死守文字，过分夸大了六气皆从火化，把可能性说成了必然性。

由于将相对的"万物所归"讲成了绝对的，对"无所复传"也做了绝对的理解。张仲景在《伤寒论》将阳明病的重点放在阳明腑证，腑证是热邪与糟粕相交结而成"燥屎"，这个"燥屎"只有通过攻下才能驱除，不可能传入他经。但中医疾病的传变，更多的是病机传变。"燥屎"的"无所复传"不能否定疾病的病机传变。

在中医界有有种观点，将"无所复传"任意放大，把阳明病放在三阳之末，认为外感疾病只有三阳病没有三阴病。如此就甩开膀子用清热药，造成多少误治。王好古《阴证略例》着重讲了两点，一则三阴证是外感疾病；二则三阴病，如何治疗按张仲景说的办。金元四大家最后是李东垣，提示其前有人清热太过伤了脾胃。

阳明病中期可以恶寒。阳明病是正气损伤程度较重，在燥热的同时伴随不足的因素，因此在阳明病的中期可以出现轻微的、局部的、伴随着恶热的恶寒，如白虎加人参汤证的"背微恶寒"，"时时恶风"。

阳明病末期可以出现恶寒。一则由于阳明病正气虚损程度较重；二则由于阳明病病程中的消耗；三则治疗主要用清热药的损伤。故阳明病后期的恶寒是阳气不足的恶寒。轻则可视为瘥后状态，重则有轻度成为三阴病的可能性。

下面谈谈脉洪大。脉洪大，是脉大而有力，状如洪水，但其脉在盛极的外表下隐含了其不足的因素。洪脉来时很盛，一下就上去了，后面拖得很长。"来时虽盛去悠悠"，去悠悠就提示了不足。

（四）阳明病的病机

阳明病的病机是胃家实。

六经提纲仅有阳明提纲为病机，其他纲领都是临床表现，反映了仲景临床认识的核心是病机，但毕竟由于时代的关系和认识的局限，故其他经多用临床表现来反映病机。

从广义来讲，胃家就是胃肠系统，实就是邪气盛实，包括六淫病邪。就《伤寒论》讨论的具体问题来看，邪气盛实主要指热邪，里热盛实。热邪又分有两类，燥热和湿热。阳明的重点是燥热，但是湿热也回避不了，若过度强调燥热病邪，就会忽略了湿热。譬如结胸、痞证都是湿热病邪停聚在胃脘，而说它们是阳明病的变异就是因为它是湿热，在讨论阳明病经证时也回避不了。

从狭义来讲就是根据《素问·五藏别论》六腑"实而不能满"，胃家实就是又实又满，闭郁不通，强调腑证，事实上《伤寒论》讨论的阳明病也是偏重在腑证而不是经证。

《伤寒论》第 179 条："**问曰：病有太阳阳明，有正阳阳明，有少阳阳明，何谓也？答曰：太阳阳明者，脾约是也；正阳阳明者，胃家实是也；少阳阳明者，发汗利小便已，胃中燥烦实，大便难是也。**"

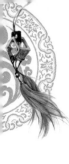

　　这一条是阳明病第一条，提到了三阳阳明，即阳明病的三条来路。阳明病可以直接感受六淫邪气，偏重在热性病邪，也可以传变而来，多从太阳、少阳传来。

　　来路不同，在病理上的侧重点可能有所不同，故本条又反映了阳明病在病理上的三个侧重点。正阳阳明是直接感受外邪、里热燥盛的阳明病；少阳阳明是因津液损伤而来；太阳阳明在病机是偏重气滞这个环节。太阳病卫气不布，郁而发热入里就形成阳明病。闭郁是太阳病的典型特征，由太阳病转化成的阳明病的病机特点也是闭郁。故太阳阳明气滞是其特点。

　　由此提出了阳明病病机的三个环节：热炽，津伤，气滞。津液失调在燥热证是津伤；在湿热证就是津液不能正常布散而停滞为湿。所有阳明病都涉及这三个环节。

　　少阳阳明，以津伤大便难作为其标志性症状，可以看出少阳阳明是腑证不是经证。太阳阳明也是腑证，其代表证脾约就是腑证。胃家实就是标准的腑证，通常称为三承气汤证。因此"胃家实"最窄的意义就是胃肠之气，"实而不能满"失调，壅滞不通。

　　（五）阳明病的定义

　　讲到这里，可以仿太阳病给阳明病下个定义了。阳明病，是人体感受外邪，正邪剧争于阳明范围，引起阳明所属脏腑、经络生理功能紊乱所致的急性外感病。多见胃肠燥热盛而致的身热，汗自出，不恶寒，反恶热。

　　（六）阳明病的性质

　　阳明病的性质从八纲角度讲就是：里，实，热，阳。

　　阳明指胃家，胃肠均在腹腔，其位居里，故其病亦在里。

　　阳明病为胃家实，虽然病重时会出现虚的一面，但总体来说是实。

　　阳明病有寒证，但热证占了绝大多数，从总体来看是热证。阳明病总体上属阳证实证，但存在相对的阴证虚证。在阳明属实的判断上最重要的就是虚实。

　　阳明病可以看作是外感疾病中期的极期阶段。其前提是外感疾病要发生传变，且是正常的传变。如果疾病一开始就是阳明病，终结了也是阳明病，那么这个阳明病就是疾病的全过程。外感疾病的过程一般有初、中、末三个时期。其中，中期比较长，可以有几种划分法。一种是把三阴证划归后期，因三阴证的主要矛盾是正虚，那么中期就包括了阳明和少阳；另一种是把典型的少阴病划为后期，附带厥阴病，而把太阴病放在中期。这样来说中期就包括了阳明、少阳、太阴三个部分。由于中期较长，而阳明病期正气还比较强盛，邪正斗争剧烈，按传统伤寒的研究术语叫邪正剧争，临床表现剧烈，故说是外感病的极期。相应地把太阳病期的邪正斗争叫作邪正相争，少阳病期的邪正斗争叫作邪正分争。少阳病是中期向末期过渡的阶段，太阴病也是一个过渡阶段。少阳病是过渡的前半段，是实证范围的过渡阶段；太阴病是过渡的后半段，是在虚实范围内的过渡阶段。

（七）阳明病的特点

阳明病有两个突出特点。

第一个特点是临床表现突出，鲜明，容易察见。不像太阳病的典型临床表现不鲜明，"脉浮，头项强痛而恶寒"可以一个都不出现。

第二个特点是证候相对单纯。为什么证候相对单纯，是由三个原因造成的。一则，淫邪直中阳明都可形成阳明病，但热邪最易引起。二则，由太阳、少阳传变而来阳明，最初感受是风寒病邪，到了阳明就化为热邪。三则，阳明正气奋起抗御病邪，正邪剧争，各种体质的差异常常不是明显地表现出来。特别是最后一点，在阳明病的治疗中我们要特别注意素体虚弱之人，老年人得了甲流一样可以发热到 39℃。

（八）阳明病的转归和愈后

阳明病的转归有愈，传，留，死。

阳明病是三阳证中唯一有死证的。阳明病毕竟有充足抗邪的资本和条件，正因如此，邪正剧争可导致严重的升降出入障碍而死亡。

阳明病传变从理论上讲是可以传入其他五经，但在临床多见的是传少阳。阳明病传太阳从理论上可以讲，在实践上拿不出充足的证

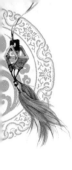

据来，最难说明的一点就是究竟是由里传出还是重新感受。阳明病最常传少阳，其次是少阴，实证在实证范围的转化毕竟是多见的。阳明三大病理环节有一个津伤，津液损伤过分严重就导致肾阴亏损。因此阳明病可以直接转化为少阴病中阴液亏损的类型，就是通常讲的少阴热化证。至于我们通常说的"实则阳明，虚则太阴"，由于疾病的转化多渐进，少突变，所以阳明病每每先传入少阳，再传入太阴。

病留阳明比较罕见，但是有，譬如说先是一个热炽津伤的白虎汤证，迁延不愈而变成一个中消证，病机没有变，而从外感疾病转变为了内伤杂病。

从中医来讲患者死亡主要原因有三：一是，邪正斗争，正气耗竭。二是，升降出入严重障碍，而致升降出入废止。三是阴阳平衡失调，难以恢复，如戴阳、格阳，死亡较第二缓和。阳明病导致死亡的最主要原因是升降出入废止。阳明病正气没有受到大的损伤，但是由于升降出入受到严重的障碍，导致了升降出入严重的废止，人就死亡。故阳明病是外感病特别是急性传染病死亡的高峰。

总的来说，阳明病的预后是良好的，关键是要处理得当，保持了升降出入的一定程度的通畅，生命是可以挽回的，而且会很快的康复，古人讲阳明病"剧而不危"就是这个意思。

（九）阳明病的分类

阳明病分类我主张按传统分阳明经证与阳明腑证。《伤寒论》第五版教材分为阳明实证和阳明热证，个人认为不妥。阳明实证和阳明热证的分类其实是为了回避阳明经腑分类。阳明经腑这个术语也确实是不恰当的，容易使人误解为阳明的经络病和阳明腑病，实际上这个术语使用多年以后大家都明白，阳明经证是相对于阳明腑证浅表的证型，而不是指阳明经络证。不赞同阳明热证和阳明实证的分类，是因为这样更分不清楚这个阳明热证究竟是指白虎汤证、白虎人参汤证、猪苓汤证、栀子豉汤证，还是一切阳明的热性病证；更分不清楚这个阳明实证究竟是指大承气汤证、小承气汤证、调胃承气汤证还是一切阳明的实性病证。

换句话说，这个阳明热证，我们以它来说明问题。阳明热证这个术语，是属术语，还是种术语，混淆不清。好比同学中有一位姓成的同学，他父母给他取了个名叫都人，现在我说请成都人起来回答问题。那么是这个特定的"成都人"站起来，还是所有的成都人都站起来。这种分类法，种属不分，就会造成混乱。所以我宁愿采用传统的分类法，至少清楚我说的是什么。

另外，阳明病还分燥和湿，一般说的经证、腑证，主要是燥证。阳明湿证应包括：肠热下利、结胸、痞证、湿热发黄、热扰胸膈等。阳明湿证中进一步还可分经证与腑证。凡是湿热病邪与有形病邪相交结者为阳明湿证的腑证，其他的则为阳明湿证之经证。

四、阳明病的治疗原则

阳明病是实证，实则泻之，驱邪为其最基本的治疗原则。邪的主要部分是热邪，故清热泻下是阳明的治疗基本方法。清热，既要注意燥热，也要注意湿热。燥热原则上用辛寒清气，湿热原则上用苦寒燥湿的方法。

阳明病又要注意扶正。

首先，阳明病，除了升降出入严重障碍的病证外，一般都要扶正。凡是有升降出入严重障碍的证候都要不顾一切地攻下，如治疗大结胸证的大陷胸汤就没有扶正；而用于准大结胸证的大陷胸丸就开始用蜜扶正。

其次，一般情况下阳明病扶正的强度通常比太阳病强。麻黄汤作为太阳病的代表处方，扶正的药物只用了一两炙甘草，作为阳明病代表处方的白虎汤用了两味扶正药，粳米和炙甘草，其中的炙甘草就用了二两，是麻黄汤中炙甘草的两倍，而且当发现正气损伤较重时还加人参。

最后，对于个别特殊的阳明病，正气虚损的程度特别重，可以先扶正，后驱邪。有些阳明病患者可能是素体虚弱，但有可能攻，即使

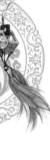

表现出虚象，综合评价虚损的程度不重，也可先处理阳明，再补其虚。关于这个问题，我们将在后面谈到具体病证时详细说明。

当然还有例外，就是用药宜轻宣灵动，为免扶正呆滞，也可不用扶正药，如栀子豉汤、大黄黄连泻心汤等。

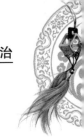

⌐ 授 课 提 纲

第一节　阳明病概述

阳明病的地位

一、阳明

千年老二

二、阳明的生理

（1）以足阳明胃经、手阳明大肠经，胃腑、大肠腑两经两腑的生理功能为基础

（2）阳明生理还与两个脏器相关：小肠、食道

三、阳明病的病理

（一）阳明病的病因

（二）阳明病的发病

（三）阳明病的典型表现

　　1. 身热，汗自出，不恶寒，反恶热，脉洪大

　　2. 阳明病不恶寒为常，恶寒为变

　　3. 万物所归，无所复传

（四）阳明病的病机　胃家实

　　1. 广义：胃家就是胃肠系统，实就是邪气盛实，包括六淫病邪

　　2. 主要指热邪，里热盛实

　　3. 狭义：偏重在腑证而不是经证

　　4. 三阳阳明

（五）阳明病的定义

（六）阳明病的性质

　　1. 里，实，热，阳

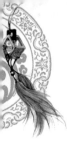

2. 可以看作是外感疾病的中期的极期阶段

（七）阳明病的特点

1. 临床表现突出，鲜明，容易察见

2. 证候相对单纯

（八）阳明病的转归和愈后

1. 转归有愈，传，留，死

2. 愈后是良好的

（九）阳明病的分类

1. 阳明经证与阳明腑证

2. 阳明病还分燥和湿

四、阳明病的治疗原则

1. 驱邪为其最基本的治疗原则

2. 清热泻下是阳明病的治疗基本方法

3. 阳明病要注意扶正

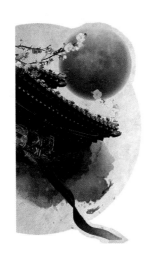

第二节

阳明病本证

一、阳明经证

（一）虚烦证类证（栀子豉汤类证）

虚烦证类证也可称为热扰胸膈证、热郁胸膈证、热余胸膈证。

虚烦证类证是一个系列证候群，其基本证以烦躁作为代表性临床表现，其证系由无形热邪所致，仲景称为"虚烦"，故以此为名。我们的重点也是讨论虚烦证。

热扰胸膈证、热郁胸膈证是从病机来命名。阳明病理三大环节：热炽，津伤，气滞。强调热就叫作热扰胸膈证，强调郁就叫作热郁胸膈证。为什么叫"扰"？本证的病机是热郁于胃，但临床主要见症为心烦，是由于膈下胃中的热邪循经上扰于膈上的心而成，病机在膈下，病象在膈上，故称热扰胸膈。

虚烦证，既可以出现在阳明病的初期，也可以出现在阳明病的末期，大热已除，余热留中，故又称热余胸膈证。

虚烦证临床表现有以下五方面。

第一方面是其主症：烦躁以及因烦躁太剧烈而导致失眠。这种烦躁是抑郁型的烦躁，不是躁狂型的烦躁。《伤寒论》称之为"心中懊恼"。懊恼又可写作懊憹，是一个双声连绵词，意思就是烦躁。烦躁是心的异常，但它的根源不在心而在胃，由于胃中郁热扰动心神而形成。

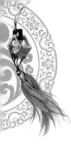

抑郁型的烦躁失眠较重，出现"反复颠倒"。即在床上不停地翻身，就是"反复"；不停地调头，就是"颠倒"。称其为虚烦证，本症是必不可少的。

第二方面，出现一些热炽的表现，比如身热不去，烦热。身热不去，不是大热，并表现出一种郁伏的状态，热象不重的另外一个原因是因为夹有湿邪，热被湿困时表现不出来，但即使表现出来，它本身的热也不是很重，属于阳明病的初起。

第三方面，出现湿滞的表现。如汗出，但头汗出，舌上胎。阳明病的典型汗出是热汗，持续汗，小汗。虚烦证的汗出与这些典型阳明病的汗不完全相同。作为湿热的汗出往往不是持续汗，而是时有时无。热汗可以出现，也可以不明显，它最突出的表现是汗出黏手。湿邪为病汗出的特点即局部汗出，"但头汗出"最常见。我们前面讲过，"但头汗出"形成的原因有三：其一为阴伤；其二为阳虚；其三为阻滞。阻滞最常见的是湿热阻滞，故"但头汗出"结胸可以出现，湿热发黄、少阳病都可以出现。胎本指瓷器上的胎和漆器上的胎，瓷器上的胎和漆器上的胎都是黏滞的，用以形容舌苔是黏滞的。舌上胎指舌上薄腻苔，色黄或淡黄，为湿热阻滞于中焦所致。

第四方面，是气滞的表现，如胸中窒，心中结痛，腹满。胸中窒是胸中阳气不能正常布散，类似于胸满。这种胸满，类似于噎，太阳病的噎是偏重在寒邪方面，虚烦证这是湿热阻滞。心中结痛是胃脘出现拘急疼痛的表现，伴有类似痞证的临床表现，这个病证与痞证都是湿热为病，但本证是湿热俱轻，比痞证轻得多。正是湿热俱轻，本证才以烦躁作为典型临床表现，而不是以胃脘的异常为典型表现。湿邪再重一点，进一步影响到脾的运化功能就会出现腹满。就气滞来说，呈现着由胸中窒，进而心中结痛，进而腹满逐渐加重的过程。

第五方面，是伴有的临床表现，就是胃中嘈杂。胃中嘈杂，与虚烦的病机相同，都是湿热停聚在胃脘，两者常常伴见。嘈杂是湿热影响到胃本身的升降但还没有达到痞证那样严重的程度；虚烦是湿热影响到心，嘈杂就是胃中不舒，说不出来的不舒。它的标准表现就是似饥非饥，似辣非辣，似痛非痛，欲吐不得吐，欲食不得食，莫可名状，时作时止的病证。当然嘈杂也有属虚寒的，不在本节讨论范围之内。

虚烦证的病机就是湿热病邪郁阻中焦，热邪上扰，心神不宁。核心是湿热病邪郁阻中焦，简称热郁中焦。因为本证可以出现在阳明病的初期，也可以出现在阳明病的末期，如用大承气汤后有余热也可以留有虚烦证，甚至瘥后恢复期也可以出现虚烦。这个虚烦所对应的实烦，首先就是大承气汤的烦躁，当然也包括小承气证、调胃承气汤证在内。

虚烦证的治法是清宣郁热，或者说是苦寒清热燥湿，宣散解郁。湿热为病自当以苦寒药物燥湿清热。热郁于内自当宣散。

虚烦证的代表方是栀子豉汤。

栀子豉汤方

栀子十四个，擘　**香豉**四合，绵裹

上二味，以水四升，先煮栀子，得二升半，内豉，煮取一升半，去滓。分为二服，温进一服。得吐者，止后服。

方出《伤寒论》太阳病中篇，栀子苦寒清热除烦，豆豉作为辛温解表药在此用于升提、宣散、芳化。借辛温解表药来升提、芳化、宣散，在中医学中有许多这样的例子，不要认为解表药就只有解表的作用。栀子先煎，减其寒性，重用其苦味，以除湿；豆豉后下轻煎，保留其温散之能。两药合用，清化湿热，宣散郁热。

"得吐者，止后服"，是栀子豉汤服下后确实会吐。故有人认为栀子豉汤为涌吐剂，为了说明这点，采用了一个甚荒唐的推论：因为瓜蒂散是涌吐剂，其中用了豆豉，那么豆豉就是涌吐药，那么栀子豉汤用了豆豉就是涌吐剂。一个处方的作用与本处方的药物有关但不能绝对地画等号，如五苓散是利尿剂，但服五苓散后可出汗而解表，这是五苓散的借用或变用，不能说五苓散就是解表剂。栀子豉汤致吐有两种情况：一则服汤后湿热得以清解，正气抗邪外出。湿热停聚在胃脘有欲吐不得吐的表现，欲吐是正气抗邪外出，不得吐是湿热病邪阻滞。服汤后湿热邪气减轻，吐是湿热得泻气滞得宣的临床表现，既然达到

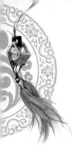

治疗的目地，就应该中病即止而止后服。另外，表面上这是一个阳明病，而此患者素来中阳不足，服汤以后清除湿热病邪，但另一方面伤了中焦的阳气，也会吐。这是从反面来讲，既然是中阳不足，显然不能再用清热的栀子豉汤，哪怕其力较弱，此时也不宜再用栀子豉汤。

下面我们谈谈栀子豉汤的临床应用。

首先说正用。就是将其作为清化湿热、宣散郁热的处方，用于治疗虚烦证及其系列证，其间可有加减变化。

其次说借用。就是将其作为清化湿热、宣散郁热的处方，用于热邪初入阳明，兼有湿邪的病证，如湿热嘈杂、湿温初起邪在阳明。近来少单用但常与其他清热药配伍使用，如常用的王氏连朴饮可视为由本方发展而来。《温病条辨》的三香汤中也可看到栀子豉汤的身影。

再次说变用。根据本证可出现胸中窒的症状，胸中窒常解释为湿热阻滞，阳气不能正常布散。日本汉方医将栀子豉汤作为专方，用于治疗食道炎，取得较好疗效。食道在胸中，当食道阻滞的时候也会出现胸中窒，我也常用栀子豉汤来治疗食道炎。食道炎在四川地区比较多见，因四川地区多食火锅，食道容易受损。还有些人服胶囊剂黏在食道上，待胶囊破损，药物释放出来，浓度相当高，烧伤黏膜，用栀子豉汤治疗有比较好的效果，由此延伸，栀子豉汤的类方也可选择使用。

痞证的产生是因胃寒热错杂，有偏寒的，有偏热的。我有位学生在胃镜下观察到偏热红肿糜烂偏重在贲门；偏寒的偏重在幽门。对于病损偏上的不管贲门、小弯，甚至食道，在辨证论治的基础上，套用栀子豉汤，临床上有较好的效果。

下面结合讨论涉及本类证的一些条文，深入讨论虚烦证及其系列证的证治。

虚烦证的代表性条文，是《伤寒论》第 221 条："阳明病，脉浮而紧，咽燥口苦，腹满而喘，发热汗出，不恶寒反恶热，身重。若发汗则躁，心愦愦反谵语。若加温针，必怵惕烦躁不得眠。若下之，则胃中空虚，客气动膈，心中懊侬，舌上胎者，栀子豉汤主之。"

本条文分为四段讨论。

第一段，是从开始到"身重"止，讲原发病证。对于原发病证，有不同看法，我倾向于三阳同病。三阳同病，反映了由太阳向阳明转化的中间过程；从而说明了虚烦证，是由太阳向阳明转化而成，且为阳明病初起的轻浅类证的主流途径。从描述的临床表现来看，脉浮而紧是太阳；咽燥口苦是少阳；腹满而喘，发热汗出，不恶寒反恶热、身重是向里转化的表现，反映了疾病从太阳入里的趋势，可以算是阳明的一种表现。此同病重点在阳明，重点是发热汗出，不恶寒反恶热，经典的治疗应当用白虎汤类清热治主病。虽然有腹满，不能就认为腑证，与第219条"三阳合病，腹满身重，难以转侧，口不仁面垢"对应，须知凡是阳明病都有气滞的因素，只不过有轻重而已。

第二段，"若发汗则躁，心愦愦反谵语"，若将治疗的重点放在太阳病，辛温发汗就更伤阴液，加重阳明病证，甚至形成腑实。

第三段，"若加温针，必怵惕烦躁不得眠"，若采用更为峻猛的温针发汗，不仅助热，还可能伤及心阴心阳，出现损心神的怵惕、烦躁不得眠的现象。

第四段，就是剩余的部分。作为阳明热邪内炽，尚未成实，用下法大原则上不算错，只不过以下代清常常会出现一个问题就是余留热邪不尽，把一个白虎汤证治成栀子豉汤证，大方向没有错，是一种由里出表，由重转轻的表现。

"胃中空虚，客气动膈"，类似的论述，还出现在大结胸证的代表性条文第134条和痞证的甘草泻心汤证的代表性条文第158条。在此处出现，是张仲景再一次重申这三个病证的病位都是在胃脘，病邪都是湿热蕴结，只是轻重程度的不同。这里的胃中空虚，自然还是胃中受邪的意思。至于"心中懊憹，舌上胎"是虚烦证的临床表现，上面已经讲过了，这里就不重复了。

接着我们看看第78条："伤寒五六日，大下之后，身热不去，心中结痛者，未欲解也，栀子豉汤主之。"

本条从成因来看，属于下后有形邪去，但余热未尽。身热、心中

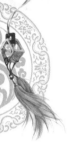

结痛均为虚烦证的临床表现。这里想着重谈谈"心中结痛"。前面我们谈到结胸、寒热错杂痞、虚烦证，都是胃中有湿热蕴结，也就是说其病机有共同之处。一般说来阻滞交结的程度，结胸最重，寒热错杂痞次之，虚烦证则更次之。既然虚烦证的气机阻滞都是可出现"心中结痛"，那么寒热错杂痞证出现心下痛，也就不必奇怪了。所以读仲景书要结合临床全面理解，不能因为第149条说了"但满而不痛者，此为痞"，就否认寒热错杂痞可以出现疼痛。一定要注意语言环境，第149条着重在讨论结胸与痞证有区别，面对结胸的剧烈疼痛，痞证的疼痛当然可以忽略不计。

接着再看看第228条："阳明病，下之，其外有热，手足温，不结胸，心中懊憹，饥不能食，但头汗出者，栀子豉汤主之。"

这一条谈到了虚烦证的一些临床现象。不结胸，说明胃中有不舒适的感觉，或者还有轻微的疼痛，是对"心中结胸"的进一步扩展，甚至个别患者可出现胃脘硬满，但它没有出现像结胸那样典型的临床表现，特别是没有出现不能食和不大便。饥不能食，既是说明本证不是结胸，其不能食主要是不欲食，同时也是我们说到虚烦证伴见嘈杂的临床表现。至于"但头汗出"，则是湿阻，前面已经说过了。

下面看看第76条："发汗吐下后，虚烦不得眠，若剧者，必反覆颠倒，心中懊憹，栀子豉汤主之；若少气者，栀子甘草豉汤主之；若呕者，栀子生姜豉汤主之。"

这个条文在五版教材中省略了"发汗后，水药不得入口为逆，若更发汗，必吐下不止。"一句。这一句是一般性论述汗对人体的损伤，我们也就不深究了。本条详细论述了虚烦主症烦的临床表现，及涉及虚烦系列证的两个主要变异证。关于虚烦之烦，在前面已经讲了，就不再重复。这里着重讲讲两个变异证。

第一个变异证是虚烦之少气证，也就是虚烦证之偏虚证。这个证的主体是虚烦证，仍是一个实证，只是正气损伤较重而已。少气证，可有少气、懒言等表现，但也可以是证见老人、小儿。实证正气偏虚，则加重扶正。治法就是清热燥湿、宣散解郁兼扶正，代表方是栀子甘草豉汤。

栀子甘草豉汤方

栀子十四个，擘　甘草二两，炙　香豉四合，绵裹

上三味，以水四升，先煮栀子、甘草，取二升半，内豉，煮取一升半，去滓。分为二服，温进一服。得吐者止后服。

针对兼有正虚的病理变化，加用了二两炙甘草扶正。

第二个变异证是虚烦之呕逆证，也就是虚烦证之偏实的变异证。在讲寒热错杂痞时，我们提到呕属阳，而且具有向上向外的趋向，反映正气有较强的抗邪能力，当因势利导，加强发散。治法就是清热燥湿、强力宣散，代表方是栀子生姜豉汤。

栀子生姜豉汤方

栀子十四个，擘　生姜五两　香豉四合，绵裹

上三味，以水四升，先煮栀子、生姜，取二升半，内豉，煮取一升半，去滓。分为二服，温进一服。得吐者止后服。

加生姜不是解表，是升提宣散。

虚烦证与寒热错杂痞都是三个病证，三个处方的加减变化大抵差不多。在虚烦证，栀子豉汤是基本的。偏呕为热郁较重，加生姜宣散热邪；少气者为正虚，加甘草。寒热错杂痞证以半夏泻心汤为基础，邪气偏胜用生姜泻心汤宣散热邪湿邪，偏虚的用甘草泻心汤。刚好形成一个密切的对应关系，说明这几个病证是密切相关的。虚烦证最轻；湿邪重一点、交结重一点就是痞；湿邪最重、交结最重就是结胸。提示虚烦证若治疗不及时，湿邪加重、交结加重可以比照痞证治疗，反过来痞证治疗后已解决，留有一些烦的问题，可以比照虚烦证治疗。

第 79 条："**伤寒下后，心烦腹满，卧起不安者，栀子厚朴汤主之。**"

栀子厚朴汤方

栀子十四个，擘　厚朴四两，炙，去皮　枳实四枚，水浸，炙令黄

上三味，以水三升半，煮取一升半，去滓。分二服，温进一服。得吐者，止后服。

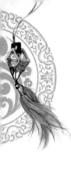

栀子厚朴汤是治疗虚烦证出现腹满。仲景非常重视脐这个分界线，肚脐以上的病证除了结胸这种特殊情况需要不顾一切地攻下以外，原则上用宣散的方法治疗；肚脐以下的病变原则上就用导除邪气的方法处理。虚烦证出现了腹满，原则上就要用栀子厚朴汤，这就变宣散热邪为导下热邪了。导下的也是湿热，如果把本方的栀子换成大黄，从药味上看就是小承气汤，故栀子厚朴汤可以看作是一个变化了的小承气汤。温病学派常用一点生首乌，换大黄，也是一个弱化的小承气汤。也就是说这个腹满，虽不一定就是腑证，但至少可以算作是腑证的一个预备证，其治用一个弱化的小承气汤，也可算是一种以下代清。

栀子厚朴汤方中栀子作为清热除湿的主药未变，那么可以推论，小承气汤证实际包括两个来源，一是燥热，一是湿热，都可以形成腑气不通。仲景在此提示了湿热可以转化为燥热，两者不是绝然无关的。

下面看看第80条：**"伤寒，医以丸药大下之，身热不去，微烦者，栀子干姜汤主之。"**

这一条讲的是虚烦证兼中阳虚证。不是变异证而是属于兼证，为阳明太阴表里同病。仲景在此处是借丸药来说明素体中阳不足。从《伤寒论》全书来看，仲景不太赞同用丸药下，因丸药很容易伤人中焦阳气。这里的丸药是指含大黄一类的寒性泻下剂。有观点认为用丸药这样寒性泻下剂在胃肠停留的时间比较长，对中焦阳气损伤就比较重；而用汤药下，药物在人体停留的时间短一点，对人体损伤要少一点。

素体中阳不足之人又得了虚烦证有几个选择。一则先治虚烦证，再来温阳；二则先温阳，再治疗虚烦证；三则同治。仲景在此用同治来举例，并不是非要这么做。

栀子干姜汤方

栀子十四个，擘　干姜二两

上二味，以水三升半，煮取一升半，去滓。分二服，温进一服。得吐者止后服。

栀子清热除湿，干姜温中散寒。干姜也有发散的一面，代替豆豉，这可以看作是阳明太阴同治，半夏泻心汤也可以考虑使用。

下面一条是第 81 条："**凡用栀子豉汤，病人旧微溏者，不可与之。**"

栀子豉汤虽力轻，但毕竟是苦寒药，容易伤中阳，中阳不足的人应该注意，不用栀子豉汤，可用栀子干姜汤。

虚烦类证就暂时讲到这里。

（二）胃热炽盛证

胃热炽盛证包括胃热炽盛津伤轻证、胃热炽盛津伤重证、胃热炽盛气津两伤证。着重讨论胃热炽盛证津伤轻证。

1. 胃热炽盛津伤轻证证治（白虎汤证）

胃热炽盛津伤轻证，通常就简称为胃热炽盛证。胃热炽盛证的典型表现，就是阳明病的典型表现，出现身热汗出，不恶寒反恶热，脉洪大。前面我们已经讲过，身热，是高热、壮热，作为壮热就伴有津液损伤的表现，常见就是渴。它与津伤重证的区别就是口渴的程度不同，还有一些伴见症，如皮肤的弹性，皮肤的干燥程度。胃热炽盛津伤轻证，一般不影响皮肤的弹性，皮肤还是保持润泽，其治疗应清热生津，代表处方白虎汤。

白虎汤方

知母六两　石膏一斤，碎　甘草二两，炙　粳米六合

上四味，以水一斗，煮米熟汤成，去滓。温服一升，日三服。

石膏、知母相须为用。石膏辛寒，辛以润之，在清热的同时配甘味药生津。粳米除扶正以外，使此剂黏稠，容易形成悬浊液，使石膏容易发挥作用。药店不备米，粳米可以用其他含淀粉量大的药物代替，如山药、薏苡仁、茯苓、葛根。

本方的煎煮时间比较短，以米熟为度，从煮沸算不过 15~20min，充分体现了重用其气，寒凉清热的作用。另外从其用水一斗，推测煎好的药液不只 3 升，有 6 升左右。其实多出部分，完全可以给患者以汤代茶以止渴生津。

2. 胃热炽盛津伤重证证治（白虎加人参汤证一）

胃热炽盛津伤重证的典型表现就是阳明病的典型表现，但津伤重，

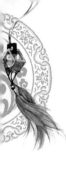

表现出欲饮水数升，这样强烈的口渴状态。其病机就是胃热炽盛津伤严重，其治法就是清热生津，加强生津之力。代表方就是白虎加人参汤。

白虎加人参汤方

知母六两　石膏一斤，碎，绵裹　甘草二两，炙　粳米六合　人参三两

上五味，以水一斗，煮米熟汤成，去滓，温服一升，日三服。

白虎加人参汤就是白虎汤加人参而成。这里的人参，依《伤寒论》用人参的通则是可用党参的，通过益气去生津。余无言先生 20 世纪 30年代在上海行医，用白虎加人参汤就是用党参。当然若有条件选用生晒参或西洋参都是可以的，但一定不能用红参，因其性温恐更伤津液。

3. 胃热炽盛津气两伤证证治（白虎加人参汤证二）

胃热炽盛津气两伤证的典型表现，是在胃热炽盛津伤证，包括轻证和重证的基础上出现气虚的现象，主要有短气、恶寒等现象。这个恶寒的程度比较轻，时间比较短暂，说明伤了卫气，"熏肤，充身，泽毛"之作用减弱。

胃热炽盛津气两伤证的治法是清热益气生津；代表方还是白虎加人参汤。

下面谈谈白虎汤和白虎加人参汤的应用。

这两方没有本质的区别，从治则来讲都体现了扶正祛邪的原则，在清热的同时益气生津。不同点在于白虎加人参汤，扶正的力量强，而且扶正的力量中益气的力量强。正因为这样，张仲景在《伤寒论》中论述这两方并没有截然划分。第 170 条："**伤寒脉浮，发热无汗，其表不解，不可与白虎汤。渴欲饮水，无表证者，白虎加人参汤主之。**"不可白虎汤，可白虎加人参汤，上下文对举，不可中含白虎加人参汤；可中也含白虎汤。

先说正用。白虎汤和白虎加人参汤，都可以用于胃热炽盛津伤轻证、胃热炽盛津伤重证、胃热炽盛津气两伤证。当然对于后两者白虎加人参汤更适合一些，但在没有人参或党参的情况下，就用白虎汤也是有效的。至于胃热炽盛津伤轻证见于老人、小儿、素体虚弱之人，

用白虎加人参汤比白虎汤更适合一些。

下面说说借用。将其作为清热生津之剂，但不是将其用于胃热炽盛之证，而是将其用于太阳病表证。虽然第 170 条张仲景说："其表不解，不可与白虎汤"，那是针对典型太阳病而言。白虎汤和白虎加人参汤是可用于太阳伤寒中风体质偏阳盛之人，或太阳伤寒中风阳郁重证，体现清中亦能解表的原则；或者将其作为清热生津之剂，用于消渴之中消证。

再说说变用。白虎汤和白虎加人参汤看作辛凉重剂，用于治疗太阳温病。

下面谈谈白虎汤和白虎加人参汤的有关条文。

首先说说《伤寒论》第 176 条："**伤寒脉浮滑，此以表有热，里有寒，白虎汤主之。**"

在该条文后面林亿加了一个校注：

"**臣亿等谨按，前篇云：热结在里，表里俱热者，白虎汤主之。又云，其表不解，不可与白虎汤。此云脉浮滑，表有热，里有寒者，必表里字差矣。又阳明一证云：脉浮迟，表热里寒，四逆汤主之。又少阴一证云里寒外热，通脉四逆汤主之。以此表里自差明矣。**"

前面我们说林亿的理校，得到后世的尊重，成为《伤寒论》不可分割的一部分。但这一条林亿的意见我认为是错的。

为什么是错的呢？

首先，他忽略了在中医学中表里是相对的，而把这条的表里看作一成不变的。这里的表就是阳明，里就是三阴，这里可以看作是太阴。阳明与太阴表里同病，按表里同病的治疗原则来看，有三种治法。

第一种先表而后里，就是本条所讲的内容。为什么呢？关键在脉，其"脉浮滑"，浮滑均为阳脉，提示在阳明太阴表里同病中，阳明病占优势，故可先治阳明，后治太阴。

第二种先里而后表。我们可以看看第 29 条与第 30 条。这两条有脱文，但把两条对照起来看，一些关键问题还是清楚的。

第 29 条："**伤寒脉浮，自汗出，小便数，心烦，微恶寒，脚挛急，**

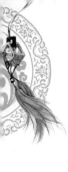

反与桂枝欲攻其表，此误也。得之便厥，咽中干，烦躁吐逆者，作甘草干姜汤与之，以复其阳；若厥愈足温者，更作芍药甘草汤与之，其脚即伸；若胃气不和谵语者，少与调胃承气汤；若重发汗，复加烧针者，四逆汤主之。"

第30条："问曰：证象阳旦，按法治之而增剧，厥逆，咽中干，两胫拘急而谵语。师曰：言夜半手足当温，两脚当伸，后如师言，何以知此？答曰：寸口脉浮而大，浮为风，大为虚，风则生微热，虚则两胫挛，病形象桂枝，因加附子参其间，增桂令汗出，附子温经，亡阳故也。厥逆咽中干，烦躁，阳明内结，谵语烦乱，更饮甘草干姜汤，夜半阳气还，两足当热，胫尚微拘急，重与芍药甘草汤，尔乃胫伸，以承气汤微溏，则止其谵语，故知病可愈。"

原发证是"证象阳旦"，就是说症状和太阳中风差不多，阳旦汤是桂枝汤的别名。这个证不是标准的太阳中风证，而是偏虚的太阳中风证，故用桂枝汤后，相对发散太过，出现"厥逆，咽中干，两胫拘急而谵语"。发汗后可以伤阴也可以伤阳。伤阳就形成太阴病，伤阴就可以转化为阳明病，阴阳两伤则形成阳明太阴同病的情况。阳明太阴同病诊其脉，"寸口脉浮而大"，"浮为风"就是太阳中风，"大为虚"是虚大而无力，看似有力重按却无。推测其人本虚，原发证"因加附子掺其间"，"因"，读"应"，训"该"，应该用桂枝加附子汤，反而"增桂令汗出"，就是反而增加了桂枝汤的发散力。本应用"附子温经"，反"增桂令汗出"，主要问题在"亡阳故也"。这个原发病证误治以后形成的是阳明太阴同病，但其脉虚大无力，故以太阴为主，先温太阴，用甘草干姜汤，后清阳明，少与调胃承气汤。

太阴阳明合病，清温并用就是栀子干姜汤。

其次，他忽略了条文的位置。第176条不是《伤寒论·辨阳明病脉证并治》的条文，它见于《伤寒论·辨太阳病脉证并治下》，也就是说它论述的主要不是阳明病，而是与之有关的其他内容。第176条位于《伤寒论·辨太阳病脉证并治下》的末尾，张仲景究竟想通过这个条文说明什么问题？

下面我们看看该篇末尾的五个条文，看看它们究竟讲了什么问题就清楚了。

第 174 条是讲桂枝附子汤证和去桂加白术汤证；第 175 条是讲甘草附子汤证。

第 176 条是讲白虎汤证，就是我们现在讨论的阳明与太阴同病用白虎汤。

第 177 条是讲炙甘草汤证。第 178 条是对第 177 条的说明。

去桂加白术汤，又叫白术附子汤，与桂枝附子汤、甘草附子汤合称风湿三方。风湿为病每因内虚而致风寒湿三气留着而为痹，其治疗大法多内外兼顾。在外祛风寒湿邪，在内补益肝脾肾，使邪气不致留着筋骨肌肉而为病，体现了表里同病的同治原则。

第 176 条体现了表里同病的先表原则。

第 177 条：**"伤寒，脉结代，心动悸，炙甘草汤主之。"** 伤寒在表，心动悸在里，因心动悸为里证重急，先治其里。

五条列于太阳篇之末尾，再一次重申外感疾病治疗中的一个重要原则：表里先后治则。

我们一定要注意《伤寒论》是一本书，既然是一本书，不是一堆烂字纸，就有一定的逻辑结构。一定注意，阅读古书要遵循"字不离句，句不离文"的原则。

4. 阳明热邪不甚津气两伤证证治（竹叶石膏汤证）

阳明热邪不甚津气两伤证的代表性条文是《伤寒论》第 397 条：**"伤寒解后，虚羸少气，气逆欲吐，竹叶石膏汤主之。"**

第 397 条本在六经净本最后的《伤寒论·辨阴阳易差后劳复病脉证并治》篇，讨论处理阳明病瘥后但阴阳尚未平复的状态。

竹叶石膏汤不仅可以用于阳明病瘥后气津未复，也可用于阳明经证体虚而热邪不甚气津液损伤者。现将第 397 条放在这里即按此证讨论。

阳明经证体虚而热邪不甚气津液损伤者的典型表现是虚羸少气，气逆欲吐。

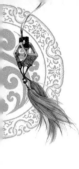

虽然热邪不甚，但仍能损伤气津，热而气津受损伤，致使胃失和降，故气逆欲吐。其人身体素来虚弱，加之热伤气津，故少气不足以息。

除以上典型表现外，还可见口干、少寐、舌红苔少、脉虚数等症。治当清泄邪热，益气养液，代表方竹叶石膏汤。

竹叶石膏汤方

竹叶二把　石膏一斤　半夏半升，洗　麦门冬一升，去心　人参二两甘草二两，炙　粳米半升

上七味，以水一斗，煮取六升，去滓，内粳米，煮米熟，汤成，去米，温服一升，日三服。

本方可看作，白虎加人参汤，去知母，减人参，加竹叶、半夏、麦门冬而成。余热未清当清其热，但不可过猛，故去知母，加竹叶清心除烦。虽少气当补，但胃失和降，故减人参；并加生津养液的且无滋腻大碍的麦冬而成。

竹叶石膏汤方中粳米的量由白虎汤的 6 合，减为半升，即 5 合，无伤大局，其差异可以忽略不计。

本方煎服法，与白虎汤有异，似当从白虎汤煎服。

（三）阳明热炽津伤水停证证治（猪苓汤证）

阳明热炽津伤水停证属于阳明病湿热为病的范畴，一方面热炽津伤；另一方面又有水停下焦，通利不畅。

阳明热炽津伤水停证的典型表现是：脉浮、发热、渴欲饮水、小便不利。

其中发热、渴欲饮水，是阳明热炽津伤的白虎汤证的一般临床表现。渴欲饮水一症还伴有因水蓄下焦，影响膀胱气化功能，导致水津不能正常布散的因素。因有水液停聚的另外一面，故阳明热炽津伤证渴欲饮水的程度比白虎汤证、白虎加人参汤证轻得多。

本证的重点还是在水液停聚。本证的小便不利与太阳蓄水证的小便不利是不同的。太阳蓄水证的小便不利原则上是小便解不出来，阳明病的小便不利原则上是小便解的时候出现不畅的表现，淋，涩，疼，

痛，是因为湿热停聚在下焦。

脉浮，既可视为洪脉的变象，由于水湿的影响，使力变缓；也可因影响膀胱气化，反而使在表之卫气不能正常布散而致。

阳明热炽津伤水停证的病机就是阳明热炽，津伤水停。

既然有胃热津伤，又有水液停聚，那么既要清热生津，又要利水泻热，但凡是水热互结的病证，治疗的重点都放在利水。所以张仲景在《金匮要略·脏腑经络先后病脉证》第 17 条特别强调："诸病在脏，欲攻之，当随其所得而攻之。如渴者，与猪苓汤。余皆仿此。"

猪苓汤方

猪苓去皮　茯苓　泽泻　阿胶　滑石碎，各一两

上五味，以水四升，先煮四味，取二升，去滓，内阿胶烊消，温服七合，日三服。

《伤寒论》的四个利水药，按扶正力量减弱驱邪力量增强的顺序排列，第一是白术，第二是茯苓，第三是猪苓，第四是泽泻。猪苓汤未用白术，说明本方是偏重在泻，在利水，而且加了滑石来帮助。利水就能够泻热，故没有加专门清热的药物。阿胶在此承担养阴的作用。阿胶既能生津液，又能填精补髓。在阳明病用此药重点在生津养液，在少阴病用此药时，阿胶重点在填精补髓。滑石的效果非常好，尤其是小便淋涩不通的时候，且价格廉。滑石当用则用，不当用时尽量不要用，因为滑石伤人肾阳。凌一揆讲六一散时讲到滑石。以前重庆的中药店，到了夏天都有包装好的六一散，很便宜，一分钱一包，一包三口之家可以吃十几天，确实有清热解暑的作用，但不能久服，久服就伤人肾阳。西医也不主张用，因为滑石是矿物药，有放射性，易致膀胱癌，但是这种观念是不全面的。现在很多中成药把滑石当填充剂，如香砂养胃丸就加了滑石，一边在补脾，一边在泻阳气。滑石是一味中药，现代制药工艺将之作为药物的填充剂，中医是不赞成的，因滑石是利尿剂。

上面我们讨论了虚烦类证、阳明热炽证和阳明热炽津伤水停证，涉及了第 221 条的栀子豉汤证、第 222 条的白虎加人参汤证、第 223 条

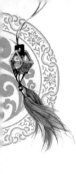

的猪苓汤证，集中讨论了阳明经证的证治规律。柯韵伯在《伤寒来苏集·阳明脉证下·栀子豉汤证》中说："此阳明起手之三法。所以然者，总为胃家惜津液。既不肯令胃燥，亦不肯令水渍入胃耳。"当然不局限在这三个条文中，它包括了这三个系列：虚烦证，显然病位在胃，但它的临床表现主要表现在心，在这三个病证中病位偏上。热炽津伤证是典型的中焦，热炽津伤饮停证是偏下。三个都是阳明经证，其基本治法都是清热，但在清热的同时，伴用的方法不同，这是值得注意的。在上焦的，要用芳化宣透，在仲景时代，芳化宣透不是那么很突出，但它已经体现了这样一个原则。后世特别是温病学派对此有很大的发展。在中焦热炽伤津，除了清热外，要注意生津。生津力量不是很强，但要注意这个问题。石膏辛寒，辛能润；知母苦寒坚阴，粳米更是生津。在下焦要注意渗利，甚至可以说是以渗利为主。所以总结是：上宣，中燥，下渗。这就是阳明起手三法体现的重要原则。温病学对其做了改进，有更好的体现，特别是针对湿温病提出了"上宣，中燥，下渗"的治疗原则。

从中可以看出，在《伤寒论》中仲景实际上是默认了湿热这一支。第221条、第222条、第223条是放在一起讨论的，这三个病证中有两个是夹湿的：虚烦证是湿热在胃脘，阳明热炽津伤水停证是湿热郁滞在下焦。因此，学习阳明病篇的时候不仅要看到燥热，更要关注湿热，并且在目前所接触到的几次大型传染病都不是单纯的燥热，常常兼夹湿，且许多时候还占主导地位，这是值得深思和注意的。

二、阳明腑证

阳明腑证通常认为是三承气汤证，严格说起来是不对的。阳明腑证同样分为三个类型。

以热邪亢盛为主的阳明腑证是阳明腑证中的主流。这种阳明病叫正阳阳明，正阳阳明是从其来路来命名的，即直接感受燥热病邪而成的阳明病。《伤寒论》第179条"**正阳阳明者，胃家实是也**"，则是强调其病机侧重在燥热炽盛。我们现在使用正阳阳明这个概念，就是强调病机是纯燥热。正阳阳明，通俗地说就是三承气汤证。其中最典型的就是大承气汤证，通常称为阳明燥屎内结证。另外就是小承气汤证，称为阳明气滞腑实证。小承气汤证的热还比较重，但其热与大承气汤证比起来不算重，着重在气滞。调胃承气汤证严格说来不是真正的阳明腑实证，可以叫准阳明腑实证，标准的说法是阳明热邪内聚证，由于热邪内聚但还未形成腑实的时期。当然热邪内聚是形成腑实的一个必要条件。

腑实证的另外两个类型，一个是从来路叫太阳阳明，从病机又叫脾约，重在气滞为主，热也不重，或者说算不上有热，通常叫就是麻子仁丸证。一个是从来路叫少阳阳明，从病机看是以津液枯燥为主的，热也不是很重，通常叫就是蜜煎导证。

由此可知，阳明腑实证同样是分为三类，热炽为主的，气滞为主的，津伤为主的。当然在热炽的这一个大类型，即三承气汤证中又可以相对地分为偏热炽的，偏津伤的，偏气滞的。

（一）正阳阳明证

在正阳阳明证中，一般教材都是先讨论调胃承气汤证，然后小承气汤证，然后大承气汤证。刚才我们说了，大承气汤证才是典型的正阳阳明证。所以我们先讨论大承气汤证，就像讲结胸，先讲大结胸证一样。

1. 热邪炽盛燥屎内结证证治（大承气汤证）

讨论具体内容之前有两点说明：

其一，大承气汤证很重要。个人认为，许多业界同道在研究大承气汤证的时候是有些问题的，无论是专著还是论文均反映出来。问题出在以方名证，以方名证在《伤寒论》研究领域内有前提，有特指，就是说在这个领域内，说大承气汤证就是特指阳明燥屎内结证而不是所有能够用大承气汤来治疗的病证。有些人把不是阳明燥屎内结证的大承气汤的扩展应用也加进去。比如说宿食病用大承气汤治疗，就不是阳明燥屎内结证。宿食的辨证论治就简单得多，只要证明有饮食的积滞，而此人体质壮实，耐得住大承气汤攻下，就可以用。因为宿食

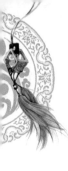

是治标，不是治本，先把有形病邪祛除了再说其他问题。阳明燥屎内结证用大承气汤去攻下就是治本，必须是热邪内聚与糟粕相交结。

阳明燥屎内结是热邪内聚与糟粕相交结造成的，但落实到具体的患者身上还可细分为热炽偏重、津伤偏重、气滞偏重。因此，阳明病临床表现是多样性的，不是单一。与前论阳明病的临床表现鲜明易察觉，及阳明病的证候相对单一并不矛盾。仲景在阳明病篇花了大量的篇幅来谈燥屎内结证，就是怕大家误认为阳明燥屎内结证就只有一个表现，后世有人总结大承气汤证就是"痞满燥实坚"俱全，那么所有大承气汤证就是一个模式，这样的总结是不太恰当的。

阳明病外证主要是经证，但与腑证有联系。但腑证的外象不像经证那样突出。热邪内聚的临床表现就不像经证那样鲜明。在讨论阳明燥屎内结证时我们还要联系到阳明病的外证。

下面就具体讨论阳明病燥屎内结证。首先看看阳明病燥屎内结证的临床表现。

（1）阳明病燥屎内结证的临床表现

首先说热。阳明病燥屎内结证的热最典型的就是潮热，也可出现大热、微热和无热。

阳明病外证的第一个临床表现是身热。阳明燥屎内结证的发热就不是持续发热，也不是典型的壮热，它的热型是潮热，发热定时出现或定时增高就称潮热。潮热可以出现在许多时间，这里特指日晡时出现潮热，就是在下午五时左右出现。阳明潮热传递的信息如下：第一，这个病证有热。第二，这个热已经与糟粕相交结，停聚在内。所以平常不发热，或发热的程度很低。第三，这个患者的正气还比平常强盛，还具有抗御病邪的能力。因此当阳明主事的时候，它得到天时的帮助，能够向外宣泄热邪，故潮热是向外宣泄热邪的表现。对于阳明燥屎内结证来说，热邪内聚的患者，能发潮热比不能发潮热原则来说要好。因此，潮热一方面提示了热邪内入与糟粕相交结，该下；另一方面正气尚能向外抗邪，可下。因此，潮热在判断阳明燥屎中有非常重要的地位。仲景在《伤寒论》第208条中提到："潮热者，此外欲解，可攻里也"。潮热的出现，既然热不是持续的，说明该患者津液的损伤已经比较重，不能随时运载热邪外出，必待日晡之时，得阳明气盛方可托邪外出而为潮热。除潮热外还可以出现大热、微热、无热。大热就是壮热，是阳明经证的典型表现。阳明腑证也可以出现。出现这种情况，说明这个患者的热特别重，虽然热邪与糟粕都交结了，但剩下的热还多，就要向外发散，则出现身壮热。微热的情况较复杂，需要具体情况具体分析。无热主要是气机阻滞太重，热邪郁伏在内。这种无热的状态再继续发展下去，就可能是热深厥甚。阳明病一旦出现气机升降出入严重障碍就要迅速采取措施，不顾一切去攻下。这种无热一旦出现必须迅速采取措施。

第二说汗。典型的阳明病的汗出是热汗，持续汗，全身汗，小汗。阳明燥屎内结证的汗出是局部汗出，是手足汗出，其他与阳明病的汗出是一样的，热汗、小汗、持续汗，所以又叫作手足濈然汗出。此外还可见大汗、微汗、无汗。

"濈"训"小雨不辍貌"，"濈然汗"就是小汗不止，本身并没有"热"的意思，但既然见于阳明病，则当然是热汗了，所以我们说是热汗、小汗、持续汗。阳明燥屎内结证出现这种局部汗出，主要是因为津液损伤较重，不能遍布全身所致。仅就汗出来说，"手足汗"的病理与一般的"但头汗出"比要重。《素问·太阴阳明论》中说到人体的津液是阳明产生的，但阳明不能直接利用津液，通常脾得胃传输的津液后首先向上输布到肺，然后肺把津液输布出去，先外再下。能够出现"但头汗出"说明这个津液还能够被输布出去，但是由于某种原因，比如津液损伤的程度过重，阳气的损伤过重，阻滞的程度过重，不能散布出去，那么脾就把津液传送到它能够控制的范围内，手足属脾直接管理的部位。汗出首先考虑的思路就是由于津液不足或津液布散发生了障碍而使局部汗出。因上所述，"手足濈然汗出"比"头汗出"重。也就是说"手足汗"是津液完全传送不出去，"但头汗出"是部分传送不出去。由此可知，若遇到一个燥屎内结证的人不是"手足汗出"，而是"但头汗出"，第一要能接受；第二说明这个阳明燥屎内结

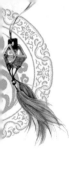

的程度偏轻。手足濈然汗，有时又写作手足漐漐汗出。漐漐，即汗出状，具体来说就是出汗持续，呈似有若无状。

除了"手足濈然汗出"的典型表现以外还可以出现大汗、微汗或无汗的情况。大汗是热邪炽盛迫津外出，微汗情况同样比较复杂。无汗要么是气机阻滞特别严重，要么是津液损伤特别严重。

第三说说大便异常。阳明燥屎内结证，肯定与大便异常有关。过去一说阳明燥屎内结证，常说是"痞满燥实坚"俱全，其中"实坚"就是针对大便而言。我不太赞同这样的说法，这种说法容易使人认为阳明燥屎内结证临床表现都是一样的，不利于指导临床医师正确认识阳明燥屎内结证。虽然阳明燥屎内结证是阳明腑实证的典型证候，突出燥热炽盛，气滞与津伤也比较严重，但对于具体的患者来说，又有热炽、气滞、津伤不同程度的不同临床表现。正是这样，张仲景才用了大量篇幅反复辨识阳明燥屎内结证。

阳明燥屎内结证确实有解燥屎的，但也有相当一部分的人不解燥屎，所谓燥屎只是一种病机的术语，说明热邪与糟粕相交结。根据历代的记载及临床实际情况，燥屎内结证的大便异常有五种以下情况：不大便、大便难、大便乍难乍易、大便硬、大便臭水。

我们首先分析不大便。不大便，又叫不更衣。汉代衣着宽大，入厕不便，故入厕当更衣，解大便又称更衣。凡三天以上不解大便就称不大便。常人大便一日 1~2 次，质量无异常，解便无异常，解便无痛苦，就是正常。因为某种原因打乱生活节奏，如出差，两天不大便也视为正常。但不管什么原因 3 天不大便肯定视为异常。经常有患者讲其食少，是无源性不大便，但从中医学角度这是不合理的。从大便的生成看，有三个原因：其一，人出生后大便的主要来源是水谷消化后的残渣。这个来源是不吃就没有。其二，是胃肠自身生理活动产生的废物。这个来源不吃也会有。其三，五脏六腑在生理活动中产生的废物。虽说五脏六腑所产生的废物要通过呼吸、汗出、排尿排出一部分，但"浊阴归六腑"，主要途径是通过大便排出体外。这二、三两点是不吃都有的，最典型的是初生婴儿虽未摄入水谷，但离开母体后会拉胎粪。更重要的是大便是胃肠之气能够正常通降的标志。三天不解大便说明胃肠之气有不降的问题。经方与时方的区别也就在于时方是就症状来治疗疾病，经方是在就症状所反映的人体的生理功能异常来治疗疾病。既然这样，不大便就主要是通降的问题，也就是气滞的问题。

其次分析大便难。大便难，是指在大便的过程中自觉困难。通常有两个原因，一是气虚推动无力，另一个是津伤亏损，不能濡养肠道，肠道干涩而不利，在中医界又称为无水舟停。对于阳明燥屎内结证的大便难，主要是第二个原因。

再次分析大便乍难乍易。大便乍难乍易是大便难的变异状态。大便乍难乍易，很容易理解，就是大便有时难解，有时又容易解。乍易就说明该患者津伤不重。既然津伤不重，为什么又会出现乍难呢？乍难，虽然津伤不重，但是由于气滞而使津液的布散发生了异常。由于气滞使津液难于顺利地进入肠道，呈现一种时通时不通的状态。前面我已经说过，津液是在胃中产生，但必须通过脾的转输，肺的布散，才能为阳明利用。所以当津液转送出现障碍时，若阳明能得到津液濡润就乍易，不能够得到津液濡润就乍难。

下面再分析大便硬。大便硬就真正是燥屎，是热邪炽盛灼伤津液使大便变得干硬。

最后分析大便臭水。大便臭水，就是大便呈污浊的恶臭的灼热水液，在中医学中将其称为"热结旁流"。说明重点在热邪炽盛。"热结旁流"是对病机的一种推理理论，用以说明这种阳明燥屎内结证，为什么不下大便而下污水。就是肠中有燥屎，未下，但由于热邪迫津，从燥屎旁边渗下，带来了燥屎的恶臭。表现上是下利，下利青黑污水，本质是热邪与糟粕交结。根据患者解下的是灼热污浊恶臭水液并伴有阳明燥屎内结的其他现象，采用攻下热结达到消除病机的效果，故用此解释。"热结旁流"，可以视为大便硬的变异情况。临床上出现这种燥屎内结，热结旁流的反常现象，当急用"通因通用"的法则，用峻攻祛邪，若服大承气汤一剂，不效，应考虑手术治疗。

第四说说腹部异常。腹部异常主要就是腹胀、腹痛。胀、痛可以

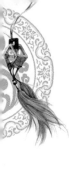

分别出现，但多半相伴出现，临床上有些患者胀痛分不清。不清楚就不分，如患者言腹痛，矢气减轻，这种"痛"多半是胀。阳明燥屎内结证的腹胀、腹痛都拒按，因本证是典型的实证。且这种胀痛往往是持续的，基本上没有缓解。

阳明燥屎内结证的腹胀不仅患者自己能感觉到，而且测量腹围可明显看到腹围变大，也就是说这是一种体征。这种胀可以有侧重，一般偏脐下一些，多是满腹都胀。

痛分局部痛和全腹痛。局部腹痛多见于阳明燥屎内结证，典型的是在脐周，就是绕脐痛。阳明包括小肠，脐周从解剖来看主要是小肠。满腹疼痛常常提示热邪炽盛。

第五说说神智异常。阳明病易出现神志异常。其原理简单来说就是胃络通心。胃中邪热上犯于心，轻的可能出现烦躁，重的可能出现神昏。阳明燥屎内结证，属燥热炽盛重证，且伴有气滞、津伤而致升降出入失常，故易致神昏。神昏在临床常表现为语言异常和动作失常。

在语言上的表现就是谵语，独语，不语。谵语就是说胡话。谵语最初的意思就是语多。一个人能说，一般肚子里的货就多。所以谵又引申为有学问。但以后转义为专指病中话多。病中话多，实际上就是指谵语。

阳明谵语有两个特点，一个是语言的总量多，二是内容丰富。谵语的患者可以说一天不重复。语，指能表达一个完整的意思，而且能够与人对话。有报道深圳九个甲流重症患儿，六个脑损伤，三个脑死亡。其中一个患儿出现谵语，推测应是曾病入阳明。我小时候一个表哥得了肠伤寒，送入医院，医院要加强营养，要求吃流质，喝鸡汤。肠伤寒在中医学认为是湿温病范围，喝鸡汤有碍治疗。表哥略知中医，不喝，医院认为不配合治疗让出院。在家请重庆名中医王建孚治疗。一日，我去看他，见其拆被子，问："七哥，你拆被子做什么？"答："拆下来洗。"又问："洗了又做什么？"答："洗了好回家。"当时我表哥是住在我家，从我知事时起他就住在我家。这是我对谵语的最早认识。能够表达一个完整的意思，能够回答，但言语内容就不能和周围的环境完全吻合。谵语发展到一定程度就是独语，既然是语，它也能表达一个完整的意思，但是他就不与人对话，但从语言的内容看会让人觉得他与一个不存在的人对话，故独语的完整说法叫独语如见鬼状。独语最大的特点就是旁人插不进话。看似就他一个人在病床，但给人的感觉是他周围还有一个或好几个人在与他对话，而你跑上去说他根本就不理你。说梦话是可以逗的，越逗他他越说。这种现象与谵语是差不多的，这是一种生理现象；而谵语是一种病理现象。不语就是不说话了。这三个阶段，从现象看有点像喝酒的三境界，首先是豪言壮语，其次是自言自语，最后是不言不语。虽然一个是病态，一个是生活中的反常现象，但其反映神昏的程度是一致的。

　　另有一种郑声，与谵语非常类似，要认真加以鉴别。从字面上讲就是郑重其事，反复叮咛。郑声的第一个问题是语言的量少，表现在：一是语言的总量少，"言而微，终日乃复言。"二是语言的内容少，翻来覆去就那么两句话。第二，郑声常不能表达一个完整的意思。一是声音太低微听不清楚，二是声音语言太含糊。第三是不能跟人交流。举两个郑声的例子。例一，六十余岁一老人，感风寒病邪，住院输液，说欲小便，有时候解，有时候又没有解。一次又闹要解便，四处找不到他的便器，同室另一位患者说，好像便器在他身下。白天闹了一整天，临下班时安静了。我当时刚到临床，没有经验，但总觉得有点不对。临走时对患者家属说，你们也累了，抓紧时间休息，注意患者情况，有什么事及时找值班医师。到第二天上班的时候患者已经走了。才反应过来前一天患者的行为不正常。回想起来这个患者没有正常回答过医师、护士的任何一个问题。谵语是可以回答问题的，郑声就不能正面回答问题，因为郑声患者的神气已经丧失。今后遇到这种患者应采取措施看他是否能正面回答一个问题，以鉴别是不是郑声。独语是实证，能陈述一个完整的意思；郑声是虚证，不能陈述一个完整的意思，只有只言片语。谵语、独语处理得当一般是能救过来的，郑声一般救不过来。例二：一糖尿病患者，住在附院干部病房。因为我平时给她看病，听说她住院来看她。刚走到干部病房门口。遇见她女儿

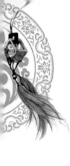

也来探视，带了一大罐面片汤，说是患者要求的。刚进病房门，患者神志清醒，还与我打招呼。我与她交谈，也很正常。她女儿在一边给她盛面片汤，盛好喊了她一声。突然患者转过身，把面片儿汤一把抢过了，低头匆忙吞食，似乎恨不得一口气吃下那一碗，但实际并没有吃下多少，吞下几片面片后突然抬头言："你们把我围住干什么……"第一声响亮惊人，以后声音越来越低。我当即反应出这是郑声，马上将她女儿拉出，对她讲："你妈不行了，你要做好准备。"不到一个星期，这个患者去世了。郑声出现至少说明——脏气绝。

《伤寒论》第 210 条说："**夫实则谵语，虚则郑声。郑声者，重语也。直视谵语，喘满者死，下利者亦死。**"谵语就是热炽神昏，直视就是眼睛不能随意转动，既说明神昏的程度非常重，也说明津伤的程度非常重。阳明病不管是经证还是腑证都可以影响到肺气的宣降，因为肺与大肠相表里。喘满就说明了阳明胃肠之气失于通降的状态非常严重。"下利者亦死"是大实证出现虚象，这个死倒不一定。比如热结旁流也是一种特殊的下利。故对于阳明燥屎内结证伴有下利的问题我们要综合判断。如果是下利伴随着郑声，那么确实下利这个问题就应该非常严重。要注意仲景在《伤寒论》中把郑声有时候称为谵语，也可能是抄录的错误，也有可能是在行文的时候没来得及完全更正过来。

神志异常，在动作上的表现概括起来就是手足躁扰。手足躁扰又分为循衣摸床和撮空理线。两者又是一个渐进的过程，循衣摸床较撮空理线轻。循衣摸床就是患者无意识的动作依附一个物体。具体来说他摸的是什么是次要的。前面讲谵语时，我讲我表哥拆被子的动作就是循衣摸床。所以我们记病历也不能完全写实，还得改用必要的医学术语。我还见到一个神昏的患者，手足躁扰，床旁有一报纸，我把报纸递过去，他的手就循着报纸边边动，好像在整理报纸。做病历记载时就不能写整理报纸，而要写循衣摸床。撮空理线是指患者无意识的动作并不依附于一个事物。

阳明病出现这种神昏的表现，本身就反映其升降出入障碍程度较重，一定要想办法打破这种障碍，其他问题都好说。

阳明燥屎内结证最典型的脉象就是迟脉，脉来沉迟有力，说明热邪与糟粕相交结，阻滞气血的运行。《伤寒论》中凡是大实证仲景都强调是迟脉，如典型的结胸证也见脉迟。除此之外，阳明燥屎内结证还可见到数、滑、弦、涩脉。当然这些脉都是有力的。如果出现数脉，说明在阳明病三个病理环节中偏重于热炽。滑脉说明热邪与糟粕相交结的程度轻，同样是阳明燥屎内结证，是有轻重之别的，比如若不是"手足濈然汗出"而是"但头汗出"也说明程度轻。弦脉反映气滞的程度比较突出。涩脉反映津伤的程度较重。

（2）阳明病燥屎内结证的病机、治法、代表方

综上，阳明燥屎内结证的病机是热结阳明，腑气不通。热结阳明是腑气不通的因，腑气不通是整个疾病的关键，是其核心环节。

因此，阳明燥屎内结证的治法就应该是攻下热结，通腑降气。

其代表方是大承气汤。

大承气汤方

大黄四两，酒洗　厚朴半斤，炙，去皮　枳实五枚，炙　芒硝三合

上四味，以水一斗，先煮二物，取五升，去滓，内大黄，更煮取二升，去滓，内芒硝，更上微火一两沸。分温再服。得下，余勿服。

关于大承气汤的方义，方剂学也讲过了，方中大黄攻下热结是主药，因为其所针对的是导致阳明燥屎内结证的因，主病者为君。枳、朴行气导下，通腑降气，是重要的辅助药；芒硝咸寒，润燥软坚，协大黄攻下热结；助枳、朴导下。四药组合成一首攻下热结、通腑降气的代表方。

这个处方叫大承气汤，大就大在攻下热结、通腑降气的力量宏大。那为什么其力宏大呢？

首先大承气汤其力宏大的关键在枳、朴，而不在硝、黄。大承气汤的治法核心体现在通腑降气。三承气汤大黄均用四两，故大承气之大不大在大黄。

其次，大承气汤之大，不在于大黄后下，而在于枳、朴先煎。药物久煎重在取味，枳实、厚朴苦辛通降。看看三承气汤的大黄煎煮时

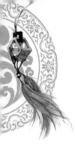

间，注意是大黄的煎煮时间：大承气汤的煎煮时间是以枳、朴溶液 5 升，煮取 2 升；小承气汤的煎煮时间是以水 4 升，煮取 1 升 2 合；调承气汤的煎煮时间是以水 3 升，煮取 1 升。因此，大、小、调三方大黄的煎煮时间比为（5→2）∶（4→1.2）∶（3→1），化简为 = 15∶14∶10。从中可以看出，三承气汤中调胃承气汤的大黄煎煮时间最短，大承气汤中大黄虽后下，但实际的煎煮时间在三承气汤中最长，故大承气之大也不在大黄后下。

第三，也不在使用芒硝且用量大。小承气没有用芒硝。就大承气和调胃承气汤而言，就全方而言，大与调用芒硝之比为 3∶5；就每一服而言，大承气汤是分二服，调胃承气汤的标准服法是顿服，就是服一次，则其比例为 3∶10。

所以大承气汤攻下热结的效果好，之所以大，一在枳、朴的用量重；二在枳、朴先煎，以更好地发挥它通降胃肠之气的作用。经方与时方的区别就在于它注重调节人体的生理功能。叫承气汤不叫泻下汤就意在通降胃肠之气。特别在今天的技术条件下，若仅仅是块燥屎，完全可以用物理方法去除，或用灌肠的方法解决。这样虽然燥屎得去，但病机却并未解决，胃肠之气还是不会通。正是因为这样，所以不仅大承气可用，其他通降胃气的处方都可以考虑使用。

（3）阳明病燥屎内结证的相关原文

《伤寒论》第 220 条："二阳并病，太阳证罢，但发潮热，手足漐漐汗出，大便难而谵语者，下之则愈，宜大承气汤。"

我认为这是大承气汤证的核心条文。其一，它突出了仲景在辨燥屎内结证中两个重要的体征：潮热、手足漐然汗出。其二，它点出了燥屎内结证在临床上还应该注意两个方面：大便的异常和神智的异常。

第 208 条："阳明病，脉迟，虽汗出不恶寒者，其身必重，短气，腹满而喘，有潮热者，此外欲解，可攻里也。手足漐然汗出者，此大便已硬也，大承气汤主之。"本条，仲景再次强调了潮热，"此外欲解"就是外证基本上去了，与后世叶天士所说"表证全无或十只存一"呼应。即使这个时候有轻微的表证，而阳明燥屎内结证是一个重急之证，又有它的典型临床表现，故先考虑。此条突出了潮热、手足濈然汗出这个临床表现。

第212条："**伤寒若吐若下后，不解，不大便五六日，上至十余日，日晡所发潮热，不恶寒，独语如见鬼状。若剧者，发则不识人，循衣摸床，惕而不安，微喘直视，脉弦者生，涩者死。微者，但发热谵语，大承气汤主之。若一服利，则止后服。**"本条讨论以不大便为主的阳明燥屎内结证。突出潮热，突出谵语，从而突出气滞的病理。

大承气汤的谵语是似清非清，似识人非识人，不是完全不识人，若是完全不识人就是独语或不语。直视即是失神的表现，也是不识人的具体化，同时也反映其人津液损伤。惕而不安，是指心气不足。这里主要是阴气，即津液的不足，是阳明津液不足损伤影响到心阴不足，说明阳明为病是实中有虚。对于重证若脉弦，是气滞之象，脉证相应，为吉；若脉涩，这里指涩而微，一是反映气血运行不畅，结合独语、直视反映升降出入严重障碍，二是脉虚证实，两者不合，将有内闭外脱之虞，故预后不良。

喘是阳明腑气不通影响到肺，故言微喘。第242条："**病人小便不利，大便乍难乍易，时有微热，喘冒不能卧者，有燥屎也，宜大承气汤。**"

这一条重点在讨论大便乍难乍易阳明燥屎内结证。本证不一定有典型的潮热，此处大、小便不利不是无津液，是津液的布散出现了障碍，重点仍在气滞影响到了津液不能正常布散。冒是阳明浊气不下，上扰心神，神智涣散不能自主。出现这种情况，说明升降出现严重障碍，佐之伴喘仍然是阳明热邪影响到肺的肃降，是为燥屎内结之气滞重证。

张仲景恐后人只盯住燥屎内结证的临床表现，专门提出阳明三急下证。下面我们看看阳明三急下证。

仲景在辨识阳明燥屎内结证的时候，两个重点就是潮热和手足濈然汗出。但不是所有的患者都会出现这两个现象。有的不出现这两个现象，就是因为具体到患者的身上热炽、津伤、气滞这三个环节可能

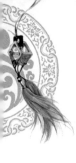

一个环节表现得特别突出，其他两个环节表现得不够，还未构成标准的阳明燥屎内结，但若不干预又会耗损正气或变成严重的升降出入障碍。故应及时地打破常规地使用泻下的方法，这就是三急下证。三急下证的这三条恰好说明了这种侧重点不同的状态。

我们具体看看阳明三急下证。

第252条：**"伤寒六七日，目中不了了，睛不和，无表里证，大便难，身微热者，此为实也，急下之，宜大承气汤。"** 本条关键的临床表现是目中不了了，睛不和，它是眼睛不能正常地转动，有点类似于直视。二是视物不清，提示阴津损伤较重。五脏六腑之精气皆上输于目，才有其正常的生理功能。现在阳明津枯，必致五脏六腑阴精不足，而影响视物不清。在这种情况下，即使阳明燥屎内结证其他方面的问题都不是很突出，也需要用大承气汤急下存阴。"无表里证"是说明无阳明燥屎内结证的其他典型的表证和里证，如潮热、手足濈然汗出这些明显在外的表现，有大便难但是并没有明显的腹胀腹痛这些在里的表现。

第253条：**"阳明病，发热汗多者，急下之，宜大承气汤。"** 这个条文省略了一个条件，就是肯定有大便的异常，比如说不大便。若光是阳明病发热汗多者是白虎汤主之。我曾治一林业工人，某种原因腹泻，过服痢特灵，腹泻止住了，继发高热神昏，躁狂。送至县医院，吼了三天三夜，至第三天下午，医院护士长来找我，说已运用各种镇静药控制不住，再这样下去，恐虚脱。我到病房，一推开门就觉一股热浪扑面，因患者躁狂，故用绷带束于床上，牙关紧闭，两手握固，汗出不止，不大便三日，脉洪大有力。先针两颊车、两合谷，缓解牙关紧闭，两手握固。用大承气汤一剂。当夜，安静。次日九时，脉之，比昨日平稳，但仍有洪大之象，又下大承气汤一剂，愈。这个患者不是典型的外感疾病，但其起因与外感有关，临床表现与三急下证相似，可按三急下证处理。

第254条：**"发汗不解，腹满痛者，急下之，宜大承气汤。"** 腹满痛重点在气滞。本条文隐含了时间。发汗不解之后，马上就出现了腹满痛，是病势来得很急，现症虽然不是很重，但也要采取断然的措施防止演变成升降出入严重障碍。这是超越常规用大承气汤。一定要清楚这三条分别反映了阳明病的三个侧重环节，这三个侧重环节的代表性临床表现是什么，病机是什么。第 252 条的代表性临床表现是目中不了了，睛不和，病机偏重在津液损伤。第 253 条侧重在发热汗出，并有大便不通，反映热邪特别炽盛。第 254 条侧重在发汗不解，腹满痛，潜在的症状就是病程发展较急，提示气滞偏重。

第 255 条："**腹满不减，减不足言，当下之，宜大承气汤**。"是承接第 254 条提示阳明病的腹满腹痛几乎没有缓解，患者可能也有点缓解，但这个缓解的程度可能很轻。本条是针对第 254 条"腹满痛者"的进一步说明。这个条文也可用于指导对宿食证的认识，故对阳明燥屎内结证其他方面的辨证的要求就放得轻一些。

第 241 条："**大下后六七日不大便，烦不解，腹满痛者，此有燥屎也。所以然者，本有宿食故也，宜大承气汤。**"宿食是导致燥屎内结证的一个重要原因，宿食停聚就是糟粕。糟粕停聚一可招热，二可化热。其用大承气汤算是变用。但宿食病和阳明燥屎内结证是两回事。因此，在治疗宿食证时只要明确两点就可用，一是确有宿食，二是患者体质壮实，能耐受大承气汤的攻下，即可使用，不必考虑是否潮热、是否手足濈然汗出、是否谵语……

（4）大承气汤的临床应用

首先，是正用。就是将其作为攻下热结、通腑降气的方剂，用于治疗阳明燥屎内结证。包括典型证、变异证。

其次，是借用。就是将其作为攻下热结、通腑降气的方剂，用于阳明燥热气滞腑实证、阳明热邪内聚证。

最后，是变用。就是将其作为攻下食积之剂，用于宿食，无论有热无热，只要体质壮实即可使用。

还可作为清热利湿之剂，用于湿热为病属实证者，特别是伴有腑气不通者。

2. 阳明燥热气滞腑实证证治（小承气汤证）

阳明燥热气滞腑实证是阳明热结腑实证中的轻证，重点在于腑气不通，不一定有很明显的燥屎。更直接说，就是小承气汤证可看作是一个没有完全形成的阳明燥屎内结证。仲景在论述本证时着重强调了两组临床表现。

一是神昏，特别是谵语。中医学认为神昏谵语除了热邪炽盛，还有另外一个因素就是窍闭。窍闭最常见的两个因素，一个是痰湿，另一则是瘀血。而作为阳明腑实证来讲，这两个因素都有可能。比如燥屎内结证最典型的是迟脉，迟脉就是气血运行受阻，就有可能形成瘀血。前述桃核承气汤中的调胃承气就是取义凉血活血。阳明燥热气滞腑实证，这一类气滞为主的阳明病既可以从燥热这一支形成，也可以从湿热这一支形成，如结胸见大便不通。湿热成痰就可能壅滞形成窍闭。

另一组就是津液损伤不重的临床表现：汗多，小便数。汗多，小便数会伤津，这里是说当时汗多，当时小便数，就是当时津液未大伤。既然这个病证的津液损伤不重，再推一步它的热也不会重，因为热盛就会伤津，所以说阳明燥热气滞腑实证，偏重在气滞，热不重，津伤不重，甚至有些并没有津伤，反而有津液停滞，津液聚集这一类现象。

既然阳明燥热气滞腑实证的病机就是热结不甚，腑气不通。

因此其治疗就应该泄热通便，消滞除满。

代表方是小承气汤。

小承气汤方

大黄四两，酒洗　　厚朴二两，炙，去皮　　枳实三枚，大者，炙

上三味，以水四升，煮取一升二合，去滓。分温二服。初服汤当更衣，不尔者，尽饮之，若更衣者，勿服之。

它可以看成是一个弱化了的大承气汤，因为它病不重，大黄仍用4两，枳实从大承气汤的5枚减为3枚；厚朴从大承气汤的8两减为2两。

我们再看看一些代表性条文。

《伤寒论》第213条："阳明病，其人多汗，以津液外出，胃中燥，大便必硬，硬则谵语，小承气汤主之。若一服谵语止者，更莫复服。"

阳明燥热气滞腑实证，在临床表现以谵语、多汗为代表，大便非必硬，"硬"是一个病机说法，指出燥热病邪与糟粕相交结。阳明燥热气滞腑实证津伤并不突出，它以热邪炽盛引起的气滞为主，除了通便它还以谵语的消失来作为它治疗得效的一个指征。换一个角度看，小承气汤也可以是一个凉血活血的处方。叶天士在这个基础上做了发展，从理论上做了提高："入血直须凉血止血"。从温病学角度看谵语是热入营血，而从《伤寒论》角度看，谵语是阳明热邪内闭心窍。两种说法是可以有所交叉的。

下面简要说说小承气汤的应用。

首先是正用，作为泄热通便、消滞除满的代表方，用于各种来路所致的阳明燥热气滞腑实证。

其次是借用，作为泄热通便、消滞除满的代表方，用于治疗阳明燥屎内结证的轻证。

《伤寒论》第214条："**阳明病，谵语发潮热，脉滑而疾者，小承气汤主之。因与承气汤一升，腹中转矢气者，更服一升，若不转矢气者，勿更与之。明日又不大便，脉反微涩者，里虚也，为难治，不可更与承气汤也。**"

既然有潮热，按仲景在《伤寒论》中记述的风格来讲就是阳明燥屎内结，但是脉滑而疾，说明是轻证，故用小承气汤。注意用小承气汤的标准服用量是每次服6合。小承气汤共煮1升2合，一次服1升基本是顿服了。另外这个处理方法既是治疗，又是试探。既然它是轻证，那么它就有许多临床表现不是很典型。承气汤的核心问题是使胃肠之气正常通降，故胃肠矢气说明有效，但是轻了。有两个办法，一是小承气汤再吃，还有一个办法就是改成大承气汤。服了小承气汤如果不矢气，说明这个不是实证，不是热证，是虚证。还有个问题就是服了小承气汤有效，但"明日又不大便"同样反映这是虚证，不是实证。那么不但小承气汤，调胃承气汤也不能服，大承气汤更不能服。仲景在这里就是反复强调大便不通，从直接来讲是阳明的问题，从间接来讲还有一个重要的问题就是太阴。大便不通不一定就是阳明，特别从

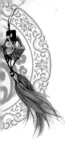

成都地区来讲大便不通更多是太阴的问题。真正是阳明病小承气汤证稍用大承气汤问题不是很大，两个毕竟都是实证。但是若虚证当作实证治，这就是《黄帝内经》里虚虚实实的大忌了。

其三，是变用。一是可将其看作清热燥湿的方用于虚烦证之伴腹满者；二是可将其看作以下代清的处方，用于阳明热邪内聚证；三是可将其代为凉血散血之剂，用于血热证。

3. 阳明热邪内聚证证治（准正阳阳明证、调胃承气汤证）

热邪弥漫是阳明经证的典型特点；热邪内聚是阳明腑证的重要基础，它是形成腑证的必不可少的条件，但不是真正的腑证。《伤寒论》描述阳明热邪内聚证的典型表现为"蒸蒸发热"，就是热自里出。它的临床表现有三：其一，"蒸蒸发热"，就是患者自觉有热从体内向体外扩散。其二，肤深层次的温度比肤表的温度高，而且不断有热气从深层次向外扩散。换句话说就是摸脉时尺肤热不减，甚至越摸越热者，就是"蒸蒸发热"。其三，患者胸腹的发热程度比尺肤的发热程度高，里热大于表热，就是"蒸蒸发热"。

既然本证病机是热邪内聚，那么最简捷的方法就是用下法来消除在内的热邪。这叫"以下代清"。今天方剂学中的凉膈散代表了以下代清这个法则。实际上以泻代清的起始处方就是调胃承气汤。因此，《伤寒论》在论述调胃承气汤的临床表现时根本没有提到腑气不通的问题。以下代清不足之处就是热不容易清干净，留下的余热可以用栀子豉汤解决。在实际临床上有的患者也许已经开始出现阳明腑实了，也就是说除了蒸蒸发热外还有大便不通，不大便，大便难，用以下代清既可以使初步形成的阳明腑实证得到解决，又可防止腑实进一步发展，以下代清，通腑防结；泻热和胃，清润通腑。一个方体现两个法则。

调胃承气汤方

甘草二两，炙　芒硝半升　大黄四两，清酒洗

上三味，切，以水三升，煮二物至一升，去滓，内芒硝，更上微火一二沸。温顿服之，以调胃气。

本方以大黄配芒硝，形成泻下的相须组合。酒洗大黄，使其不专

在泻下，兼有凉血散血之用。配以甘草，一则扶正，二则缓其泻下之力，更能发挥以下代清的作用。以上服法是常规服法，治疗针对是热邪内聚的状态，病情可随时变化，故顿服以防真正形成阳明腑实证。

下面结合条文，讲讲调胃承气汤的临床应用。

首先，说正用。就是将其作为以下代清、通腑防结的代表方，用于阳明热邪内聚证。《伤寒论》第248条"**太阳病三日，发汗不解，蒸蒸发热者，属胃也，调胃承气汤主之。**"就是其代表性条文。全条根本没有涉及腑实的问题。若是阳明与太阴同病，重在阳明，也可用调胃承气汤先泻阳明之热，当然得按第29条的方后注："少少温服之"。既然是"少少"，以3~5合为宜。

其次，说说借用。就是将其作为以下代清、通腑防结的代表方，用于阳明实烦证。第207条："**阳明病，不吐不下，心烦者，可与调胃承气汤。**"不吐不下，虽未明言阳明腑实，但提示了阳明内实不通，不能向外宣泄，这种烦躁，可归入在阳明证里半属于腑实证的烦躁，它与虚烦证的相对应就该称为实烦证。这种实烦除了调胃承气汤，大、小承气汤也是可以考虑的。下而除烦。

最后说说变用。就是作为泻热和胃、清润通腑剂，用于阳明燥热气滞腑实证。第249条"**伤寒吐后，腹胀满者，与调胃承气汤。**"就是其代表条文。伤寒吐后，腹胀满，提示属于气滞的阳明腑实证，代表处方应用小承气汤。此处是讲调胃承气汤可用于阳明燥热气滞腑实证的轻证。虽然它没有用枳、朴等理气泻药，但它是通过泻下的方法使胃肠之气能够正常通降，故可以借用来治疗小承气汤的轻证。由于推广，也可推广用于阳明燥屎内结证之轻证，或用过大承气汤病邪已衰，尚有余邪者。

三承气汤证的标准临床表现，概括起来讲大承气汤证是基础的、典型的，称为燥屎内结证。小承气汤证是病机中间只有气滞这个环节比较突出，热炽和津伤都不大突出，是一个没有完全形成的，不标准的阳明腑实证。调胃承气汤证仅仅是热邪内聚，创造了阳明腑实证形成的基本条件，还不能够算作是典型的阳明腑实证，它用泻下的方法

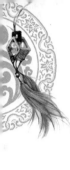

更多的是以下代清，消除内聚的热邪。毕竟三个方都有攻下的作用，在一定条件下可以相互替代：调胃承气汤可以用来治疗小承气汤证的轻证；小承气汤可以用来治疗调胃承气汤证的重证，也可以用来治疗大承气汤证的轻证；大承气汤可用来治疗小承气汤证的重证。当然可用不一定用，比如大承气汤力峻，若用于小承气汤证的重证，必须体质壮实。

上面讨论了三个阳明热结腑实证，即正阳阳明证。

（二）阳明气滞腑实证证治（太阳阳明证、脾约证、麻子仁丸证）

阳明气滞腑实证作为阳明腑实证，具有腑实证的基本表现：大便异常，腑气不通，不大便。大便不通反映的是腑气不能正常通降。也具有阳明病的共同病理：热炽，津伤，气滞。阳明气滞腑实证的病理以气滞为主。阳明气滞腑实证的临床表现邪热一般不重，不要过于强调，若这个热盛就是三承气汤讨论的范围了。出现多汗，说明本证津伤不重，大便又不通，那么核心问题就在气滞，气滞集中表现在津液的布散异常上。前面我们讲到阳明燥屎内结证有大便乍难乍易的表现，乍易就说明不缺津，乍难就说明津液布散失常，不能正常进入肠中。脾约的阳明有热，但这个热不盛，有热并不重，但它是以干扰脾对津液的布散为主，就形成了这样一个特殊的疾病，热并不重，但大便困难的现象比较突出。正是因为本证的病机是胃热制约脾为胃转输津液的功能，所以张仲景将此证称为脾约证。

故在治疗的过程中一方面要治本，解除胃对脾的约束，就要消除气滞，引导胃肠之气正常通下；另一方面要治标，润肠通便。代表方是麻子仁丸。

麻子仁丸方

麻子仁二升　芍药半斤　枳实半斤，炙　大黄一斤，去皮　厚朴一尺，炙，去皮　杏仁一升，去皮尖，熬，别作脂

上六味，蜜和丸，如梧桐子大。饮服十丸，日三服，渐加，以知为度。

麻子仁丸就是这样一个标本兼治的处方，治标用了大剂麻仁、杏

仁、白芍、蜜；治本在这个处方中用了一个小承气汤泄热行气。其证不急，故以丸药缓治之。

下面我们看看相关条文，可以加深对脾约证的认识。

第 245 条："脉阳微而汗出少者，为自和也，汗出多者，为太过。**阳脉实，因发其汗，出多者，亦为太过。太过者，为阳绝于里，亡津液，大便因硬也。**"

本条论述，过汗而致津伤致大便硬证。"脉阳微"之"阳"指浮或关上；"微"这里是指相对于洪大脉而言。阳微，汗出少，在外感疾病中说明邪热已去，有自愈的倾向性。"大则病进，小则病退"，如何判断小则病退，仲景《伤寒论·辨脉法》第 18 条，有一个经典的说法："寸口，关上，尺中三处，大小浮沉迟数同等，虽有寒热不解者，此脉阴阳为和平，虽剧当愈"。"汗出多者，为太过"，指脉微下来了但是症状没有缓解，汗仍然出，就可能出现问题。"阳脉实，因发其汗……大便因硬也"，"阳"，解为浮或关上，都指卫外闭郁比较重，原则上应当发汗，但汗出太过就会损伤津液。"阳绝于里"不是亡阳，是阳气单独盛于里，真正的含义是阴伤，不能与阳相配。这条是讲一般性的发汗后可能会出现亡津液而大便硬、大便难的状况，即亡津导致阳明腑实。

第 246 条："**脉浮而芤，浮为阳，芤为阴，浮芤相搏，胃气生热，其阳则绝。**"

本条承上条，说一个相反的例子。脉浮而芤指轻取浮大重按中空，形似葱管为阴血不足、阳气浮盛之象。这里指津液亏损，导致阴虚生热，而出现类似的"其阳则绝"证，是偏于虚证。

第 247 条："**跌阳脉浮而涩，浮则胃气强，涩则小便数，浮涩相搏，大便则硬，其脾为约，麻子仁丸主之。**"

"浮则胃气强"，这是本证的核心，跌阳是足阳明经经过之处，直接反映胃气的状态，其脉浮，浮为阳脉，主胃气强，同时提示本证是实证。

"涩则小便数"，涩脉是一个非常复杂而多见的一个脉象，只要表

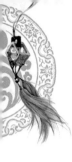

现出脉来不稳定，可以是至数不稳定，可以是脉位不稳定，可以是力度不稳定，可以是状态不稳定，都可以叫涩脉。实证可见虚证也可见，涩脉出现，总反映气血运行不畅。"搏"有人认为是"抟"之误，有一定道理。"抟"有使结合的意思。在这里，指涩脉结合伴见的浮脉，还是从实的角度来考虑。一般说来，脉涩是偏重在津液损伤，但前已述小便数、多汗是会伤津液，但在小便数、多汗的当时，津液损伤的程度应该不重。这个病证基调是实证，但邪气不是很盛，主要是邪气的干扰使脾为胃布散津液的功能被压抑了，从而使津液的分布发生了异常而产生的病证。从胃气强压抑脾转输津液的角度讲，本证又可以叫作"胃强脾弱"，或"脾约"。脾约，就是脾的功能被胃抑制了。

从邪气实的角度来说要泻实，从标本并重的角度来讲可以标本并治，一方面行气泄热，另一方面润肠通便。

仲景再次回应了在序言中所讲的一个问题——"握手不及足"。但并不是每个患者来了都诊足，只是在特殊情况下。当判断一个疾病的虚实不明时就可以用这种方法去处理。我有次与陈治垣老师去空军医院看一患者。走进病房时见患者胸以下覆棉被而满面通红，总的来说精神状态都还好，其脉也较洪大，出热汗，从这几个方面来看非常像白虎汤证：面赤，发热，脉洪大。但患者把棉被盖到胸部以下，如果说是真的白虎汤证，患者不会把棉被盖得那么严。这时陈治垣老师叫我摸趺阳脉，趺阳脉与寸口脉相较显得非常微弱，判断这个患者是一个真寒假热，用《备急千金要方》小续命汤，用了麻黄、附子这一类药物。

将第 245 条、第 246 条、第 247 条连在一起看，就会明白仲景在这几个条文中是介绍一个疾病要判断它的虚实的时候，如一个阳明病脉浮而芤，那么这个患者究竟能不能用攻下性质的药物，是用强攻还是弱攻要审慎些。要进一步判断这个病是虚证还是实证，就可以诊诊趺阳脉。

（三）阳明津伤腑实证证治（少阳阳明证）

阳明津伤腑实证的特点是热不重，气滞也不重，主要突出一个问题就是津伤。没有明显的热象，没有明显的气滞现象，主要表现出大便干硬，干结难解这种现象。这种情况多数会出现在阳明病的后期。主要由津液损伤导致大便干结，张仲景并不主张泻下。温病学派在这个方面有所发展，一方面养阴，一方面攻下，当然也要慎用，若此人无明显热象，攻下也要慎重。仲景作为变通用了润下的导法，蜜煎导、土瓜根导，猪胆汁也可导。

关于阳明津伤腑实证的代表性条文，是《伤寒论》第233条："**阳明病，自汗出，若发汗，小便自利者，此为津液内竭，虽硬不可攻下之，当须自欲大便，宜蜜煎导而通之，若土瓜根及大猪胆汁，皆可为导。**"

蜜煎方

食蜜七合

上一味，于铜器内，微火煎，当须凝如饴状，搅之，勿令焦着，欲可丸，并手捻作挺，令头锐，大如指，长二寸许。当热时急作，冷则硬。以内谷道中，以手急抱，欲大便时乃去之。

又大猪胆一枚，泻汁，和少许法醋，以灌谷道内，如一食顷，当大便出宿食恶物，甚效。

三个导方，主要是蜜煎导，正用于阳明津伤腑实证。蜜有补虚润肠之作用，以之为导，特别适宜便秘之人。我没有直接使用过此方，我的同窗好友，也是你们的老师，药学系的陈先难老师，1965年在乐山实习时，在江尔逊老师的指导下使用过。此方不仅治标，也有补虚之力，使用一次，可保持大便通畅两三个月。据陈老师讲，中药教研室的徐治国老师的母亲，年过百岁，常有便秘，家中常备此物，对于高龄体衰的老人，此剂缓和，极佳。

猪胆汁导在过去是一个比较常使用的方法，现在反而不用了。其中一个原因是猪胆不好找。此方还有清热作用，适宜于热邪偏盛者。

土瓜根导，原方已佚，偏重在气滞重者。该方有争论，很少使用。

今天体现导法的有开塞露、甘油栓等，均可使用。但导法偏重治标，不治本，都不宜常用。导法既可以单独使用，也可结合承气汤一

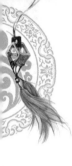

起使用。我曾治一宿食患者，二十多岁，体质壮实，过食，腹胀甚，服下一剂大承气汤，约一小时多，还未解便，但觉腹中疼痛难忍，此时不能再用大承气汤，因第一剂还未发力，用一小块肥皂削作挺状，用水打湿纳入谷道，一会儿见效，彻底通畅。

三、阳明病寒证证治（吴茱萸汤证一）

六淫都可以直接侵犯阳明，寒邪也不例外。从阳明的生理特点来讲，阳明寒证在阳明病中占的比例不大，但确实是有。

阳明寒证与太阴病如何区分。笼统的来说也可以不区分，因两者的治疗都是主要用理中汤。仲景为了避免混淆，特地讲了一个吴茱萸汤，实际上这里用理中汤也可以。在讨论理中汤时，常争论其适应证，究竟是虚寒还是实寒。这个区分，实寒就是阳明寒证，虚寒就是标准的太阴寒证。其区分大致有两个方面：①阳明寒证是由于寒邪直接侵袭发生的，故是一个突然性的疾病，起病急；而太阴病一般起病较缓，病程较长。②阳明实寒是实证，它就有实证的基本特点。通常判断为实证的特点如拒按，如食入即吐；太阴虚寒它就有虚证的典型特征，比如喜温喜按，食远即吐。

阳明寒证，根据胃肠通降的程度分为阳明中风与阳明中寒。《伤寒论》第190条："**阳明病，若能食，名中风；不能食，名中寒。**"这里的阳明病，不是一般的阳明病，而是仅就阳明寒证而言。能食，是胃肠通降基本正常，为轻；不能食，是胃肠明显不能通降，为重。

《伤寒论》第243条就是讲的阳明寒证的证治。"**食谷欲呕，属阳明也，吴茱萸汤主之。得汤反剧者，属上焦也。**"

阳明寒证食谷欲呕证的典型表现为食谷欲呕。这个食谷欲呕，是没有热象的。食谷欲呕，就是食入即吐，就是实。阳明寒证食谷欲呕证的病机为阳明受寒，证属实寒。阳明寒证食谷欲呕证的治法为温胃散寒。阳明寒证食谷欲呕证可借用吴茱萸汤。

吴茱萸汤方

吴茱萸一升，洗　**人参**三两　**生姜**六两，切　**大枣**十二枚，擘

上四味，以水七升，煮取二升，去滓，温服七合，日三服。

这个吴茱萸汤是通过温肝来温胃的。吴茱萸就是一个温肝的代表性药物，它可以通过温肝达到温胃的作用，所以可以温胃散寒。生姜是直接温胃，参、枣有扶正的作用。从阳明病的角度来讲，加人参还有防止它转化为太阴病的作用。

关于"得汤反剧者，属上焦"，这里讲两点。第一点感受寒邪伤胃，一个是直接伤胃；另一个则是通过卫气影响到肺，继而影响到胃肠。如果是后者，其基本治法应该是解表，而不是温中、温里。第二点，在临床上用吴茱萸汤来治疗胃寒呕吐这一类病证常常会出现服药后呕逆的现象还会增强。疾病的临床表现具有双重性，一是邪气影响到人体正常的生理功能，二是邪正斗争的结果。服吴茱萸汤后人体胃肠之气得到药物的帮助，能够出现呕这种向外抗御病邪的表现。"得汤反剧"这种现象往往能够使"食谷欲呕"这种病象得到控制甚至缓解，故用不着特殊处理。有人报道缓解这种"得汤反剧"现象的一个办法就是增大吴茱萸的用量，而不是减少。我在临床没有用过，原因是我按正常比例使用吴茱萸汤，很少出现"得汤反剧"的现象，个别患者第一次服用后，偶有出现，但随之症状缓解，继服也不再出现。另一个原因是我对现在市场上的吴茱萸的品种信不过。标准的吴茱萸直径大约为花椒的一半，体积是花椒的四分之一，但现在吴茱萸的颗粒比较小。虽然有人说这是真品，但我信不过，还是少用为宜。

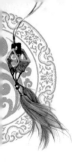

┌ 授 课 提 纲

第二节　阳明病本证

一、阳明经证

（一）虚烦证类证（栀子豉汤类证）

1. 释名

2. 虚烦证临床表现有五方面

主症、热炽的表现、湿滞的表现、气滞的表现、胃中嘈杂

3. 虚烦证的病机就是湿热病邪郁阻中焦

4. 虚烦证的治法是清宣郁热

5. 虚烦证的代表方是栀子豉汤

处方、方义、得吐者止后服

6. 栀子豉汤的临床应用

（1）正用　虚烦证及其系列证

（2）借用　用于热邪初入阳明，兼有湿邪的病证，如湿热嘈杂、湿温初起邪在阳明

（3）变用　作为专方，用于治疗食道炎

7. 虚烦证的代表性条文

221，78，228，76（栀子甘草豉汤、栀子生姜豉汤），79（栀子厚朴汤），80（栀子干姜汤）。

（二）胃热炽盛证

1. 胃热炽盛津伤轻证证治（白虎汤证）

（1）典型表现　就是阳明病的典型表现

（2）治疗当清热生津，代表方白虎汤

2. 胃热炽盛津伤重证证治（白虎加人参汤证一）

　　（1）白虎汤证+强烈的口渴

　　（2）代表方白虎加人参

3. 胃热炽盛津气两伤证证治（白虎加人参汤证二）

　　（1）白虎加人参汤证+短气、恶寒

　　（2）白虎汤和白虎加人参汤的应用

　　（3）相关条文　第176条，林亿校注有错误

4. 阳明热邪不甚津气两伤证证治（竹叶石膏汤证）

（三）阳明热炽津伤水停证证治（猪苓汤证）

1. 典型表现

2. 病机

3. 治法　重在治水

4. 方义

5. 阳明起手三法

二、阳明腑证

腑证分三类。

（一）正阳阳明证

1. 热邪炽盛燥屎内结证证治（大承气汤证）

　　＊不是用大承气汤的就是热邪炽盛燥屎内结证

　　＊热邪炽盛燥屎内结证，也有热滞燥的偏重

　　（1）阳明病燥屎内结证的临床表现

　　　　热　汗　大便异常　腹部异常　神志异常　脉象

　　（2）阳明病燥屎内结证的病机、治法、代表方

　　（3）阳明病燥屎内结证的相关原文

　　　　220，208，212，242，252，253，254，255，241。

　　（4）大承气汤的临床应用

　　　　1）正用　治疗阳明燥屎内结证，包括典型证、变异证。

　　　　2）借用　用于阳明燥热气滞腑实证、阳明热邪内

327

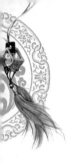

聚证。

　　　　3）变用　用于宿食，无论有热无热。

　　2. 阳明燥热气滞腑实证证治（小承气汤证）

　　　（1）阳明燥热气滞腑实证的临床表现　谵语　多汗

　　　（2）阳明燥热气滞腑实证的病机、治法、代表方

　　　（3）阳明燥热气滞腑实证的相关原文　213

　　　（4）小承气汤的临床应用

　　3. 阳明热邪内聚证证治（准正阳阳明证、调胃承气汤证）

　（二）阳明气滞腑实证证治（太阳阳明证、脾约证、麻子仁丸证）

　　　（1）阳明气滞腑实证的临床表现

　　　（2）阳明气滞腑实证的病机、治法、代表方

　　　（3）阳明气滞腑实证的相关原文

　　　　　245，246，247。

　（三）阳明津伤腑实证证治（少阳阳明证）

三、阳明病寒证证治（吴茱萸汤证一）

　　1. 阳明寒证与太阴

　　2. 阳明寒证分中风与中寒

　　3. 阳明寒证食谷欲呕证证治

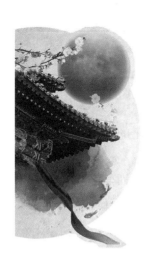

第三节

阳明病变证

变证有两类，一个是变化了的证，一个是变异了的证。阳明病变证讨论的更多是后者。其中最大的两个问题，一个是兼夹湿邪，一个是影响血分。兼夹湿邪包括已经讲过的肠热下利证、结胸证、痞证、虚烦证、胃热津伤饮停证。这些以外，还会形成一个比较大的类型，即阳明湿热发黄证。阳明湿热发黄证代表了古代中医学对黄疸，特别是阳黄的基本认识。

一、阳明湿热郁遏发黄证

发黄有两类，一是湿性的发黄，包括湿热和寒湿。湿热主要归于阳明，寒湿主要归于太阴，故湿性发黄跟中焦脾胃的关系非常密切。另一类称为血性发黄，与肝的关系密切。蓄血证就提到过这个问题。今天我们讨论发黄，不管是湿性还是血性都爱突出一个肝的关系。虽然都可能和肝有一点的关系，但从传统中医学的角度来说，湿性发黄离不开中焦脾胃。湿、黄都属土。它在发病的过程中肯定影响了肝，但病机所在是脾胃。如果治阳黄只用茵陈蒿汤，不管怎样说都与肝扯得上关系，但若湿性发黄用茵陈蒿汤效果不好，要换一个方法，就要考虑湿性发黄与脾胃的关系。强调湿性发黄的关键环节是阳明与太阴。概括起来，对于湿性发黄的认识，要掌握以下三点：病象病位，在表；病理病位，在肝胆；病机病位，在脾胃。今天对阳黄的认识总体上并

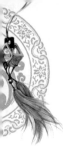

未超越仲景的水平。

从人体气化学说来看，阳明主燥化，六气入阳明易从燥化，阳明为阳，故易从燥热化。阳明病为燥化失调，其为病多燥化太过，而呈燥热为病。但阳明在生理上还有燥化不及反从湿化的一面，这时每每湿热相并为患。

阳明燥化，施于厥阴，每病及肝及心包，若不夹湿，则多见邪闭心包，神志错乱，筋膜失养，拘挛抽搐；夹湿则影响肝胆疏泄，胆汁外发而为黄疸。

阳明湿热发黄，是阳明燥湿俱盛的一组证候，随着湿邪的轻重偏甚不同，又可分为不同类型。

（一）阳明湿热郁遏发黄的一般表现

1. 阳明病，无汗，小便不利

阳明热气本旺，是发黄的根本原因。阳明与太阴相表里，本燥而标湿，湿热郁蒸，更具发黄的导火线。但发黄关键在于无汗、小便不利。

汗出则湿热发越于外，小便利则湿热通泄于下，均不会发黄。

无汗、小便不利既是湿热不能泄越，郁遏于内的原因，也是津液留滞，聚而成湿的原因。

无汗一症当活看，不一定是全无汗，联系到第 200 条的"额上微汗"，第 236 条的"但头汗出"来看是汗出不畅，这是与阳明病"汗自出""法多汗"相比较而言。

小便不利的特点是小便黄少。有人观察到黄疸小便出现黄色较皮肤出现为早，指出临床上遇到未确诊的发热证，在解热后持续小便呈黄色，都应怀疑本症存在而密切观察。

2. 心中懊忱

心中懊忱一症，是虚烦证的主症，说明病邪没有交结成实。

从中医观点看，发黄是病象在外，虽然其根在内，但病象见于外，故心中懊忱是作为湿热未全聚于内，尚能散而弥散全身，纵有大便秘结，与典型阳明腑实邪全聚于内不同。

此证与虚烦证都见心中懊憹，都是阳明热邪未全聚于胃中，气机不利，胃热扰心所致。但本证为湿热交结，虚烦证一为热多湿微，以"无汗、小便不利"为辨。

虚烦证进一步发展，湿甚则为发黄。

3. 发黄

发黄特点为黄色鲜明如橘子色。

发黄是为湿热交结阻滞气机，影响肝胆疏泄，胆汁外溢。

此外本证有阳明病的一般表现：发热不恶寒，起病急，属阳黄。

（二）阳明湿热郁遏发黄的主要证候

与一般阳明病一样，阳明湿热郁遏发黄分为偏气滞的、偏热炽的、偏湿盛的。偏湿盛的，对应于一般阳明病的偏津伤者。

1. 湿热并重里有结滞之发黄证证治（茵陈蒿汤证）

湿热并重里有结滞之发黄证临床表现有但头汗出、小便不利、渴引水浆、身黄、腹满。

但头汗出、身无汗、齐颈而还，是对阳明湿热郁遏发黄的一般表现中无汗一症的补充说明。湿热发黄的无汗，是指汗泄不畅，可以是局部汗出，而且汗出多黏。

渴引水浆，这是提示本证有热盛的表现。引，牵引，这里指饮水无休止，即大量饮水；水浆，泛指饮料，这里可以理解为水。大量饮水，又无汗、小便不利，必加重湿邪留滞。

腹满，为湿热胶结、气机不利、里有结滞之象。有时可伴见便秘，更多的是大便不爽。

至于身黄、小便不利，在一般表现中已经讨论了。

湿热并重里有结滞之发黄证病机是湿热胶结，瘀阻肝胆。证属瘀热在里，热包括湿；里指阳明胃肠及肝胆，重点在脾胃。

湿热并重里有结滞之发黄证的治法是清利湿热，通腑退黄。

湿热并重里有结滞之发黄证的代表方是茵陈蒿汤。

茵陈蒿汤方

茵陈蒿六两　**栀子**十四枚，擘　**大黄**二两，去皮

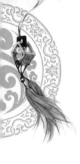

上三味，以水一斗二升，先煮茵陈，减六升，内二味，煮取三升，去滓，分三服。小便当利，尿如皂荚汁状，色正赤，一宿腹减，黄从小便去也。

方中茵陈蒿是本方主药，重用 6 两，久煎 1h 以上，一是重用其味苦以泄之，二是药力专于导下，达到"黄从小便去"的目的。茵陈蒿除了清热除湿退黄之外，还用其保护脾胃，使脾胃的正常升清作用不受伤害。这个处方表面上没有用扶正的药，但实际上就是用了茵陈蒿来扶正。栀子宣展，清利在表的湿、黄之邪。大黄沉降，助茵陈蒿消在里之邪，泄湿热壅遏毒邪，使腑气得降，腹满自消；大黄还有活血化瘀的作用，但其要点在清热除湿。三药均攻邪，为以下法疗黄的代表方剂。因湿浊难消，故不言止后服。

服汤后小便会出现黄色甚至是红色，这有两个原因，一个确实是退黄，黄从小便出，另外，大黄在人体不能完全代谢，只要吃了大黄，小便就容易带上大黄的颜色。

《伤寒论》第 260 条："**伤寒七八日，身黄如橘子色，小便不利，腹微满者，茵陈蒿汤主之。**"是湿热并重、里有结滞之发黄证的代表条文，有关内容均已讨论，不再赘述。

第 236 条："**阳明病，发热汗出者，此为热越，不能发黄也。但头汗出，身无汗，剂颈而还，小便不利，渴饮水浆者，此为瘀热在里，身必发黄，茵陈蒿汤主之。**""瘀热在里"在《伤寒论》中有两见，一是蓄血证，一是湿热发黄。但这两处的内涵不同。蓄血证的"瘀热在里"是热与瘀血相交结。本处的"瘀热在里"与同条上文的"热越"相对，就是指湿、热都不能宣泄，郁伏于里，这是正论。后世歪打正着，提出湿热发黄的治疗要活血化瘀。对于湿热发黄用活血化瘀，我认为可以接受，但不主张滥用，因为病机不在瘀血而在湿热。

下面谈谈茵陈蒿汤的临床应用。

首先是正用。用于阳明湿热发黄，广泛用于黄疸性肝炎。

其次是借用。利用本方清利湿热、通腑退黄的作用酌加利湿药，可治疗胡豆黄（又称蚕豆病）。对于新生儿溶血症，使用本方也有一定效果。

借用本方清利湿热、通腑的作用，治疗湿热为病的痒疹、口疮、水肿。

2. 热重于湿之湿热郁蒸发黄证证治（栀子柏皮汤证）

《伤寒论》第261条：**"伤寒身黄发热，栀子柏皮汤主之。"** 是热重于湿之湿热郁蒸发黄证的代表条文。

文中"伤寒"是言其来路。本条突出"发热"，说明本证为阳黄。热显于外，对于湿热证来说一般反映热甚或湿热交结轻，在此处偏于说明热重。常兼有口渴、舌红苔黄，心中懊憹等。

在辨证时要注意本证无明显表证及里证实证。表证指发热、恶寒等太阳病的表现；里实证指腹满、便秘等典型阳明腑实证的表现。

热重于湿之湿热郁蒸发黄证的病机是湿热郁蒸，浸淫肝胆。

热重于湿之湿热郁蒸发黄证治法是清解里热，燥湿退黄。

热重于湿之湿热郁蒸发黄证方是栀子柏皮汤。

栀子柏皮汤方

肥栀子十五个，擘　甘草一两，炙　黄柏二两

上三味，以水四升，煮取一升半，去滓。分温再服。

肥栀子就是栀子个儿大者，有清热利湿、退黄除烦的作用，为本方主药。黄柏用量较轻，助栀子清利湿热，退黄。湿热发黄的病机在脾胃，特别是湿邪在脾胃，但在病理发展过程中确实与肝胆有密切的关系，故在热偏盛的情况下，清热就着重要清肝胆的热。今天对于急黄清肝胆热往往用到牛黄。炙甘草甘温和中并防栀、柏苦寒伤胃。全方为一泻中兼补、清中兼燥的长于治疗热重于湿黄疸的代表方。

下面说说栀子柏皮汤的临床运用。

其正用就是作为清解里热、燥湿退黄之剂，用于湿热发黄之偏热者。

其变用就是作为清解燥湿之剂用于一般湿热为患。如菌痢、荨麻疹、口腔炎、宿醉等。

3. 湿重于热之湿热郁蒸发黄证证治（麻黄连轺赤小豆汤证）

湿重于热之湿热郁蒸发黄证的代表条文是《伤寒论》第262条：

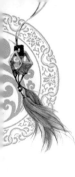

"伤寒瘀热在里，身必黄，麻黄连轺赤小豆汤主之。"

对于本条，现今的教材、专著都认为是讨论阳黄兼表的证治。我不这样认为，这里涉及一个研究方法的问题。在《伤寒论》研究中有一个方法叫以方测证，《伤寒论》中有的病证叙述简要，可以通过处方倒推其临床表现。这种方法，是一种方剂学的研究方法，可以推测这个处方的临床运用，甚至扩大其应用范围，比如我曾说过桂枝汤可变用于脾虚不运证、心阳虚证、肝脾不调证都属于此。但用之于研究古典文献，则未必能达到目的。以方测证常常失之于泛，一见到麻黄就认为有表，殊不知麻黄还有通行三焦之功；一见到大黄就认为有腑气不通，殊不知还有凉血活血之用。在本条，张仲景明明说"瘀热在里"，为什么就一定要说兼表呢，本方可治兼表证，不等于本条就一定是兼表证。

湿重于热之湿热郁蒸发黄证在临床上如何掌握？第一，应属阳黄，"瘀热在里"就说明其病机仍是湿热交结阻滞气机。第二，无明显气滞，如腹满胀、便秘，纵有也极轻。第三，无明显发热。第四，小便不利的情况比较突出。有以上四点，辨证上就可定为湿热郁阻偏湿之发黄证。

湿重于热之湿热郁蒸发黄证的治法为利湿泄热退黄。也就是以利湿为主，充分体现《金匮要略》所说的"诸病在脏，欲攻之，当随其所得而攻之"和后贤所言"治湿不利小便，非其治也"的原则。

其代表方为麻黄连轺赤小豆汤。

麻黄连轺赤小豆汤方

麻黄二两，去节　连轺二两，连翘根是　杏仁四十个，去皮尖　赤小豆一升　大枣十二枚，擘　生梓白皮一升，切　生姜二两，切　甘草二两，炙

上八味，以潦水一斗，先煮麻黄再沸，去上沫，内诸药，煮取三升，去滓，分温三服，半日服尽。

首先说说这个处方的名称。轺，音遥，本义是小车；另有个字"轵"，音纸；轵，本义类指，指的是如指一样的毂头，即古代车轴头上的卡箍。据《神农本草经》记载连翘一名轵。可能是"轺"为

"轵"之误。另外连翘，又名连尧，"连轺"也可能是"连尧"的音转。因此，在研究《伤寒论》时仍将此方记载为"麻黄连轺赤小豆汤"。

麻黄连轺赤小豆汤，从方名看，主药当是麻黄、连轺和赤小豆。虽说此方重在湿盛，但既为阳黄，亦当伴有热与滞。三药各当一面。

麻黄，宣通三焦，重在导滞，使水湿之邪从下而解。连轺，既可能就是连翘，也可能是连翘根。连翘根，《神农本草经》作"翘根"，南北朝以后少用，甘，寒平，有小毒，"下热气"，有清热利尿之效，今已不用，在临床多代以连翘。连翘，清热利水，重在针对热邪，其性降。从临床实际应用的角度讲，多将本方称为麻黄连翘赤小豆汤。赤小豆，主要针对湿邪。全方中量最大，为 1 升，仿半夏，约 5 两。体现了本方重在除湿。三个主药各针对一个主要方面，合成全方为清热利湿、消滞退黄之剂。

梓白皮，根皮或树皮的韧皮部入药，《神农本草经》言其"主热"，又能利水。是一个重要的辅助药。今天未入常用药，多以桑白皮代用。其量为 1 升，但皮与种子比较，偏轻，可折为 4 两。杏仁，宣降肺气，利水道以除湿，是在另一个方面的辅助用药。生姜，温胃散水，量仅 2 两，占全方的 9%，体现了《伤寒论》中当水湿偏甚时，温性药物用量不要太大的原则。甘草、大枣，健胃利水。全方为一以除湿为主，兼有清热、调气、退黄作用的处方。

本方的煎服法有些特殊，稍做讨论：本方用潦水煎药。潦水，即地面流动之雨水。其作用不明，成无己认为："味薄不助湿气而利热也。"今天来看，应含有大量矿物质。

三服，半日服尽。服从速，恐因潦水主动，动则逐水力强。未做深入研究，暂说到此。

下面说说麻黄连轺赤小豆汤的应用。

首先说正用。就是将麻黄连轺赤小豆汤作为利湿泄热退黄之剂用于湿重于热之湿热郁蒸发黄证。

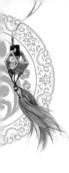

再说借用。麻黄连轺赤小豆汤作为利湿泄热退黄之剂用于一般阳黄，特别是热邪与气滞均不重者。

三说变用。一是作为利湿泄热之剂用于各类湿热为病而偏于湿重者；二是作为解表散邪、清宣湿热之剂用于肾炎水肿；三是作为发泄瘀热、调和营卫之剂用于治疗荨麻疹。

我们回忆一下，上面我们讲了第 260 条茵陈蒿汤、第 261 条栀子柏皮汤和 262 条麻黄连轺赤小豆汤。又是一个将三个条文放在一起，分别讨论了阳黄的偏气滞、偏热炽、偏湿阻的三种类型，使我们对阳黄的辨证论治有了一个完整的认识。

在这部分将要结束时，再讲讲表里。

表里有相对性，阳明对于太阳来讲就是里，对于太阴来说就是表。正气抗御病邪的趋向性向上向外这是表，向内向下则属里。我曾随冉品珍冉老去成都市传染病医院会诊，主要是传染性肝炎。随冉老诊治时有两大收获，第一是冉老几乎不用茵陈蒿，主要是以使用加减正气散为基础，充分体现了传统中医对黄疸，尤其是湿性黄疸的认识是立足于脾胃，从病机在脾胃来论治。其中有一新津来的患者，是个机关干部，经冉老治疗，逐渐好转。一天，前往诊治，患者斜靠在床上，看见冉老进去，连忙站起来，很高兴地说："冉老我各方面都好得多了，今天已经没有输液了，有点下痢，取了标本，结果还没有出来。"处方后，下楼，刚走到病房大门口，冉老突然说这个患者快死了。我感到非常吃惊，问为什么，冉老说这个病已由表入里。我想按现行内科教科书的说法，痢疾是湿热在里，黄疸也是湿热在里，何言入里？对冉老说："不懂。"冉老反问我你读过《温病条辨》吗？我说翻过。冉老说今天晚上回去再读。我再三阅读条文，未见由黄转痢之说。最后在《温病条辨·中焦篇·湿温》有"先疟后滞者难治"之语，这里滞，即滞下，指痢疾。翌日，找冉老交卷，说通过读《温病条辨》，有如下体会：黄疸发黄，黄是在皮肤，邪正斗争的趋向性是向外向上；痢疾是向下的病态，邪正斗争的趋向性向下向内，故黄疸转向下利是由表入里。冉曰："然。"半月后，此人果亡。

（三）寒湿发黄证

严格说来寒湿发黄已不属阳明病，可视为阳明病之类似证。从阳明寒证角度看，也可视为一种阳明的变异证。

黄疸一证有寒有热，非全属湿热。寒湿发黄证，其黄疸多色见晦暗，常伴有太阴病的典型表现。其治以温阳散寒除湿为主。

《伤寒论》由于重点在提起注意，故对寒湿发黄证治论述过简。有关内容可参见《温病条辨·中焦篇·寒湿》。

二、血热证

阳明病以气热为主，阳明为多气多血之经，亦常因气病波及血分成为阳明病之变异证。更多的时候成为气血同病。

阳明血证，有血瘀证和出血证两大类型，以出血证为多见。

（一）阳明出血证

阳明出血证，每因气热迫血而致，在上则伤阳络而为衄，在下则伤阴络而为便血。对于衄血，太阳阳明均有，要注意区别。太阳病衄血为表气闭郁，邪无从出，借衄血为出路，多衄出热退；阳明衄血为邪热亢盛，逼血妄行，衄而热不退。作为阳明出血证，除了出血外常可伴有"口燥，但欲漱水，不欲咽者"，这是热蒸营阴，饮入之水不能立即化为营阴，只求局部得润暂缓急迫；另外热已入血，饮入之水又不易蒸化。

《伤寒论》中对于血热出血未出方治，可借用承气类方，或参考《温病条辨》的相关论述。

（二）阳明血瘀证

阳明血瘀证，又叫阳明蓄血证、或阳明畜血证。畜有留之义。畜血为留血，与瘀血同义。

阳明血瘀证除有一般瘀血所表现的肿、痛、色、血四大症外，还常伴有喜忘、大便异常。喜忘就是善忘，今称为健忘，为瘀血的典型表现之一，这是气血瘀阻，扰乱心神所致。《素问·调经论》说："血并于下，气并于上，乱而喜忘。"要注意喜忘一症并非阳明专有。

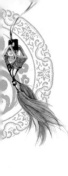

　　阳明瘀血证的大便异常，有三种情况：第一大便难，气热灼津，津枯便秘。第二，大便硬，色黑，易解，这是阳明里热与瘀血交结，逼伤阴络，血自下溢，渗入燥屎则大便黑腻如漆。血为阴类，中含津液，故使肠道滑利，而大便易出。第三便脓血，热与血结，血热肉腐。

　　既然本证病机为热与血结，其治亦当本《金匮要略》"诸病在脏，欲攻之，当随其所得而攻之"的原则，重在下其瘀血，可用抵当汤。

　　太阳、阳明均有蓄血证。阳明蓄血作为热与血结之证，属里、热、实证，其病位主要在肠，从本质上看实为阳明病之变局。但太阳蓄血重在热郁为病，血亦容易新生，故下血郁解则可自愈。阳明蓄血重在热炽，每与久瘀血相结，下血后热不解亦不愈，急需治疗。

　　阳明病就讨论到这里。

┌ **授　课　提　纲**

第三节　阳明病变证

阳明病变证讨论的更多的是变异了的证。

一、阳明湿热郁遏发黄证

（一）阳明湿热郁遏发黄的一般表现

1. 阳明病，无汗，小便不利

2. 心中懊恼

3. 发黄

（二）阳明湿热郁遏发黄的主要证候

1. 湿热并重里有结滞之发黄证证治（茵陈蒿汤证）

（1）湿热并重，里有结滞之发黄证的临床表现

（2）湿热并重，里有结滞之发黄证的病机、治法、代表方

（3）茵陈蒿汤的临床应用

2. 热重于湿之湿热郁蒸发黄证证治（栀子柏皮汤证）

3. 湿重于热之湿热郁蒸发黄证证治（麻黄连轺赤小豆汤证）

（1）湿重于热之湿热郁蒸发黄证的临床表现

（2）湿重于热之湿热郁蒸发黄证的病机、治法、代表方

（3）麻黄连轺赤小豆汤的临床应用

（4）再谈表里的相对性

（三）寒湿发黄证

二、血热证

（一）阳明出血证

（二）阳明血瘀证

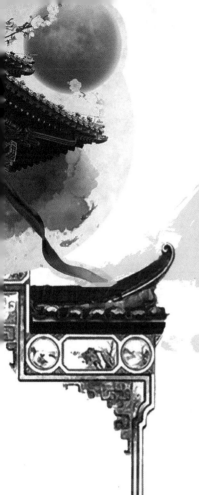

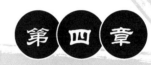

少阳病辨证论治

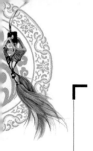

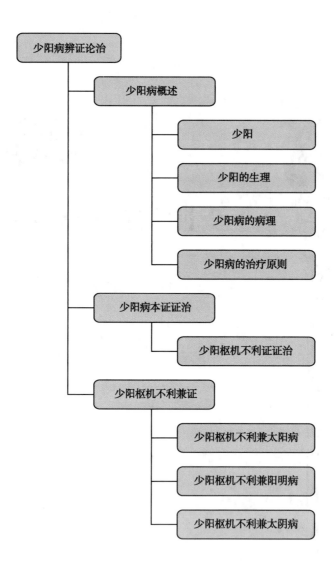

少阳病辨证论治
├─ 少阳病概述
│   ├─ 少阳
│   ├─ 少阳的生理
│   ├─ 少阳病的病理
│   └─ 少阳病的治疗原则
├─ 少阳病本证证治
│   └─ 少阳枢机不利证证治
└─ 少阳枢机不利兼证
    ├─ 少阳枢机不利兼太阳病
    ├─ 少阳枢机不利兼阳明病
    └─ 少阳枢机不利兼太阴病

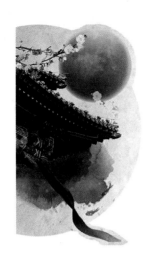

第一节

少阳病概述

六经体系中最重要的是太阳、阳明、少阴三经。少阳病本身不是很重要，但由于少阳病比较常见，且少阳病涉及六经辨证及中医学的重要理论问题，故少阳病也变得重要起来。

在少阳病概说中，我还是讲四个问题：第一是谈谈什么是少阳，第二是讲讲少阳的生理，第三是讲讲少阳病的病理，第四是讲讲少阳病的治疗原则。

一、少阳

少阳是阴阳学说中的一个概念，又叫小阳，在阴阳一分为二时就有，表示阳的量少。在阴阳一分为三的时候，仍然存在，表示阳气的量最少。少阳永远是老三，不可能排在阳明的前面。

二、少阳的生理

足少阳胆经、手少阳三焦经和胆、三焦，两经两腑是少阳这个系统的生理基础。少阳经脉主要行身之侧，及四肢阳面中线，在循行过程中经过目、耳、颈、腋、胁、膻中等部位。

少阳最主要的生理功能，就是调节气的运行，或者说保持气机的通畅。三焦是元气之别使，即人体气运行最主要的通路；津伴气行，所以三焦也是津液运行的通路。胆协助肝主疏泄，保障气、津的运行

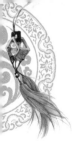

正常。合起来就是能调畅气机，保障气、津的运行正常。

胆和三焦虽为六腑，但都有一定的特殊性。胆为六腑，同时又是奇恒之腑，具有一定脏的属性。其中藏胆汁，是为中清之汁。三焦是个大的空腔，一般有三种说法：一是胃上口为上焦，胃中为中焦，胃下口为下焦。二是胸中为上焦，中含心肺；脾、胃、肝、胆为中焦，余下的肾和膀胱为下焦。这是当前比较普遍的看法。三是胸中包括头面、上肢为上焦；中焦同二不变；下焦扩大到包括下肢。张仲景在《金匮要略·脏腑经络先后病脉证》第2条说："腠者，是三焦通会元真之处，为血气所注；理者，是皮肤脏腑之文理也。"实际是倾向于第三种说法。我们将用这种观点来看待少阳。

三、少阳病的病理

（一）少阳病的病因

从病因来说，与太阳、阳明一样分为内因与外因。

内因。正气损伤的程度在三阳病中最重，但与三阴病比还是较好。少阳病患者的正气评分可给6分。

外因。六淫病邪都可以引起少阳病，《素问·六微旨大论》说："少阳之上，火气治之。"从同气相求角度来说，热性病邪更容易直接侵犯少阳，当然寒性病邪也可侵犯少阳。

（二）少阳病发病

少阳病的发病有传变而来与直中两种方式。

传变。从理论上讲，其他五经都可传入少阳，实际临床看，主要由太阳、阳明、太阴传变而来。太阳、阳明传少阳属于由表传里、由实转虚、由阳转阴，一般说来为疾病加重。太阳可以直接传入少阳，张仲景在《伤寒论》第5条说："**伤寒二三日，阳明、少阳证不见者，为不传也。**"可见张仲景认为太阳是可以直接传入少阳的，少阳是排在阳明之后的。关于阳明传少阳的问题，等会儿要专门讨论。太阴传少阳，属于由里传表、由虚转实、由阴转阳，一般说来是疾病好转。

直中。就是直接感受外邪，刚才我们已经讲过了。

（三）少阳病的典型表现

少阳病的临床表现，呈现一种多样性，因此分三组讨论。

1. 口苦、咽干、目眩+耳聋

提出这一组临床表现主要是根据《伤寒论》第263条"**少阳之为病，口苦，咽干，目眩也。**"和第264条"**少阳中风，两耳无所闻**"。

本组表现是由于胆火内炽，导致胆火上炎而出现的现象。胆火内炽不仅可以上炎，还可以内扰，还可以下逼。但火性上炎，是其代表性属性，所以以其为代表。本组就是胆火上扰、清窍失利的临床表现。举例是口苦、咽干、目眩、耳聋，但不一定是只有这几个症状，但是这几个症状恰好反映了少阳生理。三焦就是空腔、孔窍。《素问·天元纪大论》说："少阳之上，相火主之"。相火其性上炎，故每每干扰于上出现胆火上炎的孔窍不利。

口苦一症在《黄帝内经》中非常强调与胆的关系。《素问·奇病论》说："胆虚气上溢，而口为之苦"。后世有所变化，今天中医诊断学讲口苦是有热，而究竟是什么地方的热要具体分析。中医诊断学这个讲法没有错。当然，从外感疾病来讲不妨多考虑一下胆火内炽的问题是可以的，但不要认为是绝对的。比如《伤寒论》第264条就提到"目赤"，也就是说胆火上炎既可出现目眩，也可出现目赤。目眩对应目赤；耳聋则可对应耳痒、耳痛；咽干则可对应咽喉痛。

我曾在一个博士班上伤寒课时问，甲流的一个常见临床表现是咽喉痛，应该怎样来看待这个问题？绝大多数答的是少阳病。基本思路来讲这样不算太错，但有一定问题。张仲景把咽喉痛放在少阴病也有问题。实际上它是太阳病的内在表现。太阳病既然有鼻塞、胸满，那么，鼻、胸中间就是咽喉。所以我们不能死记条文，要用中医的生理病理观念来看待疾病和疾病的许多临床表现。

2. 往来寒热、胸胁苦满、默默不欲饮食、心烦喜呕

这几句话有人说是四个症状，有人说是六个症状。我们不要去争论，如果说到少阳病枢机不利的症状，不管说四个还是六个，就是这四句话。我是主张六个症状，因为默默是一个症状，不欲饮食是一个

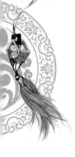

症状，心烦是一个症状，喜呕是一个症状。当然要把四句话说成是四个症状，我们也认同，反正说的就是这么回事。

这四句话是从《伤寒论》第 96 条提取出来的。第 96 条是讨论少阳病枢机不利证最主要的一个条文，是大家公认论述少阳枢机不利证的代表性条文。这一组临床表现就是枢机不利的临床表现。

下边我们一个一个症状来讨论：

先说往来寒热。什么叫往来寒热？往来寒热有这么两个条件：第一个条件就是它分成相对独立的四个阶段，叫作寒、热、汗、停。这四个阶段相对独立，就是说寒时不热；热时不寒，也不汗；汗时不热；停时不热，不寒，不汗。寒就是恶寒，重的就是寒战，轻的就是恶寒，这第一个阶段。第二个阶段就是发热，发热以后这个寒就消失，所以说它是相对独立的，当然在交接的时候，可能有一个短暂的时间是寒热并存。发热到一定程度上就出汗，那么汗出以后热就消失。汗出以后出现一个既不恶寒，又不发热，又不出汗的一个停止状态。这就是四个阶段。张仲景把这个现象叫作"正邪分争"，前三个阶段是争，所以我反复给大家强调，临床症状是邪正斗争的表现，张仲景本身就有这个意思。最后一个阶段是分，打累了不打了，哪个打累了都可能，正气打累了也不打了，邪气打累了也不打了，大家休息一下，休息一下再来打，这是它的第一个条件。四个阶段第二个条件：要构成往来寒热，一天之内至少发作两次以上，才叫往来寒热。如果只发作一次，大家看一下这是我们前面给大家讲的什么过程，是不是战汗过程？我们在前面就给大家讲过战汗最容易发生在少阳病。为什么？因为我们讲了战汗，其中一个重要的条件就是正气偏虚。三阳经中哪一经的正气最偏虚啊？不正是少阳吗！所以，往来寒热从本质上可以理解为一个间断又连续发作的战汗过程。如果战汗过程这个"停"，一直延续下去，不再发生了，这就是病愈了。所以，往来寒热本身就是一个邪正斗争的过程，只不过这个邪正斗争过程是三争一不争，或者说是三争一分的这么一个过程。好，这是第一个。

那么第二个是胸胁苦满。胸胁苦满，这个胸胁主要是我们人体躯干前后交接处，从腋开始到脐平线以上这一个区域，出现患者自觉满胀不舒的现象。胸胁苦满，你可以扩展，但是它的标准解释就是这个解释。这一个区域是肝胆经脉循行的部位，在这个区域内常常表现出满胀不舒服的临床表现，就叫胸胁苦满。关于胸胁苦满，日本汉方有另外的解释，他认为胸胁苦满不是一个症状，而是一个体征，日本汉方的解释没得大错，但他误解了。我们前面曾经给大家讲过中医的腹诊跟西医的腹诊不同，目的不同，我们讲结胸痞证的时候也讲过，但那个基本点是一样的。比如说我们今天要从西医的角度上检查患者肝脏大不大，胆囊有没有什么问题，当患者仰躺在检查床上时，第一个是要求患者把脚弯起，把膝盖弯起来；第二个医师的手是怎么摆的，这样摆的，就是医师的手指与十二肋骨是保持平行状态。

那么日本汉方在诊察胸胁苦满的时候，他所采取的基本体位是一样的，就是患者仰躺在检查床上时，是要求患者把脚弯起。那他的手是怎样摆的，他的手是这样摆的，具体来说就是手摆的要点有两个：第一个就是这四个手指的方向大体上与最后一个肋骨呈垂直关系，且四个手指指向同侧的乳头方向，若按到这个地方的腹壁肌肉明显紧张，那么日本汉方就称胸胁苦满，扩展一点，若按到那个地方患者有疼痛感，或明显的不舒适都算。日本汉方错就错在把《伤寒论》第96条"胁下痞硬"当作了胸胁苦满。日本汉方犯了与西医共同的错误：只承认体征，不承认症状。我们的优势在于承认症状，症状比体征出现得早，强调症状就有利于早期诊断、治疗。

第三讨论"默默"。默默是情志的异常，中医认为情志与气的运行之间有非常密切的关系，情志会影响气的运行，反过来气的运行失常也会影响到情志。气不能够正常布散就会影响到情志，出现抑郁，就表现出默默不语。在临床时要注意，有的人平素就不太喜欢讲话，不要将个性当作病态。

第四讨论"不欲饮食"。不欲饮食是气机不利影响到脾胃。肝主疏泄是脾胃能够正常运化的重要保障。这个影响不会很重，其特点是不

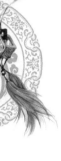

欲食，但吃下去不会有毛病。气机不利影响到脾胃时间久了，真正影响到脾胃的运化功能时，也会出现不能食，一旦出现这种情况，就提示疾病已经在向太阴病转化了。

第五讨论"心烦"。关于心烦，前面已经讨论过，一般说来有三个原因：阳气闭郁，有热，阳气虚。这里是气机郁滞，加上胆火内炽、内扰于心两个原因。

第六讨论"喜呕"。喜呕，第一解释为呕多，第二解释为以呕为舒，两者都对。由于枢机不利影响到脾胃的升降不利，所以呕。呕又是正气向上向外宣泄病邪的一种方式，通过宣泄，使枢机的郁滞能够在一定的程度上得到缓解，胸胁苦满、心烦这些症状有所减轻。所以说两个说法都是对的。

好，总的来讲，这一组症状，这六个症状反映了一个枢机不利的问题。

那么上面这两组症状，一组是偏重在胆火内炽，特别是胆火上炎，一组是偏重在枢机不利。这两者常常互相影响，我们很难把它们截然划分开。你比如说胆火上炎这一组，耳聋包不包括枢机不利的因素呢？肯定包括。实证的耳聋主要是气机不通。那么在枢机不利这一组症状当中的心烦，你能够说绝对跟胆火内炽没得关系吗？所以，少阳病病机有两个重要的环节，这两个环节有一定的独立性，但它们常常相伴出现，这是胆火内炽和枢机不利。

3. 脉弦

根据《伤寒论》第265条："**伤寒，脉弦细。头痛发热者，属少阳。**"提出这一临床表现。

按照我们今天诊断学来讲这个弦脉的话，我们要注意两点。第一点，弦脉主气滞，所以我们说少阳病，虽然有胆火内炽的方面，但《伤寒论》中研究少阳病的重点是放在哪个环节上面？是放在枢机不利这个环节上，枢机不利，主要表现就是气滞。第二点，弦脉常常反映一个什么问题呢？反映在邪气盛大实中出现正气的不足，张仲景认为弦为阴脉，正气损伤的程度比较重。在张仲景讨论的有力的脉象中间，弦脉是最差的。我们大家回顾一下，太阳病强调的是什么脉呢？紧脉。阳明病强调的是什么脉呢？滑脉，包括经证和腑证。那么，少阳病强调的是什么脉呢？弦脉。这都是相对说来有力的脉象，但是它们的程度有所不同。

这里，还想给大家讲这么一个问题，就是如何看待往来寒热的问题。刚才我们说了，少阳病枢机不利的典型表现中有往来寒热，确实往来寒热是少阳病的一个特征，但是往来寒热在临床上面出现概率非常低，粗略地估计大概不到百分之一。没得哪个认真去研究过这个问题。我曾经想尝试让研究生去研究，但是他们说，傅老师你这个题目不好做，看不到几个病例。所以，多数情况下少阳病实际出现的还是发热或者恶寒，所以这个地方，我引这个条文，第265条除了说明脉弦细以外，还有一个问题就是请大家注意，头痛发热不一定不是少阳病。

还有一个问题想跟大家说一下呢，有点带题外话，但是我要说一下，就是你们在学内科的时候，内科老师常常讲到一个问题，就是疟疾跟少阳病的区别。我认为少阳病本来不是病，少阳病是一个证，疟疾是一个病。当然讲这个问题的时候附带讲一下，疟疾你寒热了，是一天只发作一次，少阳病的往来寒热是一天要发作两次以上，从字面上来讲都对。可是疟疾如果从中医辨证论治的角度上来讲，可能重点还是阳明和少阳两经。真正发热为高热的瘅疟从阳明论治，一般的从少阳论治。还有，疟疾就未必不会出现一天发作两次以上，两次反复感染疟疾就会出现这样的情况。我就得过疟疾，我得疟疾，就一天发作两次。当时我在山区工作，那个地方是疟疾流行区。下乡回到县上疟疾发作了，住进医院。当时正好省医院的医疗队到我们县，我住进医院，就是省医院的刘主任做我的主管医师，她也想到了疟疾，但并没有按疟疾治，一是我每隔一天发作，发作时一天有两次，二是没有查到疟原虫。三次发作后，我主动提出希望她按疟疾给我治，最后她同意了，给我开了抗疟药，并提出要求，再查一次血，我也同意了。等我把抗疟药服用了，她突然跑进来说，查到疟原虫了。疾病在临床上，并不是按书本来发生的。

（四）少阳病的病机

上面讨论典型表现的时候，我们实际已经讲到了少阳病的病机。少阳病的病机，有两个环节，一个叫胆火内炽，常常表现为胆火上炎；另一个叫枢机不利。这两个环节具有相对偏性，也就是说落实到具体的患者，有的偏胆火内炽，有的偏枢机不利。《伤寒论》中讨论少阳病，重点在讲枢机不利。

（五）少阳病的定义

少阳病是感受外邪，邪正分争于少阳，引起少阳所属脏腑经络生理功能异常所致的急性外感病。多见枢机不利、胆火内炽的口苦、咽干、目眩、往来寒热、胸胁苦满、默默不欲饮食、心烦喜呕等证。

（六）少阳病的性质

从八纲的角度讲，少阳病属于里证、热证、实证、阳证。

从阶段的角度讲，少阳病可以说是属于外感疾病的过渡阶段。这个过渡阶段有两方面的含义，一是由表入里的过渡，二是实转虚的过渡。其中更重要的是由实转虚的过渡。这个问题我前面已经讲过了，这里就不再重复了。

我们说少阳病是里证，那么它与阳明病怎么区别？而且关于《伤寒论》的专著与教科书经常说到少阳为半表半里，我们该怎么看待这个问题？下面讨论一下半表半里。

首先，半表半里这个说法不合仲景本意。《伤寒论》第 148 条："**伤寒五六日，头汗出，微恶寒，手足冷，心下满，口不欲食，大便硬，脉细者，此为阳微结，必有表，复有里也，脉沉，亦在里也。汗出为阳微，假令纯阴结，不得复有外证，悉入在里，此为半在里半在外也。脉虽沉紧，不得为少阴病。所以然者，阴不得有汗，今头汗出，故知非少阴也，可与小柴胡汤。设不了了者，得屎而解。**"这个条文编号是 148，从第 128～165 条都是讲结胸及其相关病证。本条的临床表现同样可以看作是三阳同病，微恶寒是太阳病的典型表现，不重。大便硬可算作是阳明病的典型表现，不重。心下满、口不欲食可算作枢机不利证的典型表现。脉细与脉弦，光从脉体的角度上来看是一致的。故本证应该是表里同病，以少阳为主。所以张仲景在这里用的是"有表，复有里"，后边他又说了一下，"半在里半在外"，这个半在里半在外就是"有表，复有里"的意思，因此张仲景从来没有说过单纯的少阳病是半表半里。任何一个比喻都有其不足的地方，刚才我说如果一般地说半表半里我可以接受，但是现在说出问题来了，我就不接受，本来就不是那个意思。当然如果从我们人的躯体来讲，如果从外数进去，确实可以说三焦是在胃肠之外。但是如果我们换一个角度看，三焦在胃肠之内。先说一个古典文献，《灵枢·百病始生》讲过这么一段话，"传舍于肠胃……留而不去，传舍于肠胃之外，募原之间"。前头我省略了，这是一个表证，外感疾病，传之于肠胃，这个大家可以理解，对不对，太阳病传阳明病。接下来传舍于肠胃，留而不去，传舍于肠胃之外，募原之间。这个胃肠之外、募原之间，是不是就是三焦？那么就是说，从传统中医学、古典中医学、经典中医学的角度上来讲，少阳在里。少阳在阳明之里。

因此，日本学者在研究《伤寒论》的时候，也察觉这个问题有不合理的地方，按照他们的认识，他们提出了另外一个说法，说这两个都是里证，那么这两个里证怎么区分呢？日本汉方家提出了一个方案，阳明叫小里，少阳叫大里。这个大和小有两层意思，一个是轻，一个是重，一个是范围窄，一个范围宽。他们的观点是阳明就是那根管子，小。三焦是我用了一个最宽的概念，上至颠顶，下至脚，下至脚心，外连皮肤，内接五脏。你那根管子跟这个比就比不上。第二，阳明跟外界有两个开口，一个是嘴，一个是魄门。少阳跟外界没得开口。有开口的是不完全的里，小；无开口的才是真正的里，大。

有这样一个标准，说是太阳病过后就是少阳病，少阳病过后才是阳明病。这个标准不知从何而来，少阳病变到阳明病前头去了。编七版教材的时候，当时提出个原则，要跟现在的科学研究接轨，其中有一条就是要充分利用国家标准。当时我就在会上讲了这个事，

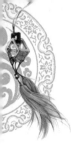

我说国家标准把少阳病放在阳明病前头了，我们今天编《伤寒论》教材，是不是第一章是太阳病，第二章是少阳病，第三章才是阳明病？结果大家异口同声地说不理它。所以，我们现在不讲，不讲半表半里。讲出问题来了，对不对。少阳就是里证，是大里，比阳明还里。

（七）少阳病的特点

日本现在搞汉方的主流是方证相对。方证相对，从本质上讲就是不相信中医理论，只相信中医的临床经验。但中医学是一个从理论到实践的完整体系，虽然有不尽完善之处，但它的理论是能够指导并解决许多临床问题的，不能轻视。

少阳病的第一个特点就是临床表现的变异性大，为啥子我们给大家讲少阳病的典型表现讲了那么多，就是因为这个，还没有说完，甚至可以说说不完。大家想一想，少阳的这个范围，上到巅顶，下到脚心，外连皮肤，内接五脏六腑，啥子花样它都要得出。日本汉方家做事确实还是很认真，从认真的程度上来讲他们有的时候做得比我们还认真。日本汉方家用伤寒方，怎么用？大概是这样的：第一步按照《伤寒论》的记述再利用，你《伤寒论》咋个说的，他就咋个用。他们甚至主张《伤寒论》的处方是不能加减的，加减了就不叫作用经方了。这就是读《伤寒论》的书读歪了。小柴胡汤后面不是有加减吗？桂枝汤变了那么多个方，不是加减吗？当然，他们还是不满足老是按着张仲景的脚步走，所以他们也想有所扩展，有所发展。就像上面我们跟大家讲的，他就把五苓散扩展用来治疗宿醉，就是尝试到把《伤寒论》的这些用法，朝前迈一步，有所发展。那么小柴胡汤，他们也尝试，迈一步就觉得迈出的这一步还可行，他就赶快把它记录下来，我看这个患者有些什么症状，特别是哪一个症状是《伤寒论》里头没有说过的，我用了效果好，他就把它拿去发表。其他人读了他这一篇报道，这一篇报道还有一些启发性，人都是喜欢探索的，那么第二个医师就照着第一个医师用，用完了确实有效，他又赶快去发表，我读了哪一篇文章，说了这么一个事情，我拿去用了确实有效。这就是日本汉方家的论文。但是我们确实觉得人家很认真，是吧？治了一个就是一个。那么当这个积累到几十个或者上百个以后，他们就基本上把它固定下来。比如那个小柴胡汤就是可以治这个病证，逐渐逐渐他就积累多了，有一段时间他们还非常傲气，因为确实人家喊我们中医拿个东西出来，你说小柴胡汤，你们在用，你们究竟用来治了一些啥子病？你们有多少例的数据？我们确实拿不出来。比如有的时候我们有些东西是模糊的。当这些事情积累多了以后他回过头来一看，好像世界上的疾病没有哪一个不可以用小柴胡汤的。他反而搞糊涂了，这个小柴胡汤究竟是做啥子用的？所以我们跟日本汉方家交流，不管这个交流的主题是什么，最后要落实到要落脚到小柴胡汤上。我们四川地区的医师还有一个课题是经常要扯到去的，最后扯扯就扯到这个问题上来了，附子咋个用？

好，以后再跟大家说附子这个事情。现在先说小柴胡汤，我这里就讲这个小柴胡汤我咋个用。我说用小柴胡汤我重点不看症状，你看不完，说不尽，张仲景就已经察觉到这个问题了，他用了另外一个说法来表述："有柴胡证，但见一证便是，不必悉具"。变异性大的原因首先是少阳的范围宽，邪正斗争的回旋余地大，故少阳病的临床表现可以偏上、偏下、偏表、偏里、偏左、偏右等。其次，少阳三焦除了是气的通道以外，还是津液的通道。气机阻滞，津液就会停聚为痰，为湿，为饮，而痰饮为病历来变症多端。再次，气机郁滞有两个发展前途：一是化热，一是化寒。再加上少阳范围宽，以及易致生痰湿这两个因素，少阳病的变异性就十分巨大。

少阳病的第二个特点就是病程迁延。因为首先少阳范围大，邪正斗争回旋余地大，打得赢就打，打不赢就跑。往来寒热就是一次次战汗邪气祛不尽。再加上少阳病在三阳病当中正气损伤的程度最重，故少阳病常迁延。小柴胡汤的方后注没有讲什么时候止后服，而在阳明病和太阳病多数处方都讲了，也说明其迁延的特性。这个迁延对于治疗来说有利有弊。利是可早做打算，防止少阳病转变为三阴病，充分利用少阳病这个相持阶段，把疾病在阳证的范围内解除。弊就是需要

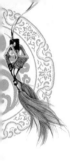

坚持吃药，不然就容易形成反复。

（八）少阳病的转归和预后

少阳病的转归只有三个，就是愈、传、留。

少阳病虽然说容易迁延，只要我们处理得当，少阳病也是能够治愈的。

第二是传，那么少阳病的传最主要的是太阴和阳明，少阳传太阴肯定是疾病的恶化，是正气的进一步损伤，我们要尽量避免。少阳传阳明，情况比较复杂，不能简单的来说，如果仅仅从邪正斗争的这个角度上来讲，少阳传阳明肯定是好转。少阳传阳明是正气恢复，咋个不好呢？这肯定是好转。但是大家不要忘了一点，少阳本来就是枢机不利，如果传阳明这个枢机不利的情况仍然存在，甚至加剧，就会容易导致阳明病升降出入的严重障碍，阳明病的升降出入严重障碍是会死人的。所以少阳病传阳明病我们必须综合分析这两个方面的情况，邪正斗争的情况和气机的升降出入障碍的情况。如果是气的升降出入的障碍情况反而加剧了，那就应该是一种恶化，当然这种恶化和正气损伤的恶化是另外一回事。实际上我们注意这个问题，及时采取措施，很多患者是可以挽救过来的。

最后一个就是留，由于少阳病常常迁延不愈，所以它最容易形成外感疾病日久不愈，转变成为杂病的这么一回事。所以为啥子在杂病里头，从辨证论治的角度上来讲，肝脾不调是非常大的一个类型，其中有相当一部分就是由外感疾病迁延不愈转化而来的。

总的来说，少阳病的预后是比较好的，为啥子？因为少阳病本身没有死证，还有少阳病只要我们处理得当，多数是可以治愈的。

（九）少阳病的分类

在少阳病的病理中最后还要说一个问题，就是少阳病的分类，少阳病一般我们不再分类，当然有些人也提出了分少阳经证和腑证的问题，但是为啥子我们这里提出不再分？因为少阳这两个腑是两个特殊的腑，三焦就是人体内的空腔，装的就是五脏六腑，不是废物。胆是奇恒之府，既有腑的特性又有脏的特性，藏中精之汁，相当于精微物质。有人提出胆结石就是少阳腑证，但存疑，现一般认为胆结石属于杂病范畴，不属于外感疾病。

四、少阳病的治疗原则

（一）实则泻之

少阳病既然作为实证，就要以祛邪为基本治疗方法。但少阳与外界不直接相通，所以传统的三个主要祛邪方法：汗、吐、下，对少阳病来说不太适合。少阳病特殊的祛邪方法在中医就叫作和法。和法的全称为和解少阳枢机法，它是采用调节脏腑生理功能的方法，使气机郁滞的状况消除，从而达到消除病邪的目的。这是一种内消的祛邪方法，在这一点上与清法类似。但清法很清楚的就是消除过多的阳气，和法不是，和法是以使气的运行状态得到改善为目的。或者说和法是另外一种清法，因为壅滞也是一种多余。

（二）既病防变

既病防变，先安未受邪之地，是少阳病治疗的一个重要原则。少阳病的扶正具有双重任务：第一就是太阳阳明都要扶正，少阳病也要扶正。本来少阳病正气损伤的程度就比太阳病和阳明病重，所以少阳病就要求扶正的力量增强一点，这是一层意思。另外一层意思，少阳病在治疗的过程中，还肩负着一个重要任务，防止它转变成为三阴病。甚至可以这样说，在某些时候，第二个任务比第一个任务更重一些。当然不是说转变成为三阴病这个人就没得希望了，但是转变成为三阴病，治疗起来就很麻烦，风险也比较大。所以对外感疾病的治疗来讲，我们要尽可能地把它控制在三阳病，在三阳病的这个范围内解决。因此，少阳病就肩负着这么一个任务，因为少阳的背后就是太阴。所以从道理上来讲，少阳病作为实证不适于用补法，但是由于承担着这么一个任务，所以少阳病不拒绝补法，在三阳病中间，少阳病使用补法是用最重的。

刚才我们说两个原因，一个是它本身正气损伤的程度重，另外还肩负着一个重要任务，就是防止它演变成为三阴病。当然，过多地扶

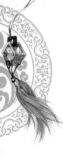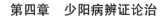

助正气，对于少阳病的治疗是有所妨碍的，但对于这个妨碍，通过权衡利弊，我们认了，因为少阳病本身就容易迁延，你想快也快不起来。所以我们适当地增强一点扶正的力量，减轻一点祛邪的力量，也可以接受。这是少阳病的治疗，总的来讲就是这样子。

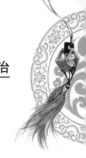

授 课 提 纲

第一节 少阳病概述

一、少阳

少阳阳气的量最少。少阳永远是老三，不可能排在阳明的前面。

二、少阳的生理

足少阳胆经、手少阳三焦经和胆、三焦，两经两腑是少阳这个系统的生理基础。

少阳最主要的生理功能，就是调畅气机，保障气、津的运行正常。

胆和三焦虽为六腑，但都有一定的特殊性。

三、少阳病的病理

（一）少阳病的病因

内因　正气损伤的程度在三阳病中最重。

外因　六淫病邪都可以引起少阳病，热性病邪更容易直接侵犯少阳。

（二）少阳病发病

少阳病的发病有传变而来与直中两种方式。

传变主要由太阳、阳明、太阴传变而来。

（三）少阳病的典型表现

1. 口苦、咽干、目眩+耳聋

2. 往来寒热、胸胁苦满、默默不欲饮食、心烦喜呕

3. 脉弦

　　*不要将少阳病与疟疾进行比较，因为一个是证，一个是病。

（四）少阳病的病机

少阳病的病机，有两个环节，一个叫胆火内炽；一个叫枢机

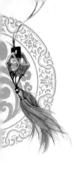

不利。《伤寒论》中讨论少阳病，重点在讲枢机不利。

（五）少阳病的定义

（六）少阳病的性质

    1. 从八纲的角度讲　少阳病属于里证、热证、实证、阳证

    2. 从阶段的角度讲　少阳病可以说是属于外感疾病的过渡
       阶段

    3. 半表半里

      ①半表半里这个说法不合仲景本意。

      ②中医认为阳明可以传三焦。《灵枢·百病始生》："传舍
        于肠胃……留而不去，传舍于肠胃之外，募原之间"。

      ③日本学者提出阳明叫小里，少阳叫大里。

（七）少阳病的特点

    特点一：临床表现的变异性大

    特点二：病程迁延。

（八）少阳病的转归和预后

    转归——愈、传、留

    预后——比较好

（九）少阳病的分类

    一般我们不再分类

四、少阳病的治疗原则

（一）实则泻之

（二）既病防变

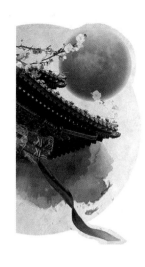

第二节

少阳病本证

少阳枢机不利证证治

上面已经讲过，由于少阳生理的特殊性，所以少阳病不分经证与腑证。《伤寒论》讨论少阳病重在枢机不利。下面我们就讨论少阳枢机不利证的证治。

（一）少阳枢机不利证证治（小柴胡汤证）

《伤寒论》讨论少阳枢机不利证的代表性条文是第 96 条："**伤寒五六日中风，往来寒热，胸胁苦满，嘿嘿不欲饮食，心烦喜呕，或胸中烦而不呕，或渴，或腹中痛，或胁下痞硬，或心下悸，小便不利，或不渴，身有微热，或咳者，小柴胡汤主之。**"

这一条就是讲少阳枢机不利证的证治，主要包括两部分，第一部分，就是上面我已经讨论了的四句话六个症，就是少阳枢机不利证的典型表现，或者说代表性的临床表现。第二部分就是七个"或"然症，讲少阳病枢机不利证的临床表现变异性大。

首先讲少阳枢机不利证的代表性临床表现，由于这部分内容已经讨论，就不再重复了。

少阳枢机不利证的病机就是枢机不利，其治法就是和解少阳枢机，代表方就是小柴胡汤。

下面来讲一下小柴胡汤。

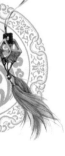

小柴胡汤方

柴胡半斤 黄芩三两 人参三两 半夏半升，洗 甘草炙 生姜各三两，切 大枣十二枚，擘

上七味，以水一斗二升，煮取六升，去滓，再煎取三升。温服一升，日三服。若胸中烦而不呕者，去半夏、人参，加栝楼实一枚；若渴，去半夏，加人参合前成四两半、栝楼根四两；若腹中痛者，去黄芩，加芍药三两；若胁下痞硬，去大枣，加牡蛎四两；若心下悸、小便不利者，去黄芩，加茯苓四两；若不渴、外有微热者，去人参，加桂枝三两，温覆微汗愈；若咳者，去人参、大枣、生姜，加五味子半升、干姜二两。

这个处方一共用了七味药，七味药中间有四味药我们可以暂时把它放在扶正的这个范围内。哪四味药呢？人参、甘草、生姜、大枣，对不对啊？我认为可以这样看。参、草、枣今天都是公认的补益药；生姜虽属解表药，但其能温胃健运，也可认为有扶正作用。当然我们不能简单地算药味数，但是至少可以说明这么一点，少阳病用的扶正药是比较重的，比较突出的。特别是这里边的人参是用了 3 两，当然这个人参是用的党参，但是毕竟用量还是比较多的，这是它的第一部分，扶正部分。

那么另外三味药，就是小柴胡汤当中具有祛邪力量的三味药，这三味药各管一方。

第一个药物是柴胡，柴胡是和解少阳枢机的主要药物，是调整枢机，促使气机恢复正常运行的一个主要药物。我们今天把柴胡放到解表药里头去讲，小柴胡汤就讲不下去了。我们前面一再说少阳病不能够发汗，柴胡又是解表药，这是不对的。柴胡不是解表药，真正的柴胡可不可以解表？可以解表，那是间接的。我的看法是，什么是解表药，直接解除卫气闭郁状态的药物就是解表药。那么还有一些药物是间接解除卫气闭郁状态的药物，是可以解表，但是它不是解表药，柴胡呢，就属于这种。它是通过和解少阳枢机，去达到解除卫气闭郁状态，是这么个意思。当然，柴胡是这个处方的主药，所以它的用量最重，用了半斤，半斤就是八两，因此如果我们要用一个标准的小柴胡汤，我们的用量按比例折减原则上就要用到 24g 或者 25g，我这是按照通常的比例关系来说的。必要的时候还可以重，原因是什么，按照从古到今的标准说法，柴胡是用根入药，当然其他地方可能还是以根入药的，我不太了解整体情况，至少在我们四川，原则上都是全草入药，今天明确叫竹叶柴胡。那么中药使用习惯上，如果规定是以根入药，又改用全草入药，那么原则上应该考虑适当地增加它的重量，因为全草的效果和单用根来讲，相比之下，效果要差一些。因此柴胡必要的时候，它的重量还可以再增加。那么我用这个处方，柴胡的用量我用到过 50g，翻了一番，翻了一倍。当然小柴胡汤中柴胡是主药，所以小柴胡汤不管怎么样加减，柴胡是不能去掉的。

第二个药物是黄芩，黄芩在这个地方，主要是针对胆火内炽这个环节。如果胆火内炽不明显，或者这个患者有比较明显的脾阳不足的现象，也就是说这个患者很容易从少阳病转化成为太阴病，那么黄芩我们要从严控制，甚至把它去掉。在小柴胡汤方后注中间有两次把黄芩去掉了。我们看一看，一次是"若腹中痛者，去黄芩，加芍药三两"。这个地方的腹中痛，我们要联系到后边，联系到太阴病，太阴病也有腹中痛，当然这种腹中痛是属于虚证的腹中痛，喜温喜按，不属阳明。那么也就是说，太阴脾的阳气不足，有转化成为太阴病的趋向性，为了防止这种趋向性变成现实性，我们不要再损伤脾的阳气，把黄芩去掉，那么再加上芍药。芍药一个是可以协助柴胡疏肝，调畅气机，另一个是芍药和这个处方当中的甘草合用，有缓解疼痛拘挛的这么一个作用。第二个地方，"若心下悸、小便不利者，去黄芩，加茯苓四两"。心下悸、小便不利，这是有水气，水湿为病的背后，常常有肺、脾、肾三脏的阳气不足，所以这里又一次的把黄芩去掉了。加茯苓，这个大家应该能够理解，是吧？所以我们这样讲，张仲景在这里对黄芩就是该用则用，但是如果胆火内炽的现象不明显，特别是有明显的太阴阳气不足的现象的时候，黄芩要严格控制，甚至是去掉。

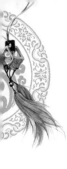

　　第三个药物是半夏，半夏具有燥湿的作用。我们前面讲了，少阳病除了胆火内炽，枢机不利，还有一个附带的问题，就是气不通畅常常导致湿邪的停留。所以半夏燥湿散结，是针对第三个方面。一般说来有气的停滞，就常常有湿的停滞，所以半夏这个药物原则上可以不去，当然张仲景是去了，对于这个问题，我们应该灵活地来看。他这里讲到了"若胸中烦而不呕者，去半夏、人参，加栝楼实一枚"。这里我们讲一讲为啥子烦而不呕，去半夏、人参，加瓜蒌实。刚才我们讲了，烦，一是阳气闭郁，二是胆火内炽。这里重点是阳气闭郁，阳气闭郁而呕，是我们人体宣泄阳气的一种方式。烦而不呕就说明阳气闭郁的程度重，病证偏实，就要增加小柴胡汤祛邪的能力，就去人参。瓜蒌实，宣散胸中阳气，解除闭郁。半夏是辛散的，也有祛邪的能力，若是津伤的程度不是很明显，可以不去。另外，可以适当增加柴胡的用量，增加它的宣泄能力。"若渴，去半夏，加人参合前成四两半、栝楼根四两"，渴有胆火内炽的因素，要注意生津。故加人参益气生津，加天花粉清热生津。去不去半夏，核心问题就是看患者有没有湿邪，若湿邪重，半夏可以不去。

　　下面就把还没有讲到的加减法说一说。

　　"胁下痞硬，去大枣，加牡蛎四两"，这是水湿偏重，停聚于胁下，因为大枣甘温容易滋生湿邪，加牡蛎。第一，牡蛎利水，古人认为牡蛎这一类动物之所以能在水中生活就是因为它们天生的克制水的能力。《伤寒论·辨阴阳易差后劳复病脉证并治》治腰以下水肿用牡蛎泽泻散。第二，牡蛎软坚散结，其味咸寒。

　　"若咳者，去人参、大枣、生姜，加五味子半升、干姜二两"，基本上把扶正的药物去完了。因为咳是向上、向外抗邪，有表证或有表证的倾向性，既然能够向上向外祛邪，说明此人的正气强，扶正的药物可以减少。"加五味子半升、干姜二两"，与小青龙汤比，少了一味药：细辛，干姜由3两降为2两。为什么不用细辛，刚才我们才跟大家说了，少阳枢机不利，既可以化热，也可以化寒。细辛这个药物是温肾阳的，温命火的。少阳的相火是根于命火，如果这个时候，我们用细辛就可能导致相火内炽的状态更加重，为了要避免这种状况，所以把细辛去了，那么同时相应的干姜也减少了。那么结合刚才黄芩的这个问题，我们可以归纳为这么一点，由于少阳枢机不利，既可以化热，又可以化寒，因此在少阳病治疗的过程中，我们要注意既不要过温，也不要过凉。所以张仲景这些处理，他都反映了一个重要的原则。当然，如果这个疾病需要，我们细辛也可以考虑使用。因为细辛是一个很好的通窍利咽的药物，少阳病在临床中常常表现出一组窍不通利的现象，所以细辛我们可以考虑，必要的时候也可以用。那么为了避免过温，我们可以采取两个办法：第一个办法就是酌情增大黄芩的用量，第二个办法就是加入其他能够抑制相火过亢的药物。当然我们多数采取后边一种治法，就是在用细辛的同时，加入少量的龙胆草，以免它相火过旺。

"若不渴、外有微热者，去人参，加桂枝三两，温覆微汗愈"，这是兼有表证，里无热。既然兼有表证，说明邪气未全入里，此人正气尚强，可以不用人参；有表加桂枝，助解表。此证有热，但里无热，或者说里热不重，故不口渴，此时用小柴胡汤，是用黄芩，还是不用黄芩呢？我认为可根据情况酌情选择，若体质壮实，可用黄芩，黄芩泄肝，有利于少阳的疏泄，清热也可解表；若此人体质偏虚，最好不用黄芩，免伤脾胃。

好，关于小柴胡汤和它的加减，我们就讲到这里。

下面讲小柴胡汤的临床应用。

在讲小柴胡汤的临床应用前，先简单地看看相关的条文。

首先看看《伤寒论》第 101 条：**"伤寒中风，有柴胡证，但见一证便是，不必悉具。凡柴胡汤病证而下之，若柴胡证不罢者，复与柴胡汤，必蒸蒸而振，却复发热汗出而解。"**这个条文共两句语，请大家着重注意这一句话的"但见一证便是，不必悉具"。这"证"，当作"症"看。张仲景在这里就是想着重突出，少阳病枢机不利的临床表现变异性大，不要拘守。若要认定一症，就是往来寒热，但临床出现的概率太低，缺乏实用性。第 101 条的第二句话，实际上就是描述战

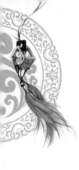

汗的状态。我们说少阳病正气损伤的程度重，不等于少阳病的每一个患者都会出现战汗，但是如果正气进一步损伤，就更容易出现战汗。

下边再看看第 230 条："**阳明病，胁下硬满，不大便而呕，舌上白胎者，可与小柴胡汤。上焦得通，津液得下，胃气因和，身濈然汗出而解。**"注意这个"白胎"不是白燥苔而是白腻苔。这个"胎"字取义于制作漆器的上胎，就是在木胚上刷漆，突出黏滞的状态。整个条文主要是讲服用小柴胡汤过后，会出现的反应。请特别注意"上焦得通，津液得下，胃气因和，身濈然汗出而解"这句。小柴胡汤是使三焦的气机通畅，从上焦来说就能够使卫气闭郁的状态得以解除，所以汗出而解。从中焦来说就使胃肠之气能正常通降，因此小柴胡汤能使阳明病中偏气滞且不重的证候得以解除。

故小柴胡汤虽然是少阳病的**正治**处方，但可以用来治阳明病、太阳病，当然**借来治**的太阳病和阳明病都不会很重。小柴胡汤治疗的病多，所以在中医界素有"伤寒最宜小柴胡"之说。当然这里的伤寒主要是指三阳病，三阴病可以偶尔用，不宜长期用，因为它毕竟是一个祛邪的处方。不管是非典的防治方案，还是甲流的防治方案，都有小柴胡汤。

当我们在处理外感疾病遇到实证，实在不知道如何下手时，不妨可以开个小柴胡汤。因为既然是外感疾病又是实证，不知道如何下手，则太阳病、阳明病的表现肯定不典型，用小柴胡汤就不会大错。临床医师中间有一批小柴胡汤派，基本上都是小柴胡汤加减化裁，有它的合理性，但它毕竟是一个祛邪剂。若加以改造，减少柴胡、黄芩的用量，增加扶正药，那当然也可以算是一个扶正剂，不过已经不是本来意义上的小柴胡汤了，可以看作是小柴胡汤的**变用**。日本汉方家很爱用此汤，但认识是有问题的。日本汉方家用人参不是人参，用五加科人参属的纽子七、竹根七下面长的纺锤状物，叫作明七，过去是作为三七替代品的。日本汉方家把小柴胡汤归入强壮剂，一开就是三个月。有的患者吃了几年，短时间内看不出来，因为这个处方里头有比较大的扶正药，但是长期服用祛邪的小柴胡汤，日久必出事。

我在20世纪90年代到日本去的时候见到出过一件事。患者服用小柴胡汤后死亡，追究医师的责任，医师说我这个用法是根据哪本杂志上的报道用的，我没有错。然后一查，确实是这样，而且还有不少医师都支持，说这个报道是对的，我们照着用都没出事。医师没错，那患者错了？显然患者也没错，这个板子就打到哪个身上，打到药厂身上。后来风暴过去了，这个小柴胡汤确实还可以，就把它写到日本药局方里头，也就是收入日本的药典。后来再整，又出事，又把它从药典里抬出来。所以我的评价就是，糊里糊涂用小柴胡汤，糊里糊涂把小柴胡汤写到药典里头去，糊里糊涂把它从药典里头抬出来。到现在他们还没有弄清楚他们问题在哪里。这充分说明没有中医理论指导的实践，是盲目的实践。

当然作为变用，还可以将其看作是一个调和肝脾的处方来应用。另外还可将其作为透热转气之方用于热入血室。

（二）少阳枢机不利变局类证

由于少阳病的临床表现多变异，很难确定什么是正局，什么是变局。所谓变局是相对于前面所讲，以四句话六个症反映的，少阳枢机不利证的代表临床表现而言。这种变异实际上就是其病理的某一方面特别突出而出现的变异证。

这部分的内容并不十分重要，张仲景有用意在于引导后世医家临证时如何随机而动。

1. 少阳枢机不利气滞重证证治（大柴胡汤一证一）

少阳枢机不利气滞重证的代表性条文是第103条：“**太阳病，过经十余日，反二三下之，后四五日，柴胡证仍在者，先与小柴胡。呕不止，心下急，郁郁微烦者，为未解也，与大柴胡汤，下之则愈。**”

少阳枢机不利证本就有气滞，此证气滞偏重而已。为什么说气滞偏重，其有三点：第一，枢机不利的时间较长，“后四五日，柴胡证仍在者”，可见枢机不利的状态已经存在四五天了。第二，使用小柴胡汤

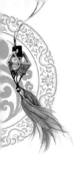

治疗无效，而且临床表现有所加重。这里使用小柴胡汤也有试探之意。第三，出现呕不止，心下急，郁郁微烦。从喜呕到呕不止，是呕加重，是正气来复有较强抗邪能力的表现，是用小柴胡汤试探的结果；从胸胁苦满到心下急，是加重；从心烦、默默到郁郁微烦，也是加重。

此为少阳枢机不利气滞重证，治当和解少阳，强化疏泄，代表方为大柴胡汤。

大柴胡汤方

柴胡半斤　黄芩三两　芍药三两　半夏半升，洗　生姜五两，切　枳实四枚，炙　大枣十二枚，擘

上七味，以水一斗二升，煮取六升，去滓，再煎。温服一升，日三服。一方，加大黄二两，若不加，恐不为大柴胡汤。

大柴胡汤可以看作是小柴胡汤去人参、甘草，加芍药、枳实，增加生姜用量而成。总之是减弱了扶正的力量，增强了疏达气机的能力。

"一方，加大黄二两，若不加，恐不为大柴胡汤。"大柴胡汤之所以称大，刚才已经讲了，是因为其调畅气机的力量强，而不是因为其泻下。小柴胡汤，虽然调畅气机的力量弱于大柴胡汤，但也有一定的泻下作用，更何况大柴胡汤。正如小柴胡汤有七个加减一样，大柴胡汤也可以有加减方，为便于区别，我们把没有加大黄的大柴胡汤，叫作大柴胡汤一，把加了大黄的大柴胡汤叫作大柴胡汤二。

2. 少阳枢机不利水饮内结证证治（柴胡桂枝干姜汤证）

少阳枢机不利水饮内结证的代表性条文是第147条："**伤寒五六日，已发汗而复下之，胸胁满微结，小便不利，渴而不呕，但头汗出，往来寒热，心烦者，此为未解也，柴胡桂枝干姜汤主之。**"

其临床表现可分为三组：

第一组，胸胁满、往来寒热、心烦。这是少阳枢机不利证的代表性临床表现。

第二组，胸胁微结、小便不利、渴而不呕。这是兼有水饮内停的表现。胸胁微结，是水饮停于胁下或心下的表现，属于偏轻者，可痛

可不痛，故张仲景没有论及疼痛；此证属结胸的前驱，也可算是结胸的类似证。小便不利，反过来说明，此结为水饮停聚。渴，首先是水饮停聚，津液不布，是主要原因；也存在热伤津液的可能，是次要原因。不呕，说明饮结较重，正气相对无力抗邪向上向外。此证之水饮，主要是由于三焦气滞而导致的。

第三组，但头汗出。同样是由于水饮阻滞，津液不能遍布所致。

可见本证病机为少阳枢机不利，兼有水饮内停。前面我们已经谈到，少阳枢机不利证，本身就兼有水饮，所以本证也可以说为少阳枢机不利水停重证。本证的治法为和解少阳，温化水饮。

柴胡桂枝干姜汤方

柴胡半斤　桂枝三两，去皮　　干姜二两　栝楼根四两　黄芩三两　牡蛎二两，熬　甘草二两，炙

上七味，以水一斗二升，煮取六升，去滓，再煎取三升。温服一升，日三服。初服微烦，复服汗出便愈。

柴胡桂枝干姜汤可以看作是小柴胡汤，去半夏、人参、大枣，加桂枝、栝楼根、牡蛎，以干姜换生姜而成。这一变化可从小柴胡汤的加减中看出脉络。首先因其烦而不呕，去半夏、人参；再因渴，加栝楼根；三因胸胁满微结，因胁下痞硬，去大枣，加牡蛎。其水饮虽主要因三焦气滞所致，但凡水饮总与脾运有关，故加桂枝，改生姜为干姜，以扶脾。其意与小青龙汤中用姜、辛、桂扶阳化饮一致，唯恐其少阳相火内炽，故去助肾阳之细辛。

本汤服后，因阳气来复，枢机欲动，再加水饮蒸化外出，可出现一时性微烦现象，等三焦通利，汗出则气行水去，便可向愈。

3. 少阳枢机不利心神不宁证证治（柴胡加龙骨牡蛎汤证）

《伤寒论》少阳枢机不利心神不宁证的代表性条文是第107条："**伤寒八九日，下之，胸满烦惊，小便不利，谵语，一身尽重，不可转侧者，柴胡加龙骨牡蛎汤主之。**"

少阳枢机不利心神不宁证的临床表现可分为四组。

第一组，为少阳枢机不利的一般表现，如胸满、烦。当然在实际

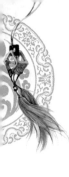

临床中是可以有变异的。关于烦，下面将进一步讨论。

第二组，为心神不宁的烦惊、谵语，是本证的主症。造成这组表现的病理有三：其一，少阳枢机不利，胆火内扰，导致心神不宁，多造成烦。其二，邪热入胃，胃热上扰，多造成谵语。其三，误下，气滞、热邪未去，反伤心阳，出现惊恐之状。

第三组，一身尽重不可转侧。这是一组邪气由外入里，但尚未聚集成实的现象，如第219条"三阳合病，腹满身重，难以转侧"即是。既反映了热伤气的一面，也反映了枢机不利、阳郁不宣的一面。

第四组，小便不利。一则反映枢机不利影响三焦水道不利，也反映热灼伤津。但灼不甚、伤津不甚，故不渴；水停不甚故无胸胁结满、头汗等症。

总之本证重点在少阳枢机不利，伴有心神不宁。或者说本证为三阳同病，少阳为主。其治当和解少阳枢机，兼宁心安神。代表方用柴胡加龙骨牡蛎汤。

柴胡加龙骨牡蛎汤方

柴胡四两　龙骨　黄芩　生姜切　铅丹　人参　桂枝去皮　茯苓各一两半　半夏二合半，洗　大黄二两　牡蛎一两半，熬　大枣六枚，擘

上十二味，以水八升，煮取四升，内大黄，切如棋子，更煮一两沸，去滓。温服一升。本云：柴胡汤，今加龙骨等。

柴胡加龙骨牡蛎汤可以看作小柴胡汤全方去甘草，减半加味而成。因本证，邪未成实，正气已虚，故轻用小柴胡汤。因有热郁、水停故又去甘草。

加了三组药。

第一组，龙、牡、铅丹，为重镇安神。铅丹，即广丹，是铅制剂，有毒，今少用。有人主张用生铁落代，我主张也可用磁石。关于铅制剂有毒这个问题，我的看法是不要过分强调。比如黑锡丹，就是铅制剂，对于肾不纳气的哮喘持续状态，有非常好的效果。汶川地震后，国家中医药管理局拟了一个灾区救治方案，就收录了黑锡丹。但现在在哪儿买得到黑锡丹？不要因为有毒，就把中医有效的治疗方法封

藏了。

第二组，桂、苓，这是化气利水的基本配伍。桂枝与大枣配，也有助心阳的作用，其实从助心阳的角度看，小柴胡汤中的甘草也可不去。

第三组，大黄，泻热，除饮。且与铅丹配用可降低铅丹毒性。

本方煎服注意：一是，大黄后下，保持较好的泻下清热作用。二是，一剂分四次服，轻解复杂病邪，若服后心神复、小便利、邪热减，则另用其他处方善后。

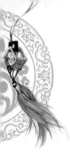

┌ 授 课 提 纲

第二节 少阳病本证

少阳枢机不利证证治

（一）少阳枢机不利证证治（小柴胡汤证）

1. 代表性条文——第 96 条

2. 病机——枢机不利

治法——和解少阳枢机

代表方——小柴胡汤

3. 小柴胡汤方方义

①人参、甘草、生姜、大枣，扶正药是比较重的

②柴胡，是和解少阳枢机的主要药物

③黄芩，针对胆火内炽

④半夏，具有燥湿的作用

⑤加减

4. 小柴胡汤的临床应用

（1）第 101 条着重注意"但见一证便是，不必悉具"。

（2）第 230 条说明了小柴胡汤虽然是少阳病的正治处方，但可以用来治阳明病、太阳病。

（3）日本汉方家把小柴胡汤归入强壮剂。充分说明没有中医理论指导的实践，是盲目的实践。

（4）作为变用，还可以将其看作是一个调和肝脾的处方来应用。另外还可将其作为透热转气之方用于热入血室。

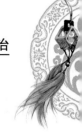

（二）少阳枢机不利变局类证

　　1. 少阳枢机不利气滞重证证治（大柴胡汤一证一）

　　2. 少阳枢机不利水饮内结证证治（柴胡桂枝干姜汤证）

　　3. 少阳枢机不利心神不宁证证治（柴胡加龙骨牡蛎汤证）

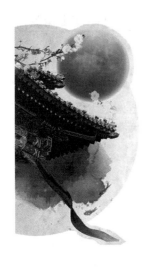

第三节

少阳枢机不利兼证

一、少阳枢机不利兼太阳表病证治（柴胡桂枝汤证）

少阳枢机不利证兼太阳表病的代表性条文，是《伤寒论》第146条："伤寒六七日，发热微恶寒，支节烦疼，微呕，心下支结，外证未去者，柴胡桂枝汤主之。"

柴胡桂枝汤方

桂枝去皮　黄芩一两半　人参一两半　甘草一两，炙　半夏二合半，洗
芍药一两半　大枣六枚，擘　生姜一两半，切　柴胡四两

上九味，以水七升，煮取三升，去滓。温服一升。

从这个条文来看，发热恶寒者，支节烦疼，基本上属太阳；微呕，心下支结，基本上属少阳。从描述上来看基本上太阳与少阳对等，但太阳病的典型表现发热恶寒存在，太阳病约甚于少阳病，因此就把小柴胡汤和桂枝汤合在一起。其中桂枝汤部分所有药物减半，小柴胡汤除去草、枣、姜，余下的柴、芩、夏、参也减半。柴胡桂枝汤，重点在桂枝汤，偏重在解表。

第146条"支节烦疼"类似于第35条麻黄汤证的"骨节疼痛"。"烦疼"，按仲景《伤寒论》行文的一般原则，这个疼就比骨节疼痛重。心下支结与第96条胁下痞硬类似。这个条文编号是146，从第128条到第165条都是讲结胸及其相关病证，这里用了结，故它的程度就

应该比较突出。那么也就是说，从症状上来讲，心下支结按照《伤寒论》中的行文习惯，重于胁下痞满。也就是说，这里太阳病和所伴的少阳病，都不是轻证，都是偏重证。但正是因为这两个处方合在一起用，既能宣通三焦，又能宣通卫气，因此宣通的力量就明显地增强了。所以我在前面讲如何增强桂枝汤的发散力量的时候，我讲了一个观点，我认为这两个处方合在一起用，可以认为是方剂的相须关系。单独看来它们用量轻了，但是由于这两个处方配合起来，内外相通，宣通力量特别强。所以它治疗的不是轻证，是重证。

我们在前面跟大家讲了如何增强桂枝汤的发散力，其中的一个就是在桂枝汤里头合一个小柴胡汤。这里就具体给大家讲了张仲景是如何来处理这个问题。

这里还要给大家讲一个问题，就是除了我们从字面上的意思来看这个问题外，还涉及一个问题，中医学的理论问题。比如刚才我们说了，这个地方的支节烦疼就比骨节疼痛要重。好，现在我们再把这一个问题扩展开，在《灵枢·经脉》讲到了这个问题，这个问题在我们的中医基础理论当中基本没有讲，只在有一些地方片段地讲了一些。那么我在跟大家讨论这个问题的时候，也断断续续地讲了一些，比如"太阳……主筋所生病"，我们还要这里给大家讲一下"少阳……主骨所生病"，简要点说就是少阳主骨。我们在中医基础理论说哪个主骨呢？肾主骨。首先还是我们一再给大家讲，学中医一定得有这个观念：整体观。整体观不是拿来说的，是拿来用的，也就是说骨跟五脏六腑都有关系，只是一个主次的问题。这里面可能最主要的就是这两个系统：一个是肾这个系统，从五脏来讲，一个是从经络，当然跟经络相关的还有一个腑，就是三焦这个系统。我们来看少阳为病的时候，也给大家提到少阳和少阴之间有非常密切的关系。所以，为何在少阳病治疗的过程中，既不可过温，又不可过凉。我们上次专门给大家讨论这个问题。但是，它们毕竟是有区别的，我们不能一讲关系就讲成一回事，一讲区别就讲得完全不相干。区别是联系中的区别，联系是有区别的联系。那么少阳主骨跟肾主骨在这里我们应该怎样来区别？当

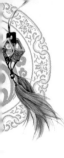

然我们承认最核心的是肾主骨，但是少阳跟骨之间也有非常密切的关系。

　　从临床的角度上来讲，大概我关心这么两点：第一点，骨的病有虚有实，虚证主要跟肾有关，实证主要跟少阳有关。第二点，骨包括关节，但是有区别。如果是骨本体的病变，我重点从肾来治疗，但是如果是关节的病变，我重点从少阳来考虑。所以张仲景在这里讲了一个支节烦疼，不管他是有意还是无意，他都点到了这么一个问题，至少他从实际出发提到了这个问题。这里我给大家简单介绍一个病例，这个病例既是成功的也是不成功的。一个类风湿性关节炎的患者，这种病要说完全根治很难，所以从这个角度上来讲，是不成功的。但是减轻患者的痛苦，控制疾病的发展，这个我们基本上是办到了的，从这点来说是成功的。这个患者关节疼痛，骨节疼痛，找到我这儿来治疗，其他的一般情况下，我都跟一般辨证差不多，她是属于一个寒湿为病，我们基本上用的附子汤化裁给她治疗。那么在治疗的过程中，我发现患者这个骨节疼痛特别明显，这就用了这么一个理论，我在论治的过程中，给她加了柴胡、枳壳。因为原来的这个处方，附子汤我在用的时候就已经用了芍药，本来就有芍药，用了甘草，实际上就相当于合了一个四逆散在里头，一用了过后这个效果马上就出来了。所以这个患者，至少在我们这儿治疗的这个时间来看，第一个是把激素停了，第二个是把止痛药停了。患者有时候还是觉得痛，但是忍得住了。患者吃药也有恒心，每天一付药，吃了两年。有一次"五一"节，患者以为我未上班，去别处看，另医见是我的处方，基本未变，抄了下，但缺了柴胡、枳壳。五一节过后患者又来找我看，说前两付药吃后疼得不得了，实在忍不住，吃了止痛药。我立即将柴胡、枳壳补上，并对学生讲，注意少阳主骨！

　　虽然柴胡桂枝汤是为表里同治而设，但桂枝汤是正用治太阳病的，小柴胡汤可借治太阳病，合为柴胡桂枝汤，就是用来治太阳病也是可以。桂枝汤变用可看作是一个温运脾阳的处方，因此，柴胡桂枝汤还可以考虑用来治疗少阳病兼太阴病。

关于柴胡桂枝汤这个处方，有一点要指出，就是桂枝的剂量一两五脱漏了，这个脱漏很可能是在多次翻刻的过程中造成的。

我们上面讨论了少阳枢机不利证的证治，也讲了小柴胡汤的灵活应用。我们说小柴胡汤这个处方呢，正治少阳，借治疗太阳。因此，对于少阳兼太阳病，可以有以下治疗方案：

先治其表，首选桂枝汤，也可借用小柴胡汤、柴胡桂枝汤，或用小柴胡汤去参、枣加桂枝。

先治其里，首选小柴胡汤、大柴胡汤，也可借用柴胡桂枝汤。

表里同治，偏太阳的首选柴胡桂枝汤，或用桂枝汤酌加柴胡；偏少阳的首选借用小柴胡汤，或用小柴胡汤去参、枣加桂枝。

一定要注意不要一说少阳病兼太阳病，就只知道柴胡桂枝汤。少阳兼太阳，这个问题就讲到这里。

二、少阳枢机不利兼阳明病

现在我们就回过头去，讲讲少阳病兼阳明病。少阳病兼阳明病只是跟大家点一下。少阳兼阳明的问题，我们在讨论具体内容之前还是要说一句话，遇到这种情况，你首先得考虑这个问题：先表、先里还是同治的问题。当然这个表里首先就有争论，我们现在就可以先不管，我们把这个话换成少阳病兼阳明病，你是先治少阳病还是先治阳明病？那么基本上就是：如果阳明病为主，先治阳明病；如果少阳病为主，先治少阳病；如果大家差不多，那就是两者同治。

阳明病有三个病理环节，热炽、津伤、气滞，那么少阳病兼阳明病也有这三个病理环节，因此少阳病兼阳明病在同治的时候，我就要考虑这三个病理环节的侧重。实际上这里重点是讲的同治，不是讲的表里先后。一定要注意不是说只有这个方法。

（一）少阳枢机不利兼阳明气滞证证治（大柴胡汤一证二）

《伤寒论》第103条，我们前面已经讲过了，是从少阳枢机不利偏重气滞的角度讲的，属于大柴胡汤的正用，不加大黄的大柴胡汤称为大柴胡汤一方，借用于少阳阳明合病，偏重在气滞方面。既然兼阳明，

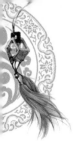

当然应有阳明腑证的最基本的临床表现，大便异常。

（二）少阳枢机不利兼阳明热结旁流证证治（大柴胡汤二证）

少阳兼阳明热结旁流证的代表性条文是《伤寒论》第165条："**伤寒发热，汗出不解，心中痞硬，呕吐而下利者，大柴胡汤主之。**"这个地方的"下利"偏重于热利，属于热结旁流的类型，这个地方的大柴胡汤可以考虑加大黄，称大柴胡汤二方。热结旁流，当然属于阳明病偏热炽的类型。

（三）少阳枢机不利兼阳明燥屎证证治（柴胡加芒硝汤证）

少阳兼阳明燥屎证的代表性条文是《伤寒论》第104条："**伤寒十三日不解，胸胁满而呕，日晡所发潮热，已而微利。此本柴胡证，下之以不得利，今反利者，知医以丸药下之，此非其治也。潮热者，实也，先宜服小柴胡汤以解外，后以柴胡加芒消汤主之。**"这个地方张仲景又点了这个细节，先宜服小柴胡汤以解外。大家不要忘了，小柴胡汤解外实际上是可以看作是同治。因为小柴胡汤既能够正治少阳病，也可以兼治阳明病。凡是少阳病兼阳明病，不是很重者，均可先服小柴胡汤，以少阳阳明同治。这个条文还提到了潮热，潮热既可以看作是热邪炽盛，也可以看作是热邪太盛，损伤津液过后的一种表现，所以一般来说呢，我们把这个归纳到燥屎。既然有燥屎，当然该清润攻下，方用柴胡加芒消汤。

柴胡加芒消汤方

柴胡二两十六铢　黄芩一两　人参一两　甘草一两，炙　生姜一两，切半夏二十铢，本云五枚，洗　大枣四枚，擘　芒消二两

上八味，以水四升，煮取二升，去滓，内芒消，更煮微沸，分温再服，不解，更作。

"柴胡加芒消汤"，今一般写作柴胡加芒硝汤，从药味来说是小柴胡汤加芒硝而成。方中小柴胡部分药物用量，只用了原方的三分之一。因其作为少阳与阳明合病，从闭郁状态来说，无论是枢机不利，还是升降出入障碍来说都较轻。从枢机不利来说，部分邪气聚而成实，相对弥散状态为轻；从升降出入障碍来说，少阳地广，很难完全堵死。

故小柴胡汤只用原方量的三分之一。"芒消"，今天一般写作芒硝，具有辛润之用，对于燥屎内结，最具针对性，是另外一个意义上的润肠通便药，可泻热润肠通便。

好，这个条文就说到这里。

附带给大家说一下，我们前面曾经给大家讲过，小柴胡汤中半夏0.5升，相当于2.5两。这是怎么来的，就是从柴胡加芒硝汤中推算出来的。柴胡加芒硝汤这个处方中的柴胡2两16铢，黄芩1两，是用了小柴胡汤中各个药物量的三分之一，人参1两，甘草1两，都是三分之一，那么既然这个地方的半夏20铢，反过去推，小柴胡汤中的半夏是否应该是60铢？1两等于24铢，因此，小柴胡汤原方中的半夏如果用重量来讲就是2.5两。

柴胡加芒硝汤处方中芒硝是2两，不同于承气汤是以合为单位，怎么来统一？调胃承气汤中用芒硝量最高为半升，芒硝从质地来说比半夏轻，0.5升半夏为2.5两，那么半升芒硝应该只有2两，与调胃承气汤中的用量一致。按今天折降比用大约6g。但调胃承气汤的标准服法是顿服，柴胡加芒硝汤是二分服，所以实际上用量比调胃承气汤小。

芒硝在《伤寒论》中用量最大的是大陷胸汤，用量为1升，按古今常用量相当原则，则今天使用相当于15g，则0.5升为7.5g，2两为6.6g。

最后再说说少阳兼阳明病的一般治疗思路。

先治阳明病，可借用小柴胡汤、大柴胡汤，也可正用或借用调胃承气汤、小承气汤、大承气汤。

先治少阳病，可选用小柴胡汤、大柴胡汤。

少阳阳明同治，可选用柴胡加芒硝汤，借用小柴胡汤、大柴胡汤。

三、少阳枢机不利兼太阴病

少阳兼太阴病同样可以先治表、先治里、同治。

先治表，治少阳病当然可以用小柴胡汤，一用其原方，二用其加减。前已述用小柴胡汤，若患者没有明显的胆火内炽，或有脾阳不足，

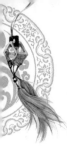

至少应减黄芩量，甚至去黄芩，或加白芍。

先里，就是先治太阴病。《伤寒论》第100条：**"伤寒，阳脉涩，阴脉弦，法当腹中急痛，先与小建中汤；不差者，小柴胡汤主之。"** 先与小建中汤，就是先里。小建中汤就是桂枝汤演化出来的，桂枝汤倍芍药加饴糖。所谓"不差"不是不见效，而是里的问题解决了，而少阳的问题没解决，故仍用小柴胡汤解少阳，那么这个时候是用小柴胡汤的原方呢，还是怎么变化的？刚才我才说了，既然这个患者有一个太阴病的问题，我现在通过处理把太阴病的问题解决了，那么这个患者很可能存在一个脾阳不足的体质状态，因此对这种患者的治疗，我更要防止他可能会转化成太阴病，所以原则上这个时候用小柴胡汤，黄芩就应该去掉。

这里我跟大家稍微做一下对比，在这里如果说方，小建中汤和小柴胡汤好像差得很远，如果说具体的药，它们就比较接近。考虑到腹中痛，小柴胡汤应是做了加减，把黄芩去掉了，加芍药。因此这两个处方可以这么样子来比较，两方中甘草、大枣、生姜、芍药是一样的。那么主要区别在两个地方：第一，小柴胡汤这边是用的柴胡，小建中汤这边是用的桂枝。这两个药物都可以作用于肝脾，但是区别是，柴胡的重点是在肝，通过疏肝解郁，使脾胃的运化功能恢复正常；桂枝的重点是在脾，温运脾阳，通过温运脾阳使肝能够保证正常的疏泄。所以我们说它们的区别就在这两个主要药物身上表现出来，一个是偏重在肝，一个偏重在脾，一个偏重在清，一个偏重在温。半夏我们就不讨论了，它不是最主要的药物。那么第二，就是这两个药物，饴糖和人参。从我们今天的角度上来说都是补脾的，但是从张仲景当年的角度上来看，他对这两个药物的认识是，相对说来在健脾这方面，他更看好饴糖。这里面有两个问题：一个问题就是从治疗原则上来讲，甘以缓之、甘以补之，饴糖的甘味肯定比人参要重得多；第二个问题就是，我们前面给大家讲了，张仲景没有用过真正的人参，或者很少用真正的人参，他用的是党参，党参的力量是没有办法在补脾健脾这个方面跟饴糖相竞争，因此对于补脾健脾，张仲景看好饴糖。

若是少阳太阴同治，则可以选用柴胡桂枝汤，不过使用时最好减少或去掉黄芩。

上一次我在谈到少阳病的时候，讲了少阳病变症多端，临床表现不一。我诊断少阳病，原则上不看症状。五脏六腑的症状都可能在少阳病反映出来，说不完、看不完，因此我对少阳病的判断原则上不根据症状，怎么判断？从原则上来讲就是三句话，三句话是一个整体：外感疾病，到了中后期，这是第一句话；第二句话是属于实证，这是第二个要点；第三句话，既没有典型的太阳病的表现，又没有典型的阳明病的表现，就是少阳病。怎么判断少阳病就是这样子，这是一个全句。这个全句分成三个部分：第一个部分：外感疾病到了中后期；第二个部分：是实证；第三个部分：既没有太阳病的典型表现，又没有阳明病的典型表现，它就是少阳病。

这里我解释一下，什么叫中后期？没有确切的时间，但是一般说来，应该在五天以上。但是如果你说我要划成三天，也可以，但肯定不是开始，不是刚刚开始。因为这个外感疾病有的发展得快一些，有的发展得慢一些，但是不管怎么说，原则上应该这样子来考虑。

实证：虚证和实证，这个应该说学中医的人大体上能够分得清楚。那么如果从我的角度上来讲呢，就请大家注意两个问题，哪两个问题呢？第一个事情就是寸脉是不是有力，当然这个所谓有力，不是很有力，他只要有力，你能够比较清楚地摸到，我都算。但是如果这个寸脉摸上去很弱，那么原则上就不是考虑少阳病的问题了，原则上可能是要考虑三阴病。那么第二个问题呢，就是寸脉和关脉有没有明显的去象，这里可能大家比较生疏一点。既然说到这个问题，我以关脉为例来讲这个问题，比如说这个患者我摸到他的关脉比较明显，如果这个摸到关脉很弱，那么原则上我就不去考虑是不是少阳病了。摸到他的关脉呢，比较明显，比较有力，再按尺脉，若其关脉明显变小，就叫去；若再按尺脉，其关脉明显地增大或明显地向上偏移，就叫来。补充说一点，按关脉的来去象，也可以通过按寸脉来认识。因为少阳病正气损伤较重，只要没有明显的去象，原则上都可以考虑它是实证。

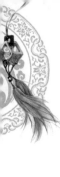

因为少阳病本身就是一个边界病证，规定得太标准了，就容易体察不出来。通过上面三个条件来判断，有可能错，最典型最易发生的错，就是把一个不典型的太阳病或者阳明病误认为是少阳病，就会用标准的处方小柴胡汤来治疗，而小柴胡汤又可以借来治太阳、阳明病，故这时用小柴胡汤也都没错。也可以这样说，诊断有小错，论治没有错，也就是诊断出现可以允许的错误，这就是从临床出发来思考问题。

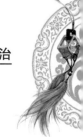

⌐ 授 课 提 纲

第三节 少阳枢机不利兼证

一、少阳枢机不利兼太阳表病证治（柴胡桂枝汤证）

（1）少阳枢机不利证兼太阳病的代表性条文是第 146 条。

（2）支节烦疼、心下支结说明这里太阳病和所伴的少阳病，都是偏重证。

（3）少阳主骨所生病。

（4）柴胡桂枝汤是为表里同治而设，用来治太阳病也是可以；变用可看作是一个温运脾阳的处方，柴胡桂枝汤还可以考虑用来治疗少阳兼太阴病。

（5）对于少阳兼太阳病，可以有多个治疗方案。不要一说少阳兼太阳，就只知道柴胡桂枝汤。

二、少阳枢机不利兼阳明病

（一）少阳枢机不利兼阳明气滞证证治（大柴胡汤一证二）第 103 条

（二）少阳枢机不利兼阳明热结旁流证证治（大柴胡汤二证）第 165 条

（三）少阳枢机不利兼阳明燥屎证证治（柴胡加芒硝汤证）

　　（1）少阳兼阳明燥屎证的代表性条文　第 104 条

　　（2）关于芒硝量

　　（3）少阳兼阳明病的一般治疗思路

三、少阳枢机不利兼太阴病

（1）少阳兼太阴病先治表

（2）少阳兼太阴病先治里

（3）少阳太阴同治

（4）小柴胡汤应用小结

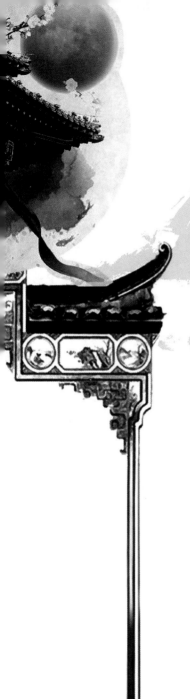

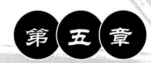

太阴病辨证论治

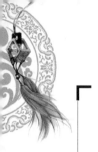

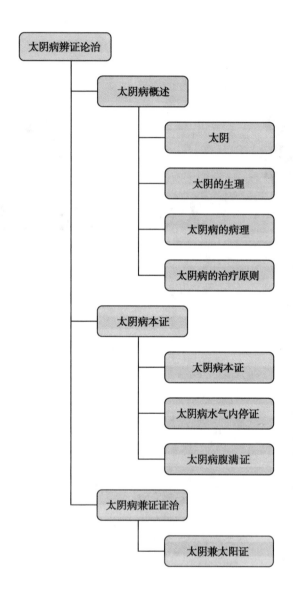

太阴病辨证论治

太阴病概述

太阴

太阴的生理

太阴病的病理

太阴病的治疗原则

太阴病本证

太阴病本证

太阴病水气内停证

太阴病腹满证

太阴病兼证证治

太阴兼太阳证

384

从现在开始，我们将讨论三阴病。三阴病从总体上来说都是虚证，但并不完全是虚证，它也有实的方面。纯粹的虚证在临床上也是很少见的。

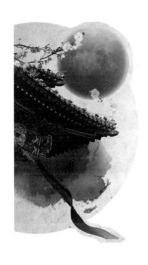

第一节

太阴病概述

太阴病概述也讲四个问题，就是太阴、太阴的相关生理、太阴病的病理、太阴病的治疗原则。

一、太阴

太阴，又叫大阴。太阴就是阴多，阴阳一分为二时就有太阴，一分为三时也存在，总之是阴多。

用太阴来说病，不仅说阴气重，还说在虚证中，正气的存量最盛。

二、太阴的生理

太阴与足太阴脾经、脾脏密切相关。《伤寒论》中太阴不涉及肺，肺的问题已经放到太阳病中讨论了。《伤寒论》中太阴篇描述的内容与肺无直接关系。脾的生理功能主要是运化，一则运化水谷，一则运化水湿。这是大家都知道的，但对脾的核心生理功能理解不全面。

其一，脾对水谷的运化是全过程，包括受纳、消化、吸收，以及排泄糟粕。中医基础理论讨论脾运化水谷着重在讲脾运化精微物质，

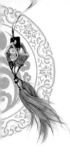

其他的事实上都忽略了。消化剩下的糟粕其实也是脾在管，从水谷入口一直管到糟粕排出体外。脾排出糟粕的这个生理功能在汉代开始就有人忽略了，故后代多把脾的运化讲成脾运化精微。

其二，脾主运化的"化"字要特别留心。脾的生理功能实际上可以归纳为四个方面，纳、化、运、用。用也可以说成化二。纳就是受纳水谷，化就是对水谷进行消化，运就是把水谷精微布散到全身去。用，或言化二，才是重点。经常遇到患者，我们说他脾虚，他说脾虚我还能吃饭，还吃得多咧。如果没有"用"这个环节，水谷的精微物质永远是水谷的精微物质，不能变化为人体之气。中基讲人的气在肺中生成，肺生成的气是一身之气，这个话没有大错，现行教材的观点，脾参与一身之气的形成，一是提供精微物质，二是把精微物质送到肺就完了。忽略了脾既然主运化，那么人体一身所有的物质的变化，没有脾的参与都不行。

过去我们说中医的脾不是西医的脾，中医学认为脾是后天之本，西医将脾切除了，人照样可以存活下去，可见西医那个脾实体，不是中医学所说的脾。在现代科技条件下，若认为脾只是提供精微物质，只是营养成分的提供者，那么不要也可以。在成都就有，一个女性因疾病将小肠切了（脾的一个主要功能就是消化，从现代生理来说没有小肠人就不能消化），完全不能进食，靠输营养液维生。不仅维持了自己的生命，还孕育并诞生了新的生命。对她来说，这个提供营养物质的"脾"是可以不要的。但同样是输入营养物质，对于一些胃气败绝的人来说却是没有用的。因为这些人，不仅提供营养物质的脾没有作用了，更重要的是，促进体内物质转化的脾也没有作用了。促进体内物质转化这才是脾最核心的作用。

三、太阴病的病理

（一）太阴病的病因

与前面一样，太阴病的病因分为内因和外因。从内因来说，正气严重受损，当然以三阴病来说，正气又是最盛的，患太阴病的人，正气的量，可评估为 4 分。从外因来说，六淫均可病及太阴，但事实上阴寒性质的病邪，更容易直接损伤太阴。

（二）太阴病的发病

太阴病的发病分为直中与传变。直中上面已经讲了。下面谈谈传变。

传变而成太阴病，从理论上讲，其他五经均可传为太阴病，但事实上以太阳、少阳和少阴为多见。

太阳传太阴，肯定是正气的严重损伤，疾病由表入里，由热转寒，由阳转阴。

少阳传太阴，常常是一个正气损伤的渐进过程。也常常是一个由阳明转太阴的渐进过程。成为太阴病，不管是什么过程，也是一个由表入里，由热转寒，由阳转阴。

三阳为实，邪入太阴，证从实变虚。邪从本化湿，也多阴寒之证。

少阴传太阴，就是少阴病正气来复的过程。少阴正气恢复转变为太阴病，这从病机上来说肯定是好转，是正气恢复。但是从临床表现上来说未必如此。

此外《素问·六元正纪大论》说："厥阴风化，施于太阴"，因此厥阴也易于传入太阴，但与少阴比较，还是居于次要地位。

（三）太阴病的典型表现

太阴病的典型表现是吐利不食，腹满时痛。这是从《伤寒论》第273条太阴病提纲，**"太阴之为病，腹满而吐，食不下，自利益甚，时腹自痛，若下之，必胸下结硬"**，总结出来的。至于胸下结硬一症，也是太阴病的临床表现，因其尚需与结胸、寒热痞鉴别，故未直接列入典型表现。

下面我们对此典型表现逐一进行讨论。

吐：呕吐常伴见，呕是有声无物，吐是有物无声。呕属阳，吐属阴，不是绝对的，但大体上是这样。少阳喜呕属阳，太阴多吐属阴。这种吐一是无声；二是量少；三往往不是食入即吐，是食入过后一段时间才见，时间可长可短。量很多的吐常常有声，这里太阴量少的吐

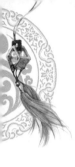

是无声，且量很多的吐属暴出，原则上不属于太阴。太阴的吐实际临床上非常多见，但是许多人没在意。如许多人进餐后一段时间，他的嘴还在动，这就是他把吃下去的食物再反刍回来吃。这种状况，习称为牛饲病。

利：这种利就是便溏，便溏的程度有所不同，最多就是水泻，水分少一点，就是大便不成形。这种现象就是脾虚不运，其一，清阳不升则生飧泄；其二，湿盛则濡泻，都有可能。两者常常并见，不外孰多孰少的问题。

不食：少阳病"不欲食"与太阴病的"食不下"区别在于，"不欲食"只是不想吃，真正劝他吃还是吃得下，吃下去以后也不会出现饮食的积滞。但是"食不下"的患者你劝他吃他也不想吃，稍微的多吃两口就会导致饮食积滞，不能消化。两证一个是实象，一个是虚象。疾病从少阳到太阴，都有受纳失常，但疾病的性质则从实到虚。

腹满：这是太阴病的腹满，是虚证的腹满，不是阳明实证的腹满。阳明实证的腹满是拒按，腹满不减，减不足言。太阴腹满就是喜温、喜按，时有时无，时轻时重。有一些太阴病可能会出现拒按的假象。这时若采用先温后按，或先轻后重的方法，患者就可能由拒按变为喜按。所谓先温后按，就是用热敷的方法，在腹部热敷，再按压。先轻后重，就是将手置于腹部，先不用力，轻轻揉按，然后逐渐加力。腹满时有时无，时轻时重，又有两种情况。其一是饥时有，饱则消；或饥时甚，饱则减。其二是定时，一般在晚餐后出现，到晚上11点左右消失。所以有些患者来看病时说，不敢吃晚餐，不是不能吃，而怕食后腹胀难受。

时痛：有三种情况，第一种情况，是比较常见的情况，就是腹痛隐隐，时有时无。这种情况多数属于寒湿阻滞。这种病症的治疗可以考虑用理中汤，通过温中除湿去止痛。第二种情况，在少阳病中已经讨论过，就是第100条所说的"阳脉涩，阴脉弦，法当腹中急痛"，是脾虚木乘侮土，重点是脾虚，肝并不强。这种腹痛也是时轻时重时有时无，持续的时间相对来说较短。第三种情况，脾虚腐秽不去证。消化的残渣留在腹内也会阻滞气血的运行出现腹痛，它疼痛的程度介于前两者之间，即比寒湿阻滞的腹痛要剧烈些，但又不及脾虚木乘的程度。持续时间也是介于两者之间，比脾虚木乘长，比寒湿阻滞短。除此之外，它的特点就在于它与腐秽的排出之间有比较密切的关系。三天没解大便，可能疼痛就加剧，大便解了，疼痛的程度、持续的时间就有所改善。

（四）太阴病的病机

太阴病的病机是邪犯太阴，脾阳受损，运化失职，津液不布，寒湿内盛，简称"脾虚寒湿"。当然落实到具体患者身上可能有的突出一个"虚"，有的突出一个"寒"，有的突出一个"湿"。但总的来说太阴病就是脾虚寒湿。

（五）太阴病的定义

太阴病是人体感受外邪，正虚邪入内犯太阴，引起太阴所属脏腑经络生理功能紊乱所致的急性外感疾病。

多见脾虚寒湿所致的吐利不食，腹满时痛。

（六）太阴病的性质

从八纲来说，太阴病为里证、寒证、虚证、阴证。

从阶段来说，太阴病为中期的过渡阶段，中期的后过渡阶段，中期转虚的后过渡阶段；或者属于后期的初期。

太阴病换一个角度来讲是没有完全形成少阴病，可以把太阴病看作是准少阴病阶段。

（七）太阴病的特点

太阴病的第一个特点是见证比较单纯，病变亦不复杂。所以太阴病就是一个脾虚寒证。

太阴病的第二个特点是易与阳明互相转化相兼，而见虚实错杂之证。

（八）太阴病的转归及预后

太阴病的转归有三，即愈、传、留。太阴病没有死证。

太阴病虽属阴证，病愈较难，但并非不治之证，只要坚持治疗、

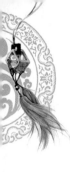

及时治疗并注意养护，治愈也不难。

太阴病传入他经，理论上是可以传入其他五经，但实际较多见的是少阴与少阳。太阴病传少阴，是疾病的加重，是由表入里，由实转虚，由阳转阴，这里的表、实、阳都是太阴病相对少阴病而言。太阴病传入少阳，则是由里出表，由寒转热，由虚转实。但临床上很多人不理解，比如一个太阴病的患者，服用理中汤后，呕吐、腹泻、腹胀、腹痛的症状好转了，精神也好了，但是出现了一个新的症状，口苦，这时患者就会认为把火燥出来了。我们说这就是太阴病转变成了少阳病，这时虽有口苦，不可过清，当减黄芩用之。

病留太阴在临床上非常多见，许多太阴病，由于没有及时、正确、坚持地治疗，转变成了杂病，成了慢性呕吐、慢性腹泻、慢性腹胀等，就是病留太阴，日久成为杂病。

在三阴病中，太阴病的预后是比较好的。

（九）太阴病的分类

太阴病不分经证与腑证。太阴病总病机就是脾虚寒湿。按照辨证不宜过细的思路一般不再细分，根据需要可分为太阴偏虚证、太阴偏寒证、太阴偏湿证，或太阴失运证、太阴不化证、太阴不升证。

四、太阴病的治疗原则

（一）虚则补之

太阴病总体属虚证，就当虚则补之。因此《伤寒论》第 277 条："**自利不渴者，属太阴，以其藏有寒故也，当温之，宜服四逆辈。**"提出了太阴病的治疗原则，"当温之"，即温中健脾，祛寒燥湿。

辨证论治是针对病机进行治疗，太阴病在病机是脾虚寒湿，采用温中健脾，祛寒燥湿肯定是对的。但如何达到温中健脾，祛寒燥湿则有不同的方法。一定要知道针对病机进行治疗不等于只有一个方法。"证同治同"一般来讲无大错，但事实上也存在着证同治异的。证同治异至少应该理解以下两点：第一，就是三因制宜。同一个病考虑到因时因人因地的不同，治就不同。第二，按照五行原则，一脏有病可以治本脏，也可以治他脏。张仲景就提出了"宜服四逆辈"的治疗方法。

怎么来认识和理解"宜服四逆辈"，对于深入理解《伤寒论》的辨证论治，深入理解太阴病的辨证论治至关重要。

首先什么是"四逆辈"？一般认为包括两个部分，一是理中汤类，二是四逆汤类。这种说法没有大错。但如何应用这两类处方，就大有问题了。一般教材认为理中类一般用来治疗单纯的太阴病，或者单纯的脾阳损伤；四逆辈主要用于太阴已涉及少阴或脾阳虚损已经涉及肾阳。这种说法看似正确，但实际错误，为什么说它错误呢？因为这种说法，即不符合中医基本理论，也不符合张仲景的本义。

中医基础理论在五行学说的应用中，提到了补火生土这一治法，五行学说对这个问题说得非常清楚，而且专门说明了这个火，不是心火而是命火，指明了肾阳不虚也可以用四逆辈。另外，就如少阳病是实证，理论上不宜用补法，但实际操作上不拒绝补法，是因少阳病的治疗除了消除病机，还有一个重要任务就是要防止其传变为三阴病，即既病防变。用张仲景的在《金匮要略》中的话来讲叫"见肝之病，知肝传脾，当先实脾"，这个时候脾并未病。套过来用，太阴继续传就是少阴，因此太阴病在治疗中仍肩负着一个重要的任务就是防止转化成为少阴病，且与太阴病的治疗不冲突，即补火生土也是温法。第 277 条张仲景强调的是四逆而不是理中，即体现了"见脾之病，知脾传肾，先当实肾"的原则，故用四逆辈的处方更好。

四逆辈历来认为是两类处方，一类是理中类，以干姜为主药；一类是四逆类，以附子为主药。我认为还应有一类就是桂枝类。我主张增加这一类，有以下三方面的理由：其一，我们讨论问题，要前后呼应。在讨论桂枝汤的应用时，我们说桂枝汤也可看作是温运脾阳的代表方。事实上在《伤寒论·辨太阴病脉证并治》篇共有 10 个条文，直接间接涉及桂枝汤系列的就有第 276 条、第 278 条、第 279 条、第 280 条 4 条，可见桂枝汤在太阴病中的重要性。其中第 276 条："**太阴病，脉浮者，可发汗，宜桂枝汤。**"有人说是太阴兼太阳表证，其实，当阳气复，脾阳升也可出现脉浮。至于第 278 条、第 279 条、第 280 条三

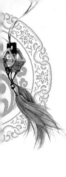

条，我们后面还要讲到。其二，如果不补入桂枝类，有一类处方就不知道如何归类。苓桂剂，它是治疗脾阳虚水饮停聚的处方，虽然它治的是太阴脾虚寒湿，只不过重在脾运化水湿这个环节上，也就是太阴偏湿证。如果不在太阴病温法中设桂枝类，则这类处方放在理中类是不怎么合适，放在四逆类就更不合适。其三，桂枝类和理中类是有比较明显的区别的，理中类偏重在温，着重针对病机中的"寒"字；桂枝类重点在化在运，重点在针对那个"虚"字，其重点在温脾阳健脾运。比如说前面讲的晚上肚子胀的患者，重点要考虑桂枝类的处方，因为这个只是相对来说能化不能运。而桂枝类的长处就是温运脾阳。

把第 277 条"自利不渴者，属太阴"，后面第 282 条"自利而渴者，属少阴"，以及前面第 73 条"伤寒，汗出而渴者，五苓散主之；不渴者，茯苓甘草汤主之。"综合起来看。张仲景的观点是：五苓散是病在下焦，其口渴是比较突出的，仲景称消渴；茯苓甘草汤是水饮停聚中焦，故仲景认为其不渴。这里的渴和不渴都是相对的，水饮停聚在中焦临床上一样见到渴。多数情况来讲，饮停中焦和饮停下焦比较，饮停中焦口渴可能是要轻一些。这里体现了中医学的基本观点，肾主水，脾只是在肾的主持下去调节、布散津液，所以津液失于布散的重症我们还要从下焦去找原因，轻症一般从脾的角度就可以解决，从一个侧面反映了脾和肾在水液代谢方面的主次关系。不是说我们仅凭渴与不渴就能准确无误地判断是在中焦还是下焦，最终还是要四诊合参。

（二）湿性缠绵，治当坚持

太阴病的病机既然是脾虚寒湿，有湿疾病的治疗就会缠绵难愈。少阳病就已经缠绵了，太阴病的湿邪一般比少阳还要更重一些，再加之正气损伤更重，就更加缠绵难愈。因此面对太阴病的患者，有必要告诉患者坚持治疗。同时告诫患者禁生冷及不清洁食物，不要进食不易消化的食物。

授 课 提 纲

第一节　太阴病概述

一、太阴

二、太阴的生理

（1）太阴与足太阴脾经、脾脏密切相关。

（2）脾对水谷的运化是全过程，包括受纳、消化、吸收，以及排泄糟粕。

（3）脾的生理功能实际上可以归纳为四个方面，纳、化、运、用。用也可以说成化2，才是重点。

三、太阴病的病理

（一）太阴病的病因

（二）太阴病的发病

（三）太阴病的典型表现

　　（1）太阴病的典型表现

　　　　吐利不食，腹满时痛

　　（2）对典型表现逐一进行讨论

　　　　①吐　这种吐一是无声，二是量少，三不是食入即吐。与少阳病喜呕对比。

　　　　②利　这种利就是便溏。其一清阳不升则生飧泄，其二湿盛则濡泻。

　　　　③不食　少阳病"不欲食"与太阴病的"食不下"有区别。

　　　　④腹满　腹满时有时无，时轻轻时重。与阳明腹满区别。

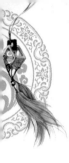

⑤时痛 有三种情况。

（四）太阴病的病机

太阴病的病机是脾虚寒湿。

（五）太阴病的定义

（六）太阴病的性质

（1）从八纲来说 太阴病为里证、寒证、虚证、阴证。

（2）从阶段来说 太阴病为中期的过渡阶段；或者属于后期的初期。

（七）太阴病的特点

（1）单纯

（2）易与阳明互相转化相兼

（八）太阴病的转归及预后

（1）太阴病的转归有三

（2）太阴病的预后是比较好的

（九）太阴病的分类

四、太阴病的治疗原则

（一）虚则补之

（1）温中健脾，祛寒燥湿

（2）深刻认识和理解"宜服四逆辈"

①"四逆辈"一般认为包括两个部分，一是理中汤类，二是四逆汤类。

②用四逆辈的处方更好。

③还应有一类就是桂枝类。

（3）关于"自利不渴者，属太阴"

（二）湿性缠绵，治当坚持

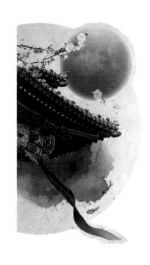

第二节

太阴病本证

一、太阴病本证

太阴病本证正局通常主要指脾虚寒湿下利证。

张仲景在《伤寒论》中没有明确论述过太阴病的本证证治。但通过太阴病提纲，我们知道了太阴病本证的典型表现是吐利不食，腹满时痛。通过太阴病的治疗原则，我们知道太阴病的治法是温中健脾，散寒除湿。可供选择的处方有多个，基本处方是理中汤系列，张仲景的推荐处方是四逆汤系列，若以脾虚失运为主要表现的还可用桂枝汤系列。

太阴病的其他证候，可以看作太阴病的变局。

二、太阴病水气内停证

太阴病水气内停证，也叫脾虚饮停证，是太阴病的一个分支。太阴病本有水湿，本证称为太阴病水气内停，只是说其水湿偏重而已。

（一）脾阳虚水气上逆证证治（茯苓桂枝白术甘草汤证）

《伤寒论》脾阳虚水气上逆证的代表性条文是第 67 条："**伤寒若吐，若下后，心下逆满，气上冲胸，起则头眩，脉沉紧，发汗则动经，身为振振摇者，茯苓桂枝白术甘草汤主之。**"

本条所述脾阳虚水气上逆证是由于吐下后损伤脾胃，导致水饮内

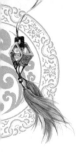

停，进而导致水气上冲所成。其实本证的形成非一定要吐下后，只要脾失健运，不能正常运化水湿即可形成水饮内停。有了水饮内停就有了水气上逆的基础。

脾阳虚水气上逆证的典型表现是心下逆满、气上冲胸、起则头眩；脉沉紧。

下面我就逐一讨论这些典型表现。

首先说心下逆满、气上冲胸。这是本证主症。心下就是胃。逆满，是胃脘胀满高起，主要突出胃中有形之水饮阻滞较重，我们这里说的轻重都是相对而言，是水饮为病的较重症。《金匮要略·痰饮咳嗽病脉证并治》篇第16条："心下有痰饮，胸胁支满，目眩，苓桂术甘汤主之"。胸胁支满可以看作是对心下逆满的说明。气上冲胸，水饮不仅停于胃，而且水气还上冲于胸膈之间，患者自觉有气上冲，甚者可见呼吸短促，甚至可上逆于心，出现心悸等临床表现。为饮停心下，浊阴之气当降不降所致。

再说起则头眩。头眩，是头晕目眩之省。是本证辨证中的重要临床表现。为水饮内停，清阳不升，浊阴不降所致。尤其是起则头眩，更说明此症比较轻，且主要为清阳不升所至。再考虑本证仅见气上冲胸，未成喘满，对照《金匮要略·痰饮咳嗽病脉证并治》篇第11条"膈上病痰，满喘咳吐"而言水饮阻滞相对不甚。

三说脉沉紧。脉沉紧，是脾阳虚水气上逆证的辨证的关键。《金匮要略·痰饮咳嗽病脉证并治》篇第24条："膈间支饮……其脉沉紧。"脉沉主里，紧为寒、为饮。本证"气上冲胸"与《伤寒论》第15条**"太阳病，下之后，其气上冲者，可与桂枝汤"**的"气上冲"相似。"心下逆满"与第21条**"太阳病，下之后，脉促胸满者，桂枝去芍药汤主之"**的"胸满"相似。但第15条当脉浮，第21条脉促均为正气抗邪达表之象，与本证脉沉紧不同。

脾阳虚水气上逆证的兼证还可能伴有食少纳呆、小便不利。

脾阳虚水气上逆证的病机从根本来说是脾虚饮停，具体来说是脾胃阳虚，水气上逆。

脾阳虚水气上逆证的治法是温阳健脾，利水降逆。简称健脾利水。

脾阳虚水气上逆证的代表方是茯苓桂枝白术甘草汤，简称苓桂术甘汤。

茯苓桂枝白术甘草汤方

茯苓四两　桂枝三两，去皮　白术　甘草炙，各二两

上四味，以水六升，煮取三升，去滓。分温三服。

苓桂术甘汤可以看作是一个治疗脾虚饮停标本兼顾、补泻并行、温利同施的代表方。方中桂枝温中健运治本。苓、术利水治标，两药同为利水药中偏补的代表药物，于利中有补，标中有本。两药重用茯苓，偏泻，偏降，是补中有泻，与桂枝配伍，是化气利水的代表药对。炙甘草，首先是补虚，补脾气，其次是协和诸药，使标本兼顾、补泻并行、温利同施的作用能更好地发挥。

本证以心下逆满为主症，脉沉紧为主脉，说明本证偏里，当以渗利兼温为主，不宜过分温散，更不宜辛温发散。"发汗则动经，身为振振摇"，发汗伤阳，既伤表阳，也伤里阳，失温熙之职，皮肉失温故"身为振振摇"。身为振振摇有两种表现，一为战汗，振振即身体颤抖，二为局部肌肉跳动。这种肌肉跳动，有人认为是真武汤证，我认为还是属于脾虚饮停证，毕竟肌肉属脾。只不过属于脾虚饮停的重症而已。

下面我们讲讲苓桂术甘汤的临床应用。

首先讲正用。就是把苓桂术甘汤作为健脾利水的处方用来治疗脾虚饮停证，或脾虚饮停水气上逆证。水饮有呕、咳、喘、满、肿、痛、眩、悸八大症。苓桂术甘汤偏于治疗满、眩、悸之症。

其次讲借用。就是把苓桂术甘汤作为健脾的处方用来治疗脾虚证。不过这样用，常常是白术用量大于茯苓。

再次讲变用。就是将其作为温阳利水的处方，不仅用来治疗脾阳虚饮停证，而且用来治疗肾阳虚饮停证，特别是作为温阳利水轻剂，作为试探法的常用处方。这方面的例子，我在第一章伤寒学概论已经讲过了，这里就不重复了。

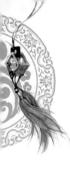

（二）脾阳虚饮停心下心悸证证治（茯苓甘草汤证）

脾阳虚饮停心下证我在讲五苓散时提到过，是为了与太阳蓄水证鉴别。脾阳虚饮停心下证的范围很宽，脾阳虚水气上逆证也是一种脾阳虚饮停心下证。在这里脾阳虚饮停心下心悸证就是脾阳虚饮停心下水湿较重、阻滞较重的一个分证，或者说茯苓甘草汤证。

与太阳蓄水证一样，脾阳虚饮停心下证也没有代表性条文。《伤寒论》中共有两个条文涉及茯苓甘草汤证。这就是第 73 条**"伤寒，汗出而渴者，五苓散主之；不渴者，茯苓甘草汤主之。"**和第 356 条**"伤寒，厥而心下悸，宜先治水，当服茯苓甘草汤，却治其厥。不尔，水渍入胃，必作利也。"**另外还有第 127 条，也与脾阳虚饮停心下证有关：**"太阳病，小便利者，以饮水多，必心下悸；小便少者，必苦里急也。"**

综合以上三条论述，可以认为脾阳虚饮停心下证的典型表现是心下悸，厥，小便利，不渴。心下悸是本证主症之一，是因为水气凌心，致心气不宁。厥是本证重要的一个副症，是因为水饮停聚较甚，阻滞阳气的布散，因而导致阴阳气不相顺接而为厥，当然也不排除本证自身脾阳不足的因素。小便利，既是与蓄水证鉴别的要点，也反映了患者脾阳不足、脾的升清功能低下。其人小便利，是因为饮水多，而饮入则小便利，这种情况就是我称为的漏斗体质。这里的饮水多，是一个相对的说法。不渴，也是本证与蓄水证的鉴别要点之一。说明其人不缺水，甚至有水多之嫌。但由于水饮内停，津液不布，其人也可能出现口渴之象，但口渴并不严重，饮水不仅不能解渴，反而导致小便增多。

脾阳虚饮停心下心悸证的病机是脾阳不足，水饮内停，阻滞阳气。

脾阳虚饮停心下心悸证的治法是温阳健脾，利水通阳。

脾阳虚饮停心下心悸证的代表方是茯苓甘草汤。

茯苓甘草汤方

茯苓二两　桂枝二两，去皮　甘草一两，炙　生姜三两，切

上四味，以水四升，煮取二升，去滓。分温三服。

这个处方从药物看，可以看作是苓桂术甘汤去术加生姜。生姜能温胃散水，发散之力大于白术，充分把握了"饮入于胃，游溢精气，上输于脾"这个环节，使停聚之水饮能随生理之途径而传化。加入生姜之后，桂枝加生姜这一组阳性药物，则大于茯苓和甘草这一组阴性药物，从而能更好地宣通阳气。方中桂枝与甘草构成2∶1的比例，较苓桂术甘汤能更好地温通心阳。因此，茯苓甘草汤比苓桂术甘汤更能有效地治疗水饮所致的悸、厥之症。

三、太阴病腹满证

腹满是太阴病的一个典型临床表现，治疗主要按照典型太阴病进行治疗，考虑到不同的太阴病存在差异性，张仲景对于腹满及腹满时痛做了深入的探讨。

（一）太阴脾虚腹满证证治（厚朴生姜半夏甘草人参汤证）

《伤寒论》中专门讨论太阴脾虚腹满证的条文是第66条："**发汗后，腹胀满者，厚朴生姜半夏甘草人参汤主之。**"

根据条文所述，发汗是诱因，素体脾虚是内因。对于素体脾虚之人，即使患太阳病，也要在解表时注意扶助脾阳，轻则用桂枝，重则用桂枝人参汤。不然恐更伤脾阳而转为太阴病。

腹胀满是本证典型表现，其特点是：其一，腹满时减，饥时为甚，午后为甚；其二，喜温喜按，一般说来按之不痛。其性质属虚不属实，无有形积滞，为无形气滞。总为脾虚失运所致，腹为脾之分区，故出现腹胀满。

本证还常伴见舌淡苔薄，脉虚无力，其脉多去，关下稍大，常伴矢气，时有大便不实之象。

本证病机就是脾虚气滞。一般应本"塞因塞用"的原则，给予补法，理中、四逆、桂枝系列均在考虑之列，一般说来偏向于桂枝系列，因其有运脾之功，有利于胀满的消除。

当腹胀特别严重时也可以考虑攻补兼施，标急先治标，施温运脾阳、宽中除满之法。代表方是厚朴生姜半夏甘草人参汤。这是一个权

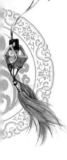

变法，不是治疗脾虚腹胀的通则。

厚朴生姜半夏甘草人参汤方

厚朴半斤，炙，去皮　　生姜半斤，切　　半夏半升，洗　　甘草二两　　人参一两

上五味，以水一斗，煮取三升，去滓。温服一升，日三服。

厚朴生姜半夏甘草人参汤重用厚朴、生姜温中行气；辅以半夏除湿行气开结；佐以参、草，扶脾。原方甘草未炙，恐是脱文。全方为一长于行气消满而不过于耗气伤气的治标之方。

厚朴生姜半夏甘草人参汤还借用于泌尿道疾病所致的腹胀及外科手术后所致的腹胀。

（二）太阴脾家虚腐秽不去腹满时痛证与大实痛证证治（桂枝加芍药汤证、桂枝加大黄汤证）

张仲景在《伤寒论》中用了第 278 条、第 279 条、第 280 条共三条条文来讨论太阴脾家虚腐秽不去腹满时痛证与大实痛证。要知道，太阴病篇在《伤寒论》中只有十个条文，足见其在太阴病中的重要性。腹满时痛证与大实痛证重点在于讲清楚腹满时痛证，把腹满时痛证讲清楚了，大实痛证就自然清楚了。

第 278 条："**伤寒脉浮而缓，手足自温者，系在太阴。太阴当发身黄，若小便自利者，不能发黄。至七八日，虽暴烦下利日十余行，必自止，以脾家实，腐秽当去故也。**"条文中首先提到了脾虚的寒湿发黄，并未言及如何处理，在《金匮要略》中有补充。由于不是论述的重点，不进行深入讨论。前已谈到太阴病的典型表现是下利，而现在患者的表现是不利，大便不通。而这种大便不通的患者可以通过自身的调节，使脾的运化功能恢复正常而把腐秽自行排出，由于腐秽在肠中停留的时间较长，故排出腐秽的量也较多，故言"十余行"。"十余行"是言其多，不一定以次数来确定。在中医学中关于虚实的概念，在不同的情况下有不同的解释，其中包括受邪为虚不受邪为实。本条脾家实就是脾阳恢复，不受邪，将停聚于肠中的腐秽排出，将停聚于脾胃的寒湿病邪运化掉。

第 279 条:"**本太阳病,医反下之,因而腹满时痛者,属太阴也,桂枝加芍药汤主之。大实痛者,桂枝加大黄汤主之。**"本条是承上条,言脾家实排出腐秽前的临床表现,及不能完全等待脾阳自行来复,而要通过治疗,逐渐使脾阳恢复,达到脾家实。因此,相对于脾阳恢复的脾家实,原有的病证就应当叫作"脾家虚"。"脾家实"这个术语是张仲景提出的,根据张仲景的说法我提出来了"脾家虚"这个术语。脾家虚,就是脾阳不足,脾运不强,腐秽不去。

太阴脾家虚腐秽不去腹满时痛证的典型表现是不大便,腹满时痛。

不大便是由于脾阳不足,脾运不强,腐秽不去所致。张仲景有阳明病辨燥屎,采用试深法,要辨是阳明燥屎,还是太阴脾家虚。《伤寒论》第 214 条说:"**因与承气汤一升,腹中转气者,更服一升;若不转气者,勿更与之。明日又不大便,脉反微涩者,里虚也,为难治。不可更与承气汤也。**"这里承气汤是指小承气汤,本以治为试,试探宜轻。用小承气汤后,转气,为中病,确为燥屎,更与承气。若服小承气汤,不转矢气,说明不是阳明燥屎,恐为太阴脾家虚,不可更与承气。还有一种情况,就是服小承气汤后,大便下,但次日又不大便,脉现微涩无力,也为脾家虚,也不可更行承气汤,当用桂枝加芍药汤,温运脾阳,导出腐秽。

腹满时痛,是由于腐秽不去,阻滞气机所致,一般喜温喜按,也有部分患者可出现拒按的假象。但采用先温后按或先揉后按,则可缓解。

太阴脾家虚腐秽不去腹满时痛证的脉象多现关脉去,尺脉小来而无力。什么叫关脉去?简单点说:就是诊脉时,先按关脉,再在寸脉加力,医者注意关脉的变化。如果关脉发生向尺脉方向的位移,就叫关脉去。什么叫尺脉来?简单点说:就是诊脉时,先按尺脉,再在关脉加力,医者注意尺脉的变化。如果尺脉发生向关脉方向的位移,就叫尺脉来。关脉主中焦,关脉去,说明脾虚,脾气的运化功能不足。尺脉主下焦,小来,说明下焦有邪气。一般来说有这三个方面,一是下焦湿邪较重,其人多有舌淡胖苔白腻,多伴见小便不利;二是脾家

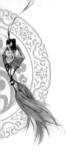

虚，结合关脉；三是女性考虑经水适来或妊娠。尺脉无力，一般可排除第一、三种情况。

桂枝加芍药汤方

桂枝三两，去皮　芍药六两　甘草二两，炙　大枣十二枚，擘　生姜三两，切

上五味，以水七升，煮取三升，去滓。温分三服。本云桂枝汤，今加芍药。

桂枝加芍药汤，是桂枝汤的衍生方，方中主药仍是桂枝。方中桂枝汤部分，起温运脾阳的作用，促进其去腐秽的功用。白芍药有轻微的泻下作用，在本方中倍用，协助桂枝汤更好地导出腐秽。

桂枝加芍药汤倍芍药，若按今天一般的比例缩减为18g，则难以起到导出腐秽的作用，因此在实用中，芍药要用到30g以上才有比较明显的泻下作用。在临床应用中，我体会到，桂枝的用量要稍大一点，效果更好，不一定刻守1∶2的比例。比如白芍药用30g，则桂枝可用20g。今天在临床上白芍药的量，最多我用到60g。

我曾用此方治了一例肝癌患者便秘。这个患者在我院肿瘤科住院，一天我上班，他到我诊室来，自我介绍，并说："肿瘤科用承气汤仍不大便，肿瘤科刘主任叫我来找你。"我想既然服承气汤不转矢气，承气类就不用考虑了。但诊其脉两寸口脉紧实有力，要辨虚实，就得看趺阳脉。我就叫我的研究生察趺阳脉，学生说摸不来趺阳脉。我说不要怕，你就只注意，趺阳脉是比寸口脉大还是小。她摸了以后说其趺阳脉明显小于寸口脉。我说，这种脉象说明这个患者的便秘是虚证，是脾家虚，就当用桂枝加芍药汤，白芍药开了30g。当时患者问我如果服药后大便不下怎么办？我把我这个学生的电话给了他，并告诉他，如果大便不下，你就给她打电话，她知道怎么处理。患者走后，我就给学生说，如果他电话找你，没有其他问题，只是大便不通，你就每天给他加10g白芍药，桂枝相应地增加。第二周末上班时，我学生说患者没有给她打电话。一会儿，这个患者来了，手里拿了一叠纸，坐下后说："傅医师，你给我开的药里，没有泻下药，为什么我服后大便通

畅了呢？"我说这就是中医嗲^①！意思是中医是针对病机的整体治疗，而不是仅仅针对症状的对症治疗。

还有一个都江堰来的患者，自述病情不清，三十五天前剧烈腹痛，大便不通住进了医院，当时估计可能是急性胰腺炎，医院处理很可能是用了清热除湿、泻下的方子。但一直没有变方，又出现腹痛，大便不通，遂来找我就诊。诊其脉三部均去，尺脉不畅，认为此患者是寒凉太过，最初是对的，但一直不变方就不对了。仍用桂枝加芍药汤，温运脾阳，导出腐败秽。患者服后，诸症均解，后又来求调理善后。

一定请大家注意，大便不通，既有阳明的问题，也有太阴的问题，不要一见到大便不通就用泻法，实际上在四川地区属于太阴脾家虚的便秘不在少数，采用温运脾阳，导除腐秽是非常温和、稳妥的方法。

本方为丸可以从根本上调理脾胃的运化功能，可基本治愈习惯性便秘。即使出现一时性便秘，服二三服汤药即可恢复正常。

桂枝加大黄汤方

桂枝三两，去皮　大黄二两　芍药六两　生姜三两，切　甘草二两，炙
大枣十二枚，擘

上六味，以水七升，煮取三升，去滓。温服一升，日三服。

桂枝加大黄汤和桂枝加芍药汤，这两个处方都是温运脾阳，导除腐秽的处方，桂枝加大黄汤由于加了大黄，导出腐秽的力量更强。因此，这两个方没有本质的区别，仅有程度的区别。在《伤寒论》中桂枝与大黄同用的处方有两个。一个是桂枝加大黄汤，有桂枝3两，生姜3两，大黄仅2两，那么大黄的凉性是显示不出来的，这就是常说的去性取用。另一个是桃核承气汤中大黄用4两，桂枝用2两，那么桂枝的温性是显现不出来的。一见到大黄就说是阳明，是不对的。这里加大黄2两实际上体现的是温下，温运脾阳，导除腐秽。第二，本方取大黄的苦味和通降之性，甚至还可以说活血，芍药也活血，促进营卫的通行，故这两个处方没有本质的区别，只有程度的区别。

───────────────

① 嗲：四川方言的语气词，意为"啊"。

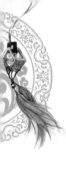

对于桂枝加大黄汤我用得较少。因为我认为这两个方基本上是一致的。而桂枝加芍药汤，原方芍药为六两，按汉制则为今之90g，我现在才用到60g，还有30g未用，待用满了芍药90g再考虑加大黄的事。

关于桂枝加芍药汤，还说两点。第一点，我们在讲桂枝新加汤时讲过新加汤的核心就是加芍药。《经方实验录》载虞舜臣案，治一老妇患脑疽，用桂枝五分，芍药一钱，加姜、草、枣轻剂投之，逐日增量，至桂枝三钱、芍药五钱，愈。久疽伤营，故以桂枝加芍药汤，复其营。可视为其变用。

第二点，桂枝加芍药汤再加饴糖，则为小建中汤，是以饴糖之甘，令桂枝汤温运脾阳之力，久留腹中，起暖脾健中之作用。同时饴糖甘缓，缓白芍下行之势，加之本方用白芍，一般按比例减折为20g，故小建中汤对证服用一般不会造成下利。

此外桂枝加芍药汤在临床应用时，可根据"宜服四逆辈"的原则，与理中类、四逆类处方同用，增强其扶脾阳的作用。

第280条："**太阴为病，脉弱，其人续自便利，设当行大黄、芍药者，宜减之，以其人胃气弱易动故也。**"仲景没有讲太阴病的脉，是因为湿邪为病，脉的变异比较大。太阴病的重点在关脉重按不是很有力，我的体会是关脉常常呈去象。湿邪为病，临床上常见到脉的边界不清楚。若是脉不清楚，特别是脉微，摸不着，那就是这个人阳虚的程度很重。"设当行大黄、芍药者，宜减之"，把大黄、芍药两者一起批评，再一次说明桂枝加芍药汤和桂枝加大黄汤这两方没有本质的区别，只有程度轻重的差异。今天过于强调了芍药扶正的一面。仲景也把芍药作为一个祛邪的药物。因此，至少芍药扶正祛邪的力量对等，它不是一个典型的扶正药，也不是一个典型的收涩药。不仅如此，如果患者沾了芍药就要下利，那么他脾阳的损伤程度、胃气弱的程度就非常重，可以采取一些避让的方法，如把芍药的用量降低，把白芍改成赤芍，把芍药炒过甚至不用。

由此我认为，虽然汉代赤、白芍药没有区分，但从桂枝加芍药汤的使用，可以认为张仲景所使用的芍药，应该主要是白芍药。

薏苡附子败酱散，《金匮要略》是用来治疗肠痈偏寒的病证。这就是辨证论治，不是说凡治痈都是清热，治肠痈既有大黄牡丹汤是治热证，也有寒湿阻滞用薏苡附子败酱散。薏苡附子败酱散可划到太阴病处方的四逆类，也就是说这样的患者阳虚的程度很重，有寒湿阻滞，腐秽停聚也可以改用这样一个处方。本方有一定的导降腐秽的作用，但整体上要差一些，在使用时可以考虑适当地加一些白芍。还有另外一个药物生白术，用量较大也有一定导降腐秽的作用，原则上40g以上。这就是作为一个指导思想的"宜服四逆辈"。

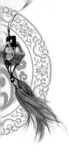

┌ 授　课　提　纲

第二节　太阴病本证

一、太阴病本证
二、太阴病水气内停证

（一）脾阳虚水气上逆证证治（茯苓桂枝白术甘草汤证）

　　1. 典型表现

　　　　（1）心下逆满，气上冲胸

　　　　（2）起则头眩

　　　　（3）脉沉弦

　　2. 病机、治法、代表方

　　3. 苓桂术甘汤方义

　　　　（1）苓桂术甘汤可以看作一个治疗脾虚饮停标本兼顾、补泻并行、温利同施的代表方。

　　　　（2）方中桂枝温中健运治本，苓术利水治标。

　　4. 苓桂术甘汤的临床应用

　　　　（1）正用　偏于治疗满、眩、悸之症

　　　　（2）借用　作为健脾的处方

　　　　（3）变用　就是将其作为温阳利水的处方

（二）脾阳虚饮停心下心悸证证治（茯苓甘草汤证）

　　1. 典型表现

　　　　心下悸　厥　小便利　不渴

　　2. 病机、治法、代表方

　　3. 茯苓甘草汤方义

三、太阴病腹满证

（一）太阴脾虚腹满证证治（厚朴生姜半夏甘草人参汤证）

1. 典型表现、病机、治法、代表方

2. 厚朴生姜半夏甘草人参汤方义及应用

（二）太阴脾家虚腐秽不去腹满时痛证与大实痛证证治（桂枝加芍药汤证、桂枝加大黄汤证）

1. 条文

（1）《伤寒论》中用了第 278 条、第 279 条、第 280 条共三条条文来讨论太阴脾家虚腐秽不去腹满时痛证。

（2）第 278 条提出了脾家实的概念。

（3）第 279 条论述"脾家虚"的证治。

2. 典型表现、治法、代表方。

3. 桂枝加芍药汤方义

（1）桂枝加芍药汤，是桂枝汤的衍生方，方中主药仍是桂枝

（2）桂枝加芍药汤中芍药的使用

（3）桂枝加芍药汤的临床应用

（4）桂枝加大黄汤和桂枝加芍药汤

4. 桂枝加芍药汤的有关说明

（1）以桂枝加芍药汤，复营血。可视为其变用。

（2）桂枝加芍药汤再加饴糖，则为小建中汤。

（3）根据"宜服四逆辈"的原则，与理中类、四逆类处方同用，增强其扶脾阳的作用。

5. 第 280 条　"设当行大黄、芍药者，宜减之"

6. 张仲景所使用的芍药，应该主要是白芍药。

7. 薏苡附子败酱散

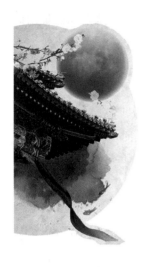

第三节

太阴病兼证证治

太阴病的兼证，有太阴病兼太阳病、太阴病兼阳明病、太阴病兼少阳病、太阴病兼少阴病、太阴病兼厥阴病。

太阴病兼阳明病、太阴病兼少阳病已经分别在阳明病辨证论治和少阳病辨证论治中讨论过了。而太阴病兼少阴病和太阴病兼厥阴病由于其关系过于密切，常常是你中有我，我中有你，一般不专门讨论，所以这里要讨论的主要就是太阴与太阳的兼证。

太阴病兼太阳证

（一）太阴病兼太阳偏表证证治（桂枝汤证）

桂枝汤的主治证是太阳表证，扩大后为通治一切偏虚的寒性太阳病。《伤寒论·辨太阴病脉证并治》第 276 条："**太阴病，脉浮者，可发汗，宜桂枝汤。**"就是讲的太阴病兼太阳表证，用桂枝汤。

太阴病兼太阳表证用桂枝汤，可以从三个方面来看。首先，最重要的还是先治其表，用桂枝汤扶正祛邪，所以张仲景，在这里特别点了"可发汗"。当然我们也可认为是先治其里，在桂枝汤变用里，我们说可以把桂枝汤看作温运脾阳的处方，特别是当脾阳损伤不重，而运化失调比较突出时，可以先用桂枝汤治里。既然这样，我们当然也可以认为太阴兼表证用桂枝汤，是表里同治。

在这里我们还是以先表立论。

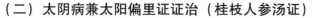

（二）太阴病兼太阳偏里证证治（桂枝人参汤证）

太阴病兼太阳偏里证的代表性条文是《伤寒论》第163条："**太阳病，外证未除，而数下之，遂协热而利，利下不止，心下痞硬，表里不解者，桂枝人参汤主之。**"

其成因，按条文来说是太阳病，误用下法，损伤脾阳，表邪内陷，但又未全陷所致。实际临床并不一定要误下。其人素来脾阳不足，又感外邪，就有可能内传太阴，而成为太阴太阳并病。

太阴病兼太阳偏里证的临床表现包括两部分：

第一部分是太阳表证的临床表现。一般来说可能有恶寒、发热等太阳表证的典型表现。这种太阴虚寒证兼太阳表证的疾病状况，张仲景特称为"协热下利"。从第163条的情况来看，当指里虚寒下利兼有太阳表证未解。协，兼也，里虚寒下利兼有表证未解，则表证是次要的，里虚寒是主要的。后世因其有下利，将协热下利的内涵扩大到凡兼表的下利。《伤寒论》五版教材就把表证未解的下利叫协热利，比如将葛根芩连汤证，也称为"协热利"，这样就造成了一定的混乱。其实在《伤寒论》四版教材，为了区别特别将葛根芩连汤证称为"邪热下利"。

第二部分，是里证，就是太阴病。本条只讲到利下不止，心下痞硬。下利是太阴病的典型表现之一。心下痞硬，没有包括在太阴病的典型表现中，太阴病提纲最后提到"若下之，必胸下结硬。"胸下，就是心下。痞硬与结硬，最多有程度上的差别，也就是说"心下痞硬"虽不是太阴病的典型表现之一，但也是太阴病的临床表现之一，一般多见于重症。是由于脾虚失运，气结于中所致，属于至虚有盛候。朱肱建议用理中汤加枳实，可从。

本证属表里同病，里证重急，当先治太阴，后治太阳。

太阴病兼太阳偏里证治疗的代表方是桂枝人参汤。

桂枝人参汤方

桂枝四两，别切　甘草四两，炙　白术三两　人参三两　干姜三两

上五味，以水九升，先煮四味，取五升，内桂，更煮取三升，去

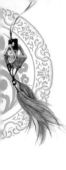

滓。温服一升，日再夜一服。

桂枝人参汤方，从药味来讲是人参汤加桂枝而成。人参汤即理中汤，甘草用量由 3 两增为 4 两，加强了甘缓作用。加桂枝，很多人认为是解表，我认为是温中。在讲桂枝汤时我们讲了作为解表剂的桂枝汤，重其味，要久煎，故以水 7 升煮取 3 升。而本方，桂枝后下，从 5 升到 3 升，煎了 2 升水量，重用其气，在于温中健运。因此，桂枝人参汤，重在表里同病先治其里。太阴为病需要持续收功，加之太阴主时为亥子丑时。故服药当"日再夜一"。

从《伤寒论》全书看，桂枝后的"别切"当为"去皮"更恰当。从推广应用的角度讲，桂枝人参汤，桂枝不后下，作为表里同治之方也可用于太阴病兼太阳证。

（三）太阴病兼表证表里并重水停证证治（桂枝加茯苓白术汤证）

《伤寒论》太阴病兼表证表里并重水停证的代表条文是第 28 条："服桂枝汤，或下之，仍头项强痛，翕翕发热，无汗，心下满微痛，小便不利者，桂枝去桂加茯苓白术汤主之。"

本条在太阳病辨证论治中提到过，但没有深入讨论。在太阳病辨证论治中我们已经讲过几个问题，第一，本证属外有风寒，心下有水饮。第二，本证水饮较重，不宜小青龙汤。第三，本方应为桂枝加茯苓白术汤。第四，本证治当表里同治。

下面我们着重讨论太阴病兼表证表里并重水停证的辨证论治。

临床表现包括两个部分。

第一部分表证。头项强痛，翕翕发热，无汗，具有典型的太阳病的表现。症见无汗，从定义来说属伤寒。注意本证未言脉，说明本证不全在表，且本证水饮较重，水饮为病脉无定体，故仲景每略而不讲。

第二部分里证。心下满微痛，小便不利，具有典型的饮停心下的临床表现。特别是出现小便不利，第一确认是水饮，第二已经影响到下焦，当注意利水。

从定义来讲本证属伤寒兼水饮。外有风寒病邪，内有水饮停滞。其治当表里同治，外解风寒，内消水饮。证虽为伤寒兼水饮，但水饮

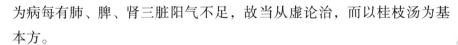

为病每有肺、脾、肾三脏阳气不足，故当从虚论治，而以桂枝汤为基本方。

桂枝去桂加茯苓白术汤方

芍药三两　甘草二两，炙　生姜切　白术　茯苓各三两　大枣十二枚，擘

上六味，以水八升，煮取三升，去滓。温服一升，小便利则愈。本云：桂枝汤，今去桂枝，加茯苓、白术。

上面我们已经说了本方不应去桂枝，应改为桂枝加茯苓白术汤。桂枝加茯苓白术汤中桂枝汤解表兼温运脾阳，茯苓、白术健脾利水。全方内外合治。原方生姜无剂量，当据桂枝汤补入三两。

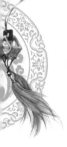

授 课 提 纲

第三节 太阴病兼证证治

太阴病兼太阳证

（一）太阴病兼太阳偏表证证治（桂枝汤证）

（二）太阴病兼太阳偏里证证治（桂枝人参汤证）

太阴兼太阳偏里证的临床表现包括两部分：太阳表证以及太阴病的临床表现。

（1）太阳表证的临床表现。

（2）"协热下利"的含义。

（3）里证，就是太阴病。

（4）本证属表里同病，里证重急，当先治太阴，后治太阳。代表方是桂枝人参汤。

（5）桂枝人参汤方义及应用。

（三）太阴病兼表证表里并重水停证证治（桂枝加茯苓白术汤证）

1. 临床表现包括两个部分

2. 桂枝加茯苓白术汤方义

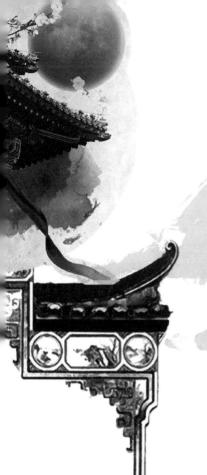

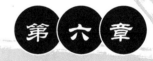

第六章

少阴病辨证论治

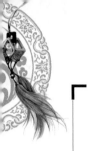

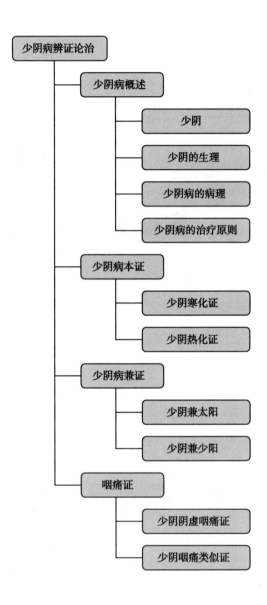

少阴病辨证论治
├ 少阴病概述
│ ├ 少阴
│ ├ 少阴的生理
│ ├ 少阴病的病理
│ └ 少阴病的治疗原则
├ 少阴病本证
│ ├ 少阴寒化证
│ └ 少阴热化证
├ 少阴病兼证
│ ├ 少阴兼太阳
│ └ 少阴兼少阳
└ 咽痛证
   ├ 少阴阴虚咽痛证
   └ 少阴咽痛类似证

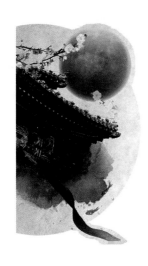

第一节

少阴病概述

少阴病是伤寒六经辨证中最重要的三经之一，太阳病是表证的代表，阳明病是里实证的代表，少阴病是里虚证的代表。三阴的核心是少阴，太阴可以看作没有完全形成的少阴病，准少阴病；而厥阴可以看作特殊的少阴病。少阴病概述同样讲四个问题：少阴、少阴的生理、少阴的病理和少阴病的治疗原则。

一、少阴

少阴表示阴的量少。在阳分，少阳不管是一分为二，还是一分为三，少阳都是最少。但阴不同，一分为二，太阴是阴多，少阴是阴少，但一分为三之后少阴就不是阴最少了，阴最少的是厥阴，少阴位于第二位，是二阴不是一阴。许多人都想把厥阴放到少阴之前，这是不符合三阴三阳自身的规则的。

二、少阴的生理

少阴的生理以心、肾两脏和足少阴肾经、手少阴心经两经的生理功能为基础。

肾是先天之本，主宰着人的生老病死，就是说人的生长、发育、衰老、死亡，从根本上是由肾控制的，它是人体的生命之脏。心主宰调控具体的生命活动。肾是生命的董事长，心是生命的总经理。从中

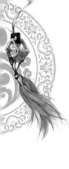

医学的角度来说，跟生命关系最密切的是肾不是心。心与肾都是与人的生命活动密切相关的脏器，它们之间的关系也非常密切，概括起来有以下三方面的关系。

第一是火与火的关系。心为君火，肾为命火。命火是君火之根，君火是命火之焰，是命火的外在表现。如果是单纯性的心阳不足好办，用桂枝甘草汤就能解决问题。但如果是命火不足导致的心火不足，这个问题就严重了。但君火对于命火来说也不是完全被动的，它也有主动的方面，只不过它这个主动的方面处于从属的地位。心具有调节、直接控制生命活动的能力，因此，君火就能反过去调节命火的化生，它的重点是调节。用传统中医术语来说就是"临"，这个借用了社会生活来讲医理，君主要到某处去叫"临幸"，故君火能反过去调节命火化生的这个作用叫作君火下临于肾。

火性上炎，命火上济于心，这好理解，但为什么君火要下临于肾，这就要讲到第二方面火与水的关系。肾中的阳气除了向上补充心火外，它还要蒸腾肾水，使肾水上达控制心火。心火该亢，不该独亢。火性该炎上，不该是只炎上，所以要控制它，既让它炎上，也让它下临，这个过程就是肾中的阳气蒸腾肾水使肾水上达于心，使心火不至于独亢。这个过程就是水火既济，水火相交。心火不独亢就保证了肾中命火的化生，保证了肾水的蒸腾上达。

第三个方面是水与水的关系，就是"心生血"与"肾藏精"的关系。血充足就能化生肾精。这个肾精就是后代的先天。本体的先天之精受于父母，生下来之后就不能再增加。后天之精在一定程度上可以作为本体先天之精的替代物，就是说一般情况下先消耗它，不伤及自己受之于父母的先天之精。反过来，要化生血液必须要肾精的参与，这就是精生血。

三、少阴病的病理

（一）少阴病的病因

少阴病的病因同样分为外因与内因。

外因自然是六淫病邪。三阴病不是纯虚证，只是正气损伤程度偏重而已，在外感疾病中没有纯虚证，只是虚的程度不同而已。

内因则是正气极度虚衰，在六经病中正气损伤程度最重。注意少阴是二阴，但若只看正气的状况则是最差的。假令太阴病患者正气的量为4分，厥阴正气为3分，少阴正气则为2分。为什么厥阴正气的量比少阴还高，到讨论厥阴时再说。

（二）少阴病的发病

少阴病的发生有直中与传变两个途径。

直中，就是六淫邪气都可以直犯少阴，无论寒性病邪还是热性病邪都是容易直接侵袭少阴，这有点类似于太阳，与其他经稍有差异。寒性病邪直接侵犯少阴易形成少阴寒化证，热性病邪侵犯少阴易形成少阴的热化证。这不是绝对，但具有这种倾向性。

至于传变，从理论上说其他五经都可以传变为少阴病，但以太阴、阳明最多见。太阴病阳气进一步损伤就会转变为少阴病，甚至可以说太阴病就是少阴病的前期。阳明病由于容易损伤阴津，阴津损伤太重，阳明病就可以直接转变为少阴病的热化证。此外，太阳与厥阴也易于转化为少阴病。太阳少阴为表里，若在太阳病阶段，不管什么原因，造成正气突然严重损伤，那么很容易从太阳病直接转化为少阴病，这种突变的情况比由太阴病渐进式的转化为少阴病的情况要危重得多。冬季一些老年人感受寒邪以后很容易直接转化为少阴病。厥阴病转变为少阴病的情况比较复杂，不能简单地说厥阴病转变为少阴病是好是坏，要根据具体情况来分析。这个问题我准备在厥阴病中讨论。就如少阳病转化为阳明病，单从正气的角度来看是正气的恢复，但从气机升降出入的情况来具体分析就不一定。少阳病无死证，阳明病有死证。阳明病死亡的主要原因就是气机升降出入严重障碍，在面临急性外感病时一定要注意有无升降出入严重障碍，有就一定要想办法疏通气机，不然患者可能在顷刻间失去生命。

（三）少阴病的典型表现

少阴病的典型表现是脉细微，但欲寐。源于《伤寒论》第281条：

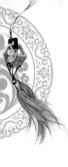

"少阴之为病，脉微细，但欲寐也。"

"但欲寐"就是精神萎靡不振，它不是嗜睡，是似睡非睡。"但欲寐"作为一种现象在生活中也见得到，作为一种现象与少阴病是两回事。少阴病的典型嗜睡，表现是欲寐，但是欲寐不都是少阴病。有一些中老年人坐在电视前打瞌睡，但他又不愿去睡，说在看，甚至说得出来电视里放的部分内容，这就是"但欲寐"，就是精神不振，直接来说就是心火不足。《素问·灵兰秘典论》说："心者，君主之官，神明出焉。"心火不足，就是生命活动低下，出现无神或少神的现象。从现象看是心火不足，但根本原因是命火不足。少阴的重点虽然是心与肾，但更应该看重在肾。

脉微细有两种解释，一是脉来小而微；一是脉来细或微。标准的解释是第一个。张仲景在《伤寒论》中强调的是少阴的寒化证。六经病证都有侧重，六经提纲都有侧重，只有太阴十分单纯而无侧重。太阳病提纲偏重在表证，而且偏重在表证的寒证"太阳之为病，脉浮，头项强痛而恶寒。"强调的是恶寒，不是强调的发热，虽然典型表现中也有发热。"阳明之为病，胃家实是也。"强调的是腑证，不是强调的经证。"少阳之为病，口苦，咽干，目眩也。"强调的是胆火内炽，但我们实际讨论的重点是枢机不利。少阴强调寒化证而突出"但欲寐"；若是强调热化证，那么突出的就应该是心烦不寐。所以脉微细是脉来小而微，是一个描述性的语言，细不是指细脉，这里是形容微的状态。微脉就是薄，微脉标准的感觉就是摸到脉后手指不能松，手指一动或稍微松一下脉就没有了。微脉又分三种：大而薄；小而薄；薄而散。微脉初起出现大而薄，较轻，程度依次加重。只要摸到"薄"就是阳虚，从大到小到散都是阳虚的加剧。薄而散，似云烟，似有若无，这是阳虚至极的表现，接近于散脉，走到这个程度病情就十分危重了。仲景在这里选择了小而微这个程度来进行描述，薄而且窄，阳虚的程度已经非常突出。若解释为脉来细或微，从二十八脉的角度来讲，微脉和细脉不能同时出现，因为微脉是不清楚的，细脉清楚。脉来微是阳气虚，脉来细是阴血不足。从《伤寒论》本身来讲，标准的解释是第一个。提出第二个是考虑到现在教材编写的体制，既然有寒化证、热化证，那么热化证就是阴伤，阴伤的脉就细。如果在国家考试中，对少阴病提纲标准的深刻的解释是第一个，若是对提纲一般性普通的解释就是第二个。

（四）少阴病的病机

少阴病的病机是心肾虚衰，心肾气血严重不足。重点在肾，重点在肾阳不足，重点在阳不足，重点在寒化证。

（五）少阴病的定义

少阴病是感受外邪，正气极度虚弱，邪气内入少阴，引起少阴所属脏腑经络生理功能异常所致的急性外感病。多见心肾虚衰，心肾气血严重不足的脉微细，但欲寐。

（六）少阴病的性质

少阴病的性质从八纲来说是里证，有寒证也有热证，虚证，阴证。少阴病不是纯虚证，如果从纯虚证角度来理解少阴病肯定行不通的，如果从这个角度来读《伤寒论》，很多地方也读不通。

从疾病发展的阶段来说，可以说是外感疾病后期的危重阶段。从邪争斗争的角度来说，少阴病是六经病证之中最重的一经。

（七）少阴病的特点

少阴病有两个显著特点。

第一个特点是临床表现不鲜明。老年人坐到电视机前打瞌睡是生理性的，该出现，因为精神不好。但我们也要注意，少阴病的典型表现就是精神不好。日本汉方医学会副会长，曾经讲过他刚从事汉方工作时的例子。一位八十多岁的老翁病了，请他去看病，他去看了，检查了许久觉得没有问题，就对老翁的儿子说你父亲没有病就是精神不好。没有开药，嘱咐注意休息，就离开了。第二天一早，老翁的儿子来给他报丧，他才恍然大悟这是少阴病。现在中国人寿命比以前延长不少，过去人生七十古来稀，现在七十小弟弟。八十、九十的不少。高寿老人过世，街坊邻居好常去吊丧。中国人认为高寿老人过世是一种喜丧。在这种场合，常常会问及老人是因何而去。当然有些是可以

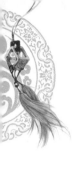

说出明白的原因，癌症、心梗等。但有不少的老人，被认为是无疾而终。如果是百岁以上还可以这样说，七十，八十，就是九十，也并未尽其天年。这种无疾而终，实际上有许多就是少阴病。这是一个观念上的问题。因为老人死前既不发热，也不喊痛，从旁人来讲这就是无疾而终。如果能醒悟过来这个问题，那么有些老人是可以延寿几年的。

在医患矛盾突出的今天，越是上了年纪的，越是没有症状的，越要小心。临床表现既是邪气影响正常生理出现的反常现象，也是正气抗御病邪表现出来的现象。由于正气的极度衰弱，无力与邪气抗争，故表现不出临床症状。还有一些人说身体健康，三年都不感冒，这不一定是好事。人在自然界不可能与致病因素完全隔绝，既然有接触，就可能生病，三年一点儿反应都没有，说明正气不足，临床表现不鲜明。

少阴病的第二个特点就是容易突变。少阴病正气损伤的程度最重，它是在一种极低的正气水平下，阴阳临时保持一个相对平衡。由于阴阳的水平都很低下，稍微受到一点儿其他因素的影响，如气候的变化，治疗的影响，就很容易导致阴阳的不平衡，甚至阴阳离决。

（八）转归与预后

少阴病有四个转归，即愈、传、留、死。

首先说愈。 少阴病死亡率高是就六经病而言，不是说得了少阴病就非死不可，也不是说个个都可以痊愈，但能使疾病的基本问题得到消除。愈有不同的标准，中医认为，基本恢复脏腑经络的生理功能就是愈，使阴阳达到相对平衡就是愈。特别是五十岁以后的患者如果得一场大病，很难恢复到疾病前的状态。

其次说传。 少阴病主要传太阴和厥阴。传太阴，病机肯定是好转，但症状未必。阳气恢复起来了，就能与邪气抗争了，症状反而表现出来了。少阴病转化成为厥阴病情况比较复杂，将在厥阴篇中详细讨论。

再次说留。 病留少阴就是肾阴阳不足的病理状态持续存在，但它已不是外感疾病，它已经变成了杂病。我的老师陈潮祖陈老就是病留少阴，感冒就要吃真武汤。

最后说死。死亡率在流行病证中较高。非典也好，甲流也好，只要不是急性期、高热期的死亡，多多少少都跟少阴病有一定的关系。

由于少阴病死亡较多，而愈并不是完全恢复到患者病前的水平，因此少阴病的预后，总的情况是预后不良。

（九）少阴病的分类

少阴病分为寒化证和热化证两大类。形成寒化证和热化证的原因，与感受外邪有一定的关系，感受寒性病邪容易寒化，感受热性病邪容易热化。另一个更重要的因素就是跟患者的体质有关，这两个因素比较起来体质因素可能更重要一些。比如成都，湿邪重，湿盛则阳微，因此在成都寒化证更多一点。张仲景《伤寒论》讨论少阴病也是讲寒化证多，热化证少。

四、少阴病的治疗原则

（一）虚则补之

少阴为心肾虚衰，阴阳气血严重不足之证，因此治疗少阴病扶正是首要任务。寒化证，重在阳气不足，以扶阳为要；热化证，重在阴精不足，以养阴为要。以《伤寒论》中重在论述寒化证，因此以扶阳为主。

（二）酌情祛邪

酌情祛邪，首先是要祛邪，当然重点在于酌情。酌情是以患者的正气状况而定，一般说来，要在患者可以耐受的范围内去祛邪。

不过，在少阴病出现升降出入严重障碍的时候要加重祛邪的力度。

必要时，可以采用一时性单独祛邪的方法去治标，少阴三急下，就是仲景单纯用祛邪法来治疗少阴病的例子。当然此法只可暂用，不可久用。

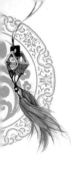

授 课 提 纲

第一节 少阴病概述

少阴病是里虚证的代表。三阴的核心是少阴，太阴可以看作是没有完全形成的少阴病，准少阴病；而厥阴可以看作是一种特殊的少阴病。

一、少阴

（1）少阴表示阴的量少。

（2）一分为二，太阴是阴多，少阴是阴少。

（3）一分为三，阴最少的是厥阴，少阴位于第二位，是二阴不是一阴。

二、少阴的生理

（1）少阴的生理以心肾两脏和足少阴肾经、手少阴心经两经的生理功能为基础。

（2）肾是先天之本，主宰着人的生老病死。心主宰调控具体的生命活动。

（3）心与肾都是与人的生命活动密切相关的脏器。它们之间概括起来有以下三方面的关系：火与火的关系，火与水的关系，水与水的关系。

三、少阴病的病理

（一）少阴病的病因

（1）少阴病的病因同样分为外因与内因。

（2）外因自然是六淫病邪。三阴病不是纯虚证。

（3）内因则是正气极度虚衰，在六经病中正气损伤程度最重。

（二）少阴病的发病

（1）少阴病的发生有直中与传变两个途径。

（2）无论寒性病邪还是热性病邪，都可以直接侵袭少阴。

（3）传变，以太阴、阳明最多见。太阳与厥阴也易于转化为少阴病。

（三）少阴病的典型表现

（1）少阴病的典型表现是脉细微，但欲寐。

（2）"但欲寐"从现象看是心火不足，但根本原因是命火不足。

（3）脉微细有两种解释，一是脉来小而微；一是脉来细或微。

（四）少阴病的病机

（五）少阴病的定义

（六）少阴病的性质

（1）少阴病的性质从八纲来说是里证，有寒证也有热证，虚证，阴证。

（2）从疾病发展的阶段来说，可以说是外感疾病后期的危重阶段。

（七）少阴病的特点

（1）第一个特点：临床表现不鲜明。

（2）第二个特点：容易突变。

（八）转归与预后

（1）少阴病有四个转归，即愈、传、留、死。

（2）愈有不同的标准，基本恢复脏腑经络的生理功能就是愈，使阴阳达到相对平衡就是愈。

（3）少阴病主要传太阴和厥阴。

（4）病留少阴就是肾阴阳不足的病理状态持续存在。

（5）死亡率在外感病证中较高。

（6）预后不良。

（九）少阴病的分类

四、少阴病的治疗原则

（一）虚则补之

（二）酌情祛邪

> （1）首先是要祛邪。酌情是以患者的正气状况而定。
>
> （2）在少阴病出现升降出入严重障碍的时候要加重祛邪的力度。
>
> （3）必要时，可用一时性单独祛邪的方法去治标。

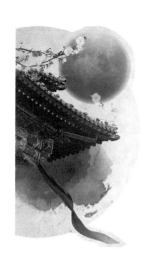

第二节

少阴病本证

一、少阴寒化证

寒化证是《伤寒论》少阴病讨论的主要证候，这是一个证候群，其基础病证就是少阴阳衰阴盛证。

（一）少阴阳衰阴盛证证治（四逆汤证）

少阴阳衰阴盛证，阳衰是主体，主要是肾阳不足；阴盛是指感受的寒邪，也就说明少阴病阳衰阴盛证在治疗过程中既要扶正也要祛邪。

1. 代表条文

少阴阳衰阴盛证的代表条文是《伤寒论》第 323 条："**少阴病，脉沉者，急温之，宜四逆汤**。"前已述少阴病的典型脉象是脉微细，重点在微，那么这个地方的脉沉就是脉沉微，而且这个沉微重点在尺部。因为少阴病寒化证的核心问题是肾中的阳气不足，那么下焦就对应尺脉反映肾的问题。在具体诊脉的时候要注意，微脉很薄，手稍一动就可能摸丢了。微脉又分三个境界，若到了第三个境界就是薄而散，似有若无，好像摸不到。在诊脉那么一定要养成在沉部这个区域，特别是在尺脉的沉部这个区域内揉按一下的习惯，看看有没有隐伏不显的这种情况。若按揉以后脉变得较明显了，那么这个脉不是微脉而是伏脉，提示可能是大实证，邪气大盛交结，隐伏而不显。中医学特别强调勿虚虚实实、寒寒热热。寒寒热热有时候整错一点问题还不大，虚虚实实整错了后果就非常明显。如果这种情况下都觉得判断不清楚，还有一个方法就是用来去定虚实。如果还觉得不清楚，不妨摸一下跌阳脉、太溪脉这些，看是不是也很弱，若弱就是虚。

2. 不言症的几个原因

本条不言症，只言脉。不言症有以下几个原因。

首先，少阴病的临床表现不鲜明，在临床上只要确定了尺脉是微脉，就基本上可以判断是少阴病。也有判断失误的可能，但只要排除了隐伏不显的这种情况，虚实判断失误的可能性非常小，最多是把一个太阴病误当成少阴病。就算是把太阴病当成是少阴病，也不算大错，太阴病的治疗原则不是"当温之，宜服四逆辈"吗？在具体处理上是一致的，不会出错。少阴病寒化证的代表处方是四逆汤，太阴病主张宜服四逆辈，还是用四逆汤。当然具体法则是有区别的，使用于少阴寒化证是回阳救逆，太阴病使用是温肾以温脾，且防止太阴病转化成为少阴病。

其次，脉为气血之先，脉的变化表现得最早。少阴病本来就是难治之症，若发现得越早，治得越早，成功的可能性就越高。既然脉已现微，已反映出肾阳不足，那么就应该及早治疗。真正等到症状出现，再来救治就可能晚了，特别是外感疾病中早一小时治疗，胜利的把握就多一分。少阴病的临床表现不鲜明，少阴病的一些常见临床表现，如手足冷、下利清谷，你等也等不来。见脉就治疗也就体现了"有病早治"的原则。

其三，命火是全身阳气的根本，命火不足会导致全身阳气不足，但不是全身每一个地方的阳气都不足，而是在一些部位分别出现阳气不足的现象，也就是说有的人肾阳虚可能会表现为卫阳不足，以恶寒汗出为主。另外的人可能突出表现在心的阳气不足，以"但欲寐"为主要表现。仲景在《伤寒论》中行文的另一个特点是凡是临床表现错综复杂不一的，有时候干脆不说。说了怕抑制大家的思维。

阳虚的临床表现大概有以下几个方面。

第一方面，阳主温煦。故阳气不足而见寒象是临床上最常见的。

冷这个现象首先分全身的寒象与局部的寒象，全身的寒象比局部的寒象重。全身寒象表现就是蜷卧。局部寒象有两种，一是患者自觉冷，二是冷已经成了一种客观现象，查体者可以摸得到他的冷。中医学对这两种表现同等重视，有时候对患者的自觉症状还看得更重一些。因为，中医把患者看作是与疾病做斗争的战友，而非审查的对象。局部恶寒总的原则是在阳的部位出现寒冷比在阴的部位出现寒冷要轻。人体五体属阳，五体是头加四肢，一般情况也查五体，不包括头部。头为诸阳之会，头都冷了，阳虚的程度就较重了。四肢冷与躯干冷比较，四肢冷为轻，躯干冷为重。上肢冷与下肢冷比较，上肢冷为轻，下肢冷为重。四肢多肢冷，越朝向心处走冷越重。临床上诊冷热不是看手掌，因为手掌的干扰条件比较多，特别是冬天，手掌裸露在外，很容易变冷。另外一些阻滞性的阳气不能布散常常是表现为指端冷。故判断手冷通常不以手指尖端为准，而是以尺肤，两手肘关节，即尺泽穴下至寸口处的皮肤为准。下肢也是这样，不以足趾尖为准，而以踝关节以上为准。下肢比上肢更能说明问题。正常人都是上半身比下半身穿得多，因为手三阳经发散的卫气多，也可以看作阳气发散得多，留在体内的阳气少。足三阳经发散得少，留在体内的阳气反而多。而阳虚的人，他是下半身比上半身要穿得多一层至两层，若不这样，风一吹，足部骨头里冷得痛。我曾治疗一个这样的患者，用了半年的桂附地黄丸加汤剂，使其有了明显的改善。躯干前后，背为阳，腹为阴，背部的冷要比腹部的冷要轻，上背部比下背部的要轻，这里特别是上背部的冷。若是患者自觉恶寒要与太阳表证区分开。太阳病脉多浮而有力，少阴寒化证脉多沉而微。若背上的冷是局部的，"背寒如手大"是心下有留饮。留饮是阳虚水停，与单纯的阳虚是两回事。腹部：从上腹到下腹，再到少腹，寒冷反映阳气的损伤程度更重。少腹冷最重，此为丹田，是肾中元阳之所居。还有骨髓冷重于皮肤冷。同样，这样的冷也包括自觉和客观，患者会觉得骨头里面冷得痛，这就是骨髓冷。有的患者皮肤冷，但里头不一定很冷，这就是寒在皮肤，许多不一定是少阴病。有的患者是越摸越冷，而且明显就感觉一股凉气从里头透出来，就如同摸到一块毛巾包着的冰糕。这就是寒在骨髓，就是典型的少阴病寒化证的冷。

第二方面，阳气者，柔则养筋。阳气不足就会导致拘挛、痉挛的现象，同冷一样，全身的拘急重于局部的拘急。全身的拘急有时候会出现错觉，因为不可能要求患者把病情说得很清楚，特别是少阴病患者许多时候神志已经有些恍惚，你要让他叙述得很清楚是很难的。对于少阴病，有一个总体上的现象，若患者能很准确地说出其身体的疼痛在哪个地方，这个患者的病不重。首先是因为，少阴病的总体特点是临床表现不鲜明，现在他喊痛而且能够准确说出疼痛的地点在哪个地方，这说明他临床表现鲜明，说明他的正气有力与邪气抗争，更重要的是说明他的神志是正常的。疼痛有两个要素，第一是不通则痛，或不荣则痛，这是疼痛产生的原因。第二，疼痛是人的感觉，要心的感觉正常才能有感觉。对于少阴病患者，能够明显感觉到痛点在何处是好事，说明他心的功能还健全，说明心的阳气损伤程度还不重。许多濒危的患者说全身痛又说不出所以然，很大程度上是全身的拘急。对于局部拘急的认识原则与认识寒冷的原则一样：拘急发生在阳的部位比发生在阴的部位要轻。最常见的是腿肚转筋，现在一说腿肚转筋就是缺钙，就叫补钙。有的患者补钙有点儿用，有的患者补钙也没有作用。我与不少西医交换意见，认为宣传的64%的老人缺钙，要补钙是欠妥的。老年人的缺钙就是正常，那36%不缺钙才是异常。

第三方面，阳气者，精则养神。阳气虚不能养神，首先是精神不振，但欲寐，再进一步就是神志不清，再进一步就是昏迷。面对少阴病的患者一定要注意弄清楚，他面对我们叙述症状时，他自己的神志到底清不清醒。因为少阴病的临床表现不鲜明，患者神志不清，再一误导就很容易误判。讲阳明病谵语、郑声时讲过一个例子，患者没有直接回答过一件事，他就是神志不清。我们要弄清楚少阴病患者的状态究竟是清醒还是不清醒，至于用什么方法就得看具体情况。

第四方面，阳化气。阳气虚，气化不行可能导致五脏气衰，影响到哪一脏就有可能有这一脏的临床表现。如影响到心，心可能不生血，因为化生血的动力是阳气，没有动力哪怕有原料也造不出来。影响到肾，则肾不主水；影响到脾，则脾不运化；影响到肺，则肺不主气而卫外不固；影响到肝，则肝不疏调。

3. 病机、治法及代表方

少阴阳衰阴盛证的病机就是阳衰阴盛。阳衰重点是肾阳不足。

少阴阳衰阴盛证的治法是回阳救逆。回阳救逆是一个通常的说法，具体用时不一定说回阳救逆，通常就是说回阳，或温阳散寒。救逆有两个含义，一是指病情危急，二是指阳虚的患者四肢厥冷，服用了这个处方之后就能使四肢厥冷的情况得到解除。如果病情并不危重，或没有四逆现象，我们就不必一定要说救逆。实际上核心问题就是回阳。

少阴阳衰阴盛证的代表处方就是四逆汤。

四逆汤方

甘草二两，炙　干姜一两半　附子一枚，生用，去皮，破八片

上三味，以水三升，煮取一升二合，去滓。分温再服。强人可大附子一枚，干姜三两。

在讨论四逆汤方义之前，我们先讲讲回阳的途径。

4. 常用的回阳方法有三个途径

第一个途径是通过脾回阳。脾是水谷气血之海，水谷化生人体的营卫、气血、阴阳，不管什么不足，包括阳气的不足，都可以通过脾这个途径来恢复。这个途径的优点就是在化生阳气的同时也化生阴津，在化气的同时也生血，因此通过这个途径来恢复阳气就不容易导致阴阳平衡的失调。前述少阴病还有一个重要的特点就是容易产生突变，阴阳在低水平平衡的状态下，阴阳稍有失衡就易导致严重失衡而导致阴阳离决。从脾来恢复阳气就可避免这个危机。从脾来恢复阳气有一个缺点就是慢，它涉及一系列的物质转化过程，才能够到达目的。还有这个途径的一个先决条件是这个人的消化功能损伤还不是很严重。如果食入即吐，或食入即泻，或食入不化，就不可能通过这个途径来恢复阳气。

第二个途径是通过肾回阳。通过肾这个途径回阳，就是通过阴精

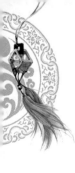

化为阳气来恢复全身的阳气，它是直接把阴精转化为阳气。这就是《素问·阴阳应象大论》所说"精化为气"的过程。它的优点是快，不需要很多的中间环节，一步就到位。缺点就是既然把阴精转化为阳气，那么这个阳气恢复就是以耗伤阴精为代价，可能会有两个非常严重的后果。第一个严重后果就是，少阴病是在低水平上的阴阳相对平衡，现在损阴复阳就很容易导致阴阳的不平衡，而且是严重的不平衡，就会导致阴阳离决，就会有风险。第二个严重后果，甚至会造成阳气恢复了，阴精耗竭了，阳无所依附，散失掉了。所以这个途径恢复阳气的缺点是风险大。

第三个途径是通过肝回阳。通过肝来恢复阳气，这是一个比喻的说法。中医基础理论讲人体之气是在肺中生成的，严格说起来这句话不全对，只能说人体之气的主体部分是在肺中生成的。人体之气是五脏六腑共同化生的结果，五脏六腑共同化生的气才叫全气，任何一脏不能化生气，人体之气就不能叫全气，一脏气绝此人必死无疑。要让五脏六腑之气都参与到这个气的化生中来的一个前提条件是气的布散要正常，能够把水谷化生的基础之气布散到五脏，又能把五脏化生的脏气带回到膻中。这个使气调畅的生理功能主要归肝，从肝来恢复阳气就是指这样一个环节。这个环节首先是一个从属的环节，要在脾肾功能基本正常时才能发挥作用。其次，这是一个比较缓慢的环节，虽然说一脏无气就要死，但死也是好几天后的事情。因此一时性的出现阳气不足的问题，在救急的情况下可以暂时不考虑这个环节，而着重考虑前两个环节。

脾、肾的途径，虽然各有优缺点，但它们的优缺点又恰好可以互补。从脾恢复阳气的优点是阴阳并调，缺点是慢；从肾来恢复阳气的优点是快，缺点是容易导致阴阳的不平衡。治疗少阴病阳衰阴盛实际上就是把这两个环节结合在一起，既吸取了从脾全的优点，又吸取了从肾快的优点。

5. 四逆汤的方义

四逆汤中甘草、干姜这一组可以看作是从脾，通过促使脾的健运来恢复阳气；附子主要是通过肾来恢复阳气，既能做到较快地恢复阳气，又不会导致严重的阴阳平衡失调，它把脾、肾两个途径的长处都结合起来了。

临床上患者的病情也有不同，如某患者阳气损伤非常严重，非常危险，在救治的时候需要把重点放在速度上的时候，整个处方就要向肾的方面偏移，这个时候考虑的不是风险而是孤注一掷，看能否挽回患者的生命。按照现在医院的情况就应该对患者及其家属把问题讲清楚，这个患者病情很危重，但为了挽救他的性命，我们采取了这种方法，但这种方法是有风险的。因为越往肾这边偏，风险就越大。通脉四逆汤就是阳虚较重的患者，因为阳虚较重就已经出现了阴盛格阳的现象，仲景比照四逆汤把附子的用量增加了，由一般大小的 1 枚增加到了大附子 1 枚，同时增加了干姜的量，但甘草的量没有变，实际上这个处方就是向肾的方向偏移了。1 枚附子大约相当于汉代的 1 两，既然用 1 枚大附子而没用 2 枚一般的附子，通常可认为 1 枚大附子大概是 1.5 两。再朝肾偏一步就是白通汤，先不论它加的药，它首先把甘草去掉了，同样是朝肾的方向偏移了。因此仲景在白通汤条文就讲了"服汤脉暴出者死，微续者生"。这就是阳气恢复了，阴津耗竭了，阳气散掉了。实际上这个风险在四逆汤就存在，只不过越朝肾这个方向偏，风险就越大。故仲景于此讲这个问题。登峰造极是干姜附子汤。它可以看作针对少阴病阳气虚衰最重的病证，此方仅去掉了甘草，并且把干姜的用量也降低了，它在《伤寒论》中最偏重肾来扶阳。

以上是讲病重时关于四逆类处方的衍变。现在来看轻。轻，首先可以把附子的用量降低，但仲景没有做这方面的操作，因为在汉代附子都是整枚地用，今天完全可以做这方面的操作。不能降低附子的量，即不能降低通过肾这个途径治疗的药物，就可以增加通过脾这个途径治疗的药，来改变两方面的药物比例。可以增加干姜和甘草的用量，也可以另外加药。茯苓四逆汤就是加了茯苓和人参，从整体上看就是从脾的角度上来恢复阳气。因为茯苓四逆汤是从脾的角度上来恢复阳气，因此它是一个缓治之法，不是治急重症的，而是治缓证的。仲景

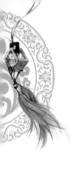

由于种种原因没有用过真正的人参，他用的人参都是党参，党参什么都好，就是没有益气固脱的作用。今天用参附汤，用人参代替党参和茯苓，从结构上和比例上并没有改变以肾为主的情况。

在《伤寒论》中附子是生用，今天由于种种原因，在正规渠道买不到生附子。附子有毒是大家公认的，从中医学的角度来看，甘草与干姜可以针对附子的毒性，解除它的毒性，抵抗它的毒性。附子要先煎不是中医学的观点，至少在明代没有这样的做法。既然要用甘草和干姜来解附子的毒，不同煎怎么来解它的毒。仲景四逆汤的附子就没有要先煎。附子重点用它的气，煎煮时间应该短。四逆汤就是以水 3 升煮取 1 升 2 合，去掉了 1 升 8 合水，按照计算就是 17min。这个问题我很早就注意到了，我读研究生时去问我的导师彭履祥彭老，对于《伤寒论》中的附片都没有先煎怎样看待？彭老答附子是可以不先煎，因为古人用药哎咀后破碎得很彻底，有效成分容易熬出来，故不先煎。彭老的回答，说明了附子是可以不先煎的，但没有真正解决为什么的问题。我又问教研室的王庭富王老，王老说他家从爷爷那辈起附子就没有先煎过，只要把它与生姜，或干姜同煎就可以了。为了这件事，在教研室业务活动时还讨论了一场。另一位老师更讲了一件事：他曾经给一个患者开了附片，要求先煎，但患者却弄成了后下，服下后 6h 才知道错了，但无症状。我就用含有制附子的汤剂煮沸后 1h，30min，25min，20min，18min，17min，15min，喝了都没事。20 世纪 80 年代末 90 年代初，我开始用附子不先煎，在同煎沸后 20min 取汁服用。后来出现了一些自己控制不了的事情，改为同煎 40min 取汁。实际上现在我自己服药也是同煎 20min。

什么是附子的有效成分至今没有定论。附子的主要成分是乌头碱，它是有毒的。之所以现在主张附子先煎就是要把附子的乌头碱水解为无毒的乌头碱。也有人认为乌头碱不是附子的有效成分，提出消旋去甲乌药碱才是。如果真是消旋去甲乌药碱是附子温阳的有效成分，那么细辛中消旋去甲乌药碱的含量比附子还高。但细辛只能用来散寒温阳，真正回阳救逆，细辛担不起这个重任，故附子的有效成分是什么至今还没有弄清楚。《伤寒论》中四逆汤，附子与干姜、甘草从冷水一起煎煮，目前煮的时间短，有几个考虑：其一，就是要从冷水起煎，甘草和干姜才能充分发挥对附子的解毒作用。其二，煎煮时间极短可能恰好利用了附子中不同成分溶解到药液中的速度不同，即有效成分的扩散度不同。也就是以水3升，煮至1升2合时，乌头碱还来不及溶解到药液中时，已经把它丢了，但把需要的成分提取出来了。其三，用"以水三升，煮取一升二合"，且同甘草、干姜同煎这样一个速度，这样一种方式控制了乌头碱在药液中的含量，也应该承认了乌头碱也有一定的治疗作用。至少从今天的角度来讲乌头碱能够扩张末梢血管，能够减轻"四逆"这个症状。从中医来讲，毒就是偏性，当然我们也承认，某些药是有毒的，但这些是对于常人来说。有毒对于患者来讲恰好是他们需要的。西医治疗心衰，用毒K、洋地黄，对于常人来讲都是有毒的，但对于患者来说就是他们需要的。能够消除附子毒性的药物看来不止甘草和干姜，比如薏苡仁、败酱草，对附子的毒性可能也有一定的降低作用，薏苡附子败酱散就既没有用干姜又没用甘草。

少阴病不是纯虚证，也要祛邪。怎样来看待四逆汤的祛邪作用？它的祛邪作用主要在附子、干姜身上，特别是附子。附子走而不守，归类在温里药，温里药就是祛除体内寒邪的药物。附子有扶助阳气的作用不能否认，但它也具有祛除寒邪、湿邪的作用。就从散寒作用说，干姜也能散寒。所以四逆汤的祛邪力量就体现在干姜与附子身上，甘草在四逆汤中的作用就是调节温阳与散寒这两个方面。若甘草的用量重，事实上四逆汤中甘草的用量也重，那就是使附子化生的阳气不走表，留在体内主要温肾中的阳气。当然不是一点散寒的作用也没有，只是以温为主。如果处方中甘草的用量低，那么重点就是在散寒，甘草就控制不住附子的发散。若附子1枚按1两计算，四逆汤中甘草：干姜：附子＝4：3：2。从原则上来说，甘草与干姜的量要大于附子，至少不低于它。

成无己在《伤寒明理论》绪论中主要讨论方剂中间说了一段话，在一定程度上揭示了这个处方中药物之间的关系。他认为四逆汤的主

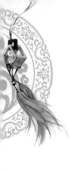

要成分是甘草，如果没有甘草，四逆汤起不到温阳的作用。这段话反映了没有甘草，则附子化生的阳气都跑了，起到散寒的作用而起不到温阳的作用。当然成无己这段话本人是不赞同的。主药是针对病机的主要药物，在四逆汤中当然是附子，因为四逆汤针对的阳衰阴盛证病机是肾阳不足，甘草没有补肾阳的作用，但是没有甘草，附子就起不到温阳的作用。主要还是附子，甘草是一个有重要作用的佐使药。

四逆汤的方后注还讲了一个问题，"强人可大附子一枚，干姜三两。"这句话说明了两个问题，第一个问题是附子回阳要消耗阴精，如果患者身体强壮，能够承受损伤阴精的代价，就可以用大附子 1 枚，大约增加附子一半的量，加快回阳的速度。第二个问题是如果患者身体强壮，就可增加附子、干姜用量，增强祛邪之力而减少甘草扶正之力。

6. 四逆汤的临床应用

首先，说说正用。即将四逆汤作为温肾回阳的代表方，用于治疗阳衰阴盛证及其衍化证。

其次，说说借用。即将四逆汤作为温肾回阳的代表方，用于治疗太阴病诸证。再扩大一点，无论何脏阳虚，均可借用四逆汤回阳。

其三，说说变用。可以将四逆汤作为温阳化饮之用，用于水饮不甚之证，《伤寒论》第 324 条："**少阴病，饮食入口则吐；心中温温欲吐，复不能吐。始得之，手足寒，脉弦迟者，此胸中实，不可下也，当吐之。若膈上有寒饮，干呕者，不可吐也，当温之，宜四逆汤。**"这是讲四逆汤的一个特殊用法——温阳化饮。前面一段说明这是一个阳虚寒饮重证，寒饮留聚在胸中，既然寒饮较重，故用吐法把它祛除掉。前面讲小青龙汤时讲过，凡是饮邪偏重，要把治疗的重点，放在祛除水饮上。后一段讲寒饮的轻症，干呕本身就反映正气有宣达的力量。张仲景在《伤寒论》中用呕作为向上宣泄的表现。说明邪气比较轻了，可以以温为主，用四逆汤。这就是四逆汤可以用来治疗阳虚水饮，但水饮不重的病证，因四逆汤本身能够扶助阳气，干姜能运脾，通过运脾就能除湿，附子温肾阳，促进膀胱的气化，也有除湿的作用，当水湿不重的情况下是可以用的。

可以将四逆汤作为温阳宣通之剂，用于阳虚外感。《伤寒论》第92条："**病发热头痛，脉反沉，若不差，身体疼痛，当救其里**。"后出四逆汤方，从形式上看，是先温其里，但从临床角度看，常常是里阳复，则表阳复，而表亦解。四逆汤在这里实际上起着温阳解表的作用。

（二）少阴阴盛格阳类证

所谓格阳就是阳虚证伴有升降出入严重障碍，由于升降出入严重障碍，君火不能正常下临，命火的化生出现了问题，就不能正常地蒸腾肾水上达于心，心火就独亢于上。这种现象，中医学就借用《易经》"未济"卦称为"水火不济"。格阳与戴阳，均属真寒假热范围，其热乃因升降出入障碍，阳郁而致。治疗上，肾的阳气严重不足就要加快从肾中恢复阳气，有升降出入严重障碍也要重用附子来散寒，使升降出入的障碍打破。

格阳证又分为两类，以身热为典型表现的称为格阳于外，简称格阳；以面赤为典型表现的称为戴阳于上，简称戴阳。单从升降出入障碍的程度看，戴阳重于格阳。在实际临床中身热与面赤的表现可以同时出现，此时为了提醒医者注意，以称戴阳为宜。

部分医家认为格阳这类真寒假热证是阳衰至极所致，张仲景并不这样认为。张仲景在《伤寒论》第366条"**下利，脉沉而迟，其人面少赤，身有微热，下利清谷者，必郁冒汗出而解，病人必微厥，所以然者，其面戴阳，下虚故也**。"提出了戴阳这个概念，就是下有阳虚，上有阳郁，属于阴阳气不相顺接的类型。

1. 格阳证证治（通脉四逆汤证）

格阳证的代表性条文是第317条："**少阴病，下利清谷，里寒外热，手足厥逆，脉微欲绝，身反不恶寒，其人面色赤，或腹痛，或干呕，或咽痛，或利止，脉不出者，通脉四逆汤主之**。"

这个病证就是里寒外热，里寒外热可以有两种表现形式。一是，不恶寒，这是假的，照理来说，真寒假热这个人就应该恶寒，但是又有假热，他反而出现不恶寒的现象。面对这种情况，我们一定要谨慎

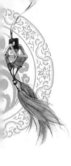

去判断，注意几个问题：其一，脉是判断的关键。常常出现少阴寒化证的典型脉象，微脉，且揉按不出现增大现象；用来去脉法去检测，其脉特别是尺脉为去象；齐按诊时尺脉无下部。其二，此人虽身反不恶寒，但注意诊查他的胸腹，并不灼热。其三，这种患者会表现出恶寒的真相。五版教材一病案，患者出现要求把门窗打开，睡到地上，后来闹到要到井里面去凉快凉快，但他闹着要喝水，把水拿来却放在一边不喝，从这里看出这个患者是神志不清，昏谵乱闹。最后用通脉四逆汤把问题解决了。格阳证的病机就是阳衰阴盛，出入障碍。其治法就是温阳散寒，交通内外。

通脉四逆汤方

甘草二两，炙　附子大者一枚，生用，去皮，破八片　干姜三两，强人可四两

上三味，以水三升，煮取一升二合，去滓。分温再服，其脉即出者愈。面色赤者，加葱九茎；腹中痛者，去葱，加芍药二两；呕者，加生姜二两；咽痛者，去芍药，加桔梗一两；利止脉不出者，去桔梗，加人参二两。病皆与方相应者，乃服之。

前面我们讲四逆汤变化时已经说了，当阳衰阴盛重急时，可向肾方向偏移，加大附子在方中的比例；要想增大散的力量，可增加附子和干姜的比例。而通脉四逆汤正是从这两个方面变化的，附子从一般大小变为大者 1 枚，约 1.5 两；干姜从 1.5 两，增加到 3 两。四逆汤方后注说"强人可大附子一枚，干姜三两"，强人的阴精比较充足，附子化阳气是把阴精直接转化为阳气，故强人付得起这个代价。通脉四逆汤就没有讲"附子大者一枚"是针对强人。那么就可知通脉四逆汤是病情的需要，危重病患者只能采取冒风险的方法去处理。通脉四逆汤正常情况下用干姜 3 两，而强人可用 4 两说明干姜这个药物也有走散的一面，就是说阳虚又有升降出入严重障碍的患者是要加强宣通，但太强了患者就付不起这个代价，故强人才可用干姜 4 两。"强人可四两"，还说明格阳证的患者，并不都是虚弱得不得了的，只是受了暴寒侵袭，损伤肾阳并出现升降出入障碍。阳回则阴寒去，寒散则内外通。

第 317 条，后面，从"其人面色赤"起，实际是讲通脉四逆汤的应用。

通脉四逆汤的**正用**是格阳证。

其次，通脉四逆汤，作为四逆汤的强化剂可以**借用**于阳衰阴盛证的一般证，只要身体条件较好，能够支付得起回阳对阴精损伤这个代价的，都可使用。正是因为通脉四逆汤有良好的回阳散寒的作用，故对于一些阳虚寒凝的病证，也可以用。比如阳虚寒凝可以出现腹痛，患者必须把腹痛的位置指得较准确，即使是少阴病，只要患者把疼痛的位置指得比较准确，这个患者就不算很重。因为它的表现突出，正气能够抗御病邪，同时神志清楚。腹中痛加芍药 2 两，这个芍药是白芍药，一是缓急止痛，二是控制附子化生的阳气，使之留于身内，温化体内寒邪，使腹痛消除。

干呕有两种情况，但核心问题还是神志清楚不清楚。一种情况是正气来复，能够向上向外宣泄病邪，另外也可能是一种格拒现象。"呕者，加生姜二两"，是帮助宣散，这里是针对前者。若是出现格拒现象，则当反佐以制之。加少量黄连，或冷服通脉四逆汤。

咽痛这里是讲阳虚咽痛，它是加桔梗。判断阳虚咽痛有以下几点：其一，患者有少阴寒化证的一般表现，如脉微、欲寐等。其二，这种咽痛在晚上特别是半夜一点到三点突出，这是少阴主事之时，疼痛是正气能够抗御病邪的一种反映。其三，这种咽痛，患者的咽喉部大概有这样几种情况：第一种情况是，其人咽部是浅红色或者黯红色，但肯定不是鲜红色的。不要一说喉咙红就是热证。这里所说的咽，包括咽后壁、咽颚弓、扁桃体、上颚等。第二种情况是，在这种淡红色或黯红色的背景上会出现或多或少鲜红的血丝或红点，请注意是血丝或红点，不是一片红；血丝也可能是淡红色或黯红色，但这里特别强调鲜红色。第三种情况是，出现地图样的鲜红色，这片红的外圈是鲜红色的，里面是淡红色或黯红色，重点是鲜红色充不满。第四种情况是，这种患者往往服用寒凉药物，而且服用的时间比较长，用量比较大，如喉宝类。治疗这种阳虚咽痛用通脉四逆汤就是借用它在温阳的同时

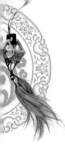

有很好的宣通作用，也可以用四逆汤，麻黄细辛附子汤都可以考虑使用。

说到这里《伤寒论》还有一个条文，第283条："**病人脉阴阳俱紧，反汗出者，亡阳也。此属少阴，法当咽痛而复吐利。**"实际上讲的就是阳虚咽痛证。阳虚咽痛的治疗刚才在通脉四逆汤的加减中谈到了。这里想讲讲脉，"脉阴阳俱紧"。"脉阴阳俱紧"在太阳伤寒中也讲到了。既然这两句句式是一样的，那么对阴阳的解释也应该一样，就是三部的脉都现紧。但是一个是太阳病一个是少阴病，就有区别。少阴阳虚咽痛的紧应该是小紧，太阳伤寒的紧是大紧，两者的区别：其一，大紧摆动的幅度宽，小紧摆动的幅度窄，但仍能明显感觉到它是在摆动。其二，整个摆动的位置偏内实际上是小紧，偏外可以看作是大紧，区别就在于大紧是一个比较单纯的实证，小紧是虚中有实，因虚致实。那么小紧这种发散的力量就不要用得太强，就可以考虑通脉四逆汤加减，既温阳又宣散，在温阳中宣散。

"利止脉不出者……加人参二两"，"利止"是阳气恢复，"脉不出"是有一定的伤阴的可能性，这就是阴有所伤而且病情已经缓和下来了，加人参使其偏重在脾的方面。

再次，通脉四逆汤可以作为温阳散寒、交通上下的处方用于戴阳证。前面我们已经讲过格阳与戴阳这两种情况，没有本质的区别，只有程度上的差异。一般来说格阳于上比格阳于外重，升降出入障碍程度更重。因为人体的阳气是先到头，然后再从头布散到全身，如果只有面赤没有身热，就是说阳气到头就被格拒住了不能布散，所以升降出入障碍的程度更重。但面赤与发热、身热的状况就可以同时出现，故对这两个病证可以分也可以不分，它们本质上是一致的，重点在重用附子。一是加快回阳的速度；二是通过附子的辛散使升降出入严重障碍被打破。"面色赤者，加葱九茎"，这个葱是小葱，因为小葱的通阳力量才强，且大葱九茎药锅就装不下。

2. 戴阳证证治（白通汤证、白通加猪胆汁汤证）

《伤寒论》中涉及戴阳的条文一共有四条，即第314条、第315

条、第 317 条和第 366 条。今天通常认为其代表性的条文是第 314 条：

"少阴病，下利，白通汤主之。"

其实第 314 条，并没有谈到戴阳及其典型表现——面赤。说它是戴阳的代表性条文，是根据以方测证的方法推测出来的。根据论述戴阳证的另一个条文第 317 条，有戴阳的典型表现而加葱白，而第 314 条的主方白通汤有葱白推测出来的。这种推测有一定的根据，但我不主张用以方测证的方法来阅读经典，这样做，会使典型方蕴藏的中医理论淹没在对方剂的认识中。

第 314 条既然是"少阴病，下利"，就其主要讨论的内容来说应该是少阴阳衰阴盛证的衍化证，属于虚寒性下利，而且下利还比较重，因此白通汤，去掉甘草之缓，减干姜，干姜与附子呈 1∶1 的比例，全方向温肾回阳偏移。清阳不升则生飧泄，下利，本身就反映了阳气不升，故加葱白升阳宣通。

白通汤方

葱白四茎　**干姜**一两　**附子**一枚，生，去皮，破八片

上三味，以水三升，煮取一升，去滓。分温再服。

第 314 条讲下利没有说戴阳有两个原因：其一，戴阳这个病名是后世加的，张仲景讲了戴阳证的轻证，不是重证。真寒假热轻证可以出现，重证也可以出现，不一定重证才出现。张仲景在第 120 条针对一名脾胃虚寒，欲食冷食的患者，明确指出此证为真寒假热，但属小逆。《伤寒论》原书讲戴阳是指凡是阳虚而面赤就是戴阳，这种病证在成都常见，并不是危重证。从定性上来讲就是脾肾阳虚，但他的脸就是红的，既然是阳虚就肯定要温阳，但既然是缓证就可以不用过分强调从肾来温阳，可以重点从脾，也可以脾肾兼顾。这个少阴下利实际上就是讲的是四逆汤通常情况下的适应证，因为真正重症的格阳戴阳在临床上并不是经常易见。

这个少阴下利用白通汤，对于下利病证，除了温阳，还有升阳。白通汤用葱白是交通上下，上下不通临床上最常见的情况是脾肾阳虚出现了虚寒性的痞满三证：胃脘痞满，呕吐，下利。当然在临床上不

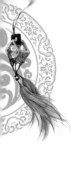

一定是这三症均见，在上也可能是呕逆，在下也可能是大便不通畅，都可以考虑使用白通汤去交通上下。从缓证的角度考虑，也可以使用白通汤的变方，即四逆汤加葱白。实际上临床使用中，因为葱白药店一般不准备，我常用薤白代替。薤白和葱白都是百合科小根蒜属的根茎。我已经讲过同一科属同一药用部位常常有相近的作用。

我曾治一呃逆患者，呃逆突出，声音响亮，常按偏实处理，用旋覆代赭汤。用了之后可以控制，但过段时间又会复发。某天又至，天气特别冷，她呃逆的声音特别响，问她是不是越冷呃逆声音越重，答是。既然这样，就用了一个白通汤，愈。故用白通汤来治疗脾肾阳虚，上下不通常常能收到非常好的效果。

正是因为此方温肾阳而宣通上下，故可借用治疗戴阳证。

第 315 条："**少阴病，下利，脉微者，与白通汤；利不止，厥逆无脉，干呕，烦者，白通加猪胆汁汤主之。服汤脉暴出者死，微续者生。**"

第 315 条接着 314 条讲的是由于上下不通使用白通汤，有时候反而更出现格拒。阳衰阴盛的下利证，本质上是一个虚寒性的病证，但毕竟上面有热，白通汤又是一个温热性的药方，服下去后，热与热相格拒，可以出现干呕，甚至出现呕逆。出现这种格拒的情况，我们常用反佐的方法，即改用白通加猪胆汁汤。因为猪胆汁有清热的作用。现在猪胆汁不好找，可以考虑用其他清热药，最具代表性的是用黄连，因其是本经上品，不伤正气，阴盛格阳格拒热药的这种情况用黄连有效。"服汤脉暴出者死，微续者生。"就白通汤来说比较偏肾，回阳就会伤阴，伤阴到一定程度不能敛阳，就是脉暴出者死，阳气就跑掉了。微续者生，即说明阴能敛阳，缓缓恢复，这是好事。

白通加猪胆汁汤方

葱白四茎　干姜一两　附子一枚，生，去皮，破八片　人尿五合　猪胆汁一合

上五味，以水三升，煮取一升，去滓，内胆汁、人尿，和令相得。分温再服。若无胆，亦可用。

"若无胆，亦可用"，说明人尿在处方中起着较重要的作用。人尿是人的排泄物，中医认为以浊导浊，以浊导下，把这些药物引导到它该去的地方。另外扩展来看，人尿有较强的活血化瘀力量，寒凝除了影响到气机以外还可以影响到血脉的通利，特别是四肢厥逆这些病证从西医的角度来讲常常联系到微循环障碍。用人尿，适当地活血化瘀有助于疾病的治疗。人尿通常用3—8岁小孩儿中段尿，今天要推广很难。可以用两个药物来代替，一是晚蚕砂，蚕砂也是浊，以浊导浊；二是用红花活血化瘀。

本次课首先讨论了寒化证的基本证阳衰阴盛证，四逆汤证；然后讨论了它的一组变异类型阴盛格阳。从本质上来讲既有正气严重的虚衰，阳虚不足，又有升降出入严重障碍，面对这样一种情况，一方面我们要回阳，另一方面要宣通，或交通上下，或交通内外。细分就分为戴阳和格阳，格阳以身热为特征，需要交通内外；戴阳以面赤为特征，重点在交通上下。下面讨论第二个类型，就是烦躁证。

（三）少阴阳虚烦躁证

烦躁直接来说就是心的问题。烦躁形成的原因总的来说有三个：其一，热盛，阳明的烦躁症主要属于这个类型。其二，阳气闭郁，太阳病的烦躁属于这个类型。其三，阳气不足，直接原因是心的阳气不足，间接原因可能是肾的阳气不足。单纯的心阳虚证也会出现烦躁证，这里所讨论的是肾阳不足导致的烦躁，是由于肾的阳气不足影响到心所出现的烦躁证。这里我们按轻重分证，教材上讲的多是以方测证的方法，会误导大家。

1. 肾阳虚烦躁重证证治（干姜附子汤证）

肾阳虚烦躁重证的代表条文是第61条："**下之后，复发汗，昼日烦躁不得眠，夜而安静，不呕，不渴，无表证，脉沉微，身无大热者，干姜附子汤主之**"。

肾阳虚烦躁重证的典型表现是昼日烦躁不得眠，夜而安静，脉沉微。我们还得承认疾病的任何一个现象都是邪正斗争的结果。

昼日烦躁不得眠是说明此人虽阳气不足，但正气得天时之助还有

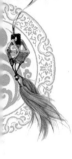

抗御邪气的能力，还能够表现出外在的烦躁现象来。到了晚上天的阳气也不足，不能给人正常的帮助，正气无力与邪气相抗争，故夜而安静。脉沉微更是辨证的关键，确认是由于肾阳不足、命火不足导致的。

这个病症最危险的就是晚上的安静，不是在白天的烦躁，或者换个说法，本证就是肾阳虚安静的重症。它的危险就是晚上安静，这种安静是阳虚欲绝，患者很可能在安静中就去世了。前面讲许多认为是无疾而终的老人很可能就属于这个类型。对于他们，如果在夜而安静阳虚欲绝的时候，我们能够采取的措施就是回阳救逆，用干姜附子汤去治疗，那么有可能挽救回患者的生命。不过风险很大，但这个风险只有冒，不治患者就在夜晚的安静中去世了。干姜附子汤在四逆汤这个系统中最偏重从肾来恢复阳气，它的风险也就最大。

干姜附子汤方

干姜一两　　**附子**一枚，生用，去皮，切八片

上二味，以水三升，煮取一升，去滓。顿服。

夜而安静是阳虚欲绝，干姜附子汤顿服是急救回阳。干姜附子汤治疗风险大，但不治肯定亡，治还有一线生机。在阳明病讲郑声时讲了个患者闹了半天要解手，有时候又没有解，到了下午安静了，患者家属也说他终于睡着了。我当时觉得不对，第二天上班时就听到患者昨晚去世了。在这个患者身上出现了两个预后很不好的现象，一个是郑声，一个就是昼日烦躁不得眠，夜而安静。说明这个问题，从患者的角度上来讲为患者留下一丝生机。当然，医师在实施前也要对患者家属做好说明，取得理解。

"不呕，不渴，无表证。"这是从无辨证，是少阴病辨证的一个常用方法，因前已述少阴病的临床表现不鲜明，看不出明显的阳虚，肾阳不足。一个虚证，又能够排除三阳证，首先就要考虑少阴病的可能。

"身无大热"是这种患者由于阴寒太甚，可以伴有格阳的现象，换句话说，这个病证比一般格阳证还要重，所以用的是最极端的治疗方法，把甘草完全去掉，而且是顿服。这就是在赌，不计后果，能回阳就可能救回来了。

另外由于本方去掉了甘草，故有比较好的回阳宣通的性能，它宣通的力量比通脉四逆汤还强，事实上在临床上使用这个处方的时候不一定非要等到这种临危的重症，只要是阴寒较重，想要加强回阳，加强宣通的作用的时候都可以考虑使用这个方。当然借用这个处方并不一定是顿服，可按照常规方分为二、三次服用。

2. **肾阳虚烦躁轻证证治（茯苓四逆汤证）**

肾阳虚烦躁轻证的代表性条文是第 69 条：“**发汗，若下之，病仍不解，烦躁者，茯苓四逆汤主之。**”第五版教材上说是阴阳两虚，但条文中并未言及。我说没有看到阴虚的临床表现，不能说用了茯苓、人参就是阴虚。如果用了茯苓、人参就是阴虚，那么四君子汤就是治疗阴虚的代表方。本条结合第 61 条来看，就没有看到昼日烦躁不得眠，夜而安静。“发汗，若下之”提示这位患者得的不是太阳烦躁，也不是阳明烦躁，这个病证就属于阳虚烦躁，属于阳虚烦躁的轻证。

那么在治疗中就可以从缓，即温回肾阳，从缓论治。代表方用茯苓四逆汤。

茯苓四逆汤方

茯苓四两　**人参**一两　**附子**一枚，生用，去皮，破八片　**甘草**二两，炙
干姜一两半

上五味，以水五升，煮取三升，去滓。温服七合，日二服。

茯苓四逆汤，四逆汤原方保留，而且在四逆汤中加了扶脾的药物：茯苓和人参。使整个处方向脾的方向转移，即成缓治之方。其服法，为煮取 3 升，就是 30 合，每次服用 7 合，每天服两次，即一付药吃两天。干姜附子汤顿服，因为病情急，故服药也急。茯苓四逆汤证缓，故服药也缓。仲景制方用药强调什么，重点是一气贯通。这样讲就讲顺了，若是将其讲成阴虚，那么阴虚为什么要分四次吃，这样讲就讲不通。茯苓四逆汤我在临床上经常使用，着眼在两条：温阳重点偏在脾，风险小。本方有一定的利水作用，但偏重在温阳扶正，降低它发散的力度，故对于肾阳虚或脾阳虚兼有水饮时，偏重在扶正。

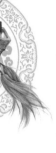

（四）少阴阳虚水湿停聚证

阳虚不化，从肾来讲不能蒸化水湿，从脾来讲不能运化水湿，都会造成水湿的停聚。

1. 少阴阳虚水湿内停证证治（真武汤证）

阳虚水停与阳虚水泛严格来说是两个证，阳虚水停是基础，阳虚水泛是加重。要判定为阳虚水泛必须见到"肿"。这是在内的水饮停聚太重，泛溢于外的表现，并不是水饮单纯停聚在肤表，若只是单纯水饮停聚在肤表则属风水、皮水，多属实证。阳虚水泛的治疗重点并不是在外的水，只要把在里的问题解决了，在外的问题自然就解决了。正如《素问·至真要大论》说："从内之外而盛于外者，先调其内而后治其外"，病有起于内而盛于外，先治其内。所以我们重点讨论阳虚水停证。

《伤寒论》中阳虚水停证的代表条文是第316条："**少阴病，二三日不已，至四五日，腹痛，小便不利，四肢沉重疼痛，自下利者，此为有水气，其人或咳，或小便利，或下利，或呕者，真武汤主之。**"

阳虚水停证的典型表现：少阴病又见小便不利、腹痛、自下利。

这个典型表现是根据第316条提出的。

小便不利是阳虚不能蒸化水湿使小便正常地排出。小便是由膀胱生成和排出，但膀胱需要肾的支持，需要肾的阳气来启动膀胱的气化功能。所以我们说膀胱主水是代肾行令。

腹痛是水气内停，寒湿阻滞阳气不能正常布散，不能正常行使温煦功能，有点类似于太阴病的腹痛隐隐，当然如果阴寒太盛也可出现短暂的剧烈腹痛。

下利是由于肾阳不足，脾阳也不足，脾不能升清，不能运化水湿而见下利。属于湿盛则泻，清阳不升则泻。这一类表现都是在内、在下，属阴。四肢沉重疼痛没有列入典型表现，是因为此症常常伴有水肿，而水肿的出现常常表示阳虚水停证已经演化为阳虚水泛证了。

第316条没有谈脉，这是由于水饮为病脉多变体。由于水饮停聚，故它的脉不一定是微，但我们至少可以感觉到它的尺脉是比较弱的。

但在临床上由于下焦有水湿停聚，在诊脉时尺脉还可见一定程度的来象。

阳虚水停证的病机：就是阳虚水停，水停的部位偏下。

前面讲小青龙汤时讲了治疗水饮的两大原则，即利小便和温化。阳虚水停证的邪正斗争的主要趋向是向内向下，水饮停聚的部位在下，水饮也较重，因此在治疗中应当偏重在利水这个方面。也就是说阳虚水停证的治法要偏重在治标，去利这个水。阳虚水停证的代表处方是真武汤。

真武汤方

茯苓三两　芍药三两　白术二两　生姜三两，切　附子一枚，炮，去皮，破八片

上五味，以水八升，煮取三升，去滓。温服七合，日三服。若咳者，加五味子半升，细辛一两，干姜一两；若小便利者，去茯苓；若下利者，去芍药，加干姜二两；若呕者，去附子，加生姜，足前成半斤。

真武汤中的主要药物是附子，因为附子能够扶助肾中的阳气。肾中阳气扶起来后就能蒸化停聚的水液。但是这种情况附子的用量不能太重，如果是水饮偏重，温阳的药物用得太重，就可能逼迫水饮四处泛溢形成很多的变证。而且这个地方用的是炮附子，附子经过炮制也是增强其宣散的力量。1枚附子按1两计，那么附子在全方中大概占十二分之一，即百分之八。比桂枝在五苓散中的比例百分之十二点五还要小。附子虽然比例小，但它是主药。没有它就不能够称温阳利水，就不能够针对肾阳不足所致的水湿停聚。

茯苓、白术是利水药，它们是偏重于扶正的利水药，但它毕竟是利水药。特别是茯苓，一般情况下可以说是补气药，但在真武汤中就要说它是利水药，因为对于肾阳虚的患者来说茯苓的利水作用已经表现得非常突出。当然如果有意增强本方剂的利水作用，这一组药物再增强一点都可以。不过一定注意过分的利尿反而伤肾阳。所以，真武汤这个处方一定要注意各个方面的平衡，既不能过分温阳也不能过分

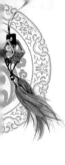

利水。生姜在本方中温阳化气来帮助利水。

芍药，在这里还是以白芍药为宜，在本方中有三个作用：第一，芍药能使附子化生的阳气不走表，留在下焦去温化水饮。在小青龙汤中芍药是使桂枝、干姜、细辛化生的阳气不走表，留在体内温化水饮，在小青龙汤中没有说把阳气保留在下焦，是因为小青龙汤的水饮是停在心下。真武汤的水饮是停在下焦，我们强调芍药将阳气留在下焦，是强调能更好地发挥温阳化气利水的作用。也就是说有了芍药的帮助，附子才能真正行使它温阳化气利水的作用。因此芍药在本方中是非常重要的，轻易不要去掉。第二，前面讲小青龙汤时已说过芍药有轻微泻下的作用，可以直接排除水饮。第三，真武汤的典型临床表现有腹痛，芍药能够缓急止痛。

本方以水 8 升，煮取 3 升，相对来说比桂枝汤的煎煮时间还长一点，这是因为：其一，重在用淡渗之味；其二，从附子的角度来讲重不在温，重在行散水气。当然既然是附子，它还是有一定的温性的。

下面讲真武汤的加减。

"若咳者，加五味子半升，细辛一两，干姜一两"，这时仲景最喜欢的干姜、细辛、五味子就全齐了，但是细辛和干姜均只用了 1 两，而小青龙汤中干姜和细辛的用量是 3 两。这就是水饮偏重，水饮偏下，那么像干姜、细辛这一类具有发散作用、温性的药物在用量上要慎重。若温药用得太重而水饮又重的情况下可能逼迫水饮四处乱窜，变症百出。

"若小便利者，去茯苓"，包含两层意思：第一，对于这种阳虚水停的患者要利水，但利水只是偏重在治标，过分利水就会伤阳。就像萝卜大家都说是好东西，但阳虚的患者就不宜吃它，因为利水就伤阳。第二，这个处方是在治标，随着水饮的消除，就要把治疗重点逐步放在治本上。如果把茯苓去掉，其他药物比例不变，实际上也是向治本的方向偏移了。把入脾的茯苓去掉，相应来说整个处方就向肾的方向偏移了一些。小便利去茯苓的意思就是使整个处方更偏于回阳，更偏于从肾回阳。当然也可以不去，仲景只是讲了这么一个道理。比如我在临床上用真武汤时常与茯苓四逆汤套用，用真武汤去治标，用茯苓四逆汤治本。茯苓四逆汤就没有用芍药，去掉芍药也就是把利水的作用降低了一点，意义与去掉茯苓相同，这就是一个道理，关键看你如何操作。

"若下利者，去芍药，加干姜二两"，在太阴病我们就讲了芍药这个药物，仲景实际上认为它偏重在祛邪，他说"设当行大黄、芍药者，宜减之，以其人胃气弱，易动故也"，把芍药与大黄同列，就是将其看作是一个祛邪的药物。我在实际临床中并未按照仲景的意思去掉芍药，而是减少芍药的用量，尽量不去掉，因为芍药还有几个比较重要的作用。首先它能够使附子化生的阳气不走表而留在下焦，直接发挥它温阳化气利水的作用；其次它有利水、止痛的作用。

"若呕者，去附子，加生姜，足前成半斤"，这个加减我认为是一种变通，不赞同。原因就是真武汤中的主药就是附子，没有附子就不能叫温阳化气利水。这个加减应该这样来理解：呕是正气向上向外祛除病邪的方式，也就是说由病势向下转为病势向上，这是好转，是由里出表。既然由里出表就要因势利导，加强宣散，至于附子去不去可以斟酌。我认为用真武汤去掉附子是不合理的，把它列为真武汤的加减法有问题，但这种思路是可以考虑的。如患者吃了真武汤后咳嗽加剧，这也是一种由里出表的状态，我们可以加强发散的药物去处理。前面我们引了《素问·至真要大论》说："从内之外而盛于外者，先调其内而后治其外"，去附子加生姜，就是后治其外。

关于水气泛溢的表现及处理，我想讲几点。

水气泛溢有多种表现，略举几例：

其一，心下悸，是水气凌心。可以不专门去管它，用真武汤化气利水就可以解决。

其二，头眩，是水气上逆导致清阳不升。如果伴有比较明显的"起则头眩"的现象，那么这个患者可能既有肾阳不足之水饮停聚，又有脾阳不足之水饮停聚，这种患者在治疗时可以考虑在真武汤中合一

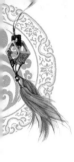

个苓桂术甘汤，而脾肾两治。实际上就是在真武汤中加桂枝甘草两味药。前面的水气凌心也可以用这个处方。

其三，身瞤动，振振欲擗地。这个病证直接来说是脾阳虚，重证可以伴有肾阳虚。即使是脾阳虚的病证用真武汤也说得过去，“太阴……当温之，宜服四逆辈”。有的人一见到真武汤就说是肾阳虚，实际上不一定。

下面讲真武汤的临床应用。

首先说正用。作为温肾阳、利水气的代表方剂，针对肾阳虚饮停证及其衍化证，伴有头眩，或心下悸，或身瞤动，或水肿尤其是下肢水肿，等。

《伤寒论》第 82 条：**“太阳病发汗，汗出不解，其人仍发热，心下悸，头眩，身瞤动，振振欲擗地者，真武汤主之。”**本条是讲太阳病与少阴肾阳虚水停同时存在，可以用真武汤。陈潮祖陈老治感冒吃真武汤，这是因为：其一，表里同病里证重急先治其里。其温阳化气利水可以利尿，而利尿可以解表。其二，扶助肾中的阳气，使卫外的阳气充足从而达到解表的目的。说的是先治其里实际上达到的是表里双解的效果。有人解释本条为虚阳外越，错。若真是虚阳外越，真武汤太弱小，管不住。应该一开始就是太阳病，一直发热，“仍发热”说明太阳病还在。在处理的过程中处理不当，伤了肾阳，致使阳虚水停，而原有的太阳病仍然存在，故表里同治。典型的阴盛格阳的发热，从太阳病开始必须有一个不发热的过程，才有可能说它是阴盛格阳。从太阳病发展到少阴病，正气无力抗邪，应该有一个不发热的过程；然后阳气进一步损伤，才出现格阳的现象。发热，不发热，又发热也可能是因为治疗，正气来复抗邪外出又重新发热这样一个过程。所以本条文的关键字是“仍”。

其次讲借用。借用它温肾阳、利水气的作用来治疗脾阳虚饮停证。

其三讲变用。将其作为温阳解表之剂。用来治疗如少阴阳虚寒湿身痛证附子汤证。四肢沉重疼痛说明水饮已经泛溢到肌表，所以治里水，消外湿，可借为治风湿痹证之方。

关于真武汤的几个具体问题。

首先，真武汤是一个偏重治标的处方，故这个方子不宜长期使用，至少原方不能长期使用。"小便利者，去茯苓"，本身就提示在使用的过程中要变，怎么变，就是要朝温阳的方向变，这就是告诉了我们这个原则。

我一个研究生规培轮科到肾病科病房，肾病科的住院患者许多都小便不通，肾病科当时习惯用五苓散，因为五苓散确实是一个化气利水的代表处方，用得好也确实临床效果显著。但有些患者用了效果不好，这个学生就找我求解决方法。我说五苓散主要是治实证的小便不利，而肾病科病房主要收的是慢性肾衰的患者，多是虚中夹实，不是典型的实证，对于这种患者原则上考虑真武汤温阳利水。此人回病房即开真武汤，患者小便很快就利了。其时肾病科的其他医师也效仿开真武汤，一段时间内，肾病科病房开真武汤成风。不久此人找到我说真武汤的效果不好了。我当然信，因真武汤只可暂用，不可久服。总的治疗思路要偏向于温阳扶正，可以考虑茯苓四逆汤。由此可知真武汤不可久服，这个暂用不可久服与大承气汤不一样，真武汤是用一个星期内问题不大，但一直不换方就不行了。

重庆某医院张姓患者慢性肾衰，八十余岁。已经出现癃闭的现象，小便一天只有 40~50ml。医院想给患者做透析，但患者本人和家属都不同意，转而求我治疗。我没有见过患者，但因患者家属一再要求，我同意试治。首先用禹功散，小茴香、牵牛子各 10g，为末，取 5g 吞服。这体现了少阴病的治疗中必要的时候可只祛邪不扶正。因为癃闭已经是升降出入严重障碍，不解决这个问题而一味去补就越补越闭得紧。2h 后再用真武汤。第二天回复说患者原已两三天没解大便，现大便已解，小便略有增加，大便的量也不是很多。这就是说通了，当然也没完全通，但至少说通了。我嘱真武汤再服一剂，第三天后患者小便量就增加到了 100ml。就再服茯苓四逆汤，第三天无大变化。第四天回头用真武汤。就这样子交替，半个月后患者的小便量就恢复到了 1500ml。这个事例提示了，少阴病在必要的时候，特别是升降出入严

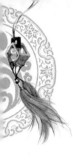

重障碍的时候，要单纯祛邪。不要一谈到少阴病就是补，即使是四逆汤也有宣散祛邪的一面，只不过它的宣散是体现在扶正中。真武汤虽说偏泻，但其对于升降出现严重障碍的病证，又显得不足。

其次，真武汤是一个治标的处方，不要久服。说得通俗一点就是利水也要有能量才能利得出来。像这种八十多岁的患者本身剩余的力量都不多，你别给他挤干，可能尿是利出来了，但人受不了。这就是后世医家总结出来的。其实早已在《伤寒论》中有所体现，只不过仲景没有把话说穿。仲景在写这本书其中有一个不足就是没有写明哪个方接哪个方。后世总结出来补一泻一，补二泻二。真武汤与茯苓四逆汤交替使用就是体现了这个原则。有的时候一个处方不能解决所有问题，特别是越重越复杂的病证，往往要采取分段治疗的方式。该医院中医曾给患者开了个处方，方中开了附片30g，开了人参30g，他的大方向没有错，也可能有效，但他把补泻的问题放到一起去考虑，再加上前头没有用宣通的药，所以没有效。

2. 少阴阳虚寒湿身痛证证治（附子汤证）

按照中医的理论，水气停留轻的叫湿，重的叫水，故从邪气的角度来讲少阴阳虚寒湿身痛证轻，而少阴阳虚水停证重。从停聚的部位来讲少阴阳虚寒湿身痛证是身体的病证，停聚在体表，在筋骨肌肉关节之间，属阳，为轻。少阴阳虚水停证是停聚在内，在脏腑，在下焦，属阴，为重。因此在治疗上，急则治标、缓则治本。

少阴阳虚寒湿身痛证的代表条文是《伤寒论》第305条："**少阴病，身体痛，手足寒，骨节痛，脉沉者，附子汤主之。**"

少阴阳虚寒湿身痛证的典型表现是身体痛、手足寒、骨节痛、脉沉。

少阴病脉沉同样可以理解为脉沉微，特别是尺脉无力，这是阳虚的代表脉象。但它的主要表现是在体表，身体痛、手足寒、骨节痛。手足寒可以看作阳虚也可以看作水湿停留阻滞阳气的布散，可以不用深究。

少阴阳虚寒湿身痛证的病机就是肾阳虚，寒湿在表。

少阴阳虚寒湿身痛证的治疗，就是温肾阳，除寒湿。正是因为这个病轻，我们反而可以治本，正因为这个病证缓，可以重温而扶正，代表方为附子汤。

附子汤方

附子二枚，炮，去皮，破八片　　**茯苓**三两　　**人参**二两　　**白术**四两　　**芍药**三两

上五味，以水八升，煮取三升，去滓。温服一升，日三服。

附子汤与真武汤比较起来有两大不同：其一，附子汤重用附子二枚，这是因为水湿重当偏重在渗利，现水湿轻当偏重在温化，故附子重用。在《伤寒论》中仲景附子用得最多是三枚，白术附子汤，也是用来治疗风湿身痛病证。真正阳虚患者都是一枚，最多的就是大附子一枚。其二，附子汤较真武汤用了较多的扶正之品，特别是本方加了人参。从真武汤的角度来看，附子汤可以认为是真武汤的一个变方，减少了祛邪的力量，增强了扶正的力量。当然本身这个病就缓，治疗就偏重在脾的方向，不是偏重在肾。也可以说加入脾的药物是因为附子用量增大使脾肾双方保持平衡。从另一个角度来说附子汤也可以看作是茯苓四逆汤的变方，因为有身体痛所以没有用甘草而更多地用了除湿的药。有人认为本方附子重用，白术重用，又加了人参，症应该比真武汤证更重，这是不对的。真武汤证应该更重，所以先治标。本证正是因为轻，所以可以治本。真武汤不宜久服，附子汤的服用时间可以稍久。

下面谈谈附子汤的临床应用。

首先说说正用。附子汤可作为温肾阳、散寒湿之剂用于治疗少阴阳虚寒湿身痛证及其变异证。

再说说借用。附子汤可作为温肾阳、散寒湿之剂用于治疗痛痹。

三说说变用。附子汤可作为温肾阳之缓剂，用于病情较缓之少阴寒化证。正如第304条所说：**"少阴病，得之一二日，口中和，其背恶寒者，当灸之，附子汤主之。"**由于附子汤偏重在治本，所以凡是肾阳不足都可以考虑使用。在实际应用中我更喜欢用茯苓四逆汤。这个处

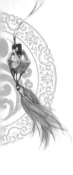

方实际上也可以用。本证是轻证，阳虚常见恶寒的现象，这个恶寒可以是全身的恶寒，也可以是局部的恶寒，全身恶寒重于局部恶寒，局部恶寒阴位重于阳位。四肢为阳，躯干为阴；而躯干上背为阳，腰为阴。故本证阳虚的程度不是很重，因为本方是偏重从脾的途径来考虑问题。故凡是肾阳不足都可以考虑用这个处方，不一定非要用参附汤这些处方。

"口中和"更说明这个患者不是三阳的问题，不是阳热为病。"口中和"是不苦、不渴、不燥。少阳病以"口苦"为典型表现，阳明病以"口渴"为典型表现。

"背恶寒"的情况比较复杂。首先太阳病也可以"背恶寒"，所以临床上单纯从临床表现来看有时很难判断，所以这个地方的灸只是试探。仲景讲灸法"火气虽微，内攻有力"，就是说灸法的力量小，符合试探宜轻。灸法虽然也有泻法，但一般来说灸法是偏重在温的一种方法，符合试探宜纯。如果在灸了之后，患者觉舒，再给患者用附子汤一般说来就不会出现问题。日本汉方医家做得很好，缺的是指导思想。日本汉方医家爱用小柴胡汤，他们就研究小柴胡汤在什么情况下不适用。有人把小柴胡汤认定为强壮剂，就怕吃了小柴胡汤把热燥起来。用一个架子，架子上安了八个灯泡，两排。通过架子的调节使灯泡直接照到背部的穴位上，通常用的是脾俞、肾俞、心俞和三焦俞。灯泡瓦数一定，与人体距离一定，通过患者的耐受程度来分类。如果患者烤半个小时还能耐受，且要想多烤，这种患者都是偏虚寒的。若没有烤到十分钟患者就耐受不得，肯定是偏热证。这两类小柴胡汤都不适合。在 10~30min 之间就是小柴胡汤的可用范围，其中又以 20min 为分界线。10~20min 是偏热的，属于小柴胡汤适应证，20~30min 是偏寒的，也属于小柴胡汤的适应证。从这个旁证来看，第 304 条的灸法就是一个试探，通过灸法来确认。因为阳虚和阳郁有时候是弄不清楚的，理论上说得分明，但到了临床有时分辨不清。通过灸这样一鉴别，就可以把这个问题分开。

（五）少阴阳衰阴盛下利便脓血证证治（桃花汤证）

少阴阳衰阴盛下利便脓血证的代表条文是《伤寒论》第 306 条："**少阴病，下利便脓血者，桃花汤主之。**"

少阴阳衰阴盛下利便脓血证首先具有一般少阴寒化证的表现，如脉微细、畏寒、下利。这种下利既可是下利稀水，也可是下利便脓血。其重点是便脓血，此因肾阳不足见寒湿中阻，气血不行，日久可郁而化腐而成便脓血。也可因脾不统血，血外溢而出现便脓血。此便脓血特点为便色黯，脓血杂下，状如鱼脑，全无臭气。伴有腹部痛绵绵，时有加重，口淡不渴，无里急后重。

少阴阳衰阴盛下利便脓血证病机为脾肾阳虚，统摄无权。

少阴阳衰阴盛下利便脓血证的标准治法，为温阳固摄。此条出治偏重在治标，固摄以止利。代表方用桃花汤。

桃花汤方

赤石脂一斤，一半全用，一半筛末　**干姜**一两　**粳米**一升

上三味，以水七升，煮米令熟，去滓。温服七合，内赤石脂末方寸匕，日三服。若一服愈，余勿服。

本方主药为赤石脂，其性降而能收，为涩肠要药，又有活血作用。仅从收涩止泻角度看，临床可用骨炭末、活性炭代用。配以干姜，既能温脾止泻，又能温脾止血，临床可按比例酌加量，也可改用炮姜。粳米为佐药，既有补脾作用，又能形成悬浊液，保证赤石脂作用的发挥。以水 7 升，煮米熟汤成，煎煮时间相对较短，重用其气，温脾以止泻。服时再加赤石脂末一方寸匕，保证赤石脂作用的发挥。

本方偏治标，故利止，便脓血止，便止后服。止后服，并不一定止治疗，可继续用温阳建中之剂。

本方对于脾肾阳虚的一般性腹泻，也可使用。

对于少阴阳衰阴盛下利便脓血证也可选用薏苡附子败酱散。薏苡附子败酱散的病机也是肾阳不足，寒湿中阻，郁久化腐而成。

（六）少阴寒化证危候

《伤寒论》讨论少阴病，以寒化证为主，少阴病寒化证的危候，除

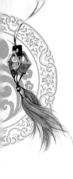

前面我们已经讲到的第 61 条、第 315 条外，从第 295 条到第 300 条，共 6 条条文集中讨论了少阴寒化证的危候。总之，少阳寒化证，阳复则顺，阳损则逆，阳绝则亡；有神者生，无神则死；肾能固藏，其预后良，肾不固藏，其预后危。

第 295 条："**少阴病，恶寒，身踡而利，手足逆冷者，不治。**"为阳绝于内，故危。

第 296 条："**少阴病，吐利躁烦，四逆者，死。**"为升降失职，水火不交，无神者死。本条与第 309 条"**少阴病，吐利，手足逆冷，烦躁欲死者，吴茱萸汤主之。**"寒逆犯胃，浊阴上逆相近。但第 309 条以胃中寒为主，是邪气盛；本条以肾中阳气不足为主，是正气夺。第 309 条以吐为主，本条以利为主。第 309 条以烦为主，本条以躁为主。第 309 条为手足逆冷，轻；本条为四逆，重。

第 298 条："**少阴病，四逆恶寒而身蜷，脉不至，不烦而躁者，死。**"为阳绝神亡。

第 297 条："**少阴病，下利止而头眩，时时自冒者，死。**"为阴竭于下，故利止；阳脱于上，故眩冒。冒，不能理解为感冒，当作《素问·生气通天论》"目盲不可以视"理解，是阳气大虚之象。昏冒不识人，更是失神之象。

第 300 条："**少阴病，脉微细沉，但欲卧，汗出不烦，自欲吐，至五六日自利，复烦躁不得卧寐者，死。**"为少阴病未及时治疗，阳衰神亡。

第 299 条："**少阴病，六七日，息高者，死。**"为肾气绝于下，不能纳气，而肺气脱于上。

少阴寒化证我们就讲到这里了，我们将主要的内容讲了，一些次要的问题就不一一讲了。

二、少阴热化证

少阴热化证主要就是阴衰阳盛证。阴衰就是肾阴不足，当然肾阴不足也常常影响到肝，常称为肝肾阴亏；这个阳盛可以是阴衰引起的阳盛，相对的阳盛；也可是本来就阳盛，所以对于少阴病应注意，少阴病也有邪气，少阴病不是纯虚证。在阳明病我们已经讲过，阳明病可因伤阴而转化为少阴病，虽然它已经转化为少阴病，但阳明原有的热并没有完全消失，所以就可以出现这样一种情况。一边真阴亏损，是主要的，另一边邪热也比较盛，是次要的，不然就不叫少阴病了。少阴阴衰阳盛证的典型表现仲景说得很简单，又暴露出了《伤寒论》的一个特点，就是仲景当年在实际临床上看到的寒性外感病证多，热性外感病证少，因此对于热性外感疾病仲景论述得不够，但不是没有，而且他治疗热性外感疾病的处方我们今天仍然沿用。

（一）少阴阴衰阳盛证证治（黄连阿胶鸡子黄汤证）

少阴阴衰阳盛证的代表条文是《伤寒论》第 303 条："**少阴病，得之二三日以上，心中烦，不得卧，黄连阿胶汤主之。**"

少阴阴衰阳盛证的典型表现就是烦躁、失眠。但这种烦躁、失眠是因为阴衰阳盛所引起，它就应该伴有阴衰阳盛的一般临床表现，从今天的角度上讲阴衰阳盛的临床表现多见：脉细数、舌光无苔。不过在实际临床中，舌光无苔这种现象在 50 岁以后会随着年龄的增长越来越突出，故舌光无苔不一定是阴虚，常常是脾虚。为什么会这样？我们要看看舌苔是怎么生成的。中医说舌苔是胃气蒸化秽浊之气而成，有秽浊之气，脾胃虚弱，不能蒸化，就不会有舌苔，而出现舌光无苔。从西医学的角度讲，舌苔是脱落的上皮细胞和食物的残渣，在细菌的作用下生成的。这个过程，首先是脱落的细胞与食物残渣要能依附在舌面上，这就要靠舌面上的味蕾。人年老以后，味蕾萎缩，脱落的细胞与食物残渣不能依附在舌面上，就不能生成舌苔。所以老年人的舌光无苔首先要考虑脾虚，而不是阴虚。

这种情况下，阴衰阳盛的烦躁、失眠，可以考虑用栀子豉汤去试探，服了好了就是阳明，服了没好考虑少阴。

黄连阿胶汤方

黄连四两　黄芩二两　芍药二两　鸡子黄二枚　阿胶三两

上五味，以水六升，先煮三物，取二升，去滓，内胶烊尽，小冷，

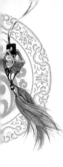

内鸡子黄，搅令相得。温服七合，日三服。

　　黄连阿胶汤方中黄连、黄芩既清胃热又清心热，还清肝胆的热。芍药、鸡子黄、阿胶都是养阴的药，后两者属于填精补髓，芍药属于养血柔肝。这涉及精血同源、精血互生的理论，阿胶其实既有生津养液又有填精益髓的功效。这是少阴病阴衰阳盛证的代表处方，这个处方在温病学中仍然保留使用。本方的煎煮法特别，首先煎黄芩、黄连、芍药，再烊化阿胶，再加鸡子黄，使用这个处方必须用这个煎法。

　　我曾治疗一位来自新都的患者，典型的湿生燥，就是湿热损伤阴津的病证。原因是 6 月份感受了暑湿而出现了湿热下利，没有得到及时正确的治疗，迁延到 9 月份，这时候腹泻已不是主要问题了，便血成了主要问题。时值秋令，湿热生燥，再加上便血本身就是要耗伤阴血，就出现了明显的阴衰阳盛的临床表现，既然病程病情很清楚，我就用本方。患者拿到这个处方，对我说这个处方的药都吃过，我说这个处方你吃过没有，他说没有。我说药虽都吃过，但配伍不同效果不同。他又说："我家就是养鸡专业户，我病久了，家里人说我虚了，让我天天吃两个鸡蛋调补身子。"我对他说你那是作为食物在吃鸡蛋，我这是作药用。并嘱其一定按法服药，两剂后喜言便血已止住了。但阴虚恢复起来较慢，又追加了几剂药，后用参苓白术散收功。这就提示古方该怎么用就怎么用，可以变通，但是效果不好的时候，还是要回到古方原点上来。总之一句话，不要把黄连阿胶鸡子黄汤煎成黄连阿胶鸡子蛋花汤，因为有一个小冷的过程，一般来说小冷到 60℃ 以下，因为鸡蛋凝固的温度就是 60℃。

（二）少阴阴衰阳盛兼水停证证治（少阴猪苓汤证）

　　阳明、少阴两个猪苓汤证的侧重点不同，阳明的猪苓汤重在利水，少阴的猪苓汤重在养阴，利水就放在了第二位。同一个处方在不同的证候用它的侧重点也可以不同。阳明病阴液耗伤可以直接转化为少阴热化证，而阳明的热邪还在。在少阴病用猪苓汤的原方就要知道这是一时性的偏重治标，把水利了之后马上就回到扶正为主，可以在猪苓汤中把利水药降低，也等同于把养阴药加大了量，甚至必要的时候可以用猪苓汤与黄连阿胶汤交替使用。

（三）少阴阴衰阳盛兼腑实证证治（少阴三急下证）

少阴病有三急下证，通过三急下证仲景就提示了少阴病在必要的时候可以单独祛邪。比如前面讲真武汤治疗一个癃闭的患者，事前先用了一个禹功散，指导思想是一回事。少阴病当存在升降出入严重障碍时，必须祛邪，甚至只祛邪去治标。本证有两种可能性，一是由阳明病直接转化为少阴热化证而阳明病的热未消。另外一种就是少阴病。由于少阴阴衰阳盛，因虚致实而出现了比较严重的升降出入障碍，大便不通。

少阴三个急下证的侧重点，各有所不同。即偏阴伤，偏热炽，偏气滞。

《伤寒论》第 320 条"**少阴病，得之二三日，口燥咽干者，急下之，宜大承气汤。**"是少阴三急下证之偏阴伤者，由于阴不足化生津液，故表现为口燥咽干。与阳明三急下证之偏津伤者，由于津不化精表现为"目中不了了，睛不和"刚好相对。

第 321 条"**少阴病，自利清水，色纯青，心下必痛，口干燥者，可下之，宜大承气汤。**"是少阴三急下证之偏热炽者，形成热结旁流，"自利清水，色纯青"，病情偏里，偏下；与阳明三急下证之偏热炽者，表现发热汗多，病情偏上，偏外刚好相对。条文中的"可"在《金匮玉函经》中作"急"，当从。

第 322 条"**少阴病，六七日，腹胀，不大便者，急下之，宜大承气汤。**"是少阴三急下证之偏气滞者，六七日，腹胀，病势缓；与阳明三急下证之偏气滞者，误汗之后立即出现腹胀满之病势急者，明显不同。

阳明三急下证表现出来的是典型的实象。少阴三急下证相对来说虚象就相对明显。正是因为这样，阳明三急下证用大承气汤是治本，少阴三急下证用大承气汤很大程度上是治标。从治标的角度上来讲，少阴病用大承气汤可以注意：用药量减轻，或者服药量可以减轻。前述癃闭患者用禹功散，这是有明文记载，那么癃闭患者能不能先用大

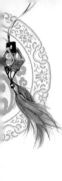

承气汤来通？这要遇到合适的病例来验证。根据六经气化，少阴热化施于阳明。大便的产生来源之一就是五脏六腑的生理活动产生的废物，要通过阳明排出体外，也就是借道。那么少阴三急下证也有一个借道，就是少阴升降出入严重障碍可以借道阳明排除。那么不仅热化证，包括寒化证，可不可以考虑一时性地使用大承气汤来打破这种升降出入障碍？我想也是可以的。

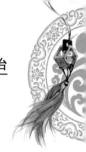

┌ 授　课　提　纲

第二节　少阴病本证

一、少阴寒化证

（一）少阴阳衰阴盛证证治（四逆汤证）

1. 代表条文——第 323 条

2. 不言症的几个原因

（1）少阴病的临床表现不鲜明

（2）脉的变化表现得最早

（3）命火不足会导致全身阳气不足，阳气不足的现象不一

①阳主温煦。寒象是临床上最常见的。

②阳气者，柔则养筋。阳气不足就会导致拘挛、痉
挛的现象。

③阳气者，精则养神。阳气虚不能养神。

④阳化气。阳气虚，气化不行可能导致五脏气衰。

3. 少阴阳衰阴盛证的病机

病机就是阳衰阴盛

4. 少阴阳衰阴盛证的治法及代表方

治法是回阳救逆，代表处方就是四逆汤

5. 常用的回阳方法有三个途径

（1）通过脾回阳

（2）通过肾回阳

（3）通过肝回阳

6. 四逆汤方义

（1）实际上就是既吸取了从脾全的优点，又吸取了从肾

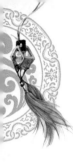

快的优点。

(2) 临床上根据患者的病情调整脾肾的侧重。

(3) 关于附子毒性的认识。

(4) 祛邪与复阳。

7. 四逆汤的临床应用

(1) 正用

(2) 借用

(3) 变用

(二) 少阴阴盛格阳类证

(1) 格阳

(2) 格阳证分为两类

1. 格阳证证治 (通脉四逆汤证)

(1) 格阳证的代表性条文——第 317 条

(2) 通脉四逆汤方义

(3) 通脉四逆汤的应用

　　1) 正用是格阳证

　　2) 借用阳虚寒凝的病证

　　　　①腹痛加芍药

　　　　②干呕加生姜

　　　　③咽痛加桔梗 阳虚咽痛的认识，对第 283 条
　　　　　理解

　　　　④利止脉不出者，加人参

　　3) 变用 作为温阳散寒、交通上下的处方用于戴
　　　　阳证。

2. 戴阳证证治 (白通汤证、白通加猪胆汁汤证)

(1) 条文

　　① 代表性的条文是第 314 条，说它是戴阳证的代
　　　表性条文，是根据以方测证的方法推测出
　　　来的。

②第 314 条属于虚寒性下利，全方向温肾回阳偏移。

③第 314 条讲下利没有说戴阳有两个原因。

④正是因为此方温肾阳而宣通上下，故可借用治疗戴阳证。

⑤第 315 条接着 314 条讲的是由于上下不通使用白通汤，有时候反而更出现格拒。

⑥"服汤脉暴出者死，微续者生。"

（2）白通加猪胆汁汤方义

（三）少阴阳虚烦躁证

1. 肾阳虚烦躁重证证治（干姜附子汤证）

（1）昼日烦躁不得眠，夜而安静

（2）干姜附子汤方义

2. 肾阳虚烦躁轻证证治（茯苓四逆汤证）

（1）阳虚烦躁的轻证

（2）治从缓

（3）茯苓四逆汤方义

（四）少阴阳虚水湿停聚证

1. 少阴阳虚水湿内停证证治（真武汤证）

（1）阳虚水停证的典型表现

（2）阳虚水停证的病机

（3）阳虚水停证的治法及代表方

（4）真武汤的方义

（5）真武汤的加减

（6）水气泛溢的表现及处理

（7）真武汤的临床应用

（8）关于真武汤的几个具体问题

2. 少阴阳虚寒湿身痛证证治（附子汤证）

（1）少阴阳虚寒湿身痛证典型表现

（2）少阴阳虚寒湿身痛证病机、治法、代表方

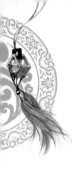

（3）附子汤方义

（4）附子汤的临床应用。

①正用

②借用

③变用，附子汤可作为温肾阳之缓剂，用于病情较缓之少阴寒化证，如第 304 条。

（五）少阴阳衰阴盛下利便脓血证证治（桃花汤证）

（1）代表条文——第 306 条

（2）少阴阳衰阴盛下利便脓血证的辨证

（3）病机、治法及固摄以止利代表方

（4）桃花汤方义

（六）少阴寒化证危候

二、少阴热化证

（一）少阴阴衰阳盛证证治（黄连阿胶鸡子黄汤证）

（1）代表条文——第 303 条

（2）少阴阴衰阳盛证的典型表现及其辨证论治

（3）黄连阿胶鸡子黄汤方义　对于鸡子黄的认识

（二）少阴阴衰阳盛兼水停证证治（少阴猪苓汤证）

阳明、少阴两个猪苓汤证的侧重点不同

（三）少阴阴衰阳盛兼腑实证证治（少阴三急下证）

（1）少阴病有三急下证，提示了少阴病在必要的时候可以单独祛邪。

（2）少阴三个急下证的侧重点有所不同

（3）第 320 条为偏阴伤者

（4）第 321 条为偏热炽者

（5）第 322 条为偏气滞者

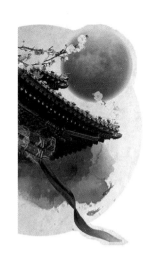

第三节

少阴病兼证

一、少阴兼太阳

太阳与少阴为表里，太阳感寒，若少阴阳气素来不足，或直入少阴，而太阳仍在，成太少两感，为合病之类；或渐传少阴，太阳未消，是属并病。

（一）太少两感轻证证治（麻黄细辛附子汤证）

太少两感轻证的代表条文是第301条："**少阴病，始得之，反发热，脉沉者，麻黄细辛附子汤主之。**"

少阴病，脉沉者，当如第323条："**少阴病，脉沉者，急温之，宜四逆汤。**"即当温之。

发热，从少阴病角度是不当见的，从症状角度讲，发热是一个属阳的症状，多见于热证，少阴虚寒证，当温之，出现发热，故曰反。但从太阳病的角度看，出现发热则为常。因为发热是太阳病的典型表现。从太阳病的角度，看脉沉是为变。柯韵伯在《伤寒来苏集·太阳脉证》论述太阳病提纲时，就说脉反沉，是太阳之变局矣。为什么变，就是因为里虚，正气不能充足奋起外出抗邪。

合而论之。本证属少阴与太阳合病，初起即得，属两感范畴。证能发热，说明正气尚不是极虚，故言其轻。当解表温阳。代表方是麻黄细辛附子汤。

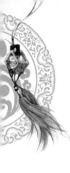

麻黄细辛附子汤方

麻黄二两，去节　细辛二两　附子一枚，炮，去皮，破八片

上三味，以水一斗，先煮麻黄，减二升，去上沫，内诸药，煮取三升，去滓。温服一升，日三服。

麻黄细辛附子汤以附子温阳，温中有散，故附子不用生，且久煎，重用味，以散之。麻黄解表，因里阳不足，故与麻黄汤比较，用量从三两减为二两。细辛，内则温里以助附子，外则解表以助麻黄。全方为一解表力较强的解表温里之剂。若此方服后不效，提示里虚为甚，可按第92条的精神改用四逆汤。

麻黄细辛附子汤有较强的宣散功能，可用于阳虚咽痛之证。同时具有一定的利水功能，对于阳虚饮停之轻证亦可配合使用。

（二）太少两感重证证治（麻黄附子甘草汤证）

太少两感重证的代表条文是《伤寒论》第302条："少阴病，得之二三日，麻黄附子甘草汤，微发汗，以二三日无证，故微发汗也。"

本条是承上条而省，第301条是"少阴病，始得之"见有"反发热，脉沉"，第302条是"少阴病，得之二三日"，见"反发热，脉沉"，当然由于正气虚，这些表现可能会越来越不明显，故说"以二三日无证"，无明显表证的表现。少阴病为阳衰阴盛，一般说来，若不能及时正确治疗，正气会越来越虚。正因为正气更虚，所以说病重。病重就重在阳气不足，故其治疗当重在扶阳，即回阳解表，代表方用麻黄附子甘草汤。

麻黄附子甘草汤方

麻黄二两，去节　甘草二两，炙　附子一枚，炮，去皮，破八片

上三味，以水七升，先煮麻黄一两沸，去上沫，内诸药，煮取三升，去滓。温服一升，日三服。

麻黄附子甘草汤与麻黄细辛附子汤的主要区别在于，去细辛，则其发散祛邪力量降低，故称为微发汗；加甘草，则附子温阳力加强，我们在讲四逆汤时专门讲了，甘草在四逆汤方中温阳的作用。

麻黄附子甘草汤方，也可用于麻黄细辛附子汤适用的其他方面，

只要正气偏虚，就可考虑麻黄附子甘草汤。

二、少阴兼少阳

本部分讨论的是《伤寒论》第318条："**少阴病，四逆，其人或咳，或悸，或小便不利，或腹中痛，或泄利下重者，四逆散主之。**"

本条文在相当多的教材中是放在少阴病兼变证中讨论的，其实本条的主要内容应该放在少阴病疑似证中讨论，因为本条所述主要内容与少阴病没有关系，是为了更好地认识少阴病，而从鉴别的角度加以论述的。

但其中有一个加减，涉及了从少阳转化为少阴而成的并病。为了使大家对于伤寒六经传变有一个深入了解，为了使大家对于六经辨证论治有一个更深入的了解，我在讲课时，特别强调这一点，所以列入少阴兼少阳讨论。

刚才说到，本条文应该放在少阴病疑似证中讨论。对于这个证应该叫作少阳阳郁重证，或者叫作少阳阳郁之四逆证。其典型表现是四逆、脉微、神疲等类似少阴病的临床表现。

少阳阳郁之四逆证的四逆，不是真正的四逆，它是由于阳气闭郁，不能布达而出现手足冷的现象，这种手足冷以指尖冷为突出表现。即指尖特别冷而尺肤不是特别冷，即有表层寒冷的现象，但原则上没有寒从中来的表现。

少阳阳郁之四逆证会出现脉来隐伏不显的现象，由于气机郁滞，阳气不能正常布散，脉象见隐伏不显。这种伏脉非常类似于微脉，在诊脉时只要注意揉按，用寻的手法，脉就会增大。

阳气闭郁，少阳枢机不利的"默默"的症状就会加剧，"默默"是气机郁滞导致了神志抑郁，进一步发展还会出现半昏睡状态，非常类似于少阴病的"但欲寐"，这种患者如果我们大声呼唤，可以唤醒他，而真正少阴病的阳虚神昏是唤不醒的，故少阳阳郁之四逆证放在少阴病篇主要是为了与少阴病相鉴别。

少阳阳郁之四逆证的正常归类应该在少阳，属于少阳枢机不利的

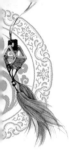

一个症状。其治当和解少阳，通阳解郁，代表方是四逆散。

四逆散方

甘草炙　枳实破，水渍，炙干　柴胡　芍药

上四味，各十分，捣筛。白饮和，服方寸匕，日三服。咳者，加五味子、干姜各五分，并主下利；悸者，加桂枝五分；小便不利者，加茯苓五分；腹中痛者，加附子一枚，炮令坼；泄利下重者，先以水五升，煮薤白三升，煮取三升，去滓，以散三方寸匕，内汤中，煮取一升半，分温再服。

四逆散方中，除甘草一味外，其余均有调气之功，所以本方为和解枢机、透达郁阳之剂。单从药物讲，本方可以看作大柴胡汤，去黄芩、半夏、生姜、大枣，加甘草而成。去掉的药物，一是减低扶正的力量，二是使作用更集中，因此和解枢机、透达郁阳更强。单从调畅气机的能力来看，四逆散最强，其次是大柴胡汤，再者就是小柴胡汤。

与小柴胡汤一样，由于少阳枢机不利，临床表现变异性大，故条文还讨论了几个或然症。咳加五味子、干姜各5分，与小柴胡汤一样；干姜温脾止泻，五味子收敛止泻，故兼治下利。悸者，加桂枝五分，与甘草配合成为温通心阳的组合，与芍药配合，构成复营气的组合，也有利于对心悸的治疗。小便不利，加茯苓，若能与桂枝同用则更好。泄利下重，加薤白，通气利湿。关于腹中痛，我们放在下面单独讨论。

少阳阳郁之四逆证放在少阴病篇中来讨论的第二个原因是阳郁可以发展成阳虚。在少阳病篇就讲过阳气闭郁有两个发展途径，一是郁而化热，一是郁而化寒。少阴阳虚阴盛证，在讲如何恢复阳气的时候，也讲到这个事情，就是阳气要真是全面的恢复，必须五脏六腑都参与其中。其前提就是气机调畅，而这是肝非常重要的生理功能。所以当枢机不利，阳气闭郁进一步发展就可能出现阳虚。这就是少阳病的治疗中既不可以过凉又不可以过温。那么正是因为阳郁可以发展成为阳虚，所以当出现这种可能性的时候，比如说少阳阳郁之四逆证伴有腹痛，这种腹痛具有太阴病腹痛的特征，是虚寒性腹痛。也就是说出现阳郁和阳虚同时存在。那么我们就可以考虑在四逆散中加附子，也就是将附子与柴胡同用，既温阳又通过温阳使少阳的枢机运转。肾中的阳气是全身阳气的基础，少阳枢机要通利也离不开阳气。

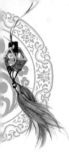

┌ 授 课 提 纲

第三节　少阴病兼证

一、少阴兼太阳

（一）太少两感轻证证治（麻黄细辛附子汤证）

（1）太少两感轻证的辨证论治

（2）麻黄细辛附子汤方义

（3）麻黄细辛附子汤临床应用

（二）太少两感重证证治（麻黄附子甘草汤证）

（1）太少两感重证的辨证论治

（2）麻黄附子甘草汤方义及应用

二、少阴兼少阳

（1）第318条　其主要内容应该放在少阴病疑似证中讨论，其中有一个加减，涉及了从少阳转化为少阴而成的并病。

（2）少阳阳郁重证的典型表现

① 少阳阳郁之四逆证的四逆，不是真正的四逆，它是由于阳气闭郁，不能布达而出现手足冷的现象。

② 少阳阳郁之四逆证会出现脉来隐伏不显的现象。

③ 阳气闭郁，少阳枢机不利的"默默"的症状就会加剧。

（3）少阳阳郁之四逆证病机、治法及代表方

（4）四逆散方义及加减

（5）阳郁可以发展成阳虚

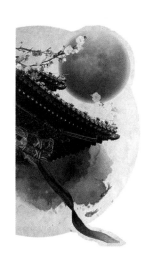

第四节

咽　痛　证

咽痛证是以咽痛为主症的证候。咽痛包括的范围很宽，包括喉、会厌、咽、咽后壁、扁桃体、悬雍垂、上颚。咽痛是外感疾病常见的临床表现。三阳有，少阴也有，但在《伤寒论》里，除了少阳病提纲提到咽干，阳明病因咳而涉及咽痛外，其他各经典型表现均未涉及。与头痛、身痛等痛症比较，咽痛偏里，因此张仲景根据《灵枢·经脉》"循喉咙，挟舌本……咽肿，上气，嗌干及痛"的论述，将咽痛证集中置于少阴病。

除了阳虚咽痛证已经在少阴阳衰阴盛证中讨论过了，余下的几种咽痛，将在这里做一简述。

一、少阴阴虚咽痛证证治（猪肤汤证）

少阴阴虚咽痛证的代表条文是《伤寒论》第310条："**少阴病，下利，咽痛，胸满，心烦，猪肤汤主之。**"

少阴阴虚咽痛证的典型表现为少阴病、心烦、咽痛。

少阴病，心烦是少阴阴虚阳盛证的典型表现。还应伴有脉细、舌光少苔。

咽痛是少阴阴虚咽痛证的主症。特点是干痛，午夜为甚，一般不红肿，多伴有声音嘶哑。要注意，还有一种咽喉平时不干，在半夜或清晨刚醒时口干，但稍事活动以后即津润如常者，为水饮阻滞，津液

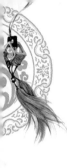

一时不能上承所致，绝非阴虚。此症为阴虚阳亢之虚火循经上扰所致。

此证还可伴见胸满、下利。

胸满，是一较多见的兼证。形成的病理可能有二：其一，虚火循经上扰，经过胸，也可影响胸部气血循行不利，而见胸满。手少阴，起于心中，出属心系，上肺，挟咽；足少阴经，贯肝膈，入肺，循喉咙。其二，肺与肾，金水相生，肾阴不足，肺阴受损，肺气不利。胸满还可伴有气短、咳呛。

下利，是一不多见之兼症。下利，既为阴伤之由，下利则伤津损阴；又是阴伤之果，阴伤则气虚不运。阴伤则心火上炎，不能下行于小肠，小肠无火不能分清浊。其表现多为稀便，但不见明确寒象。

少阴阴虚咽痛证的病机是阴虚火旺，经脉不利。

少阴阴虚咽痛证的治法当滋阴润燥，平补通络。

少阴阴虚咽痛证的代表方是猪肤汤。

猪肤汤方

猪肤一斤

上一味，以水一斗，煮取五升，去滓，加白蜜一升，白粉五合，熬香，和令相得。温分六服。

猪肤，即去掉内层肥白的猪肉皮。猪为水畜，皮直接与膀胱相应，间接与肾相应，最能补肾阴。其性动，补而不滞。此可视为阿胶之变法。20世纪60年代，阿胶难寻，代以各种动物胶均有效。蜜，补中而润燥。白粉，即米粉，合入猪肤汤是，一则解油腻，二则炒香醒脾。

温分六服，带有食疗之意。

此方我未用过，可借用黄连阿胶鸡子黄汤、炙甘草汤、利咽甘露饮等方。利咽甘露饮组成：生地黄、熟地黄、麦冬、天冬、赤芍、白芍、法半夏、炙甘草各10g，生麦芽、生谷芽各20g。上药加清水500ml，浸泡30min，煮沸后以文火煎30min，煎煮2次，将2次煎煮药液混合，分3次服，每天1剂。若须久服宜为蜜丸，每丸15g，每次服1丸，每天2~3次。主治病证：咽痛。包括现代医学的急慢性咽炎、扁桃体炎等。

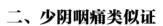

二、少阴咽痛类似证

（一）客热咽痛证证治（甘草汤证、桔梗汤证）

客热咽痛证的代表条文是《伤寒论》第 311 条："少阴病，二三日，咽痛者，可与甘草汤；不差，与桔梗汤。"

客热咽痛，因于风热，多属太阳，六经皆有表证，又未必是太阳。感受外邪，内袭咽喉，影响局部气血运行，因而发生咽痛。

其治当清热利咽。代表方甘草汤、桔梗汤。

甘草汤方

甘草二两

上一味，以水三升，煮取一升半，去滓。温服七合，日二服。

桔梗汤方

桔梗一两　甘草二两

上二味，以水三升，煮取一升，去滓。温分再服。

客热咽痛其热不甚，只有咽部轻微红肿疼痛，所以只用一味生甘草为方，清解客热。如果服后咽痛未除，可再加桔梗以开肺利咽。

桔梗汤，后世名甘桔汤，为治疗咽喉痛的基本方，治疗咽喉痛诸方大多由此方加味而成。

（二）客寒咽痛证证治（半夏散及汤证）

客寒咽痛证的代表条文是《伤寒论》第 313 条："少阴病，咽中痛，半夏散及汤主之。"

客寒咽痛，因于风寒，多属太阳，六经皆有表证，又未必是太阳。感受外邪，内袭咽喉，影响局部气血运行，因而发生咽痛。因寒性闭郁，常兼有恶寒、气逆、恶心、痰涎多、苔白腻、脉浮等症。

其治当祛风散寒利咽。代表方半夏散及汤。

半夏散及汤方

半夏洗　桂枝去皮　甘草炙

上三味，等分，各别捣筛已，合治之。白饮和，服方寸匕，日三服。若不能散服者，以水一升，煎七沸，内散两方寸匕，更煮三沸，

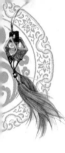

下火，令小冷，少少咽之。半夏有毒，不当散服。

方名半夏散及汤，指既可为散剂，亦可作汤服。半夏既能散寒又能涤痰开结，桂枝通阳散寒，甘草补中缓急。本方以汤服为宜。

对于客热咽痛证过服寒凉，出现上述见症者，亦可服用。也可用桂枝汤加减治疗。

（三）咽伤破溃证证治（苦酒汤证）

咽伤破溃证的代表性条文是《伤寒论》第 312 条："少阴病，咽中伤，生疮，不能语言，声不出者，苦酒汤主之。"

咽伤破溃证的典型表现是生疮，指咽喉部受到创伤，发生溃疡。无论其起于客热、客寒，既然生疮溃烂，至少局部是有热。

其治当涤痰消肿，敛疮止痛；代表方为苦酒汤。

苦酒汤方

半夏洗，破如枣核，十四枚　鸡子一枚，去黄，内上苦酒，着鸡子壳中

上二味，内半夏著苦酒中，以鸡子壳置刀环中，安火上，令三沸，去滓。少少含咽之。不差，更作三剂。

苦酒汤主药苦酒，苦酒即醋，收敛疗疮；辅药是鸡子清，润燥止痛；散结祛痰所用是半夏，半夏是用如枣仁大十四枚。

服法是少少含咽之。为一含咽剂，如今之余甘子含片。

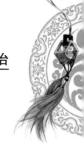

┌ 授 课 提 纲

第四节　咽　痛　证

一、少阴阴虚咽痛证证治（猪肤汤证）

　　（1）少阴阴虚咽痛证的辨证论治

　　（2）猪肤汤方义

二、少阴咽痛类似证

　　（一）客热咽痛证证治（甘草汤证、桔梗汤证）

　　　　（1）客热咽痛证的辨证论治

　　　　（2）甘草汤、桔梗汤方义

　　（二）客寒咽痛证证治（半夏散及汤证）

　　　　（1）客寒咽痛证的辨证论治

　　　　（2）半夏散及汤方义

　　（三）咽伤破溃证证治（苦酒汤证）

　　　　（1）咽伤破溃证的辨证论治

　　　　（2）苦酒汤方义

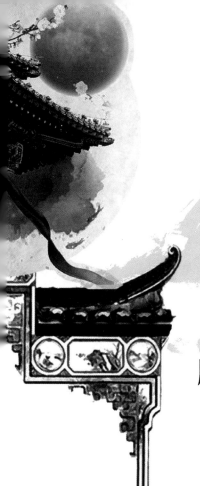

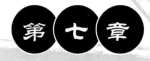

厥阴病的辨证论治

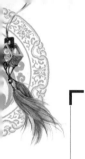

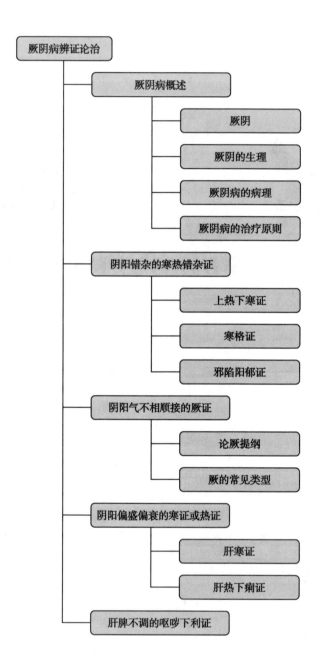

厥阴病辨证论治

　厥阴病概述

　　　厥阴

　　　厥阴的生理

　　　厥阴病的病理

　　　厥阴病的治疗原则

　阴阳错杂的寒热错杂证

　　　上热下寒证

　　　寒格证

　　　邪陷阳郁证

　阴阳气不相顺接的厥证

　　　论厥提纲

　　　厥的常见类型

　阴阳偏盛偏衰的寒证或热证

　　　肝寒证

　　　肝热下痢证

　肝脾不调的呕哕下利证

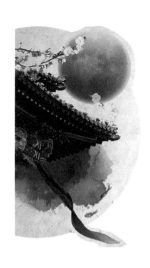

第一节

厥阴病概述

厥阴病的概述，同样讲四个内容：什么是厥阴、厥阴的生理、厥阴病的病理及厥阴病的治疗原则。

一、厥阴

厥阴历来是伤寒六经争论最大的一经。首先就是它的位置，三阴三阳的排列顺序在《素问》中就已经明确了，厥阴是放在最后的位置。从阴的角度上来讲，厥阴是阴最少，为一阴。厥阴的"厥"本义为"缺"，引申为"无""尽"。正是因为厥阴是阴之尽，所以应放在最后。三阴三阳是按照先阳后阴及阴阳量的多少来排列的。"尽"在中国哲学中不是没有，而是前一个阶段的终结，后一个阶段的新生。《素问·阴阳应象大论》说"阴阳者……变化之父母"，何为变化，物之极谓之变，物之生谓之化，因此厥阴是阴之极而将尽，阳之初生。六经病证中正气损伤最重的病是少阴，进入厥阴这一关，正气就开始回生了。故单纯从正气的量这个角度来讲，厥阴不比少阴弱，甚至比少阴还有所好转。厥阴的问题在于新旧交替之时最容易发生阴阳平衡的失调。单纯从正气的量上来讲少阴是最低，厥阴正气的量已经开始恢复，但其阴阳平衡失调的程度更重。少阴是在一个低水平上保持的阴阳平衡，如果能够保持这种平衡状态，那么少阴是可以渡过的，进入厥阴后如果能够保持这种阴阳平衡的状态，那么厥阴可能很顺利就过渡过

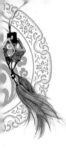

去了。但如果不能达到这样一个状态，厥阴就会出现非常严重的后果。

二、厥阴的生理

厥阴以足厥阴肝经、手厥阴心包经和肝及心包两脏为其生理基础。心包在中医学中并未正式成为第六脏，所以厥阴的核心问题就是肝。肝藏血而主疏泄，肝的第一生理功能是藏血而不是疏泄，因为五脏共同的生理功能是产生和储存精微物质，故储藏是五脏的第一生理功能。疏泄是藏血的结果，是为了更好地藏血。《中医基础理论》里把肝主疏泄放在第一位，个人认为不妥。

三、厥阴病的病理

（一）厥阴病的病因

厥阴病的病因同样包括内因与外因。

内因，厥阴病患者的正气损伤程度重于太阴，轻于少阴。正是因为这样，厥阴病的临床表现比少阴病的临床表现鲜明。因为正气损伤的程度不是那么严重，正邪可以发生斗争。有的人就只看到这一点，就老想把厥阴放到少阴前，这是不对的。

外因，六淫病邪从理论上讲都可以侵犯厥阴，但风热病邪更容易直接侵犯厥阴。

（二）厥阴病的发病

厥阴病的发病包括直中与传变。

直中，刚才在外因中已经讲了。

传变，从理论上讲，其他五经都有可能传变入厥阴，最常见的是从少阴和少阳传变而来。少阴病如果没有及时地控制住可以发展为厥阴病。少阴病发展为厥阴病我们要全面地来看待这个问题。单纯从正气看，从邪正斗争看，少阴病传厥阴病是好转，但如果综合地来看，特别是注意到阴阳平衡的程度来看，厥阴病的危重程度超过少阴。许多急性传染病有两个死亡高峰，第一个死亡高峰是在疾病初、中期的急性阶段。2005年四川省猪链球菌感染，有的患者入院后五、六个小时内死亡，这就是阳明病造成严重的升降出入障碍而致死，这是第一个高峰。第二个高峰是在恢复期，外感疾病导致人死亡的主要原因不是阴阳耗竭，而是另外两个原因。一个是升降出入障碍，一个是阴阳平衡失调。如果从阴阳平衡失调这一点来说，厥阴病比少阴病更危险，在不少传染病都会出现这个情况。比如说肠伤寒，它的死亡多发生在疾病的恢复期出现小肠穿孔死亡；白喉造成死亡的原因是白喉类毒素导致心脏的损伤，这种情况也常常发生在恢复期。仲景在厥阴病篇实际提到了这样的问题，不要以为正气开始恢复了，开始走上坡路了就安全了。这时候实际上隐含着更大的危机：阴阳平衡失调，患者出现突然性死亡的危险。因此，少阴病传变为厥阴病就不能说一定是减轻或者一定是加重，就特别要关注阴阳平衡失调的问题。少阳与厥阴为表里，少阳病转变为厥阴病可以明确地说是疾病的加重。

（三）厥阴病的典型表现

严格说起来厥阴病没有共同的典型表现，但既然六经都有典型表现，仲景为厥阴病也列了一个提纲，这个提纲不代表所有的厥阴病，只是代表了厥阴病中较常见的一个类型，叫作寒热错杂类型。六经病提纲都有侧重，厥阴病提纲就是侧重在寒热错杂这个类型上。

《伤寒论》第 326 条就是厥阴提纲：**"厥阴之为病，消渴，气上撞心，心中疼热，饥而不欲食，食则吐蛔，下之利不止。"**

厥阴提纲可以拆为三个部分，或者说厥阴病的典型表现可以分为三个部分：

第一部分，"消渴，气上撞心，心中疼热"。这里讲热，这是上热的表现。渴，在中医学中，是作为一个热的现象出现的，消渴是渴之盛，一般是热盛伤津的结果。气上撞心，这个心可以是胃，也可以是心，中医学对这些问题从来就不是分得很清楚，恰好是这种分得不清楚包含了非常深的道理。胃络通心，胃有病可以影响到心；心有病反过来会影响到胃。火性炎上，心中疼热是一个热象，至少从现象上来说是一个热象。这个热可以是真正的热，也可能是一个假热。在这里是真热，是肝热上冲所引起的。

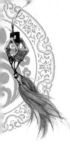

　　第二部分，"饥而不欲食，食则吐蛔"。这组临床表现，寒也可以出现，热也可以出现。饥，一般来说知饥是有热，但也可能出现在单纯的寒证，脾虚不能正常化气，胃不能得气，故饥。不能食可能是虚寒，不能消谷；也可能是热证，伤津而胃失濡润，不能纳谷。食则吐蛔，只要人体胃肠中的温度发生了变化，过热或者过寒，不宜蛔虫的生存那么蛔虫就有可能吐出来，所以吐蛔是一种标志，反映了我们肠胃有偏热偏寒的可能性，具体是哪种情况我们要根据总的情况来判断。过去蛔虫是很普遍的，今天，特别是在城市中，蛔虫极少见，所以吐蛔这个症状不必强求。蛔虫放在厥阴来讨论是因为古人有一个观点，虫在春天就出来了，春季有个节气叫惊蛰，就是说过了这个时间虫就开始动了。再加上古人的眼中，虫是从无中生成的，所以中医学历来就有风生虫的观点，风应肝，故讲虫往往与厥阴肝联系在一起。《伤寒论》中讲虫主要就是在厥阴篇，其他的只是带过。太阳篇讲了素体虚寒的人不能发汗，发汗必吐蛔这也是附带讲的。

　　第三部分，"下之利不止"。这是寒，是一个潜在的寒证，也就是说这个患者表现出来的虚寒象并不一定非常突出，但是患者脾肾阳虚的问题是存在的，至少是潜在存在的。如果仅看到前面两个热，用泻热的方法去治，就谨防下利不止，进一步损伤脾肾的阳气。从这个方面来看，可以认为厥阴病是少阴病的一种变异状态，阴阳的虚损程度不是很重，但是阴阳的不平衡状态表现得特别突出。

（四）厥阴病的病机

　　从提纲的典型表现可以概括出它的病机是上热下寒。上热下寒扩展一下就是寒热错杂。寒热是阴阳的征兆，把寒热错杂再扩展一下就可以说整个厥阴病的病机是阴阳不协调，即阴阳紊乱。

（五）厥阴病的定义

　　厥阴病，是患者正气不足，又感受外邪，邪气内入厥阴，导致阴阳紊乱而致的急性外感病。常以上热下寒的消渴、气上撞心、心中疼热、饥而不欲食、食则吐蛔、下之利不止为典型的临床表现。

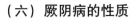

（六）厥阴病的性质

从八纲的角度看，厥阴病属里证，是重证。厥阴病有寒证，也有热证，但总的来讲偏寒证，特别是以寒热错杂的多见。至少在《伤寒论》中讨论这个问题是这样的。虚和实的角度来讲，厥阴病有虚证也有实证，虽然正气趋于恢复，但毕竟以虚证为主。总的来讲，厥阴病属阴证。

从疾病发展的阶段看，可以说是外感疾病后期的极危重阶段，也就是说厥阴病比少阴病还要危险。我们在前面讲厥阴这个概念时已经讲过这个问题。当然这个问题是有争论的，争论在少阴死证是 6 个条文，厥阴死证还是 6 个条文，所以这个争论就演化为还有哪些条文可以算作死证。但我们应当知道，就算少阴篇死证的条文比厥阴篇多也说明不了问题，这样做完全是在玩文字游戏。

（七）**厥阴病的特点**

厥阴病有两个最主要的特点。

第一个特点是临床表现的错综复杂性。厥阴病的临床表现，从症状的性质来说有寒的，有热的，有实的，有虚的，常常错综复杂。听有些患者述说他的临床表现头都要晕，又是实的又是虚的又是寒的又是热的，有时候遇到这种患者我们就简单处理，不去一个一个症状分析，就考虑他是厥阴病。故厥阴病的临床诊断常常不是根据临床症状，就像少阳病的诊断也不一定是根据症状，而是根据它的性质和特点来的。

第二个特点是证候的不稳定性。厥阴毕竟正气损伤的程度还是较重，虽然它比起少阴来有所恢复，少阴是一个低水平的阴阳相对平衡，而厥阴则是低水平的阴阳相对不平衡。因此，随着阴阳的变动，疾病性质的变化就非常容易发生。临床上常常见到明明患者表现出一派热象，稍微清一下，还用不着用许多清热药，马上就变成一个虚寒证。反过来，明明是一个虚寒证，稍微温一下，又把热燥起来了。虚实也有这种情况，明明判断是虚证，稍微补一下，大便又不通了，胸腹又胀满了。那么这种时候就要考虑是否存在一个证候的不稳定性。如果

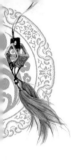

确实存在一个证候的不稳定性，那么就要考虑它是厥阴病。厥阴病的这种特点在临床上有非常重大的价值和意义。在通常《伤寒论》教材，在厥阴病部分，会设一节来讨论"寒热胜复证"，张仲景在这部分条文中并没有出什么治法，我认为张仲景就是借此说明厥阴病证候的不稳定性。

（八）厥阴病的转归和预后

厥阴病的转归有四，愈、传、留、死。

厥阴病是可以治愈的，毕竟从疾病发展的趋势来讲，它的正气是趋于逐渐恢复，只要调整好了阴阳平衡的问题，只要我们保持住阴阳的相对平衡，维持住这种向愈的状态，厥阴病是可愈的。当然这种愈，是否就一定恢复到患病前的状态，就不一定了，也许是在当前的条件下建立了新的阴阳的相对平衡。

厥阴病的传主要是传少阴和传少阳。厥阴病变成少阴病单纯从正气的角度来讲肯定是正气的进一步损伤，但反过来讲阴阳不平衡的问题相对稳定了也可能是好事，这就要综合起来看。厥阴病变成少阳病肯定是好转。

留，就是病留厥阴转化成为杂病，比如消渴这个症状，就可能变成真正的消渴病，这一点也为现代医学所证实，现代医学认为一些病毒性感染可以诱发糖尿病，仲景在临床观察到了这样一种情况。当然，我们不要把这个消渴完全当成糖尿病，也不要把它完全不当成糖尿病。

厥阴病转归的最后一种情况，就是死亡。这一点我们在讲传变时已经详细讨论了。

厥阴病虽然可以自愈，但未必就是恢复到患病前的状态，并且病留厥阴与死亡的可能性也较大，所以厥阴病的预后不良。

（九）厥阴病的分类

厥阴病由于自身的特点显得很紊乱，在《伤寒论》中，有一批人觉得难于解释，就认为王叔和当年整理《伤寒论》时，因余下的条文找不到适当位置放，就全放到最后的厥阴病篇了。这种说法是不可取的。《伤寒论》一共二十二篇，厥阴是第十三篇，不是最后一篇。因为厥阴病的特点就是阴阳紊乱，所以厥阴病篇的特点就是乱，但是乱中也有规律可循。

厥阴病大体上可以分为四个类型：

其一，由于阴阳错杂而形成的寒热错杂证。提纲就是以它作为代表。

其二，阴阳气不相顺接的厥证。这两部分是厥阴病最主要的内容。

其三，阴阳偏盛的寒证或热证。阴阳的不协调可以出现阴的过偏或阳的过偏，所以厥阴病可以出现单纯的热证或单纯的寒证，在这种单纯的寒或热证的治疗时，我们一定要把握好分寸，因为厥阴病特点就是证候的不稳定性。阴偏盛寒证的代表证就是吴茱萸汤证，为肝经有寒；阳偏盛热证的代表证就是白头翁汤证。

其四，肝脾不调的呕哕下利证。厥阴以肝为主，肝与脾有非常密切的关系，因此厥阴病就包含了一组肝脾不调的呕哕下利证。

四、厥阴病的治疗原则

正是因为厥阴病复杂，证候类型又较多，那么厥阴病就很难有一个统领全局的治疗大法，因此，厥阴病就更应该遵循辨证论治的原则，该怎么处理就怎么处理。比如单纯的热证就该清，单纯的寒证就该温，寒热错杂证就温清并用。但要注意两点：一是不要过偏，清热不要太凉，温里不要太热，补虚不要蛮补，泻实留有余地；二是扶助正气，因为它毕竟是三阴不是三阳，当然也不是每个处方都要扶正，少阴病正气损伤那么重也可以一时性地以单纯祛邪去治标，更何况厥阴病已经不是那么虚了。

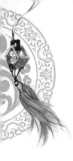

⌐授课提纲

第一节　厥阴病概述

一、厥阴

1. 厥阴历来是伤寒六经争论最大的一经。

2. 从阴的角度上来讲，厥阴是阴最少，为一阴。

3. "尽"在中国哲学中不是没有，而是前一个阶段的终结，后一个阶段的新生。

二、厥阴的生理

1. 厥阴以足厥阴肝经和肝为其生理基础。

2. 肝的第一生理功能是藏血。

三、厥阴病的病理

（一）厥阴病的病因

  1. 内因，厥阴病患者的正气损伤程度重于太阴，轻于少阴。

  2. 外因，风热病邪更容易直接侵犯厥阴。

（二）厥阴病的发病

  1. 直中。

  2. 传变，最常见的是从少阴和少阳传变而来。

  3. 全面看待少阴病发展为厥阴病。

（三）厥阴病的典型表现

  （1）严格说起来厥阴病没有共同的典型表现

  （2）厥阴病提纲只是代表了厥阴病中较常见的一个类型
    寒热错杂类型

  （3）厥阴病的典型表现可以分为三个部分
    ①"消渴，气上撞心，心中疼热"

②"饥而不欲食，食则吐蛔"

③"下之利不止"

（四）厥阴病的病机

（五）厥阴病的定义

（六）厥阴病的性质

1. 从八纲的角度看，厥阴病属里证；有寒证，也有热证，以寒热错杂的多见；有虚证也有实证，以虚证为主。阴证。

2. 从疾病发展的阶段看，可以说是外感疾病后期的极危重阶段。

（七）厥阴病的特点

（1）临床表现的错综复杂性

（2）证候的不稳定性

（八）厥阴病的转归和预后

厥阴病的转归有四，愈、传、留、死。

1. 厥阴病是可以治愈的　这种愈也许是在当前的条件下建立了新的阴阳的相对平衡。

2. 厥阴病的传主要是传少阴和传少阳

3. 病留厥阴转化成为杂病

4. 死亡

5. 厥阴病的预后不良

（九）厥阴病的分类

（1）由于阴阳错杂而形成的寒热错杂证

（2）阴阳气不相顺接的厥证

（3）阴阳偏盛的寒证或热证

（4）肝脾不调的呕哕下利证

四、厥阴病的治疗原则

（1）遵循辨证论治的原则

（2）注意两点

①一是不要过偏

②二是扶助正气

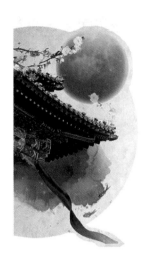

第二节

阴阳错杂的寒热错杂证

正是因为厥阴病复杂，证候类型又较多，所以厥阴病辨证论治中我们不设本证。分为四大类型讨论。讨论中也不面面俱到，示例而已。

一、上热下寒证证治（乌梅丸证一）

上热下寒证的主要临床表现就是厥阴提纲第 326 条："**厥阴之为病，消渴，气上撞心，心中疼热，饥而不欲食，食则吐蛔，下之利不止。**"所提示的，今天来讲吐蛔与否已经不重要了，从其他临床表现来看就是上热下寒证。这些临床表现的病理我们已经分析过了，其病机就是上热下寒，热象在心胃，寒在脾肾。治宜清上温下。上热下寒证的治法就是清上温下，其代表处方是乌梅丸。

乌梅丸方

乌梅三百枚　细辛六两　干姜十两　黄连十六两　当归四两　附子六两，炮，去皮　蜀椒四两，出汗　桂枝去皮，六两　人参六两　黄柏六两

上十味，异捣筛，合治之，以苦酒渍乌梅一宿，去核，蒸之五斗米下，饭熟捣成泥，和药令相得，内臼中，与蜜杵二千下，丸如梧桐子大。先食饮服十丸，日三服，稍加至二十丸。禁生冷、滑物、臭食等。

乌梅丸的结构显示出一种与疾病临床表现不相衬的变异状态，从临床表现上来看主要是一个热象，从处方结构来看虽然它是一个温清

并用、清上温下的处方，但它的重点在温下。它的治疗重点不是表现重点，其本质是一个潜在的寒证。这样处理是因为把厥阴病看作是少阴病的特殊情况。少阴固然有寒化、热化两个途径，但在《伤寒论》中重点讨论的是寒化证，而少阴病的临床特点不鲜明，因此本证虽然寒热错杂，而且寒的表现不鲜明，但寒是寒热错杂的主导方面。乌梅和蜀椒在《伤寒论》中认为可以治疗蛔厥，可以认为这两味药是直接针对蛔虫，乌梅能安蛔，蜀椒能杀蛔，对于蛔厥来讲它们是主药，但对于一般性的上热下寒来说它们不是主要药物。当归、人参对于厥阴病是属于基础性治疗的药物，厥阴主脏为肝，肝主藏血，因此在治疗肝的疾病的时候只要不与大的治疗方向发生冲突，原则上都要考虑养血，比如乌梅丸没有很明显的血虚现象也用了当归。再比如逍遥丸，今天讲逍遥丸的适应证一般讲脾虚肝郁血虚，实际上没有血虚，逍遥丸一样用，因为逍遥丸既然是治疗肝脾不调，肝主藏血，当归对于肝是基础性治疗，这是整体观第三原理的具体应用，即治疗某脏腑某一方面生理功能的失调要把它放在这个脏腑整体中去看待。因此，不管它有没有血虚，只要与大的方向不冲突，我们都应该考虑去补血，当然也不要用得太多，有一味就行了。

又如龙胆泻肝汤。其主治肝经热盛，不管是湿热还是实热，当归都不太适合，但是它就用了当归，因为它是治肝的病。乌梅丸中的人参是为了使当归更好地发挥作用，有点类似于后世的当归补血汤用的黄芪，通过补气去养血，更好地发挥当归养血的作用。乌梅丸中最关键的是清和温，清是黄连、黄柏，黄连清心、胃，黄柏清肝，在《伤寒论》中通常清热与黄连配合起来用的是黄芩，本处用黄柏代替黄芩。照理说黄芩也能清肝热，没用它而用黄柏代替，这表示要注意扶正。《神农本草经》中黄连是草部上品，黄柏是木部上品，至少说明黄连、黄柏清热不伤正，或对正气的损伤程度比较小。在厥阴病和少阴病需要清热时，着重要考虑使用这一类的清热药。黄芩为《神农本草经》的中品，以祛邪为主。这个转换也反映出来清温不要过偏，要注意扶正的厥阴病治疗思想。另一边是附子、干姜、桂枝、细辛，几乎把

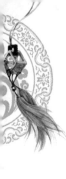

《伤寒论》中温脾肾阳气的药都请齐了。附子、细辛偏重温肾阳，干姜、桂枝偏重在温脾阳。从这里确实可以看得出厥阴病是在少阴病的基础上发生的，厥阴病可以看作是一种特殊的少阴病。

乌梅丸通常做丸服，服用剂量不是很大。丸如梧桐子大，大体上跟豌豆大小差不多，今天浓缩的一些丸药，如河南宛西制药厂生产的桂附地黄丸，大小就是类似梧桐子大。每次服十粒，服用的量不是很大，这是因为厥阴证候的不稳定性，虽然要温，原则上不宜太重，总的来说，用量宜偏小，宜偏低。

不少考试中问乌梅蒸之五斗米下，饭熟捣成泥，是把乌梅捣成泥还是饭捣成泥，我认为蒸五斗米是把握乌梅蒸多久时间的一个量度，重点还是在乌梅。把乌梅蒸于米饭下，还有就是让乌梅吸收米之浆汁，以利为丸的意思。既然已经"与蜜杵二千下"，是做蜜丸了，再用饭的意义就不大了，而且乌梅丸中的药也不是有大毒而需要用五斗米来稀释。出这样题的人就是认为是其中有饭，而且饭还重要得不得了，我认为这是不对的。

再说，乌梅1枚，约为1g，300枚就是约300g，约折汉代20两，则乌梅丸全方重84两。汉代1合，重1两，1斗＝10升＝100合，则5斗米重约500两。如果是将饭捣成泥，就是用500两饭去和84两药，有这么荒唐的事吗？是想做醋饭团还是做乌梅丸？

二、寒格证证治（干姜黄芩黄连人参汤证）

寒格证的代表性条文是《伤寒论》第359条："**伤寒本自寒下，医复吐下之，寒格更逆吐下，若食入口即吐，干姜黄芩黄连人参汤主之。**"

寒格证的典型表现是食入口即吐，下利。

食入口即吐是热象，其热来源有二。其一，其人脾胃素虚，医师误用吐下，更伤脾胃。脾虚失运又影响肝之疏泄，气聚而有热，热气壅聚胸中，即上热。这里的胸中，即胃中。其二，邪入厥阴，肝木横逆，祸及阳明。热聚于上，因此食入即格拒不纳。

下利，属寒，因于脾寒，多伴有腹痛，喜温喜按。

上有热，下有寒，又相互格拒升降失职，寒为主因，热为次因，故称寒格。多伴有心下痞硬满。

寒格证的病机为寒热相格，升降失职。

寒格证的治法为苦寒泄降，辛温通阳。

寒格证的代表方为干姜黄连黄芩人参汤。

干姜黄芩黄连人参汤方

干姜　黄芩　黄连　人参各三两

上四味，以水六升，煮取二升，去滓。分温再服。

本方可以看作是半夏泻心汤去半夏、甘草、大枣，加重黄连用量而成。本证与寒热错杂痞的区别就是，寒热格拒，但不是交结，去甘草、大枣体现了厥阴病补虚不要蛮补的原则。没有交结不用半夏散结。加黄连，因其当前主要矛盾是吐逆，是热，而且黄连清热而不伤正。

三、邪陷阳郁证证治（麻黄升麻汤证）

邪陷阳郁证的代表条文是《伤寒论》第357条："**伤寒六七日，大下后，寸脉沉而迟，手足厥逆，下部脉不至，喉咽不利，唾脓血，泄利不止者，为难治，麻黄升麻汤主之。**"

邪陷阳郁证的典型表现是寸脉沉而迟、手足厥逆、下部脉不至、喉咽不利、唾脓血、泄利不止。

寸脉沉而迟，手足厥逆，为误下邪陷、阳气闭郁之象。寸主上焦，下后津亏邪陷，阳气阻遏于内，故脉沉伏不起，其脉不全是虚象，主要还是郁遏不达。阳气被遏不能达于四旁，出现手足厥逆。这种厥，也属于阴阳错杂兼阳气阻隔而成的厥。

喉咽不利、唾脓血，阳郁于上，气血不行则喉咽不利；热伤肺络，血热肉腐则唾脓血。

下部脉不至、泄利不止。这是正虚而寒盛于下的表现。当然这里说盛是相对而言，是属于本证的一个次要因素。下部脉，有不同见解，有主张是尺脉的，有主张是趺阳脉的，有主张是少阴脉的，我倾向于

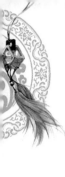

是尺脉，而且是更突出是尺脉的下部。

邪陷阳郁证的病机为阳郁正虚，上热下寒。阳郁于上为主，正虚为辅。正虚既包括气血受损，也包括脾肾阳气不足，当前以前者为主，后者为辅。

邪陷阳郁证的治法为发越郁阳，清上温下。邪陷阳郁证实为寒热错杂不清，清热则伤阳，温则助热伤阴，故为难治。阳伤既有下后直接伤阳的因素，也有阳郁不能化生阳气的因素，故其治重在散郁；辅以清热、养血，佐以补中。

麻黄升麻汤方

麻黄二两半，去节　升麻一两一分　当归一两一分　知母十八铢　黄芩十八铢　萎蕤十八铢　芍药六铢　天门冬六铢，去心　桂枝六铢，去皮　茯苓六铢　甘草六铢，炙　石膏六铢，碎，绵裹　白术六铢　干姜六铢

上十四味，以水一斗，先煮麻黄一两沸，去上沫，内诸药，煮取三升，去滓。分温三服，相去如炊三斗米顷，令尽，汗出愈。

麻黄升麻汤方是《伤寒论》中用药最多的一首处方。有人认为这不是仲景方。我信为仲景方，不拘一格，当少则少，当多则多。此为厥阴阴阳混淆之证，不可孟浪进攻，需要面面照顾，故用药稍多。然全方主次有序。

首重宣散，发越郁阳，用药三味，麻黄、升麻、桂枝。且以名方，是本方中最主要的部分。麻黄与桂枝同用，但比例不在相须范围，只能看作相使为用。桂枝并有温中作用，桂枝只计一半，则本组共用药90铢，占全方的百分之四十一有余。

第二组，当归、天冬、白芍、葳蕤，润燥养血。这一组药物，既是针对唾脓血及热伤津，还有就是针对厥阴病的基础性治疗。本组共用药58铢，占全方的百分之二十六有余。

第三组，知母、石膏、黄芩，清在内之郁热。本组共重42铢，占全方的百分之十九有余。

第四组，茯苓、白术、干姜、炙甘草，温中健运，扶正托邪外出。加上桂枝之半，本组共重27铢，占全方的百分之十二有余。

本方是一首发越郁阳、扶正益阴、清上温下之方，可以看作麻黄汤、白虎汤、理中汤合方化裁而成。

我曾治一少年，痰中带血，查其脉寸脉沉紧，尺脉无下部，采用此方，治之而愈。故我认为下部脉不至，是尺无下。

又今天在治疗风寒咳嗽患者，若其人寸脉来而紧，但伴见咳痰不爽，或小便频而不利者，在用小青龙汤时合一麻杏甘石汤，其中麻黄用3~5g，石膏用5~8g，也算是对本条轻用清热的一种应用。

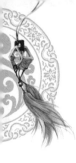

授 课 提 纲

第二节　阴阳错杂的寒热错杂证

一、上热下寒证证治（乌梅丸证一）

（1）上热下寒证的病机、治法及代表方

（2）乌梅丸方义

　　①重点在温下

　　②乌梅和蜀椒

　　③当归、人参

　　④黄连、黄柏

　　⑤附子、干姜、桂枝、细辛

（3）乌梅丸制剂服法

　　①乌梅丸通常做丸服，服用剂量不是很大

　　②关于米饭

二、寒格证证治（干姜黄芩黄连人参汤证）

（1）寒格证的典型表现、病机、治法及代表方

（2）干姜黄芩黄连人参汤方义

三、邪陷阳郁证证治（麻黄升麻汤证）

（1）邪陷阳郁证的典型表现

　　①寸脉沉而迟，手足厥逆

　　②喉咽不利，唾脓血

　　③下部脉不至，泄利不止

（2）邪陷阳郁证的病机、治法及代表方

（3）麻黄升麻汤

　　我信为仲景方，用药稍多，然全方主次有序。

（4）麻黄升麻汤方义

　　①首重宣散，发越郁阳，是本方中最主要的部分。占全方的
　　　百分之四十一有余。

　　②当归、天冬、白芍、萎蕤，润燥养血。占全方的百分之二
　　　十六有余。

　　③知母、石膏、黄芩，清在内之郁热。占全方的百分之十九
　　　有余。

　　④茯苓、白术、干姜、炙甘草，温中健运。占全方的百分之
　　　十二有余。

（5）麻黄升麻汤的临床应用

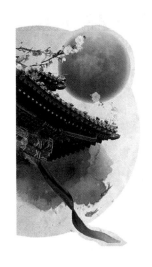

第三节

阴阳气不相顺接的厥证

一、论厥提纲

《伤寒论》第337条:"**凡厥者,阴阳气不相顺接,便为厥。厥者,手足逆冷者是也**。"论述厥的典型表现与病机,展示了厥阴病的第二个大类型,是对厥阴病提纲的补充性条文,可以称为论厥提纲。

第337条首先定义了厥症是手足冷。其次揭示了诸厥共同的病机是阴阳气不相顺接。定义"厥"的意义就在于把"厥"的界线划清楚了。《素问·厥论》的基本含义是:手足冷是寒厥,手足热是热厥。仲景在此定义厥就把手足寒定义为厥,把手足热放开了,而手足热的问题另外探讨,故从仲景以后,除非是研究《素问·厥论》,便没有人把手足热叫厥了,这是仲景的一大贡献。《黄帝内经》讲厥,还讲了晕厥,仲景没有讲并不是他不知道,而是贯彻了仲景经常用的一个方法,即对一些重证,仲景主张从轻定义,即手足寒就已经提示阴阳气不顺接,有晕厥的发展趋势,可早做治疗。少阴病定义脉微细,但欲寐,而不言其他就是提示已有肾阳不足,命门火衰,应该提前采取措施。《素问·厥论》重点讲了阴阳经脉的气不顺而导致了手足热和手足寒,仲景扩展了它,不局限于经脉的气,是人身的气,尤其是体内的气,阴阳气不顺接就会导致厥证。

阴阳气不顺接有四种情况:

第一，阳虚致厥。阳虚导致阳气不能正常布散，阳衰阴盛，阴阳气不协调，不顺接，不能温煦而见手足冷。仲景行文非常注意细节，在少阴病篇讲到四逆类汤证时尽量不提手足厥冷的问题，而在厥阴病篇讲四逆类汤证就明确提到了手足厥冷的问题。这个病证从命门火衰的角度讲可以属少阴，从手足厥冷的角度讲可以属厥阴。柯韵伯等认为三阴皆合病，是有道理的。仲景在三阳病讲了合病并病而在三阴病中未讲合病并病，柯氏认为是三阴病的合病并病太多了，讲不清楚。按照这种观点，厥阴病是少阴病的一种特殊状态也说得过去。

第二，阴虚致厥。阳气自身不能运行，要靠津血的运载才能布散，那么由于阴虚不能正常运载阳气布散，也会导致手足厥冷。这种厥冷多数属于今天说的热厥，热深厥亦深这个范畴。

第三，并无典型的阳虚，也无典型的阴虚，而是由于肝自身的疏泄失职。使阳气不能正常布散，也会到导致阴阳气的不协调，如四逆散证就属于这个类型，小柴胡汤证的某些特殊情况也可以属于这个类型。

第四，由于有形病邪的阻滞，阻滞了阳气的正常布散，也会因阴阳气不相顺接，出现厥证。

以上四方面是为了我们讨论问题方便提出来的，落实到具体患者身上可能是几个方面的综合。《素问·至真要大论》讲厥的病机："诸厥固泄，皆属于下。"下，主要指肾，因为在古代，肝是属中焦，肝属下焦是温病学形成以后才这样讲，今天诊脉上，肝脉在左关，仍属于中焦。仲景对厥的论述，就把肾的问题移到了肝。这个观点叶天士非常赞同，叶氏在《临证指南医案》讲"诸厥属肝"，就是说对于厥，要特别重视肝的问题，开拓这一思路的就是张仲景。

二、厥的常见类型

《伤寒论》讨论的厥共有寒、热、气、血、痰、水、蛔七类。

（一）寒厥证

寒厥的代表条文是《伤寒论》第353条："**大汗出，热不去，内拘**

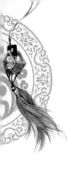

急，四肢疼，又下利厥逆而恶寒者，四逆汤主之。"这是主要属于寒的类型，但不排除气机不调的因素。这也就是前面讲的所谓真寒假热，是既有阳气的极度虚衰，又有严重的气机升降出入障碍。四肢疼，其实并不是疼，也是拘急的一种表现。内外都拘急，实际上是全身的拘急，是一个拘急的重证。拘急与肝有密切的关系。这个全身拘急的重点在内拘急，这个内拘急的重点指小腹拘急、舌卷、卵缩。《灵枢·经脉》篇说："足厥阴气绝则筋绝。厥阴者，肝脉也。肝者，筋之合也。筋者，聚于阴器而脉络于舌本也。故脉弗荣则筋急，筋急则引舌与卵，故唇青舌卷卵缩，则筋先死。"这是一个危重现象，如果在临床上见到这种情况一定要弄清楚患者的神志清楚与否。

（二）热厥证

热厥的代表条文是第350条："**伤寒脉滑而厥者，里有热，白虎汤主之。**"仲景在此又是举了一个轻证。既然白虎汤证可以出现厥，那么承气汤证更可以出现厥。这里又出现了脉滑。仲景讲实脉有三，即紧、滑、弦，紧是太阳病的代表，滑是阳明病的代表，弦是少阳病的代表。

（三）气厥证

1. 阳郁轻证

气厥属阳郁轻证的代表条文是第339条："**伤寒热少微厥，指头寒，嘿嘿不欲食，烦躁，数日小便利，色白者，此热除也，欲得食，其病为愈。若厥而呕，胸胁烦满者，其后必便血。**"这种病证是气机不调，但它往往因阳郁而有郁热，本质就是一个枢机不利，所以伴有枢机不利证的典型表现：胸胁烦满、呕逆、嘿嘿不欲食、烦躁。从枢机不利来说属少阳，从厥来说属厥阴，因此，此条是放在厥阴病篇讨论的。厥阴阳郁而厥，化热常波及血分出现便血。少阳枢机不利导致的阳气不能布散，出现厥，最典型的表现是在指头寒，尖端很冷，尺肤并不明显的冷。作为枢机不利证，当然可以用小柴胡汤治疗。小柴胡汤虽为清热剂，但也用了不少温性的扶正药物，也可算是清热轻剂，对于厥阴热迫血分也可本"入营犹可透热转气"而用之。当然对于便血重症可能就要考虑白头翁汤了。

2. 阳郁重证

阳郁重证的代表条文是第 318 条。这个条文我们已经在少阴病类似证中讨论过了，这里就不重复了。

其厥既有阳郁的因素，也有阳虚的因素，是一个复合状态，而不是一个单一的阳郁。

（四）血厥证

血厥证的代表条文有两条，就是第 351 条和第 352 条，前者讲血厥基本证，后者讲内有久寒之血厥证。我们先讲血厥基本证。

1. 血厥基本证证治（当归四逆汤证）

血厥基本证的代表条文是《伤寒论》第 351 条：**"手足厥寒，脉细欲绝者，当归四逆汤主之。"**

血厥基本证的典型表现就是手足厥寒，脉细欲绝。

手足厥寒比手足厥冷程度要轻一些，脉细欲绝不是脉微欲绝，它的主要问题是阴血不足不能运载阳气，当然不排除感寒的因素，但主要问题是阴血不足。这个厥寒同样的是指端为甚。过去考试常考为何本方不用附子，因为附子温阳是以耗阴血为代价，此证本已阴血虚，还用附子就更伤其阴血，不但不能解除厥冷，反而可能会加重病情。

其治法当养血通阳散寒，代表方是当归四逆汤。

当归四逆汤方

当归三两　桂枝三两，去皮　芍药三两　细辛三两　甘草二两，炙　通草二两　大枣二十五枚，擘

上七味，以水八升，煮取三升，去滓。温服一升，日三服。

当归四逆汤可以看作桂枝汤，去生姜，重用大枣，再加当归、细辛、通草而成。减生姜，重用大枣，意在偏重于养营气，通过养营，达到补血的目的。当归养血，细辛通行血脉。通草利尿通阳，体现了叶天士后来提出的"通阳不在温，而在利小便"的原则。方中的通草一般认为是用木通而非今天的通草，今天的通草在《神农本草经》中称通脱木。今天说的通草用量不要太大，一般 3g 就一大堆了，开十几二十几克通草，锅都装不下。

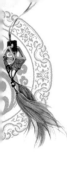

下面谈谈当归四逆汤的临床应用。

首先是正用。就是将其作为养血通阳散寒的方剂，用于血虚寒厥证。

次讲借用。就是将其作为养血通阳散寒的方剂，用于血虚有寒的各种病症，如冻伤、月经后期、停经等。

再说变用。就是将其作为辛润通络之剂，用于久病入络之症。本方中的桂枝、当归、细辛都是辛润通络法的代表药物。

我在临床上，每每当右脉表现去象，而左脉表现来象时的诸多病证，会考虑使用本方。右脉为去象，提示气分不足，左脉为来象，提示血分有余，血行不畅。此方可以单用，也可配合其他处方一起使用。

2. 内有久寒之血厥证证治（当归四逆汤加吴茱萸生姜汤证）

内有久寒的代表条文是《伤寒论》第 352 条："若其人内有久寒者，宜当归四逆加吴茱萸生姜汤。"

当归四逆加吴茱萸生姜汤方

当归三两 芍药三两 甘草二两，炙 通草二两 桂枝三两，去皮 细辛三两 生姜半斤，切 吴茱萸二升 大枣二十五枚，擘

上九味，以水六升，清酒六升和，煮取五升，去滓。温分五服。

内有久寒，我认为是内寒加久寒。久寒就是反复发作，病程很长，如冻疮。当归四逆汤对冻疮有一定效果，能减缓，但不一定能根除。也就是说，今年好了，明年可能会再发。内寒，当归四逆汤的冷主要在指端，但当患者出现胸腹部的冷就叫作内寒。患者有久寒和内寒就可以考虑当归四逆加吴茱萸生姜汤。实际上可以把当归四逆加吴茱萸生姜汤看作是当归四逆汤和吴茱萸汤的合方。当归四逆汤解决血虚寒厥的问题，吴茱萸汤解决肝经寒邪的问题，也就是说这个病证既有阴血虚的问题又有肝经气分阳虚有寒的问题，总之，是肝寒。实际上从理论上讲肝也应该有肝阳不足，就如同肺也有肺阳虚，只不过平常不这样讲。肝、肺之所以会感受寒邪，就是由于其本身的阳气不足，偏虚。

（五）痰厥证

痰厥证的代表条文是《伤寒论》第 355 条："**病人手足厥冷，脉乍紧者，邪结在胸中，心下满而烦，饥不能食者，病在胸中，当须吐之，宜瓜蒂散。**"这种痰厥也可能伴有食滞，而成为痰食厥。这种厥冷往往是痰涎壅盛，或痰食壅盛而致，是有形病邪阻滞胸中阳气的运行所致，把有形病邪祛除就行了，临床上当吐出大口的痰涎以后，厥冷的现象往往会得到缓解。以下讨论中，一般就称痰涎壅盛，除特殊必要方才明确有食积。

条文中说"脉乍紧"是痰涎壅滞内停，若不阻滞胸中气机，则脉不现紧而厥；若痰涎阻滞胸中气机，则脉紧而厥。故在临床上出现乍紧乍不紧，乍厥乍不厥的表现。

瓜蒂散方已经在太阳类似证中讨论过了，这里就不重复了。

痰食厥证，宜用吐法，但并非必用吐法。我曾治一例食厥患者，就是用的理气开窍的方法。这是一个打零工的工人，当时在凉山金阳县洛觉区购销组搞基建，上山拉木材。一天往返约 120 里，一筒木材约重 300~400 斤，一个人要将其运回。回来后，饭点已过。同伴给他留的饭早已冰凉。他又累又饿，就把冷饭吃了。饭还没有吃完，就昏过去了。同伴急忙把他背到区医院来。当时医院内只有我一名医师，听到小护士的惊呼，我赶到诊断室。看到患者，两手握固，牙关紧闭，两手冰凉，昏不知人。急刺合谷、颊车。后，患者两手握固、牙关紧闭的状况渐渐解除，口中发出呻吟声。再用沉香末 2g 加冰片 0.5g，温水冲服。半小时后，双手回暖，神志清醒，在同伴搀扶下，离开医院。

（六）水厥证

水厥证代表条文是《伤寒论》第 356 条："**伤寒厥而心下悸，宜先治水，当服茯苓甘草汤，却治其厥；不尔，水渍入胃，必作利也。**"水饮的形成与肺、脾、肾三脏的阳气不足有密切关系，有水饮往往伴有阳虚，只不过水饮为主的时候我们要以治水为主，温阳要放在后一步及次要的地位。茯苓甘草汤偏重在利中焦之水，与脾胃的关系更密切一些，也更容易因阻滞而形成厥冷，若是水饮偏重于下焦可以考虑用

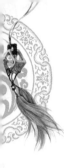

五苓散。

（七）上热下寒蛔厥证证治（乌梅丸证二）

蛔厥是因为蛔虫扰动，阻滞气机，导致阴阳气不相顺接而形成的厥证。蛔厥证是《伤寒论》厥阴病篇的一个重要内容，按寒热属性应分为热性蛔厥证、寒性蛔厥证和寒热错杂蛔厥证。在厥阴病篇重点是讨论寒热错杂蛔厥证，其代表条文是第 338 条：**"伤寒脉微而厥，至七八日肤冷，其人躁无暂安时者，此为藏厥，非蛔厥也。蛔厥者，其人当吐蛔。令病者静，而复时烦者，此为藏寒。蛔上入其膈，故烦，须臾复止，得食而呕，又烦者，蛔闻食臭出，其人常自吐蛔。蛔厥者，乌梅丸主之。又主久利。"**

第 338 条蛔厥是主要讲上热下寒的蛔厥。单纯的上热下寒证可以用乌梅丸，上热下寒的蛔厥证也可以用乌梅丸。上热下寒的蛔厥除了上热下寒的临床表现，作为蛔厥它还有两个典型的临床表现：第一就是厥，它的特点就是时有时无、时轻时重，蛔动阻滞气机就有厥，就重；蛔静不阻滞气机就轻或不厥。原则上有形病邪阻滞所出现的厥都会出现这种现象，前面我们讨论痰食厥时，说到"脉乍紧"，就反映有时阻滞，有时缓解的状态，但在蛔厥来说更典型、更突出。第二就是烦躁，同样是时有时无、时轻时重，而且这个厥和烦躁是同步的，特别是进食后容易发作，因为有蛔虫，因为食物会引动蛔虫，所以厥与烦在进食后更明显、更典型。

上热下寒的蛔厥证用乌梅丸就可以看作是标本并治。其病机是上热下寒，蛔动不安。蛔厥之厥，主要因素是有形之物蛔虫扰动不安，阻滞气机引起的，但也包括阳气不足的因素，热盛而阴虚的因素，甚至还有肝自身疏泄失调的因素，是一个复杂的厥证。治本则温清并用，治标则乌梅丸有安蛔杀虫之效。柯韵伯在《伤寒附翼·厥阴方总论》中说："蛔得酸则静，得辛则伏，得苦则下，杀虫之方，无更出其上者。"方中乌梅酸以安蛔，蜀椒辛以杀蛔，黄连、黄柏苦以下蛔。

另外，蛔虫的扰动可以是单纯的热证，也可以是单纯的寒证，这时也可以考虑用乌梅丸来治蛔虫之标，因为它虽然寒热并用，但毕竟服用量不是很高，而且乌梅丸中乌梅所占比例很高，加上蜀椒、黄连、黄柏，占全方的百分之五十四，所以对一些寒证、热证的蛔厥，用它来治蛔虫之标也是可以的。因此，乌梅丸这个处方可以泛用于一切蛔厥，但只解决治标的问题，不解决治本的问题。

故乌梅丸的临床应用可归结如下：

作为正用。作为寒热并用、安蛔杀虫之剂，一是用于上热下寒证。二是用于上热下寒的蛔厥证。

作为借用。一是仍是作为安蛔杀虫之剂用于一切蛔厥证。二是作为寒热并用之剂用于久利，黄连、黄柏能清热止利，附子、干姜、桂枝、细辛、蜀椒能温脾肾之阳而止利，乌梅能酸收止利。

作为变用。乌梅丸可以作为温脾肾、协阴阳之剂，用于厥阴病的厥只要不属于几个典型类型者，比如痰涎壅盛之厥我们就按痰厥处理，确实阳气不足的厥就按寒厥处理，但有些时候出现厥，但又说不清楚究竟是哪方面的问题引起的，原则上就可以考虑用乌梅丸治疗。有这样一个女患者，六十来岁，半月内突然昏仆不知人两次，到某医院住院两星期花了七八千块钱也没有查出什么原因，因为患者曾经做过胆囊切除术，医院就下了个术后综合征的诊断，当然这也是没有办法才下这样的诊断。找到我之后给她用了乌梅丸，半个月后来复诊，说服药期间不曾发病。自行停药一段时间后又自觉有之前发生昏厥前的征兆，于是又来服药，到现在为止不曾复发。这说明乌梅丸这个处方对于调整厥阴的阴阳不调有很好的作用。

有的时候根据临床症状的错综复杂性，阴阳的不稳定性就判断它是厥阴病，这时就可以用乌梅丸。只是注意乌梅和蜀椒这两味药需斟酌情况，毕竟这两味药，主要是针对蛔虫的，而且这两味药都不太好吃，况且乌梅久服伤胃。

还有一个用法，上热下寒证的典型表现强调消渴，消渴不等于是糖尿病，也不等于不是糖尿病，至少到目前为止我治疗的几个患者有纯粹用乌梅丸把血糖降下来恢复正常的，无论是餐后血糖还是空腹血糖都恢复正常。实际上吃这个处方把血糖恢复正常的患者还不少，但

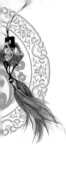

有些患者因为同时又在打胰岛素，或者又在吃降糖药，这就说不清楚究竟是哪一个起了作用。治疗糖尿病的时间比较长，应该先吃一段时间的汤剂，药物适当加减，最后做成丸剂服，吃比较长的时间。即使恢复正常也不能保证不复发，因此恢复正常后仍然要建议患者把每日三次、每次 5g 改为每日两次，甚至每日一次，但又不能完全停药，完全停药就容易导致病情反复。

最后说一下治疗血虚生风的瘙痒，特别是一些慢性瘙痒的患者，考虑乌梅丸，痒属风，酌情加入一两味祛风止痒的药物，比如蝉蜕、刺蒺藜这些。治病重在病机，治标的药物一两味就可以了，像蝉蜕比较轻，用上 3~5g 就够了。

第 338 条除了讨论蛔厥，还讨论了脏厥，讨论脏厥是为了与蛔厥相鉴别。其鉴别要点有四：第一，上热下寒蛔厥证有明显热象，脏厥只有寒象，全身冷。第二，蛔厥是虚实错杂，实还占重要地位，而脏厥为虚弱较甚，故出现脉微之象。第三，蛔厥之厥是时有时无，时轻时重，而脏厥是持续不解。第四，蛔厥之烦躁，以烦为主，也是时有时无，时轻时重，而脏厥之烦躁是以躁为主，而且是持续的"躁无暂安时"。只要注意，两者不难区别。文中"令病者静"，"令"当作"今"。

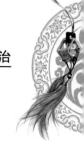

授课提纲

第三节　阴阳气不相顺接的厥证

一、论厥提纲

1. 第 337 条为论厥提纲。

2. 首先定义了厥症是手足冷

3. 阴阳气不顺接有四种情况：阳虚致厥，阴虚致厥，肝自身的疏泄失职，有形病邪的阻滞。落实到具体患者身上可能是几个方面的综合。

二、厥的常见类型

（一）寒厥证

（二）热厥证

（三）气厥证

    1. 阳郁轻证

    2. 阳郁重证

（四）血厥证

    1. 血厥基本证证治（当归四逆汤证）

    （1）血厥基本证的典型表现、病机、治法及代表方

    （2）当归四逆汤方义

    （3）当归四逆汤的临床应用

    2. 内有久寒之血厥证证治（当归四逆汤加吴茱萸生姜汤证）

    （1）如何认识内有久寒

    （2）当归四逆汤加吴茱萸生姜汤方义

（五）痰厥证

    （1）痰厥证的证治

（2）痰食厥证，并非必用吐法

（六）水厥证

（七）上热下寒蛔厥证证治（乌梅丸证二）

  （1）上热下寒蛔厥证的典型表现

    ①上热下寒的临床表现

    ②厥，它的特点就是时有时无、时轻时重

    ③烦躁，同样是时有时无、时轻时重，而且这个厥和
     烦躁是同步的

  （2）上热下寒蛔厥证的病机、治法及代表方

  （3）乌梅丸有安蛔杀虫之效

  （4）乌梅丸的临床应用

  （5）蛔厥与脏厥

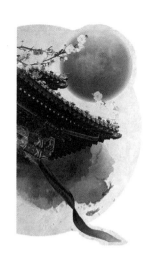

第四节

阴阳偏盛偏衰的寒证或热证

一、肝寒证证治（吴茱萸汤证二）

肝寒证的代表条文是《伤寒论》第 378 条："**干呕吐涎沫，头痛者，吴茱萸汤主之。**"

肝寒证的典型表现是干呕、吐涎沫、头痛。其中头痛具有规定性意义。

这里的头痛一般来说是巅顶痛，因为《灵枢·经脉》篇说肝经经脉与督脉会于巅，所以肝经有寒每每出现巅顶痛，在中医学中常将巅顶痛作为厥阴经的代表性临床表现。但是我们也要知道，巅顶痛也不一定就是厥阴病，巅顶疼痛如果是伴有表寒证，就是太阳病，用桂枝汤、麻黄汤就可以解决问题。所以还有一个隐含条件，就是外感疾病后期，没有太阳病的典型表现。干呕是胃气上逆的表现，吐涎沫是脾虚不能统津液的表现。这就是肝的病影响到脾胃，所以也常作为肝寒证的临床表现。

肝寒证的病机就是肝经受寒，导致肝胃失和。

肝寒证的治法就是温肝散寒，调和肝胃。

吴茱萸汤是厥阴病的正方，是治疗厥阴外感寒邪的一个代表性处方。吴茱萸温肝散寒，生姜温胃散寒，人参、大枣扶正，体现了厥阴病的治疗要扶正。阳明病是借它温肝的力量去温胃，治疗阳明中寒证。

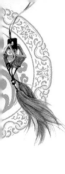

少阴病篇出现本证的条文，是为了将本证与少阴危重证相鉴别。本方是一个很好的处方，很有效。吴茱萸是一味临床作用较强的药物，清代江笔花将其称为温肝猛将。剂量换算半夏1升为2.5两，1升就是5两，吴茱萸的质地较半夏为轻，1升大约是4两。今天按比例折减当用12g，但是由于现在吴茱萸的质量把握不住，一般用5g左右就行了。

二、肝热下痢证证治（白头翁汤证）

肝热下痢证的代表条文是《伤寒论》第371条："**热利下重者，白头翁汤主之。**"

肝热下痢证的典型表现是热利下重。热利就是热性痢疾，除了有较典型的泄痢下重以外，还有比较典型的下赤痢，就是偏重在血分。白头翁汤偏重在血分。一般的白痢着重从黄芩汤考虑，下赤痢从白头翁汤去考虑。

肝热下痢证的病机是肝热内迫，血热下痢。

肝热下痢证的治法是清肝凉血止痢，代表方是白头翁汤。

白头翁汤方

白头翁二两　　**黄柏**三两　　**黄连**三两　　**秦皮**三两

上四味，以水七升，煮取二升，去滓。温服一升，不愈，更服一升。

白头翁，为白头翁汤的主药，有清肝凉血解痉和清热止痢的作用。所以这个处方不仅可以治疗血热赤痢，还可以用来治疗肝经邪热伤及血分的一些病证，效果非常好，特别是热利伴有痉厥，白头翁汤都有比较好的效果。这四味药都是清热药，凉血的重点是白头翁。现在药店里使用白头翁已经比较规范了。20世纪70—80年代，有关部门调查了一下全国白头翁的使用情况，一共有28个品种，我们四川算是比较乱的了，全国就数武汉地区比较规范。如果只是用于治疗一般的痢疾，用什么品种关系不大，但如果用白头翁是要清肝凉血，一定事先跟药房联系一下，确认一下这个白头翁是不是毛茛科的白头翁，不然可能误事。

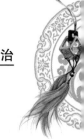

授课提纲

第四节　阴阳偏盛偏衰的寒证或热证

一、肝寒证证治（吴茱萸汤证二）

（1）肝寒证的典型表现、病机、治法及代表方

（2）厥阴病的正方　吴茱萸汤

吴茱萸汤是治疗厥阴外感寒邪的一个代表性处方。

二、肝热下痢证证治（白头翁汤证）

（1）肝热下痢证的典型表现、病机、治法及代表方

（2）白头翁汤方义

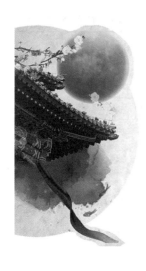

第五节

肝脾不调的呕哕下利证

厥阴病很容易影响到太阴，《素问·六元正纪大论》说："厥阴风化，施于太阴"。因此，在厥阴病中出现一组肝脾不调的呕哕下利证就可以理解了。这一组病证的证治在前面已经讲过了，这里我就不重复了。请大家注意厥阴病的特点与治疗原则，无过偏，适当注意扶正就行了。

下面想着重谈谈除中。

厥阴病很容易影响到太阴，最严重的就会出现除中。除中不一定出现在外感疾病后期，但除中的形成与肝严重地影响脾的生理功能有密切的关系。

《伤寒论》第333条："**伤寒脉迟六七日，而反与黄芩汤彻其热。脉迟为寒，今与黄芩汤复除其热，腹中应冷，当不能食，今反能食，此名除中，必死**。"这个条文提到了"除中"这个病证名，而且讲到了除中这个病证是属于虚寒。除中就是脾阳极度衰败。实际上脾阳极度衰败是一个现象，其根本原因是肾阳极度衰败。肾阳是全身阴阳之根本，如果只是脾阳伤了，肾阳没有伤，肾阳给它补充就是了，现在发展到除中这种程度实际上不只是脾阳衰败，肾阳也衰败。

除中的典型表现就是纳食异常，这种异常，不仅是"当不能食，今反能食"，它有三种临床表现：其一，反能食。就是"当不能食，今反能食"。这个反能食又有两种状态：一是患者平常吃不得，那天突然能食，吃的总量对常人来说不一定多，但相对他平常的纳食情况来说就已经相当多了；二是久病之人突然能食，并且超过了常人。

其二，频频思食，但不能食。此证中气败绝，频频思食，欲救中气，但无力消化。我曾见一患者，纳差，百食不思，一日突然思食。首先想食西米粥，备好后，食两勺，说不好吃，就不吃了。次想食糖水百合，备好后，食两勺，说不好吃，就不吃了。再想食蒸鸭肝，备好后，食两勺，说不好吃，就不吃了。当晚该患者就过世了。

其三，食相不雅。在讨论阳明病的辨证论治时，我讲了郑声，其中举了一个住在干部病房，吃面片汤的例子，那就是食相不雅。

仲景在《伤寒论》中直接批评了四味药物，一是"麻黄发其阳"，二、三是"设当行大黄、芍药者，宜减之"，四是对黄芩的批评是最严重的，"除中，必死"。所以我很少用黄芩，即使要用，剂量也用得很小，因为它直接清少阳相火，间接清少阴命火。少阴命火不存，其人必死。

厥阴病的辨证证治，就讨论到这里。伤寒六经的辨证论治的主要内容就讨论到这里了。

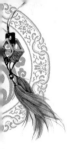

授课提纲

第五节　肝脾不调的呕哕下利证

1. 厥阴病很容易影响到太阴
2. 关于除中的临床表现、病机及预后

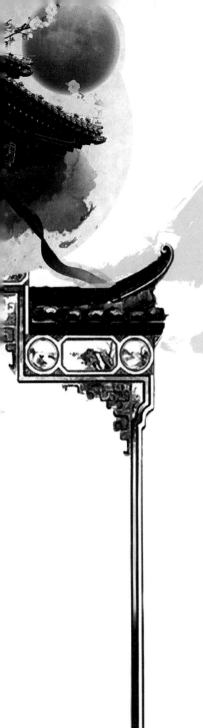

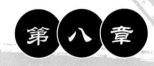

第八章

六经证治补

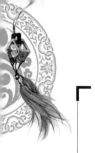

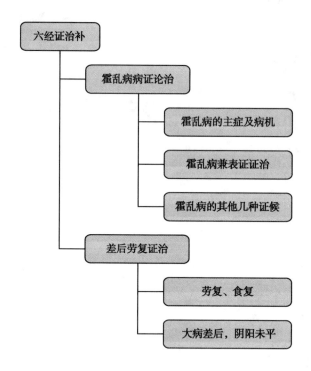

六经证治补
  └ 霍乱病病证论治
        ├ 霍乱病的主症及病机
        ├ 霍乱病兼表证证治
        └ 霍乱病的其他几种证候
  └ 差后劳复证治
        ├ 劳复、食复
        └ 大病差后，阴阳未平

《伤寒论》的核心内容六经辨证论治已经讲完了。在《伤寒论》六经净本中还有两篇没有讲。这两篇可以看作是对六经辨证论治的补充，所以我把它叫作六经证治补。

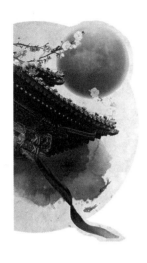

第一节
霍乱病辨证论治

《伤寒论》讨论六经辨证的内容，是用的太阳病、阳明病、少阳病、太阴病、少阴病、厥阴病这样名为病，实为证的辨证证候。面对具体的疾病应当怎么处理，张仲景以霍乱为例做了示范。

一、霍乱病的主症及病机

《伤寒论》霍乱病篇首见第 382 条："**问曰：病有霍乱者何？答曰：呕吐而利，此名霍乱。**"

霍乱是一个症状名称，也是一个疾病名称。作为症状名称霍乱的典型表现就是吐利。这种吐利不是一般的吐利，而是突然出现的剧烈吐利。霍，有迅速、急骤、卒然的意思；乱，即变乱。因其病起于顷刻之间，吐泻交作，十分剧烈，挥霍撩乱故名霍乱。

以霍乱为主症的疾病就是霍乱病。霍乱的病名早在《黄帝内经》中就已经出现。《素问·六元正纪大论》说："太阴所至，为中满，霍乱吐下"，"土郁之发……民病……呕吐、霍乱"。这段话说明霍乱病一般属于太阴病范畴，从《伤寒论》的角度可按脾虚寒湿进行辨证论治。

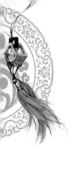

《灵枢·五乱》说："清气在阴，浊气在阳，营气顺脉，卫气逆行，清浊相干……乱于肠胃，是为霍乱"。更说明本病与胃肠关系密切。此外与一般太阴病相比较，有两点应当注意：第一，本病出现清浊相干，清浊逆乱。出现清气在下，浊气在上的状态，清气在下，则生飧泄；浊气在上，则为呕吐。这一点除了症状更剧烈外，与太阴病的脾虚寒湿，总体是一致的。第二，本病为外邪内入，虽直中太阴为主，但也能干扰营卫，导致营卫不调，出现外有表证，时有吐泻的状态，此时虽为表里同病，但里证重急，当先治其里证。

霍乱作为疾病名称，本义就是剧烈的吐泻，既包括现今法定传染病的霍乱，也包括多种急性胃肠炎。法定传染病霍乱，是从中医学中借过去的，过去音译为虎烈拉。日本学者在翻译荷兰医学时，认为虎烈拉与中医学的霍乱相似，就借过去用了，这一借就不还了。反而中医学不能再用霍乱这个术语了。

《伤寒论》霍乱病篇的内容对于治疗法定传染病的霍乱也是有效的。当年我院第一任院长在 20 世纪 40 年代组织中医治疗霍乱病时，这个霍乱就是当今的法定传染病霍乱，也用过《伤寒论》的方法。当时的结论是有效，但以王孟英《霍乱论》的方法更为有效。即使是这样也不能抹杀我国古代医家防治烈性传染病的丰功伟绩。

二、霍乱病兼表证证治

（一）霍乱兼表偏热的证治（五苓散证）

《伤寒论》霍乱兼表偏热证的代表条文是第 386 条的前半部分："**霍乱，头痛发热，身疼痛，热多欲饮水者，五苓散主之；寒多不用水者，理中丸主之。**"

霍乱兼表典型表现是霍乱，头痛发热，身疼痛。这是一个表里同病，但里证重急，当先治其里证。

里证又相对地分为热证与寒证。热证的典型表现就是欲饮水，也就是口渴。口渴既可以作为热象，也可以视为水津不化，多伴有小便不利。

也就是说本证在太阴病证的脾虚寒湿中，重点在湿，在气不化津，气不化津的重点是清阳不升，浊阴不降，其治当化其气，升其清而降其浊，方用五苓散。

在这里是借五苓散化气利水，兼有解表作用起到升清降浊的功效，达到治疗霍乱的目的。

五苓散方已经在太阳病辨证论治中讨论了。我在用此方时，要注意两点。第一，桂枝泡服，兑入煎剂中，更能发挥化气作用；第二，酌加沉香末 3~5g 冲服。

可视为太阴病的霍乱可出现"欲饮水"的现象，反过来说明了"自利不渴者，属太阴"应当灵活理解，切勿看死。

（二）霍乱兼表偏寒的证治（理中丸证）

霍乱兼表偏寒的证治就是前面讲到的第 386 条的后半部分。从太阴病的病机脾虚寒湿，偏重在寒。寒的表现可以有：脘腹部有冷感，不渴，泻下物清冷不臭秽；多伴有舌淡苔白、脉缓无力。其治当温中散寒，代表方为理中丸。

理中丸方

人参　干姜　甘草炙　白术各三两

上四味，捣筛，蜜和为丸，如鸡子黄许大。以沸汤数合和一丸，研碎，温服之，日三四，夜二服。腹中未热，益至三四丸，然不及汤。汤法：以四物依两数切，用水八升，煮取三升，去滓。温服一升，日三服。若脐上筑者，肾气动也，去术加桂四两；吐多者，去术加生姜三两；下多者还用术；悸者，加茯苓二两；渴欲得水者，加术，足前成四两半；腹中痛者，加人参，足前成四两半；寒者，加干姜，足前成四两半；腹满者，去术，加附子一枚。服汤后，如食顷，饮热粥一升许，微自温，勿发揭衣被。

理中丸中干姜温中散寒，人参、白术、甘草三味补中益气，共起温中散寒、扶助中焦的作用。其服法有二。其一为蜜丸，增加补中之力，宜于脾气虚甚，寒不甚，病缓者。用法宜少量多次，日三四次，夜两次，每次一丸，防脾胃不适。效不佳者可渐加量，至每次三四丸。

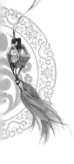

其二为汤剂，宜脾虚与寒湿俱盛，病势急者。服药后宜进热粥，以养中阳；并注意保暖。

作为汤剂其加减举例如下：若脐上筑者，即脐上悸，就是一般所说心下悸，为水湿太重，去白术之壅滞，加桂枝 4 两与甘草构成温扶心阳之组合，防水气上冲。也可不去白术，而加桂枝茯苓构成理中汤与苓桂术甘汤同用。吐多者，是水饮内停，胃气不降，去术之壅，加生姜 3 两温胃化饮。下多者还用术，是指吐下均多者，加生姜而不去术，术性升，有利清阳不升的改善。悸者，水饮重加茯苓 2 两，或可合苓桂术甘。渴欲得水者，加术，足前成 4.5 两，渴是水津不布，加术升津布津。由此也看出，以是否口渴分寒热也不是绝对的。腹中痛者，加人参，足前成 4.5 两，是增强补中之力。寒者，加干姜，足前成 4.5 两，加强温中之力。腹满者，去术，加附子 1 枚，霍乱因大吐大下，一般不见腹满，更见腹满是中阳大伤，阳虚寒凝之象，去术，加附子 1 枚，实为四逆加人参汤重用人参。

（三）霍乱兼表吐泻止身痛证证治

《伤寒论》第 387 条紧承上条："**吐利止而身痛不休者，当消息和解其外，宜桂枝汤小和之。**"以上无论偏热、偏寒，里和表不和，可用桂枝汤调营卫以和表，属于桂枝汤的借用，用于治疗太阳病之偏虚者。

三、霍乱病的其他几种证候

霍乱病总属太阴，太阴的治疗原则上是"当温之，宜服四逆辈"。即使无少阴见症也可，而且主张使用四逆类处方。更何况霍乱为病峻猛，极易伤及肾阳，成为太少同病，或直入少阴，故霍乱见阳衰阴盛者不少。

（一）霍乱病阳虚阴盛证证治（四逆汤证）

霍乱病阳虚阴盛证的代表条文是《伤寒论》第 388 条："**吐利汗出，发热恶寒，四肢拘急，手足厥冷者，四逆汤主之。**"

吐利代表霍乱的主症，就不是一般的吐利。过吐过利，伤及阳气，故见阳衰阴盛的典型表现：汗出，四肢拘急，手足厥冷。至于发热恶寒在这里提示表未尽解，是为表里同病，里证重急，当先治其里。剧烈吐泻，不仅伤阳，也伤阴，症见四肢拘急，反映本证存在伤阴的可能性。《伤寒论》在面对阴阳两伤时常常采用先复其阳的方法，方用四逆汤。

其后第 389 条：**"既吐且利，小便复利，而大汗出，下利清谷，内寒外热，脉微欲绝者，四逆汤主之。"** 第 389 条的内寒外热，就是指霍乱本有清浊不分的升降出入障碍，在阴阳两伤之时，还会造成阴阳格拒，出现内寒外热的情况。考虑到剧烈吐泻对正气的损伤，对此格阳之内寒外热，也可仍用四逆汤治疗。

（二）霍乱病阳亡液脱证证治（四逆加人参汤证）

霍乱病阳亡液脱证的代表条文是《伤寒论》第 385 条：**"恶寒脉微而复利，利止，亡血也，四逆加人参汤主之。"**

霍乱的典型表现是上吐下泻，临床之时也有只泻不吐者，相对病情较轻，但只是相对于上吐下泻较轻。既然是霍乱，其病本身就急重。"恶寒脉微而复利"，其人本为阳气不足，又加利则更伤阳。"利止，亡血也"，利止非愈，而是阴也伤，致无物可下。

其治当益阳扶阴，方用四逆加人参汤。

四逆加人参汤方

甘草二两，炙　附子一枚，生，去皮，破八片　干姜一两半　人参一两

上四味，以水三升，煮取一升二合，去滓。分温再服。

四逆加人参汤即四逆汤加人参 1 两而成。加参意在兼顾阴伤，因其阳伤较重不可过于养阴，故只用 1 两。前面讲理中汤加减时，胀满去术加附子 1 枚，虽说与四逆加人参汤药味相似，其实还是有区别的。区别之一，四逆加人参汤用生附子 1 枚，重用其气，回阳力强；理中汤加减，用炮附子 1 枚，重用其味，散寒力强。区别之二，理中汤加减干姜、甘草、人参用量均重于四逆加人参汤，重量倍增，偏重在脾。

前面我们说过，仲景对人参的认识，偏重在益气生津，而不知人参有回元气之功，故无参附汤之述，四逆加人参汤可重用人参，反轻用。今天使用本方时，可用生晒参与附子等量。

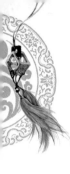

霍乱因剧烈吐泻致人津竭，有形之阴难于骤生，此时可配合口服补液盐，或使用输液有利于治疗。

（三）霍乱病阳亡阴竭证证治（通脉四逆加猪胆汤证）

霍乱病阳亡阴竭证的代表条文是《伤寒论》第390条："**吐已下断，汗出而厥，四肢拘急不解，脉微欲绝者，通脉四逆加猪胆汤主之。**"

霍乱病阳亡阴竭证的行文重点在"吐已下断"，也就是霍乱出现不吐不下的状态，这种情况不是好转，而是病情非常危急，已经到了无物可吐，无物可下的地步。为霍乱亡阳之重证，此时常常伴有干呕等格拒之象。

在治疗时当酌用反佐，方用通脉四逆加猪胆汤。

通脉四逆加猪胆汤方

甘草二两，炙　　干姜三两，强人可四两　　附子大者一枚，生，去皮，破八片　猪胆汁半合

上四味，以水三升，煮取一升二合，去滓。内猪胆汁，分温再服，其脉即来。无猪胆，以羊胆代之。

本方加强回阳之力，改四逆汤为通脉四逆汤，并加猪胆汁为反佐，防格拒不纳。没有猪胆汁可用羊胆代之。再无，可用人尿，或佐少量黄连也可。

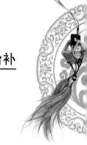

┌ 授课提纲

第一节　霍乱病辨证论治

一、霍乱病的主症及病机

（1）霍乱是一个症状名称，也是一个疾病名称

（2）霍乱病一般属于太阴病范畴

（3）与一般太阴病相比较，有两点应当注意

（4）中医霍乱与西医霍乱

（5）霍乱病篇的内容对于治疗法定传染病的霍乱也是有效的

二、霍乱病兼表证证治

（一）霍乱兼表偏热的证治（五苓散证）

　　（1）霍乱兼表典型表现

　　（2）霍乱兼表当先治其里证

　　（3）霍乱兼表偏热证的典型表现

　　（4）太阴病证的脾虚寒湿中，重点在湿

　　（5）借五苓散化气利水治疗霍乱的目的

　　（6）五苓散治吐泻和经验

　　（7）"自利不渴者，属太阴"应当灵活理解

（二）霍乱兼表偏寒的证治（理中丸证）

　　（1）霍乱兼表偏寒的证治

　　（2）理中丸方义

　　（3）理中汤加减

（三）霍乱兼表吐泻止身痛证证治

三、霍乱病的其他几种证候

（一）霍乱病阳虚阴盛证证治（四逆汤证）

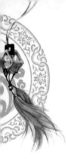

（二）霍乱病阳亡液脱证证治（四逆加人参汤证）

　　（1）霍乱病阳亡液脱证的典型表现

　　（2）其治当益阳扶阴，方用四逆加人参汤

　　（3）四逆加人参汤方义

　　（4）四逆加人参汤与理中汤加减的区别

　　（5）四逆加人参汤的临床应用

（三）霍乱病阳亡阴竭证证治（通脉四逆加猪胆汤证）

　　（1）霍乱病阳亡阴竭证的重点在"吐已下断"

　　（2）在治疗时当酌用反佐，方用通脉四逆加猪胆汁汤

　　（3）通脉四逆加猪胆汁汤方义

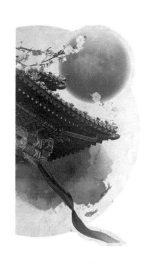

第二节
差后劳复证治

伤寒为大病，伤人为甚。病差之后，尚需调养。一是病差防复，也属治未病范畴；二是既差，复阴阳，也带有病差防新感的意义。

一、劳复、食复

劳复是外感疾病初解，因种种原因造成病情反复。虽统称劳复，实则包括了食复、房劳复在内。

劳复多为热证。虽正气已虚，但仍以邪实为主。其治当以攻邪为主，但应注意扶正，攻邪宜缓攻而不宜峻攻。

（一）劳复脘痞证证治（枳实栀子豉汤证）

《伤寒论》第393条："大病差后，劳复者，枳实栀子豉汤主之。"为劳复而成的阳明病。

大病，指广义伤寒，即外感疾病。外感疾病初解，体质虚弱，余热未尽，这是劳复的内在条件。如果能坚持治疗，注意调护则自能痊愈。若不调摄，则如叶天士在《外感温热篇》中所说"恐炉烟虽息，灰中有火也"，易于复炽。所谓过劳，是就患者自身的状况而言，并非指劳动强度很高的"劳动"，泛指久坐、久行、久立、久谈，还包括过食与房事等。此外还包括因正气虚，抗病力弱而重感外邪在内。

其受邪不同、体质不同，劳复可有不同的证候。本条只是一种举例。邪入阳明之劳复，可见其轻证热扰胸膈，出现烦躁、脘痞等证。

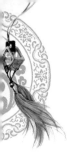

治当清宣余热，行气消痞；方用枳实栀子豉汤。

枳实栀子豉汤方

枳实三枚，炙　栀子十四个，擘　豉一升，绵裹

上三味，以清浆水七升，空煮取四升，内枳实、栀子，煮取二升，下豉，更煮五六沸，去滓。温分再服，覆令微似汗。若有宿食者，内大黄如博棋子大五六枚，服之愈。

本方为栀子豉汤加重豆豉用量，再加枳实而成。豆豉在方中起三方面作用：其一，为宣郁，劳复之病，热出自内，郁而不散，故加重豆豉以宣散之。其二，为健胃，劳复之人胃气多弱，重用以增强健胃之力。其三，为宣散外邪，兼散体虚腠理疏松复感之外邪。枳实下气消痞，助栀豉宣散郁热，善治心下痞塞。

本方煎煮用清浆水，又叫酸浆水，名义上为煎药用水，实为本方成分之一。清浆水，其性甘酸微温无毒。其作用有四：其一，和胃生津；其二，发散郁热；其三，消食化滞；其四，除烦。在我国一些地方，还有制作酸浆水的习惯。但许多地方，特别是随着生活习惯的改变，酸浆水不易取得。可以考虑用生麦芽代替。

若有宿食，可加大黄荡涤肠胃，推陈致新，清热消食。方中说大黄如博棋子大五六枚，似觉过多，其用当如栀子之半为宜。毕竟劳复之证，不宜峻攻。

食复首重在治未病，注意调护，无过食，无食生冷及不易消化的食物。《伤寒论》第398条"**病人脉已解，而日暮微烦，以病新差，人强与谷，脾胃气尚弱，不能消谷，故令微烦，损谷则愈。**"就是这个意思。

（二）劳复病在三阳

《伤寒论》第394条讨论了劳复病在三阳的证治："**伤寒差以后，更发热，小柴胡汤主之。脉浮者，以汗解之，脉沉实者，以下解之。**"

劳复之病多在三阳，其正气偏虚，其治以攻邪为主，但又当注意扶正。当证属少阳，或辨证不清，而有热者，均可治以小柴胡汤。因为小柴胡汤是少阳主方，但可借用于太阳病和阳明病之轻证。脉浮为

太阳病典型表现，提示为太阳病，可考虑小发汗诸方；脉沉实者，里有结滞，宜用栀子厚朴汤或调胃承气汤之类方剂缓下之。

二、大病差后，阴阳未平

差后又叫解后，解。我们在太阳病讨论过差后与病愈的关系。差后是消除了导致阴阳不平衡的因素，病愈是不平衡的阴阳恢复了相对平衡状态，或建立了新的平衡。差后是病愈的基础，病愈是差后的进一步康复。

大病差后，是外感疾病解后，一般有三种转归。其一，是正气渐复，尽致痊愈。其二，余邪未尽，伺机复炽，或新感外邪，仍为外感病。这部分内容就是前面讲的劳复。其三，正气虚损而转为杂病，或素有杂病，外感已解，杂病仍存。

（一）大病差后腰以下水气证证治（牡蛎泽泻散证）

大病差后腰以下水气证的代表条文是《伤寒论》第 395 条："**大病差后，从腰以下有水气者，牡蛎泽泻散主之。**"

大病差后腰以下水气证，即大病差后的第三种情况。或为外感已差，而在外感病过程中因影响肺脾肾的功能而导致水饮；或本为外感兼有水饮，现外感病已差而水饮病仍在。

大病差后腰以下水气证的典型表现是腰以下水气。水气为病，或肿，或重，或痛，有偏实者，有偏虚者，有偏热者，有偏寒者。本条重在偏肿而偏热实者。系大病后，肺脾肾功能减退，不能利水，又与邪热相结，导致腰以下水气。本《金匮要略·水气病脉证并治》篇第 18 条提出的"诸有水者，腰以下肿，当利小便"的原则，治当以利水为要，兼清其热，代表方为牡蛎泽泻散。

牡蛎泽泻散方

牡蛎熬　泽泻　蜀漆暖水洗去腥　葶苈子熬　商陆根熬　海藻洗去咸　栝楼根各等分

上七味，异捣，下筛为散，更于臼中治之。白饮和服方寸匕，日三服。小便利，止后服。

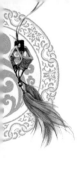

牡蛎泽泻散，牡蛎咸寒软坚，入肾以利水；泽泻利膀胱之水以泄热；蜀漆消痰逐水；葶苈子泻肺以利水；商陆入肺脾肾三经，通便利水；海藻咸寒润下行水；栝楼根生津，滋水之上源，可使水去而不伤津。诸药同用可使湿热交结的水气由小便去之。

方用散剂而不用汤剂，药为散重在用气，清热利水而不助水气。其为散也有缓其峻攻之意。以白饮和服，意在保胃存津而不伤正气。本方逐水之力较猛，过服则有伤正之弊，故方后注云："小便利，止后服"。

（二）大病差后喜唾

大病差后喜唾见于《伤寒论》第 396 条："**大病差后，喜唾，久不了了，胸上有寒，当以丸药温之，宜理中丸。**"

喜唾是时时吐唾沫或痰涎，见于伤寒大病差后，邪气虽去正亦伤，脾阳未复，中焦有寒。"胸上有寒"之"胸上"，与《伤寒论》第 173 条黄连汤"胸中有热"之"胸中"同义，即胃中。这里并含脾而言，在五液，脾为涎，肾为唾，脾阳不足每波及肾中阳气，不能统摄津液，出现喜唾。其处理原则，亦可按相应病证处理。脾胃有寒即当温之，故用理中丸，温中敛津。不用汤是因其不是病，只是病后调护，宜轻宜缓。

这种情况用理中丸，重在调护，不在治病，其量可减半使用。相应若出现口淡无味，流口水而不黏，均可按此原则处理。

（三）伤寒解后气津两伤

伤寒解后气津两伤的代表条文是《伤寒论》第 397 条："**伤寒解后，虚羸少气，气逆欲吐，竹叶石膏汤主之。**"

伤寒解后，因为患者体质的不同，随着伤寒不同时期病证的不同，可以有不同的表现。在阳虚之人，或太阴病解后，多见阳虚之象；在阴虚体质，或阳明病解后，多见阴虚之象，或气阴两伤之象。阳明经证无论是白虎汤证还是白虎加人参汤证，都是存在气津两伤的状态，当阳明病解后，邪热消除，气津两伤的状态就表现出来了。

气津两伤的状态常见的有虚羸，就是虚弱消瘦，主要因于津伤，同时也有气虚的因素；少气不足以息，主要因于气伤，也有津伤的因素。由于津气两伤，胃失和降，故气逆欲吐。

此时可用清热益气生津轻剂竹叶石膏汤调护。

竹叶石膏汤方我们已经在阳明病辨证论治中讲过了，这里就不重复了。

但作为解后使用，石膏用量过大，宜减量用之，若无明显热象，今天使用以 10g 为宜，有热象者可酌用 20～30g。正是因为这样，竹叶石膏汤的正用应该是阳明病阳明热邪不甚津气两伤证。这里是借治病之方为调理善后之用。

到这里《伤寒论》作为教学的内容是讲完了。以后就看各位自己的修炼了。今后大家临床上有什么问题，特别是《伤寒论》的问题，欢迎交流。但我不会和大家辩论，我讲的都是我自己学习和临床的心得，你有心得，可以交流。

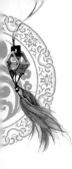

┌ 授 课 提 纲

第二节　差后劳复证治

一、劳复、食复

（一）劳复脘痞证证治（枳实栀子豉汤证）

（1）劳复含义

（2）劳复可有不同的证候

（3）出现烦躁、脘痞等证治当清宣余热，行气消痞；方用枳实栀子豉汤

（4）枳实栀子豉汤方义

  a. 本方为栀子豉汤加重豆豉，再加枳实而成

  b. 煎煮用清浆水

  c. 若有宿食，可加大黄

  d. 食复首重调护

（二）劳复病在三阳

二、大病差后，阴阳未平

1. 差后。

2. 差后一般有三种转归。

（一）大病差后腰以下水气证证治（牡蛎泽泻散证）

（1）大病差后腰以下水气证为外感病已差而水饮病仍在。

（2）大病差后腰以下水气证的典型表现。

（3）按"诸有水者，腰以下肿，当利小便"的原则，治当以利水为要，代表方为牡蛎泽泻散。

（4）牡蛎泽泻散方义。

（二）大病差后喜唾

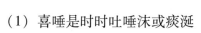

（1）喜唾是时时吐唾沫或痰涎

（2）胸上有寒之义

（3）代表方及处理意见

（4）本条精神的临床应用

（三）伤寒解后气津两伤

（1）伤寒解后，因为患者体质的不同，随着伤寒不同时
期病证的不同，可以有不同的表现。

（2）伤寒解后气津两伤的表现。

（3）伤寒解后气津两伤的调护，借用竹叶石膏汤。

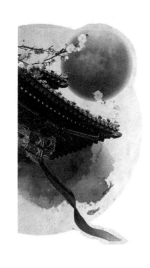

附录一

《伤寒论》所用药物简介

《伤寒论》共用药物 95 种。其中 80 味在《神农本草经》中有记载，另有 4 味可参见相应的内容。为便于学者深入领会其用药法度，现将药物使用的主要情况简要汇总如下，供学者参考。

收药标准：①《伤寒论》398 条正文和处方涉及的药物和特殊溶剂；②凡林校认为当增减者，悉遵之。

统计以方为单位，无论正方中用某药，加减中用某药，或正方与加减同用某药，均按一方计入。药物有不同加工者，分别汇总。药物注明用一剂或一日量，若有最小用量和最大用量分别注明，若药物最小、最大用量只出于某方加减，则加括号注明。

每药后附《神农本草经》论述以供参考。鉴于《神农本草经》原书已佚，诸家辑复互有出入，本书不负审校之责，请学者注意。若《神农本草经》无记载，则斟收有关论述。

1. 甘草 70 方

生用：3 方。用量：2 两。（厚朴生姜半夏甘草人参汤中甘草未注炙，应属脱文。）

炙用：68 方。

最大用量：4 两。

最小用量：6 铢（另有半夏散及汤等分）。

《神农本草经·上品》："甘草，味甘，平。主五脏六腑寒热邪气，

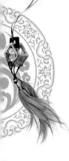

坚筋骨，长肌肉，倍力，金疮肿，解毒。久服轻身延年。"

2. 桂枝 44 方

最大用量：5 两（另有乌梅丸六两）。

最小用量：6 铢（另有半夏散及汤等分）。

《神农本草经·上品》："牡桂，味辛，温。主上气咳逆，结气，喉痹吐吸，利关节，补中益气。久服通神，轻身不老。"

说明：①《神农本草经·上品》桂不分枝、皮。②桂枝去桂加茯苓白术汤，一说不当去桂，则当归入此类；若此，桂枝见于 45 方。③乌梅丸六两，系为丸，每次所服量甚少。以后药物凡涉及乌梅丸者同。

3. 大枣 40 方

最大用量：30 枚。

最小用量：4 枚。

《神农本草经·上品》："大枣，味甘，平。主心腹邪气，安中养脾，助十二经，平胃气，通九窍，补少气，少津液，身中不足，大惊，四肢重，和百药。久服轻身长年。"

4. 生姜 39 方

最大用量：0.5 斤（真武汤加减法）。

最小用量：1 两。

《神农本草经》未见（在干姜的论述中包括了生姜的论述，可参考）。《名医别录》："除风邪寒热，伤寒头痛鼻塞，咳逆上气，止呕吐，去痰下气。"

5. 芍药 33 方

最大用量：6 两（另有麻子仁丸 0.5 斤）。

最小用量：6 铢。

《神农本草经·中品》："芍药，味苦，平。主邪气腹痛，除血痹，破坚积，寒热，疝瘕，止痛，利小便，益气。"

说明：①芍药，后世分为白芍药、赤芍药；一般用白芍药，必要时也可用赤芍药。②麻子仁丸 0.5 斤，系为丸，每次所服量甚少。以后药物凡涉及麻子仁丸者同。

6. 干姜 25 方

最大用量：4.5 两（理中丸汤法加减。另有乌梅丸 10 两）。

最小用量：6 铢。

《神农本草经·中品》："干姜，味辛，温。主胸满，咳逆上气，温中止血，出汗，逐风湿痹，肠澼下痢。生者尤良。久服去臭气，通神明。"

7. 附子 23 方

炮用：14 方。

最大用量：3 枚（另有乌梅丸六两）。

最小用量：1 枚。

生用：9 方。用量：1 枚。

《神农本草经·下品》："附子，味辛，温。主风寒咳逆邪气，温中，金疮，破癥坚、积聚血瘕，寒湿踒躄，拘挛膝痛不能行步。"

8. 人参 23 方

最大用量：4.5 两（小柴胡汤及理中丸汤法加减。另有乌梅丸 6 两）。

最小用量：1 两。

《神农本草经·上品》："人参，味甘，微寒。主补五脏，安精神、定魂魄、止惊悸，除邪气，明目，开心益智。久服轻身延年。"

9. 半夏 18 方

最大用量：0.5 升。

最小用量：20 铢（另有苦酒汤 14 枚，半夏散及汤等分）。

《神农本草经·下品》："半夏，味辛，平。主伤寒寒热心下坚，下气，喉咽肿痛，头眩，胸胀咳逆，肠鸣，止汗。"

注：半夏 0.5 升等于 2.5 两（汉制）。

10. 黄芩 17 方

最大用量：3 两。

最小用量：18 铢。

《神农本草经·中品》："黄芩，味苦，平。主诸热，黄疸，肠澼泄

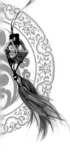

痢，逐水，下血闭，恶疮疽蚀，火疡。"

11. 大黄 16 方

酒洗用：4 方。

最大用量：4 两。

最小用量：3 两。

不加工：12 方。

最大用量：6 两（另有大陷胸丸 0.5 斤，服用少量；麻子仁丸 1 斤）。

最小用量：2 两。（另有枳实栀子豉汤加减大黄如博棋子五六枚。）

《神农本草经·下品》："大黄，味苦，寒。主下瘀血，血闭，寒热，破癥瘕、积聚、留饮、宿食，荡涤肠胃，推陈致新，通利水谷，调中化食，安和五脏。"

12. 茯苓 15 方

最大用量：0.5 斤。

最小用量：6 铢。

《神农本草经·上品》："茯苓，味甘，平。主胸胁逆气忧恚，惊邪恐悸，心下结痛，寒热烦满，咳逆，口焦舌干，利小便，久服安魂养神，不饥延年。"

13. 麻黄 13 方

最大用量：6 两。

最小用量：16 铢。

《神农本草经·中品》："麻黄，味苦，温。主中风、伤寒头痛，瘟疟，发表出汗，去邪热气，止咳逆上气，除寒热，破癥坚积聚。"

14. 黄连 12 方

最大用量：4 两（另有乌梅丸十六两）。

最小用量：1 两。

《神农本草经·上品》："黄连，味苦，寒。主热气目痛，眦伤泣出，明目，肠澼腹痛下利，妇人阴中肿痛。久服令人不忘。"

15. 白术 10 方

最大用量：4.5 两（理中丸汤法加减）。

最小用量：6 铢。

《神农本草经·上品》："术，味苦，温。主风寒湿痹死肌，痉，疸，止汗，除热，消食，作煎饵久服轻身延年，不饥。"

注：《神农本草经》术不分白术、苍术。今主用白术，也可用苍术。

16. 杏仁 10 方

去皮尖：8 方。

最大用量：70 个（另有小青龙加减用 0.5 升）。

最小用量：16 个。

熬：2 方。

用量：0.5 升（大陷胸丸，另有麻子仁丸 1 升）。

《神农本草经·中品》："杏核仁，味甘，温。主咳逆上气雷鸣，喉痹下气，产乳，金疮，寒心贲豚。"

17. 栀子 8 方

最大用量：15 个。

最小用量：14 枚。

《神农本草经·中品》："栀子，味苦，寒。主五内邪气，胃中热气，面赤，酒炮皶鼻、白癞、赤癞、疮疡。"

18. 柴胡 7 方

最大用量：0.5 斤。

最小用量：2 两 16 铢（另有四逆散 10 分或等分）。

《神农本草经·上品》："柴胡，味苦，平。主心腹、肠胃中结气，饮食积聚，寒热邪气，推陈致新。久服轻身明目，益精。"

19. 石膏 7 方

最大用量：一斤。

最小用量：6 铢。

《神农本草经·中品》："石膏，味辛，微寒。主中风寒热，心下逆

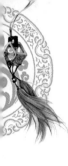

气，惊，喘，口干舌焦，不能息，腹中坚痛，除邪鬼，产乳，金疮。"

20. 枳实 7 方（炙用）

最大用量：5 枚（另有麻子仁丸 0.5 斤）。

最小用量：3 枚（另有四逆散 10 分或等分）。

《神农本草经·中品》："枳实，味苦，寒。主大风在皮肤中如麻豆，苦痒，除寒热结，止痢，长肌肉，利五脏，益气轻身。"

21. 细辛 6 方

最大用量：3 两（另有乌梅丸 6 两）。

最小用量：1 两（真武汤加减法）。

《神农本草经·上品》："细辛，味辛，温。主咳逆，头痛脑动，百节拘挛，风湿痹痛死肌。久服明目，利九窍，轻身长年。"

22. 芒硝 6 方

最大用量：1 升。

最小用量：2 两。

《神农本草经·上品》："硝石，味苦，寒。主五脏积热，胃胀闭，涤去蓄结饮食，推陈致新，除邪气。炼之如膏，久服轻身。"

说明：今通称为芒硝。

注：芒硝 0.5 升约合 2 两（汉制）。

23. 牡蛎 6 方（熬用）

最大用量：5 两。

最小用量：1.5 两（另有牡蛎泽泻散等分）。

《神农本草经·上品》："牡蛎，味咸，平。主伤寒寒热，温疟洒洒，惊、恚怒气，除拘缓，鼠瘘，女子带下赤白。久服强骨节，杀邪鬼，延年。"

注：小柴胡汤加减未注明熬。

24. 厚朴 6 方（炙用）

最大用量：0.5 斤（另有麻子仁丸 1 尺）。

最小用量：2 两。

《神农本草经·中品》："厚朴，味苦，温。主中风、伤寒头痛，寒

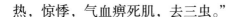

热，惊悸，气血痹死肌，去三虫。"

25. 蜜 6 方

最大用量：1升（另有乌梅丸、理中丸、麻子仁丸未注明用量）。

最小用量：2合。

《神农本草经·上品》："石蜜，味甘，平。主心腹邪气，诸惊痫痉，安五脏，诸不足，益气补中，止痛解毒，除众病，和百药。久服强志，轻身不饥不老。"

26. 香豉 5 方

最大用量：1升。

最小用量：1合。

《神农本草经》未见。《名医别录》："主伤寒头痛寒热，瘴气恶毒，烦躁满闷。"

27. 当归 4 方

最大用量：3两（另有乌梅丸四两）。

最小用量：1两。

《神农本草经·中品》："当归，味甘，温。主咳逆上气，温疟寒热洗洗在皮肤中，妇人漏下绝子，诸恶疮疡、金疮，煮饮之。"

28. 葛根 4 方

最大用量：0.5斤。

最小用量：4两。

《神农本草经·中品》："葛根，味甘，平。主消渴，身大热，呕吐，诸痹，起阴气，解诸毒。"

29. 粳米 4 方

最大用量：1升。

最小用量：0.5升。

《神农本草经》未见。《名医别录入》："粳米：味甘、苦，平，无毒。主益气，止烦，止泄。"

注：乌梅丸，"蒸之五斗米下"，有人认为此米亦当计入，姑存其说；若计入则为5方。

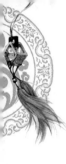

30. 栝楼根 4 方

最大用量：4 两（见小柴胡汤加减法）。

最小用量：3 两（见小青龙汤加减法，另有牡蛎泽泻散等分）。

《神农本草经·中品》："栝楼（根），味苦，寒。主消渴，身热，烦满大热，补虚安中，续绝伤。"

31. 五味子 4 方

用量：0.5 升（另有四逆散加减法五分）。

《神农本草经·上品》："五味子，味酸，温。主益气，咳逆上气，劳伤，羸瘦，补不足，强阴，益男子精。"

32. 泽泻 3 方

最大用量：1 两 6 铢。

最小用量：1 两（另有牡蛎泽泻散等分）。

《神农本草经·上品》："泽泻，味甘，寒。主风寒湿痹，乳难，消水，养五脏，益气力，肥健。久服耳目聪明，不饥，延年，轻身，面生光，能行水上。"

33. 龙骨 3 方

最大用量：4 两。

最小用量：1.5 两。

《神农本草经·上品》："龙骨，味甘，平。主心腹鬼疰，精物老魅，咳逆，泄痢脓血，女子漏下，癥瘕坚结，小儿热气惊痫。龙齿，主小儿、大人惊痫，癫疾狂走，心下结气，不能喘息，诸痉，杀精物。久服轻身，通神明，延年。

34. 阿胶 3 方

最大用量：3 两。

最小用量：1 两。

《神农本草经·上品》："阿胶，味甘，平。主心腹内崩，劳极洒洒如疟状，腰腹痛，四肢酸疼，女子下血，安胎。久服轻身益气。"

35. 桃仁 3 方

最大用量：50 个。

最小用量：20 个。

《神农本草经·中品》："桃核仁，味苦，平。主瘀血、血闭、癥瘕邪气，杀小虫。"

36. 甘遂 3 方

用量：一钱匕（另有十枣汤等分）。

《神农本草经·下品》："甘遂，味苦，性寒。主大腹疝瘕，腹满，面目浮肿，留饮宿食，破癥坚积聚，利水谷道。"

37. 知母 3 方

最大用量：6 两。

最小用量：18 铢。

《神农本草经·中品》："知母，味苦，寒。主消渴，热中，除邪气，肢体浮肿，下水，补不足，益气。"

38. 黄柏 3 方

最大用量：3 两（另有乌梅丸六两）。

最小用量：2 两。

《神农本草经·中品》："檗木，味苦，寒。主五脏、肠胃中结热，黄疸，肠痔，止泄痢，女子漏下赤白，阴阳伤蚀疮。"

39. 桔梗 3 方

用量：1 两（另有白散三分）。

《神农本草经·下品》："桔梗，味辛，微温。主胸胁痛如刀刺，腹满肠鸣幽幽，惊恐，悸气。"

40. 葱白 3 方

最大用量：9 茎（见通脉四逆汤加减法）。

最小用量：4 茎。

《神农本草经·中品》："葱实，味辛，温。主明目，补中不足。其茎，可作汤，主伤寒寒热，出汗，中风，面目肿。"

41. 猪苓 2 方

最大用量：1 两。

最小用量：18 铢。

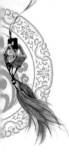

《神农本草经·中品》："猪苓，味甘，平。主痎疟，解毒，蛊疰不祥，利水道。久服轻身耐老。"

42. 通草 2 方

用量：2 两。

《神农本草经·中品》："通草，味辛，平。主去恶虫，除脾胃寒热，通利九窍、血脉、关节，令人不忘。"

43. 蜀漆 2 方

用量：3 两（另有牡蛎泽泻散等分）。

《神农本草经·下品》："蜀漆，味辛，平。主疟及咳逆寒热，腹中癥坚、痞结积聚，邪气蛊毒、鬼疰。"

44. 吴茱萸 2 方

最大用量：2 升。

最小用量：1 升。

《神农本草经·中品》："吴茱萸，味辛，温。主温中，下气止痛。咳逆寒热，除湿，血痹，逐风邪，开腠理。"

45. 蛀虫 2 方（熬用）

最大用量：30 个。

最小用量：5 个（抵挡丸，方用二十个，每日服四分之一）。

《神农本草经·下品》："蜚虻，味苦，微寒。主逐瘀血，破下血积、坚痞、癥瘕寒热，通利血脉及九窍。"

46. 水蛭 2 方（熬用）

最大用量：30 个。

最小用量：5 个（抵挡丸，方用二十个，每日服四分之一）。

《神农本草经·下品》："水蛭，味咸，平。主逐恶血，瘀血月闭，破血瘕积聚，无子，利水道。"

47. 赤小豆 2 方

用量：1 升（另有瓜蒂散 1 分）。

《神农本草经·下品》："赤小豆，主下水，排痈肿脓血。"

48. 麦门冬 2 方

最大用量：1 升。

最小用量：0.5 升。

《神农本草经·上品》："麦门冬，味甘，平。主心腹结气伤中，伤饱胃络脉绝，羸瘦短气。久服轻身，不老，不饥。"

49. 赤石脂 2 方

用量：1 斤。

《神农本草经·上品》："青石、赤石、黄石、白石、黑石脂等，味甘，平。主黄疸，泄痢肠澼脓血，阴蚀下血赤白，邪气痈肿、疽、痔、恶疮、头疡、疥瘙。久服补髓益气，肥健不肌，轻身延年。五石脂各随五色补五脏。"

50. 苦酒 3 方

用量未注明。

《神农本草经》：未见。《名医别录》："消痈肿，散水气，杀邪毒。"

注：猪胆导方记载为法醋。

51. 猪胆汁 3 方

最大用量：1 合（另有猪胆导一枚）。

最小用量：0.5 合。

《神农本草经》：未见。《名医别录》："伤寒热渴。"

52. 栝楼实 2 方

用量：1 枚。

参见栝楼根条。《名医别录》："胸痹，悦泽人面。"

53. 麻子仁 2 方

用量：0.5 升（另有麻子仁丸 2 升）。

《神农本草经·上品》："麻子，味甘，平。主补中益气。久服肥健，不老神仙。"

54. 葶苈 2 方（熬用）

用量：0.5 升（另有牡蛎泽泻散等分）。

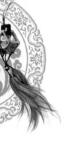

《神农本草经·下品》："葶苈，味辛，寒。主癥瘕积聚结气，饮食寒热，破坚逐邪，通利水道。"

55. 清酒 2 方

最大用量：7 升。

最小用量：6 升。

《神农本草经》：未见。《名医别录》："行药势，杀百邪恶毒气。"

56. 禹余粮 2 方

用量：1 斤（另有禹余粮丸方阙）。

《神农本草经·上品》："禹余粮，味甘，寒。主咳逆寒热烦满，下赤白，血闭癥瘕，大热炼饵服之不饥，轻身延年。"

57. 麻沸汤 2 方

用量未注明。

注：文蛤散为沸汤。

58. 白饮 2 方

用量未注明。

注：参见粳米条。

［以下药物均为一方］

59. 滑石

用量：1 两。

《神农本草经·上品》："滑石，味甘，寒。主身热泄澼，女子乳难，癃闭，利小便，荡胃中积聚寒热，益精气。久服轻身，耐饥长年。"

60. 瓜蒂

用量：1 分。

《神农本草经·下品》："瓜蒂，味苦，寒。主大水，身面四肢浮肿，下水，杀蛊毒，咳逆上气及食诸病在胸腹中，皆吐、下之。"

61. 蜀椒

用量：4 两（乌梅丸）。

《神农本草经·下品》："蜀椒，味辛，温。主邪气咳逆，温中，逐骨节皮肤死肌，寒湿痹痛，下气。久服之，头不白，轻身增年。"

62. 胶饴

用量：1 升。

《神农本草经》：未见。《名医别录》："补虚乏，止渴去血。"

63. 鸡子黄

用量：2 枚。

《神农本草经》：未见。《本草纲目》："卵黄，甘温。""气味俱厚，阴中之阴，故能补形。昔人谓其与阿胶同功。"

64. 鸡子白

用量：1 枚。

《神农本草经》：未见。《本草纲目》："时珍曰：卵白象天，其气清……故卵白能清气，治伏热、目赤、咽痛诸疾。"

65. 大戟

用量：等分（十枣汤）。

《神农本草经·下品》："大戟，味苦，寒。主蛊毒十二水，腹满急痛，积聚，中风，皮肤疼痛，吐逆。"

66. 芫花

用量：等分（十枣汤）。

《神农本草经·下品》："芫花，味辛，温。主咳逆上气，喉鸣喘，咽肿短气，蛊毒，鬼疟，疝瘕，痈肿，杀虫鱼。"

67. 莞花（熬用）

用量：一鸡子大（小青龙汤加减）。

《神农本草经·下品》："莞花，味苦，寒。主伤寒、温疟，下十二水，破积聚，大坚癥瘕，荡涤肠胃中留癖饮食，寒热邪气，利水道。"

68. 商陆

用量：等分（牡蛎泽泻散）。

《神农本草经·下品》："商陆，味辛，平。主水胀，疝瘕痹，熨除痈肿，杀鬼精物。"

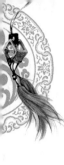

69. 海藻

用量：等分（牡蛎泽泻散）。

《神农本草经·中品》："海藻，味苦，寒。主瘿瘤气、颈下核，破散结气、痈肿、癥瘕、坚气、腹中上下鸣，下十二水肿。

70. 竹叶

用量：2 把。

《神农本草经·中品》："竹叶，味苦，平。主咳逆上气，溢筋急，恶疮，杀小虫。"

71. 茵陈

用量：6 两。

《神农本草经·上品》："茵陈蒿，味苦，平。主风湿、寒、热邪气，热结黄疸。久服轻身益气耐老。"

72. 梓白皮

用量：1 升。

《神农本草经·下品》："梓白皮，味苦，寒。主热，去三虫。"

73. 猪肤

用量：1 斤。

《神农本草经》：未见。《本草纲目》："猪肤，甘寒。""主治少阴下利，咽痛。"

74. 天冬

用量：6 铢。

《神农本草经·上品》："天门冬，味苦，平。主诸暴风湿偏痹，强骨髓，杀三虫，去伏尸。久服轻身益气延年。"

75. 葳蕤

用量：18 铢。

《神农本草经·上品》："女萎，味甘，平。主中风，暴热不能动摇，跌筋结肉，诸不足。久服去面黑䵟，好颜色，润泽，轻身，不老。"

76. 生地黄

用量：1 斤。

《神农本草经·上品》："干地黄，味甘，寒。主折跌绝筋，伤中，逐血痹，填骨髓，长肌肉，作汤除寒热积聚，除痹，生者尤良。久服轻身不老。"

77. 乌梅（苦酒渍）

用量：300 枚（乌梅丸）。

《神农本草经·中品》："梅实，味酸，平。主下气，除热烦满，安心，肢体痛，偏枯不仁死肌，去青黑痣、恶肉。"

78. 连轺

用量：2 两。

《神农本草经·中品》："翘根，味甘，寒平。主下热气，益阴精，令人面说好，明目。久服轻身耐老。"

79. 白头翁

用量：2 两。

《神农本草经·下品》："白头翁，味苦，温。主温疟，狂易寒热，癥聚，瘿气，逐血，止痛，金疮。"

80. 秦皮

用量：3 两。

《神农本草经·中品》："秦皮，味苦，微寒。主风寒湿痹，洗洗寒气，除热，目中青翳、白膜。久服头不白，轻身。"

81. 贝母

用量：3 分（白散）。

《神农本草经·中品》："贝母，味辛，平。主伤寒烦热，淋沥邪气，疝，瘕，喉痹，乳难，金疮，风痉。"

82. 旋覆花

用量：3 两。

《神农本草经·下品》："旋覆花，味咸，温。主结气胁下满，惊悸，除水，去五脏间寒热，补中下气。"

83. 代赭石

用量：1 两。

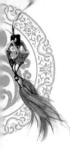

《神农本草经·下品》："代赭石，味苦，寒。主鬼疰，贼风，蛊毒，杀精物恶鬼，腹中毒邪气，女子赤沃漏下。"

84. 薤白

用量：3升（四逆散加减）。

《神农本草经·中品》："薤，味辛，温。主金疮疮败，轻身不饥，耐老。"

85. 人尿

用量：5合。

《神农本草经》：未见。《名医别录》："人尿，咸寒。""治寒热头痛，温气。童男者尤良。"

86. 铅丹

用量：1.5两。

《神农本草经·下品》："铅丹，味辛，微寒。主吐逆胃反，惊痫癫疾，除热，下气。炼化还成九元，久服通神明。"

87. 巴豆（熬用）

用量：1分（白散）。

《神农本草经·下品》："巴豆，味辛，温。主伤寒，温疟寒热，破癥瘕，结聚坚积，留饮痰癖，大腹水胀，荡练五脏六腑，开通闭塞，利水谷道，去恶肉，除鬼毒，蛊疰邪物，杀虫鱼。"

88. 升麻

用量：1两1分。

《神农本草经·上品》："升麻，味甘，辛。主解百毒，杀百老物殃鬼，辟温疾障邪，毒蛊。久服不夭。"

89. 土瓜根

用量：不明（方阙）。

《神农本草经·中品》："王瓜，味苦，寒。主消渴内痹，瘀血月闭，寒热酸疼，益气愈聋。一名土瓜。"《名医别录》："三月采根阴干。"

90. 文蛤

用量：5 两。

《神农本草经·中品》："文蛤，主恶疮，蚀五痔。"

91. 白粉

用量：5 合。

注：参见粳米条。

92. 裤裆（烧灰）

用量：方寸匕。

《神农本草经》：未见。《名医别录》："洗裤汁，解箭毒并女劳复。"

93. 清浆水

用量：7 升。

《神农本草经》：未见。《嘉佑本草》："浆水，甘酸，微温。""调中引气，宣和强力，通关开胃，止渴，霍乱泄利，消宿食。"

94. 潦水

用量：1 斗。

《神农本草经》：未见。《本草纲目》："潦水，甘，平。""煎调脾胃去湿热之药。"

95. 甘烂水

用量：1 斗。

《神农本草经》：未见。

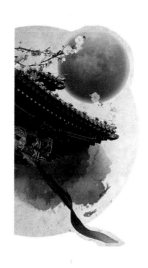

附录二

《伤寒论》药物剂量

一、汉代的度量衡制度

1. 长度

（1）法定长度单位　分　寸　尺　丈　引

（2）法定长度单位的关系　10分=1寸　10寸=1尺　10尺=1丈　10丈=1引

（3）法定长度基准　黄钟长=9寸（音律尺）

（4）实用长度基准　1粒中等粟宽=1分（常用尺）

（5）每尺实际量　约23.1cm

2. 容积

（1）法定容积单位　龠　合　升　斗　斛

（2）法定容积单位的关系　2龠=1合　10合=1升　10升=1斗　10斗=1斛

（3）法定容积基准　黄钟之龠容积=1龠

（4）实用容积基准　1200粒中等粟体积=1龠

（5）每升实际量　约200ml

（6）非法定容积单位　分　撮　圭（刀圭）　方寸匕

1分=2圭　1撮=4圭　5撮=1龠　10圭=1方寸匕

1圭=60粒中等粟体积≈0.5ml≈如梧桐子大

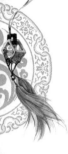

方寸匕　依古尺正方一寸的量器，形状如刀匕，1 方寸匕≈5ml。

钱匕　用汉代的五铢钱币抄取药末以不落为度者称一钱匕。1 钱匕≈0.6 方寸匕≈3ml

此外还有其他容积常用量

1 鸡子黄≈40 梧桐子≈4 方寸匕≈20ml

1 鸡子大≈40～50ml

3. 重量

（1）法定重量单位　铢　两　斤　钧　石

（2）法定重量单位的关系　24 铢＝1 两　16 两＝1 斤　30 斤＝1 钧　4 钧＝1 石

（3）法定重量基准　黄金方寸重量＝1 斤　水 1 升（冬至重）＝13 两

（4）实用重量基准　1 龠容 1200 粒中等粟重量＝12 铢　即 100 粒中等粟重＝1 铢

（5）标准量器量

一铢铜环权重约 0.6g 则每两≈14.4g

据中国历史博物馆藏造于光和二年（179 年）的 12 斤大司农铜权，测量得重 2996g，则每斤合 249.7g，每两合 15.6g，每铢合 0.65g。取两者平均数为 0.625g，则 1 两平均值为 15g。

（6）非法定重量单位　分　累　黍

1 分＝1 龠容 1200 粟重量/2＝6 铢　即 1 两＝4 分

1 黍即 1 粒中等黍重量　1 累＝10 黍　10 累＝1 铢

二、唐宋以后的重量制度

（一）重量单位

斤　两　钱　分　厘　毫

（二）重量单位的关系

1 斤＝16 两　1 两＝10 钱　1 钱＝10 分　1 分＝10 厘　1 厘＝10 毫

（三）重量单位的实用基准

1 钱＝1 枚五铢钱重≈0.625g×5＝3.125g

三、《伤寒论》中药物用量

（一）按重量记载的药物用量

1. 汉代实用量 《伤寒论》中记载 1 两≈15g

2. 宋代后实用量 《伤寒论》中记载 1 两＝5 钱→1 钱≈3.125g

3. 现代实用量 《伤寒论》中记载 1 两→3.125g 3 两→9.375g→9g/10g

（二）按枚数记载的药物用量

1. 汉代实用量 《伤寒论》中记载 1 枚＝1 枚

2. 现代实用量

（1）对应折算法 根据《伤寒论》中前后记载推算

枳实（实为枳壳）麻子仁丸中含小承气汤 3 枚枳实重≈小承气汤大黄重×（麻子仁丸中枳实∶大黄）＝4 两×（8 两/16 两）＝2 两→6.25g→7g

（2）实测折算法 根据实测或推算每枚量，折算出现代用量

大枣 1 枚约重 3～4g→12 枚大枣重 36～48g→2.4～3.2 两（汉制）→7.5～10g

附子 李时珍在《本草纲目》中说"但得附子半两以上者皆良"。则 1 枚附子约重 15～20g→1～1.3 两（汉制）→3～5g

枳实（实为枳壳）1 枚约重 18g→3 枚枳实重 54g→3.6 两（汉制）→11.25g→12g

杏仁 70 枚重 21g→1.4 两（汉制）→4.375g→5g

桃仁 1 个约重 0.4g→50 枚桃仁重 20g→1.33 两（汉制）→4.17g→5g

水蛭 7 条＝10g→30 枚水蛭重 42.86g→2.86 两（汉制）→8.93g→9g

虻虫 1 个约重 0.33g→30 枚虻虫重 9.9g→0.66 两（汉制）→2.06g→2g

瓜蒌大者 130g→8.87 两（汉制）→27.08g→27g

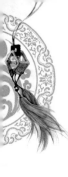

（3）常用量估算法

麻黄 在麻黄汤中 麻黄 3 两（汉制）→10g（为麻黄常用量 1.5~10g 取上限）

杏仁 在麻黄汤中 杏仁 70 枚→10g（为杏仁常用量 5~10g 取上限）

水蛭 在抵当汤中 水蛭 30 枚（大量）→6g（为水蛭常用量 3~6g 取上限）

虻虫 在抵当汤中 虻虫 30 枚（大量）→1.5g（为虻虫常用量 1~1.5g 取上限）

瓜蒌 在小陷胸汤中用大者 1 枚→全瓜蒌 20g（为全瓜蒌常用量 10~20g 取上限）

（三）按容积记载的药物用量

1. 汉代实用量 《伤寒论》中记载 1 升 = 200ml

2. 现代实用量

（1）对应折算法 根据《伤寒论》中前后记载推算

半夏 小柴胡汤中用半升，柴胡加芒硝汤中用 20 铢（该方小柴胡汤中药物用量为原方 1/3），则半夏半升 = 20 铢×3 = 60 铢 = 2.5 两（汉制）→7.81g→8g

芒硝 调胃承气汤中用量为半升，桃核承气汤中含有调胃承气汤，芒硝用量为 2 两，则芒硝半升 = 2 两（汉制）→6.25g→7g（与半夏相应）

据此可以认为《伤寒论》中一般药物半升，今天实用可 7~8g。

1 方寸匕药物 1 方寸匕 = 1/20 升（汉制）→13 两（汉制）×1/20→0.65 两（汉制）→9.75g 因方寸匕药物用量都很小，故古今用量一致，不再按比例折算。

1 钱匕药物 1 钱匕 = 0.6 方寸匕→9.75g×0.6→5.85g

（2）实测折算法 根据实测或推算量，折算出现代用量

胶饴 根据蜂蜜 200ml = 252g，可认为 1 升（汉制）胶饴≈252g→16.8 两（汉制）→52.5g→53g

粳米 1 升（200ml）= 172g→6 合粳米重 103.2g→6.88 两（汉制）→21.5g→22g

（3）常用量估算法

胶饴 胶饴 1 升→60g（为饴糖常用量 30~60g 取上限）

甘遂 甘遂 1 钱匕→1g（为甘遂常用量 0.5~1g 取上限）

关于剂量的标准古今不一，即使同一时代，参照标准也不尽相同，故以上内容仅供参考。实际使用时当结合临床情况，参照他药使用情况，灵活运用。

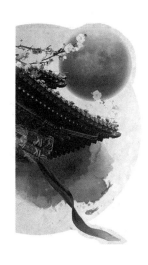

附录三

背诵条文

　　以下 100 条原文，是要求背诵的，现集中用简体排印，以便背诵。条文前面加★的是有重要指导意义的条文或有关六经基本证候的证治条文，需要全面掌握。

　　★太阳之为病，脉浮，头项强痛而恶寒。（1）

　　★太阳病，发热，汗出，恶风，脉缓者，名为中风。（2）

　　★太阳病，或已发热，或未发热，必恶寒，体痛，呕逆，脉阴阳俱紧者，名为伤寒。（3）

　　★太阳病，发热而渴，不恶寒者，为温病。（6 上）

　　★太阳中风，阳浮而阴弱，阳浮者，热自发，阴弱者，汗自出，啬啬恶寒，淅淅恶风，翕翕发热，鼻鸣干呕者，桂枝汤主之。（12）

　　太阳病，下之后，其气上冲者，可与桂枝汤，方用前法。若不上冲者，不得与之。（15）

　　★太阳病三日，已发汗，若吐若下若温针，仍不解者，此为坏病。桂枝不中与之也。观其脉证，知犯何逆，随证治之。桂枝本为解肌，若其人脉浮紧，发热汗不出者，不可与之也，常须识此，勿令误也。（16）

　　喘家作，桂枝汤加厚朴杏子佳。（18）

　　太阳病，发汗遂漏不止，其人恶风小便难，四肢微急，难以屈伸者，桂枝加附子汤主之。（20）

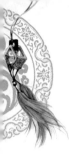

太阳病，下之后，脉促，胸满者，桂枝去芍药汤主之。（21）

服桂枝汤，大汗出后，大烦渴不解，脉洪大者，白虎加人参汤主之。（26）

[以上出自《伤寒论·辨太阳病脉证并治上第五》]

太阳病，项背强几几，无汗恶风，葛根汤主之。（31）

太阳与阳明合病者，必自下利，葛根汤主之。（32）

太阳与阳明合病，不下利，但呕者，葛根加半夏汤主之。（33）

太阳病，桂枝证，医反下之，利遂不止，脉促者，表未解也；喘而汗出者，葛根黄芩黄连汤主之。（34）

★太阳病头痛发热，身疼腰痛，骨节疼痛，恶风无汗而喘者，麻黄汤主之。（35）

★太阳中风，脉浮紧，发热恶寒，身疼痛，不汗出而烦躁者，大青龙汤主之。若脉微弱，汗出恶风者，不可服之。服之则厥逆，筋惕肉瞤，此为逆也。（38）

伤寒脉浮缓，身不疼但重，乍有轻时，无少阴证者，大青龙汤发之。（39）

★伤寒表不解，心下有水气，干呕，发热而咳，或渴，或利，或噎，或小便不利、少腹满，或喘者，小青龙汤主之。（40）

伤寒，心下有水气，咳而微喘，发热不渴，服汤已，渴者，此寒去欲解也，小青龙汤主之。（41）

病常自汗出者，此为荣气和，荣气和者，外不谐，以卫气不共荣气谐和故尔。以荣行脉中，卫行脉外，复发其汗，荣卫和则愈，宜桂枝汤。（53）

病人藏无他病，时发热自汗出而不愈者，此卫气不和也。先其时发汗则愈，宜桂枝汤。（54）

下之后，复发汗，昼日烦躁不得眠，夜而安静，不呕，不渴，无表证，脉沉微，身无大热者，干姜附子汤主之。（61）

发汗后，不可更行桂枝汤，汗出而喘，无大热者，可与麻黄杏仁甘草石膏汤。（63）

发汗过多，其人叉手自冒心，心下悸，欲得按者，桂枝甘草汤主之。(64)

伤寒，若吐若下后，心下逆满，气上冲胸，起则头眩，脉沉紧，发汗则动经，身为振振摇者，茯苓桂枝白术甘草汤主之。(67)

★太阳病，发汗后，大汗出，胃中干，烦躁不得眠，欲得饮水者，少少与饮之，令胃气和则愈。若脉浮，小便不利，微热消渴者，五苓散主之。(71)

★发汗吐下后，虚烦不得眠，若剧者，必反覆颠倒，心中懊憹，栀子豉汤主之；若少气者，栀子甘草豉汤主之；若呕者，栀子生姜豉汤主之。(76下)

太阳病发汗，汗出不解，其人仍发热，心下悸，头眩，身瞤动，振振欲擗地者，真武汤主之。(82)

太阳病，发热汗出者，此为荣弱卫强，故使汗出。欲救邪风者，宜桂枝汤。(95)

★伤寒五六日中风，往来寒热，胸胁苦满，嘿嘿不欲饮食，心烦喜呕，或胸中烦而不呕，或渴，或腹中痛，或胁下痞硬，或心下悸，小便不利，或不渴，身有微热，或咳者，小柴胡汤主之。(96)

血弱气尽，腠理开，邪气因入，与正气相搏，结于胁下，正邪分争，往来寒热，休作有时，嘿嘿不欲饮食，藏府相连，其痛必下，邪高痛下，故使呕也，小柴胡汤主之。服柴胡汤已，渴者，属阳明，以法治之。(97)

伤寒中风，有柴胡证，但见一证便是，不必悉具。凡柴胡汤病证而下之，若柴胡证不罢者，复与柴胡汤，必蒸蒸而振，却复发热汗出而解。(101)

太阳病，过经十余日，反二三下之，后四五日，柴胡证仍在者，先与小柴胡。呕不止，心下急，郁郁微烦者，为未解也，与大柴胡汤，下之则愈。(103)

太阳病不解，热结膀胱，其人如狂，血自下，下者愈。其外不解者，尚未可攻，当先解其外。外解已，但少腹急结者，乃可攻之，宜

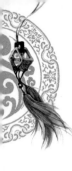

桃核承气汤。（106）

伤寒脉浮，医以火迫劫之，亡阳必惊狂，卧起不安者，桂枝去芍药加蜀漆牡蛎龙骨救逆汤主之。（112）

太阳病六七日，表证仍在，脉微而沉，反不结胸，其人发狂者，以热在下焦，少腹当硬满，小便自利者，下血乃愈。所以然者，以太阳随经，瘀热在里故也，抵当汤主之。（124）

［以上出自《伤寒论·辨太阳病脉证并治中第六》］

伤寒六七日，结胸热实，脉沉而紧，心下痛，按之石硬者，大陷胸汤主之。（135）

小结胸病，正在心下，按之则痛，脉浮滑者，小陷胸汤主之。（138）

伤寒六七日，发热微恶寒，支节烦疼，微呕，心下支结，外证未去者，柴胡桂枝汤主之。（146）

伤寒五六日，已发汗而复下之，胸胁满微结，小便不利，渴而不呕，但头汗出，往来寒热，心烦者，此为未解也，柴胡桂枝干姜汤主之。（147）

伤寒五六日，呕而发热者，柴胡汤证具，而以他药下之，柴胡证仍在者，复与柴胡汤，此虽已下之，不为逆，必蒸蒸而振，却发热汗出而解。若心下满而硬痛者，此为结胸也，大陷胸汤主之。但满而不痛者，此为痞，柴胡不中与之，宜半夏泻心汤。（149）

心下痞，按之濡，其脉关上浮者，大黄黄连泻心汤主之。（154）

心下痞，而复恶寒汗出者，附子泻心汤主之。（155）

伤寒汗出解之后，胃中不和，心下痞硬，干噫食臭，胁下有水气，腹中雷鸣，下利者，生姜泻心汤主之。（157）

伤寒中风，医反下之，其人下利日数十行，谷不化，腹中雷鸣，心下痞硬而满，干呕，心烦不得安，医见心下痞，谓病不尽，复下之，其痞益甚，此非结热，但以胃中虚，客气上逆，故使硬也，甘草泻心汤主之。（158）

伤寒发汗，若吐若下，解后，心下痞硬，噫气不除者，旋覆代赭

汤主之。(161)

太阳病，外证未除，而数下之，遂协热而利，利下不止，心下痞硬，表里不解者，桂枝人参汤主之。(163)

伤寒，若吐若下后，七八日不解，热结在里，表里俱热，时时恶风，大渴，舌上干燥而烦，欲饮水数升者，白虎加人参汤主之。(168)

太阳与少阳合病，自下利者，与黄芩汤；若呕者，黄芩加半夏生姜汤主之。(172)

伤寒，胸中有热，胃中有邪气，腹中痛，欲呕吐者，黄连汤主之。(173)

伤寒，脉浮滑，此以表有热，里有寒，白虎汤主之。(176)

伤寒，脉结代，心动悸，炙甘草汤主之。(177)

[以上出自《伤寒论·辨太阳病脉证并治下第七》]

★阳明之为病，胃家实是也。(180)

★问曰：阳明病，外证云何？答曰：身热，汗自出，不恶寒，反恶热也。(182)

阳明病，脉迟，虽汗出不恶寒者，其身必重，短气，腹满而喘，有潮热者，此外欲解，可攻里也。手足濈然汗出者，此大便已硬也，大承气汤主之；若汗多，微发热恶寒者，外未解也，其热不潮，未可与承气汤；若腹大满不通者，可与小承气汤，微和胃气，勿令至大泄下。(208)

伤寒，若吐若下后，不解，不大便五六日，上至十余日，日晡所发潮热，不恶寒，独语如见鬼状；若剧者，发则不识人，循衣摸床，惕而不安，微喘直视，脉弦者生，涩者死。微者，但发热，谵语者，大承气汤主之。若一服利，则止后服。(212)

阳明病，其人多汗，以津液外出，胃中燥，大便必硬，硬则谵语，小承气汤主之。若一服谵语止者，更莫复服。(213)

三阳合病，腹满身重，难以转侧，口不仁，面垢，谵语遗尿。发汗则谵语，下之则额上生汗，手足逆冷。若自汗出者，白虎汤主之。(219)

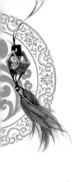

★若脉浮发热，渴欲饮水，小便不利者，猪苓汤主之。（223）

跌阳脉浮而涩，浮则胃气强，涩则小便数，浮涩相搏，大便则硬，其脾为约，麻子仁丸主之。（247）

★太阳病三日，发汗不解，蒸蒸发热者，属胃也，调胃承气汤主之。（248）

伤寒六七日，目中不了了，睛不和，无表里证，大便难，身微热者，此为实也，急下之，宜大承气汤。（252）

阳明病，发热汗多者，急下之，宜大承气汤。（253）

发汗不解，腹满痛者，急下之，宜大承气汤。（254）

腹满不减，减不足言，当下之，宜大承气汤。（255）

伤寒七八日，身黄如橘子色，小便不利，腹微满者，茵陈蒿汤主之。（260）

伤寒身黄发热，栀子柏皮汤主之。（261）

伤寒瘀热在里，身必黄，麻黄连轺赤小豆汤主之。（262）

[以上出自《伤寒论·辨阳明病脉证并治第八》]

★少阳之为病，口苦，咽干，目眩也。（263）

本太阳病不解，转入少阳者，胁下硬满，干呕不能食，往来寒热，尚未吐下，脉沉紧者，与小柴胡汤。（266）

[以上出自《伤寒论·辨少阳病脉证并治第九》]

★太阴之为病，腹满而吐，食不下，自利益甚，时腹自痛，若下之，必胸下结硬。（273）

★自利不渴者，属太阴，以其藏有寒故也，当温之，宜服四逆辈。（277）

本太阳病，医反下之，因尔腹满时痛者，属太阴也，桂枝加芍药汤主之；大实痛者，桂枝加大黄汤主之。（279）

[以上出自《伤寒论·辨太阴病脉证并治第十》]

★少阴之为病，脉微细，但欲寐也。（281）

少阴病，始得之，反发热，脉沉者，麻黄细辛附子汤主之。（301）

少阴病，得之二三日，麻黄附子甘草汤，微发汗，以二三日无证，

故微发汗也。(302)

★少阴病,得之二三日以上,心中烦,不得卧,黄连阿胶汤主之。
(303)

★少阴病,得之一二日,口中和,其背恶寒者,当灸之,附子汤
主之。(304)

★少阴病,下利,脉微者,与白通汤。利不止,厥逆无脉,干呕,
烦者,白通加猪胆汁汤主之。服汤脉暴出者死,微续者生。(315)

★少阴病,二三日不已,至四五日,腹痛,小便不利,四肢沉重
疼痛,自下利者,此为有水气,其人或咳,或小便利,或下利,或呕
者,真武汤主之。(316)

★少阴病,下利清谷,里寒外热,手足厥逆,脉微欲绝,身反不
恶寒,其人面色赤,或腹痛,或干呕,或咽痛,或利止脉不出者,通
脉四逆汤主之。(317)

少阴病,四逆,其人或咳,或悸,或小便不利,或腹中痛,或泄
利下重者,四逆散主之。(318)

少阴病,下利六七日,咳而呕渴,心烦不得眠者,猪苓汤主之。
(319)

少阴病,得之二三日,口燥咽干者,急下之,宜大承气汤。(320)

少阴病,自利清水,色纯青,心下必痛,口干燥者,可下之,宜
大承气汤。(321)

少阴病,六七日,腹胀,不大便者,急下之,宜大承气汤。(322)

★少阴病,脉沉者,急温之,宜四逆汤。(323)

[以上出自《伤寒论·辨少阴病脉证并治第十一》]

★厥阴之为病,消渴,气上撞心,心中疼热,饥而不欲食,食则
吐蛔。下之利不止。(326)

★凡厥者,阴阳气不相顺接,便为厥。厥者,手足逆冷者是也。
(337)

★伤寒脉微而厥,至七八日肤冷,其人躁无暂安时者,此为藏厥,
非蛔厥也。蛔厥者,其人当吐蛔。令病者静,而复时烦者,此为藏寒。

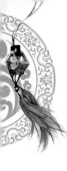

蛔上入其膈，故烦，须臾复止，得食而呕，又烦者，蛔闻食臭出，其人常自吐蛔。蛔厥者，乌梅丸主之。又主久利。(338)

伤寒脉滑而厥者，里有热，白虎汤主之。(350)

★手足厥寒，脉细欲绝者，当归四逆汤主之。(351)

若其人内有久寒者，宜当归四逆加吴茱萸生姜汤。(352)

大汗出，热不去，内拘急，四肢疼，又下利厥逆而恶寒者，四逆汤主之。(353)

★热利下重者，白头翁汤主之。(371)

★干呕，吐涎沫，头痛者，吴茱萸汤主之。(378)

　　　　［以上出自《伤寒论·辨厥阴病脉证并治第十二》］

恶寒脉微而复利，利止，亡血也，四逆加人参汤主之。(385)

★霍乱，头痛发热，身疼痛，热多欲饮水者，五苓散主之；寒多不用水者，理中丸主之。(386)

　　　　［以上出自《伤寒论·辨霍乱病脉证并治第十三》］

伤寒解后，虚羸少气，气逆欲吐，竹叶石膏汤主之。(397)

　　　［以上出自《伤寒论·辨阴阳易差后劳复病脉证并治第十四》］

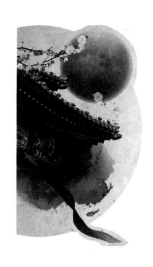

附录四
本书未引及未全引条文

未引条文

（4）伤寒一日，太阳受之，脉若静者，为不传。颇欲吐，若躁烦，脉数急者，为传也。

（8）太阳病，头痛至七日以上自愈者，以行其经尽故也。若欲作再经者，针足阳明，使经不传则愈。

（9）太阳病，欲解时，从巳至未上。

（10）风家，表解而不了了者，十二日愈。

（13）太阳病，头痛发热，汗出恶风，桂枝汤主之。

（42）太阳病，外证未解，脉浮弱者，当以汗解，宜桂枝汤。

（43）太阳病，下之微喘者，表未解故也，桂枝加厚朴杏子汤主之。

（44）太阳病，外证未解，不可下也，下之为逆。欲解外者，宜桂枝汤。

（45）太阳病，先发汗不解，而复下之，脉浮者不愈。浮为在外，而反下之，故令不愈。今脉浮，故在外，当须解外则愈，宜桂技汤。

（47）太阳病，脉浮紧，发热身无汗，自衄者愈。

（55）伤寒脉浮紧，不发汗，因致衄者，麻黄汤主之。

（57）伤寒发汗已解，半日许复烦，脉浮数者，可更发汗，宜桂枝汤。

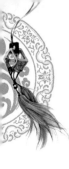

（68）发汗病不解，反恶寒者，虚故也，芍药甘草附子汤主之。

（72）发汗已，脉浮数，烦渴者，五苓散主之。

（74）中风发热，六七日不解而烦，有表里证，渴欲饮水，水入则吐者，名曰水逆，五苓散主之。

（77）发汗若下之，而烦热胸中窒者，栀子豉汤主之。

（83）咽喉干燥者，不可发汗。

（84）淋家，不可发汗，汗出必便血。

（85）疮家虽身疼痛，不可发汗，汗出则痉。

（86）衄家，不可发汗，汗出必额上陷，脉急紧，直视不能眴，不得眠。

（88）汗家，重发汗，必恍惚心乱，小便已阴疼，与禹余粮丸。

（89）病人有寒，复发汗，胃中冷，必吐蚘。

（90）本发汗，而复下之，此为逆也；若先发汗，治不为逆。本先下之，而反汗之，为逆；若先下之，治不为逆。

（91）伤寒，医下之，续得下利，清谷不止，身疼痛者，急当救里。后身疼痛，清便自调者，急当救表。救里宜四逆汤，救表宜桂枝汤。

（93）太阳病，先下而不愈，因复发汗，以此表里俱虚，其人因致冒，冒家汗出自愈。所以然者，汗出表和故也，里未和，然后复下之。

（94）太阳病未解，脉阴阳俱停，必先振慄汗出而解。但阳脉微者，先汗出而解；但阴脉微者，下之而解。若欲下之，宜调胃承气汤。

（98）得病六七日，脉迟浮弱，恶风寒，手足温，医二三下之，不能食，而胁下满痛，面目及身黄，颈项强，小便难者，与柴胡汤，后必下重。本渴饮水而呕者，柴胡汤不中与也，食谷者哕。

（99）伤寒四五日，身热恶风，颈项强，胁下满，手足温而渴者，小柴胡汤主之。

（105）伤寒十三日，过经谵语者，以有热也，当以汤下之。若小便利者，大便当硬，而反下利，脉调和者，知医以丸药下之，非其治也。若自下利者，脉当微厥；今反和者，此为内实也，调胃承气汤主之。

（108）伤寒腹满谵语，寸口脉浮而紧，此肝乘脾也，名曰纵，刺期门。

（109）伤寒发热，啬啬恶寒，大渴欲饮水，其腹必满，自汗出，小便利，其病欲解，此肝乘肺也，名曰横，刺期门。

（110）太阳病，二日反躁，凡熨其背，而大汗出，大热入胃，胃中水竭，躁烦必发谵语；十余日振慄自下利者，此为欲解也。故其汗从腰以下不得汗，欲小便不得，反呕欲失溲，足下恶风，大便硬，小便当数，而反不数，及不多；大便已，头卓然而痛，其人足心必热，谷气下流故也。

（111）太阳病中风，以火劫发汗，邪风被火热，血气流溢，失其常度。两阳相熏灼，其身发黄，阳盛则欲衄，阴虚小便难，阴阳俱虚竭，身体则枯燥。但头汗出，剂颈而还，腹满微喘，口干咽烂，或不大便。久则谵语，甚者至哕，手足躁扰，捻衣摸床，小便利者，其人可治。

（113）形作伤寒，其脉不弦紧而弱，弱者必渴，被火必谵语，弱者发热脉浮，解之当汗出愈。

（114）太阳病以火熏之，不得汗，其人必躁。到经不解，必清血，名为火邪。

（115）脉浮热甚，而反灸之，此为实。实以虚治，因火而动，必咽燥吐血。

（116）微数之脉，慎不可灸。因火为邪，则为烦逆，追虚逐实，血散脉中，火气虽微，内攻有力，焦骨伤筋，血难复也。脉浮，宜以汗解，用火灸之，邪无从出，因火而盛，病从腰以下，必重而痹，名火逆也。欲自解者，必当先烦，烦乃有汗而解，何以知之？脉浮故知汗出解。

（119）太阳伤寒者，加温针必惊也。

（121）太阳病吐之，但太阳病当恶寒，今反不恶寒，不欲近衣，此为吐之内烦也。

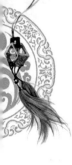

（123）太阳病，过经十余日，心下温温欲吐，而胸中痛，大便反溏，腹微满，郁郁微烦，先此时自极吐下者，与调胃承气汤。若不尔者，不可与。但欲呕，胸中痛微溏者，此非柴胡汤证，以呕故知极吐下也。

（132）结胸证，其脉浮大者，不可下，下之则死。

（139）太阳病，二三日，不能卧，但欲起，心下必结，脉微弱者，此本有寒分也。反下之，若利止，必作结胸；未止者，四日复下之，此作协热利也。

（140）太阳病，下之，其脉促，不结胸者，此为欲解也。脉浮者，必结胸；脉紧者，必咽痛；脉弦者，必两胁拘急；脉细数者，头痛未止；脉沉紧者，必欲呕，脉沉滑者，协热利；脉浮滑者，必下血。

（141）病在阳，应以汗解之，反以冷水潠之，若灌之，其热被劫不得去，弥更益烦，肉上粟起，意欲饮水，反不渴者，服文蛤散；若不差者，与五苓散。寒实结胸，无热证者，与三物小陷胸汤，白散亦可服。

（142）太阳与少阳并病，头项强痛，或眩冒，时如结胸，心下痞硬者，当刺大椎第一间，肺俞肝俞，慎不可发汗，发汗则谵语脉弦，五日谵语不止，当刺期门。

（143）妇人中风，发热恶寒，经水适来，得之七八日，热除而脉迟身凉，胸胁下满，如结胸状；谵语者，此为热入血室也，当刺期门，随其实而取之。

（144）妇人中风，七八日续得寒热，发作有时，经水适断者，此为热入血室。其血必结，故使如疟状发作有时，小柴胡汤主之。

（145）妇人伤寒，发热，经水适来，昼日明了，暮则谵语，如见鬼状者，此为热入血室。无犯胃气，及上二焦，必自愈。

（150）太阳少阳并病，而反下之，成结胸，心下硬，下利不止，水浆不下，其人心烦。

（153）太阳病，医发汗，遂发热恶寒，因复下之，心下痞，表里俱虚，阴阳气并竭，无阳则阴独，复加烧针，因胸烦，面色青黄。肤

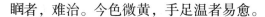

瞤者，难治。今色微黄，手足温者易愈。

（160）伤寒吐下后，发汗，虚烦，脉甚微，八九日心下痞硬，胁下痛，气上冲咽喉，眩冒，经脉动惕者，久而成痿。

（162）下后不可更行桂枝汤；若汗出而喘，无大热者，可与麻黄杏子甘草石膏汤。

（167）病胁下素有痞，连在脐旁，痛引少腹，入阴筋者，此名藏结，死。

（168）伤寒若吐若下后，七八日不解，热结在里，表里俱热，时时恶风，大渴，舌上干燥而烦，欲饮水数升者，白虎加人参汤主之。

（169）伤寒无大热，口燥渴，心烦，背微恶寒者，白虎加人参汤主之。

（171）太阳少阳并病，心下硬，颈项强而眩者，当刺大椎肺俞肝俞。慎勿下之。

（174）伤寒八九日，风湿相搏，身体疼烦，不能自转侧，不呕不渴，脉浮虚而涩者，桂枝附子汤主之。若其人大便硬，小便自利者，去桂加白术汤主之。

（175）风湿相搏，骨节疼烦，掣痛不得屈伸，近之则痛剧，汗出短气，小便不利，恶风不欲去衣，或身微肿者，甘草附子汤主之。

（181）问曰：何缘得阳明病？答曰：太阳病，若发汗，若下，若利小便，此亡津液，胃中干燥，因转属阳明，不更衣，内实大便难者，此名阳明也。

（185）本太阳，初得病时，发其汗，汗先出不彻，因转属阳明也。伤寒发热，无汗，呕不能食，而反汗出濈濈然者，是转属阳明也。

（188）伤寒转系阳明者，其人濈然微汗出也。

（189）阳明中风，口苦咽干，腹满微喘，发热恶寒，脉浮而紧，若下之则腹满小便难也。

（191）阳明病，若中寒者，不能食，小便不利，手足濈然汗出，此欲作固瘕，必大便初硬后溏。所以然者，以胃中冷，水谷不别故也。

（192）阳明病，初欲食，小便反不利，大便自调，其人骨节疼，

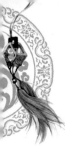

翕翕如有热状，奄然发狂，濈然汗出而解者，此水不胜谷气，与汗共并，脉紧则愈。

（193）阳明病，欲解时，从申至戌上。

（194）阳明病，不能食，攻其热必哕，所以然者，胃中虚冷故也。以其人本虚，攻其热必哕。

（195）阳明病，脉迟，食难用饱，饱则微烦头眩，必小便难，此欲作谷瘅。虽下之腹满如故，所以然者，脉迟故也。

（196）阳明病，法多汗，反无汗，其身如虫行皮中状者，此以久虚故也。

（199）阳明病，无汗，小便不利，心中懊恼者，身必发黄。

（201）阳明病，脉浮而紧者，必潮热发作有时，但浮者，必盗汗出。

（202）阳明病，口燥但欲漱水，不欲咽者，此必衄。

（203）阳明病，本自汗出，医更重发汗，病已差，尚微烦不了了者，此必大便硬故也。以亡津液胃中干燥，故令大便硬。当问其小便日几行，若本小便日三四行，今日再行，故知大便不久出，今为小便数少，以津液当还入胃中，故知不久必大便也。

（204）伤寒呕多，虽有阳明证，不可攻之。

（205）阳明病，心下硬满者，不可攻之，攻之利遂不止者死，利止者愈。

（206）阳明病，面合色赤，不可攻之。必发热，色黄者，小便不利也。

（209）阳明病，潮热，大便微硬者，可与大承气汤，不硬者，不可与之。若不大便六七，恐有燥屎，欲知之法，少与小承气汤，汤入腹中，转矢气者，此有燥屎也，乃可攻之；若不转矢气者，此但初头硬，后必溏，不可攻之，攻之必胀满不能食也。欲饮水者，与水则哕。其后发热者，必大便复硬而少也，以小承气汤和之。不转矢气者，慎不可攻也。

（211）发汗多，若重发汗者，亡其阳，谵语，脉短者死，脉自和者不死。

（215）阳明病，谵语有潮热，反不能食者，胃中必有燥屎五六枚也；若能食者，但硬耳，宜大承气汤下之。

（216）阳明病，下血谵语者，此为热入血室，但头汗出者，刺期门，随其实而泻之，濈然汗出则愈。

（217）汗出谵语者，以有燥屎在胃中，此为风也。须下者过经乃可下之。下之若早，语言必乱，以表虚里实故也。下之愈，宜大承气汤。

（218）伤寒四五日，脉沉而喘满，沉为在里，而反发其汗，津液越出，大便为难。表虚里实，久则谵语。

（222）若渴欲饮水，口干舌燥者，白虎加人参汤主之。

（223）若脉浮发热，渴欲饮水，小便不利者，猪苓汤主之。

（224）阳明病，汗出多而渴者，不可与猪苓汤，以汗多胃中燥，猪苓汤复利其小便故也。

（225）脉浮而迟，表热里寒，下利清谷者，四逆汤主之。

（226）若胃中虚冷，不能食者，饮水则哕。

（227）脉浮发热，口干鼻燥，能食者则衄。

（229）阳明病，发潮热，大便溏，小便自可，胸胁满不去者，与小柴胡汤。

（231）阳明中风，脉弦浮大，而短气，腹都满，胁下及心痛，久按之气不通，鼻干不得汗，嗜卧，一身及目悉黄，小便难，有潮热，时时哕，耳前后肿。刺之小差，外不解。病过十日，脉续浮者，与小柴胡汤。

（232）脉但浮，无余证者，与麻黄汤；若不尿，腹满加哕者，不治。

（234）阳明病，脉迟，汗出多，微恶寒者，表未解也，可发汗，宜桂枝汤。

（235）阳明病，脉浮，无汗而喘者，发汗则愈，宜麻黄汤。

（237）阳明证，其人喜忘者，必有蓄血。所以然者，本有久瘀血，

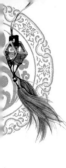

故令喜忘。屎虽硬，大便反易，其色必黑者，宜抵当汤下之。

（238）阳明病，下之，心中懊憹而烦，胃中有燥屎者，可攻。腹微满，初头硬，后必溏，不可攻之。若有燥屎者，宜大承气汤。

（239）病人不大便五六日，绕脐痛，烦躁，发作有时者，此有燥屎，故使不大便也。

（240）病人烦热，汗出则解，又如疟状，日晡所发热者，属阳明也。脉实者，宜下之；脉浮虚者，宜发汗。下之与大承气汤，发汗宜桂枝汤。

（244）太阳病，寸缓关浮尺弱，其人发热汗出，复恶寒，不呕，但心下痞者，此以医下之也。如其不下者，病人不恶寒而渴者，此转属阳明也。小便数者，大便必硬，不更衣十日，无所苦也。渴欲饮水，少少与之，但以法救之；渴者，宜五苓散。

（250）太阳病，若吐若下若发汗后，微烦，小便数，大便因硬者，与小承气汤，和之愈。

（251）得病二三日，脉弱，无太阳柴胡证，烦躁心下硬，至四五日，虽能食，以小承气汤少少与微和之，令小安。至六日，与承气汤一升。若不大便六七日，小便少者，虽不受食，但初头硬，后必溏，未定成硬，攻之必溏，须小便利，屎定硬，乃可攻之。宜大承气汤。

（256）阳明少阳合病，必下利，其脉不负者，为顺也。负者，失也。互相克贼，名为负也。脉滑而数者，有宿食也，当下之，宜大承气汤。

（257）病人无表里证，发热七八日，虽脉浮数者，可下之。假令已下，脉数不解，合热则消谷喜饥，至六七日，不大便者，有瘀血，宜抵当汤。

（258）若脉数不解，而下不止，必协热便脓血也。

（259）伤寒发汗已，身目为黄。所以然者，以寒湿在里不解故也。以为不可下也，于寒湿中求之。

（267）若已吐下发汗温针，谵语，柴胡证罢，此为坏病，知犯何逆，以法治之。

（268）三阳合病，脉浮大，上关上，但欲眠睡，目合则汗。

（269）伤寒六七日，无大热，其人躁烦者，此为阳去入阴故也。

（270）伤寒三日，三阳为尽，三阴当受邪，其人反能食而不呕，此为三阴不受邪也。

（271）伤寒三日，少阳脉小者，欲已也。

（272）少阳病欲解时，从寅至辰上。

（274）太阴中风，四肢烦疼，阳微阴涩而长者，为欲愈。

（275）太阴病，欲解时，从亥至丑上。

（284）少阴病，咳而下利谵语者，被火气劫故也。小便必难，以强责少阴汗也。

（285）少阴病，脉细沉数，病为在里，不可发汗。

（286）少阴病，脉微，不可发汗，亡阳故也，阳已虚，尺脉弱涩者，复不可下之。

（287）少阴病，脉紧，至七八日，自下利，脉暴微，手足反温，脉紧反去者，为欲解也，虽烦下利，必自愈。

（288）少阴病下利，若利自止，恶寒而蜷卧，手足温者，可治。

（289）少阴病恶寒而蜷，时自烦，欲去衣被者，可治。

（290）少阴中风，脉阳微阴浮者，为欲愈。

（291）少阴病，欲解时，从子至寅上。

（292）少阴病，吐利，手足不逆冷，反发热者，不死。脉不至者，灸少阴七壮。

（293）少阴病，八九日，一身手足尽热者，以热在膀胱，必便血也。

（294）少阴病，但厥无汗，而强发之，必动其血。未知从何道出，或从口鼻，或从目出者，是名下厥上竭，为难治。

（307）少阴病，二三日至四五日，腹痛，小便不利，下利不止，便脓血者，桃花汤主之。

（308）少阴病，下利便脓血者，可刺。

（325）少阴病，下利，脉微涩，呕而汗出，必数更衣，反少者，

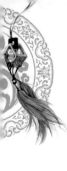

当温其上，灸之。

（327）厥阴中风，脉微浮为欲愈，不浮为未愈。

（328）厥阴病，欲解时，从丑至卯上。

（329）厥阴病，渴欲饮水者，少少与之愈。

（330）诸四逆厥者，不可下之，虚家亦然。

（331）伤寒先厥后发热而利者，必自止，见厥复利。

（332）伤寒始发热六日，厥反九日而利。凡厥利者，当不能食；今反能食者，恐为除中。食以索饼，不发热者，知胃气尚在，必愈。恐暴热来出而复去也。后三日脉之，其热续在者，期之旦日夜半愈。所以然者，本发热六日，厥反九日，复发热三日，并前六日，亦为九日，与厥相应，故期之旦日夜半愈。后三日脉之，而脉数，其热不罢者，此为热气有余，必发痈脓也。

（334）伤寒先厥后发热，下利必自止，而反汗出，咽中痛者，其喉为痹。发热无汗，而利必自止；若不止，必便脓血，便脓血者，其喉不痹。

（335）伤寒一二日至四五日厥者，必发热，前热者后必厥，厥深者热亦深，厥微者热亦微。厥应下之，而反发汗者，必口伤烂赤。

（336）伤寒病，厥五日，热亦五日。设六日，当复厥，不厥者自愈。厥终不过五日，以热五日，故知自愈。

（340）病者手足厥冷，言我不结胸，小腹满，按之痛者，此冷结在膀胱关元也。

（341）伤寒发热四日，厥反三日，复热四日，厥少热多者，其病当愈。四日至七日，热不除者，必便脓血。

（342）伤寒厥四日，热反三日，复厥五日，其病为进。寒多热少，阳气退，故为进也。

（343）伤寒六七日，脉微，手足厥冷，烦躁，灸厥阴，厥不还者，死。

（344）伤寒发热，下利厥逆，躁不得卧者，死。

（345）伤寒发热，下利至甚，厥不止者，死。

（346）伤寒六七日不利，便发热而利，其人汗出不止者，死。有阴无阳故也。

（347）伤寒五六日，不结胸，腹濡，脉虚复厥者，不可下。此亡血，下之，死。

（348）发热而厥，七日下利者，为难治。

（349）伤寒脉促，手足厥逆可灸之。

（354）大汗若大下利而厥冷者，四逆汤主之。

（358）伤寒四五日，腹中痛，若转气下趣少腹者，此欲自利也。

（360）下利有微热而渴，脉弱者，今自愈。

（361）下利脉数，有微热汗出，今自愈。设复紧，为未解。

（362）下利手足厥冷，无脉者，灸之。不温，若脉不还，反微喘者，死；少阴负趺阳者为顺也。

（363）下利，寸脉反浮数，尺中自涩者，必清脓血。

（364）下利清谷，不可攻表，汗出必胀满。

（365）下利脉沉弦者，下重也。脉大者，为未止；脉微弱数者，为欲自止，虽发热不死。

（367）下利脉数而渴者，今自愈。设不差，必清脓血，以有热故也。

（368）下利后脉绝，手足厥冷，晬时脉还，手足温者生，脉不还者死。

（369）伤寒下利日十余行，脉反实者，死。

（370）下利清谷，里寒外热，汗出而厥者，通脉四逆汤主之。

（372）下利腹胀满，身体疼痛者，先温其里，乃攻其表。温里宜四逆汤，攻表宜桂枝汤。

（373）下利欲饮水者，以有热故也，白头翁汤主之。

（374）下利谵语者，有燥屎也，宜小承气汤。

（375）下利后更烦，按之心下濡者，为虚烦也，宜栀子豉汤。

（376）呕家有痈脓者，不可治呕，脓尽自愈。

（377）呕而脉弱，小便复利，身有微热，见厥者难治，四逆汤

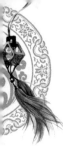

主之。

（379）呕而发热者，小柴胡汤主之。

（380）伤寒大吐大下之，极虚，复极汗者，其人外气怫郁，复与之水，以发其汗，因得哕。所以然者，胃中寒冷故也。

（381）伤寒哕而腹满，视其前后，知何部不利，利之则愈。

（383）问曰：病发热头痛，身疼恶寒吐利者，此属何病？答曰：此名霍乱。霍乱自吐下，又利止，复更发热也。

（384）伤寒，其脉微涩者，本是霍乱，今是伤寒，却四五日，至阴经上，转入阴必利；本呕下利者，不可治也。欲似大便，而反失气，仍不利者，此属阳明也。便必硬，十三日愈。所以然者，经尽故也。下利后当便硬，硬则能食者愈。今反不能食，到后经中，颇能食，复过一经能食，过之一日当愈；不愈者，不属阳明也。

（391）吐利发汗脉平，小烦者，以新虚不胜谷气故也。

（392）伤寒阴阳易之为病，其人身体重，少气，少腹里急，或引阴中拘挛，热上冲胸，头重不欲举，眼中生花，膝胫拘急者，烧裈散主之。

未引全条文

（6）太阳病，发热而渴，不恶寒者为温病。若发汗已，身灼热者，名风温。风温为病，脉阴阳俱浮，自汗出，身重，多眠睡，鼻息必鼾，语言难出。若被下者，小便不利，直视失溲；若被火者，微发黄色，剧则如惊痫时瘈疭；若火熏之，一逆尚引日，再逆促命期。

（7）病有发热恶寒者，发于阳也；无热恶寒者，发于阴也。发于阳，七日愈，发于阴，六日愈，以阳数七阴数六故也。

（15）太阳病，下之后，其气上冲者，可与桂枝汤，方用前法；若不上冲者，不得与之。

（48）二阳并病，太阳初得病时，发其汗，汗先出不彻，因转属阳明，续自微汗出，不恶寒。若太阳病证不罢者，不可下，下之为逆，如此可小发汗。设面色缘缘正赤者，阳气怫郁在表，当解之熏之。若发汗不彻，不足言，阳气怫郁不得越，当汗不汗，其人躁烦，不知痛

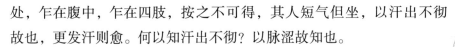

处，乍在腹中，乍在四肢，按之不可得，其人短气但坐，以汗出不彻故也，更发汗则愈。何以知汗出不彻？以脉涩故知也。

（71）太阳病，发汗后，大汗出，胃中干，烦躁不得眠，欲得饮水者，少少与饮之，令胃气和则愈。若脉浮，小便不利，微热消渴者，五苓散主之。

（128）问曰：病有结胸，有藏结，其状何如？答曰：按之痛，寸脉浮，关脉沉，名曰结胸也。

（130）藏结无阳证，不往来寒热其人反静，舌上胎滑者不可攻也。

（156）本以下之，故心下痞，与泻心汤；痞不解，其人渴而口燥烦，小便不利者，五苓散主之。

（187）伤寒脉浮而缓，手足自温者，是为系在太阴。太阴者，身当发黄，若小便自利者，不能发黄。至七八日，大便硬者，为阳明病也。

（197）阳明病，反无汗，而小便利，二三日呕而咳，手足厥者，必苦头痛。若不咳不呕，手足不厥者，头不痛。

（198）阳明病，但头眩不恶寒，故能食而咳，其人咽必痛，若不咳者，咽不痛。

（200）阳明病，被火，额上微汗出，而小便不利者，必发黄。

（264）少阳中风，两耳无所闻，目赤，胸中满而烦者，不可吐下，吐下则悸而惊。

（265）伤寒，脉弦细，头痛发热者，属少阳。少阳不可发汗，发汗则谵语。此属胃，胃和则愈；胃不和，烦而悸。

（282）少阴病，欲吐不吐，心烦但欲寐，五六日自利而渴者，属少阴也，虚故引水自救。若小便色白者，少阴病形悉具，小便白者，以下焦虚有寒，不能制水，故令色白也。

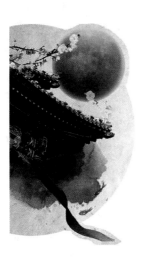

条文索引

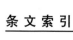

方剂索引

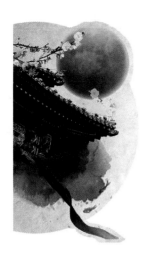

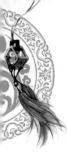

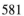